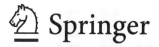
Springer

The Nurse Practitioner
in Urology

泌尿外科
护理指南

［主　编］

（美）苏珊娜·A. 夸里奇（Susanne A. Quallich）

（美）米歇尔·J. 拉吉斯（Michelle J. Lajiness）

［主　译］

朱绍兴　郭谊楠　林冰心

海峡出版发行集团 ｜ 福建科学技术出版社
THE STRAITS PUBLISHING & DISTRIBUTING GROUP ｜ FUJIAN SCIENCE & TECHNOLOGY PUBLISHING HOUSE

著作权合同登记号：图字 13-2023-092

First published in English under the title
The Nurse Practitioner in Urology: A Manual for Nurse Practitioners, Physician Assistants and Allied Healthcare Providers (2nd Ed.)
edited by Susanne Quallich and Michelle Lajiness
Copyright © Springer Nature Switzerland AG, 2020
This edition has been translated and published under licence from Springer Nature Switzerland AG.

图书在版编目 (CIP) 数据

泌尿外科护理指南 /（美）苏珊娜·A.夸里奇，（美）米歇尔·J.拉吉斯主编；朱绍兴，郭谊楠，林冰心译 . —福州：福建科学技术出版社，2025.1
书名原文：The Nurse Practitioner in Urology: A Manual for Nurse Practitioners, Physician Assistants and Allied Healthcare Providers (2nd Ed.)
ISBN 978-7-5335-7190-0

Ⅰ.①泌… Ⅱ.①苏… ②米… ③朱… ④郭… ⑤林…
Ⅲ.①泌尿外科学 – 护理学 – 指南 Ⅳ.① R473.6-62

中国国家版本馆 CIP 数据核字（2023）第 247831 号

书　　名	泌尿外科护理指南	
主　　编	（美）苏珊娜·A.夸里奇	（美）米歇尔·J.拉吉斯
主　　译	朱绍兴　郭谊楠　林冰心	
出版发行	福建科学技术出版社	
社　　址	福州市东水路76号（邮编350001）	
网　　址	www.fjstp.com	
经　　销	福建新华发行（集团）有限责任公司	
印　　刷	福州德安彩色印刷有限公司	
开　　本	700毫米×1000毫米　1/16	
印　　张	38	
字　　数	650千字	
插　　页	4	
版　　次	2025年1月第1版	
印　　次	2025年1月第1次印刷	
书　　号	ISBN 978-7-5335-7190-0	
定　　价	158.00元	

书中如有印装质量问题，可直接向本社调换

[主编]

（美）苏珊娜 · A. 夸里奇（Susanne A. Quallich）

（美）米歇尔 · J. 拉吉斯（Michelle J. Lajiness）

[主译]

朱绍兴　郭谊楠　林冰心

[译者]

陈丽滋　陈桂倩　陈金花

高爱萍　林艳云　李雅珍

王小雅　杨美满

我们将此书献给既往治疗过的所有患者。尤其是那些激励和鼓舞着我们查阅文献和其他资料来帮助他们控制病情的，最具挑战性的患者。是他们对抗泌尿系统疾病的耐心和毅力帮助我们成为更好的医护人员。

我们还要感谢多年来的同事。他们中的许多人鼓励、指导着我们，并在我们解决临床疑难问题时给予支持。

最后，没有我们的家人，就没有我们的成功。我们衷心感谢家人的支持和鼓励（以及技术支持），让我们有更多的时间促进行业的发展。

Susanne A. Quallich

Shelley Lajiness

前　言

我们对本书第一版的反响感到欣慰，感谢它的成功让我们能够出版第二版。选择泌尿外科专业的执业护士（nurse practitioners, NPs）和助理医师（physician assistants, PAs）的数量之多、技能之高，以及他们对护理这类患者的热情，不断给我们带来惊喜和感动。我们对图书内容进行了更新，增加了几章内容以指导医务人员；包括术前和术后管理、放射学基础知识，以及疼痛管理知识。泌尿外科将继续为护士和助理医师提供无数的就业机会，并满足患者的需求。

本书将继续发挥指南的作用，为读者提供有关泌尿系统各类疾病的专题指导，帮助读者从实践的角度进一步完善知识和技能。本书再次阐明了泌尿系统病症特有的病理生理学、评估和诊断方法，并提倡批判性思维。我们仍然避免推荐特定的药物，但可能会在适当的时候讨论药物类别。本书并不是针对特定泌尿系统疾病患者的具体、详细治疗方法的汇编，因为这些内容可以在各种医学教科书和期刊中找到。

描述或定义执业护士和助理医师在专科环境中作用的文献仍然缺乏，泌尿外科也不例外。然而，对于我们这些目前服务于泌尿外科患者的人来说，我们不仅要服务这些患者，更要擅长管理这些患者，尤其是那些需要长期管理且不太适合手术的患者。我们在泌尿外科工作的同事意识到，我们的职责并不局限于为普通泌尿外科患者提供诊疗服务，许多人还专门从事泌尿外科肿瘤、性功能障碍、尿失禁、男性健康泌尿外科或结石病等方面的工作。

执业护士和助理医师是充满活力、适应性强的重要专业人员，他们通过改善就医环境、规范管理慢性泌尿外科疾病患者和提高患者满意度，为泌尿外科患者的护理和管理团队做出了贡献。美国人口持续老龄化、泌尿外科医生短缺等问题，使得泌尿外科护理服务越来越重要。

我们在泌尿外科工作了 40 年，拥有丰富的执业护理经验，并咨询了多位不同专业的作者。我们希望这本书能让读者深入了解执业护士和助理医师在门诊和泌尿外科护理中的作用。我们希望本书继续作为执业护士和助理医师的入门读物和指南，帮助他们发挥潜力，为成人泌尿外科患者提供高质量、高性价比的医疗服务。

Susanne A. Quallich

Shelley Lajiness

目 录

第一章　术前和术后管理 /1

第二章　泌尿外科患者影像学检查 /33

第三章　小儿泌尿外科过渡至成人泌尿外科时期的护理 /57

第四章　睾酮缺乏症 /73

第五章　常见阴囊疾病 /103

第六章　勃起功能障碍 /151

第七章　良性前列腺增生 /193

第八章　血　尿 /209

第九章　睾丸痛和泌尿系统慢性盆腔疼痛综合征 /219

第十章　肾结石 /243

第十一章　男性尿道狭窄 /257

第十二章　泌尿生殖器损伤 /271

第十三章　尿路感染、无症状菌尿和肾盂肾炎 /293

第十四章　神经源性膀胱 / 膀胱活动低下 /317

第十五章　压力性尿失禁 /343

第十六章　膀胱过度活动症 /361

第十七章　女性泌尿外科问题：间质性膀胱炎 / 膀胱疼痛综合征、盆腔器官脱垂和盆底疾病 /387

第十八章　局限性前列腺癌 /431

第十九章　膀胱癌和尿路上皮癌 /449

第二十章　肾肿瘤 /475

第二十一章　阴茎和睾丸肿瘤 /491

第二十二章　泌尿外科护士的工作常规 /505

第二十三章　泌尿外科患者的疼痛管理 /541

第二十四章　泌尿外科高级医疗人员专题 /561

第一章

术前和术后管理

Tasha M. O. Carpenter, Marc M. Crisenbery,

Michelle J. Lajiness

概　述 3

病　史 3

　心脏病史和相关检查 3

　肺部病史和相关检查 4

　糖尿病患者的病史和相关检查 4

　风湿病患者的病史和相关检查 4

　既往手术史患者的相关检查 4

　药物史 5

确定活动能力 6

术前检查 8

　心电图 8

　实验室检查 8

　胸部 X 线片 8

　其他心脏检查 9

麻醉评估 9

　颈椎活动范围 10

　睡眠呼吸暂停 10

　美国麻醉医师协会身体状况分级系统 11

　静脉血栓栓塞风险分层 13

患者教育，优化治疗效果 15

　糖尿病药物管理 15

　　　抗凝药物管理 16
　　　其他药物管理 16
　肠道准备 18
　生活方式调整 19
　术后管理 25
　非泌尿系统手术后的尿潴留 27
　　　发病率 27
　　　诊　断 28
　　　管　理 28
　参考文献 30

目　标

（1）讨论术前评估患者时需要考虑的关键点。

（2）解释术前风险分层。

（3）考虑患者教育和生活方式改变的注意事项。

（4）讨论尿道疾病患者的术后护理。

（5）讨论常见尿道疾病术后并发症的干预措施。

▋ 概 述

患者进入手术室可能是一次改变其生活的经历，而患者的并发症和生活习惯又会使这一经历变得更加复杂。传统上，患者由其全科医生进行评估和"批准"即将进行的手术。虽然与全科医生的合作对患者疾病的长期管理结果的成功至关重要，但围手术期的工作需要临床医生关注气道评估、药物管理和风险分层等方面，这些对围手术期的安全和手术成功起着重要作用。本章旨在向临床医生介绍有关术前评估的指南。

▋ 病 史

手术前评估患者时，第一步是确定医学共病。患者可能患有各种医学疾病，如果没有适当的术前管理，可能会导致围手术期并发症，如出血、感染、伤口愈合不良和麻醉后遗症。以下并不是并发症的详尽列表，但这些常见的诊断需要进行详细的记录和管理。

心脏病史和相关检查

心律失常：记录心律失常的发作时间和持续时间，心律失常的类型，以及相关的药物治疗和外科干预措施。

冠状动脉支架与冠状动脉旁路移植（coronary artery bypass grafting，CABG）：冠状动脉支架放置与CABG会改变术前的抗凝治疗计划。除了手术类型外，也需要记录支架放置的具体位置。通常，患者会得到一个植入记录卡片，上面记录了支架的类型和放置位置。对于CABG的患者，卡片还会记录移植物的来源，如乳内动脉与下肢静脉。

充血性心力衰竭（congestive heart failure，CHF）：询问患者有无相关的住院治疗，并进行心脏检测。在获取最近的超声心动图时，记录左室射血分数。如果没有最近的心脏检查，或患者没有进行心脏随访，考虑转诊至心脏科并重复影像检查。

心脏瓣膜修复与瓣膜置换：记录瓣膜修复与置换也可能会改变术前的抗

凝治疗计划。如果患者接受了瓣膜置换，这再次是一个向患者索要植入性设备卡的好机会。查找有关猪源、牛源或机械瓣膜的信息。

肺部病史和相关检查

吸烟史：将患者的吸烟史以包 / 年为单位进行量化，并反复确认有关香烟替代产品的使用情况。除了烟草制品，明确询问患者是否使用被宣传为无烟草的产品，如电子烟和吸入装置。

辅助氧气：询问患者是否使用氧气辅助治疗。记录氧气的长期使用情况与需要时使用的情况，并了解使用时的典型设置。

哮喘、慢性阻塞性肺疾病（chronic obstructive pulmonary disease，COPD）：询问患者有关他们的吸入剂使用方案（如适用）。对于使用吸入剂的患者，询问他们使用产品的频率，这可以了解他们的肺功能管理情况。询问患者是否曾因肺部诊断而需要住院或插管。

糖尿病患者的病史和相关检查

对于糖尿病患者，应详细记录最近的糖化血红蛋白（HbA1C）检查、足部检查和眼科咨询（如出现眼部不适）。那些缺乏常规糖尿病护理的患者可能需要转诊至内分泌科，或在手术前咨询他们的主治医生。非胰岛素依赖型和胰岛素依赖型糖尿病患者都应在术前仔细核对药物。由于不断涌现新的糖尿病药物，加上患者胰岛素需求的频繁波动，可能需迅速改变给手术患者的药物指导。

风湿病患者的病史和相关检查

在任何术前患者的风湿病记录中都应包括适用的药物、急性恶化的病史，以及与手术有关的病史。根据病情的不同，这些患者术后感染和疾病复发的风险可能会增加。应考虑与患者的风湿病主治医师合作，或者为那些没有常规治疗的患者安排风湿病学咨询。

既往手术史患者的相关检查

获取完整的手术史对于术前计划非常重要。患者的既往手术记录很重要，而且对现在的手术亦是如此，因为它可能会改变手术方案和需要考虑的并发症种类。

在询问患者有关其手术史时，不仅要列出手术名称还应询问更详细的记录。例如，对既往子宫切除术史的患者，要了解是腹部切口还是阴道切口。如果存在腹部切口，请记录手术是腹腔镜下手术还是腹腔开放式手术。根据所在的医疗机构不同，对患者进行机器人腹腔镜手术的方案可能会受到先前切口的影响。这些既往手术切口可能导致粘连并使微创手术方法复杂化，从而需要转为开放式切口。

除了记录患者报告的手术史外，切记还要进行全面的体格检查。虽然患者可能无意提供虚假手术史，但经常会在检查中发现与患者提供的病史不符的额外手术瘢痕。常见的原因是，患者认为手术是在儿童时期进行的，不需要提及；或者未记录的手术是在不同的器官系统上进行的，患者认为这无关紧要。应该向患者询问以下问题：

· 从出生到现在做过的所有手术。应具体询问可能不被视为"手术"的项目，如输精管结扎术或婴儿时期的疝气修补术。

· 腹腔镜手术、手助手术或开放性手术。

· 是否存在疝气或疝气病史。

除了询问患者切口部位外，还必须询问网片和其他植入装置的情况。与上文提到的粘连或并发症一样，这些物体的存在可能会改变手术计划。应具体询问患者是否存在以下情况：

· 网片（托带、疝气网）。

· 可植入装置（巴氯芬泵、神经刺激器、阴茎植入物、人工括约肌）。

药物史

在术前计划时，仅依赖患者之前填写的药物清单可能不够详细。重要的是需要考虑所有类型的药物，包括以下内容：

· 处方药片和胶囊。

· 局部药物。

· 注射药物（胰岛素、改善病情的抗风湿药）。

泌尿外科护理指南

· 植入药物（巴氯芬泵、宫内节育器）。

· 吸入药物（雾化器、吸入器）。

· 非处方药物的使用（质子泵抑制剂药物、抗组胺药物）。

· 维生素和矿物质补充剂。

■ 确定活动能力

患者的手术优化应包括评估其活动能力。询问患者进行日常生活、锻炼计划和助行器使用的能力，这些信息可以为术中结果和术后护理需求提供指导。杜克活动状况指数（Duke Activity Status Index，DASI）是一个能指导医护人员了解患者活动能力的有用工具（Hlatky et al. 1989; Coutinho-Myrrha et al. 2014）。这个筛查工具包含了一系列的问题，概括了患者从进食和穿衣这样的低强度活动，到需要进行园艺工作和参加体育运动等高强度活动的能力。每个项目都有一个分数，通过将所有"是"的答案相加，临床医生可以估计患者的代谢当量（METs）。将得分相加后除以 3.5 将得到一个 METs 分数。用于考虑进一步检查的情况，得分为 4 或以下可能需要进一步的术前测试（表 1-1）。

表 1-1　杜克活动状态指数示例

活动	METs
能够进行自我照料，如进食、穿衣、洗澡、如厕	2.75
在室内的房子里走动	1.75
在平地上能至少走一条街	2.75
上楼梯或爬坡	5.50
短距离跑	8.00
做轻度家务，如洗碗	2.70
做较重的家务，如搬动家具	8.00
做中等程度的家务，如搬运杂货	3.50
做园艺工作，如推割草机	4.50
参与性活动	5.25
进行高尔夫或网球等运动	6.00
进行游泳或篮球等运动	7.50

杜克活动状况指数（中文版）[1]
Duke Activity Status Index (DASI)

编号：　　　　　　　　　　　　
*受访者无需填写

填写说明：

下面 12 项问题是关于您活动能力的评估，请根据您目前情况如实填写，能够完成选择"是"，不能完成选择"否"（在相应的地方画"√"）。

当选项涉及多项活动时，例如"乒乓球、跳舞、羽毛球双打"三项活动中，若您能完成羽毛球双打，而其他两项不能做到，那么该问题请您选择"是"

如果您因为自身原因无法完成某问题中的所有项目，请您告知研究人员。

项目	活动	是	否
1	您能照顾自己吗？例如自己吃饭、穿衣、洗澡、上厕所		
2	您能在室内走动吗？例如在家里		
3	您能平地步行一两个街区吗		
4	您能上一段楼梯或爬一个小斜坡吗		
5	您能跑一小段路吗		
6	您能做轻松的家务吗？例如擦拭灰尘、做饭、洗碗		
7	您能做中等强度的家务吗？例如使用吸尘器、扫地、拎日用杂物		
8	您能做高强度的家务吗？例如地板擦净、搬动重家具（30~40 kg）		
9	您能做园艺或农活吗？例如耙树叶、锄地、使用电动除草机		
10	您能进行性生活吗		
11	您能参与中等强度的娱乐活动吗？例如乒乓球、钓鱼、跳舞、羽毛球双打		
12	您能参与剧烈运动吗？例如游泳、羽毛球单打、爬山、篮球		

[1]本表为现临床常用的中文版杜克活动状况指数。

█ 术前检查

心电图

根据机构和外科中心的指南，并根据患者的年龄、体重指数（BMI），以及并发症等情况确定是否需要检查心电图（Fleisher et al. 2014）。一般 45 岁及以上的男性，55 岁及以上的女性均需要常规进行心电图检查。如果您所在的机构没有制定手术相关的指导方针，可以参考美国心脏病学会、美国心脏协会实践指南找到有用的指南（2014）。

实验室检查

常规血液检查包括全血细胞计数、生化全套检查和凝血功能检查（PT/PTT），适用于近期没有接受检查的患者，特别是那些正在接受术后疗程评估的住院患者。常规血液检查将为临床医生提供术前评估指标，同时也为患者住院时的主管医生提供基线数据。

尤其是在开放手术和住院治疗的情况下，待手术的患者进行术前血型鉴定是必要的。有血液学病史的患者，如贫血和血小板减少，将增加围手术期需要输注血制品的概率。

对于缺乏近期检测的患者，应考虑为其进行 A1C 基线检测。这可以指导医生进行术前内分泌评估、用药管理和进行待手术的风险评级。

无论症状有无，菌尿都有可能使泌尿外科手术复杂化。在术前进行尿液培养，并根据机构或外科医生的指南进行治疗。

研究表明，金黄色葡萄球菌的定植是侵袭性金黄色葡萄球菌感染的最大预测因子（Septimus. 2019）。根据医院的指导原则，考虑在术前进行葡萄球菌拭子检查，尤其是要接受植入物手术的住院患者。

胸部 X 线片

对于具有较高术后肺炎风险、术后拔管困难或需要肿瘤分期的患者，术前胸部 X 线片可以提供评估帮助。根据您所在机构的指导原则，可考虑为以下患者拍摄正侧位胸片：

- ·最近的哮喘或慢性阻塞性肺疾病急性发作。
- ·近期患过肺炎。
- ·目前有吸烟习惯。
- ·肺部检查与基线相比有变化。
- ·部门关于试运行的协议

其他心脏检查

在了解患者病史和进行体格检查时，利用这些有价值的信息来确定患者是否需要进一步的心脏检查。在考虑进行额外检查时，请审查以下内容：

- ·METs 小于 4（参见 DASI）。
- ·检查中发现新的杂音。
- ·劳力性胸痛。
- ·静息时呼吸困难。
- ·有新的心电图发现，例如左束支传导阻滞。

麻醉评估

在美国，麻醉评估一般是在手术当天的术前等候区进行的。对这种延迟评估的担忧是多方面的；根据手术中心的情况不同，一些门诊设施可能无法处理困难气道。此外，未确诊的疾病（如阻塞性睡眠呼吸暂停）可能会在为患者拔管时造成不必要的并发症。对潜在的困难气道筛查可以帮助避免最后一刻的延迟或手术取消，并可以快速添加到病史和体格检查中。向患者和家属（如果有的话）询问的关键问题之一是患者过去是否在麻醉和插管时遇到过困难。

以下是 Mallampati 气道评估（表 1-2），有助于识别可能存在困难气道的患者。这种快速评估是通过体格检查进行的，用于确定患者是否需要复杂的插管。患者应坐直并保持头部处于中立位置。要求患者张开嘴并伸出舌头，医生可以将其气道分为类别 I 到类别 IV。评分是根据软腭和小舌的可见程度来确定的。这个评分有助于预测睡眠呼吸暂停和患者的插管难易度。其他需要考虑的因素包括以往插管问题、患者是否有高腭、短颈、牙齿结构、口腔张开度减小、口腔狭小及下颌前突。

表 1-2 Mallampati 评分

评分	描述
类别 I	软腭和小舌完全可见
类别 II	小舌部分被舌根遮挡
类别 III	只能看到软腭
类别 IV	软腭不可见，只能看到硬腭

颈椎活动范围

待手术患者的体格检查应包括评估其颈椎的活动范围。对于只需要静脉镇静的非侵入性手术（例如膀胱镜检查），这方面的问题相对较少，而需要全身麻醉和插管的腹部手术（例如膀胱切除）则应关注这个情况。无论如何，记录颈椎屈曲、伸展和旋转的情况对麻醉团队非常有帮助。

21- 三体综合征人群是需要进行颈椎成像的特殊人群。这些人患有寰枢关节不稳定的风险更高。如果以前没有进行颈椎 X 线检查，可考虑将颈椎 X 光检查作为术前检查的一部分。

睡眠呼吸暂停

睡眠呼吸暂停患者在手术中面临更多的并发症风险，尤其是那些不遵守呼吸器使用规则或未被诊断、治疗的患者。这些风险可能包括（但不限于）高血压、肺动脉高压、心力衰竭、夜间心脏心律失常、心肌梗死和缺血性中风（Brenner et al. 2014）。据统计，多达 80% 的患者在手术时可能仍未诊断出睡眠呼吸暂停。睡眠呼吸暂停的术中并发症包括对麻醉药物敏感性增加、血流动力学波动以及对疼痛管理需求的改变。询问患者并筛查以下内容：

·您是否有已知的气道困难症状？

·您的颈部活动范围是否受限？这是否与以前的手术或疼痛有关？

· 完成 STOP BANG 问卷（表 1-3）

表 1-3　STOP BANG 问卷

问题	是否存在
S	鼾声响亮，隔着紧闭的房门都能听到
T	白天感到疲倦、疲劳、困倦
O	在睡眠中有人观察到你停止呼吸或喘气
P	高血压
B	体重指数（BMI）超过 35
A	年龄超过 50 岁
N	颈围大于 39.9 cm（15.7 英寸）
G	男性

阻塞性睡眠呼吸暂停（OSA）风险评估：

· 低风险：0~2 个问题的答案为"是"。

· 中等风险：3~4 个问题的答案为"是"。

· 高风险：5~8 个问题的答案为"是"，或者 4 个 STOP 问题中的任意 2 个问题的答案为"是"，并且同时符合以下条件之一：

· 男性。

· BMI $>$ 35 kg/m^2。

· 男性颈围大于 43 cm（17 英寸），女性颈围大于 41 cm（16 英寸）。

经许可转载（Chung et al. 2008）

STOP BANG 问卷是一个有用的睡眠呼吸暂停筛查工具，它涉及对患者进行主观和客观分析，它包括对患者是否适合进行多导睡眠图检查的主观和客观分析。得分达到或超过 3 分被视为高风险，需要转诊至睡眠医学科。

美国麻醉医师协会身体状况分级系统

美国麻醉医师协会（American Society of Anesthesiologists，ASA）身体状况分级系统（表 1-4）是 60 多年前开发的，用于评估和交流患者麻醉前的医疗并发

泌尿外科护理指南

症（Hurwitz et al. 2017）。熟悉这个分类系统，可以让越来越多的高级执业医生可参与患者的术前评估。该分类系统可帮助确定将患者安排在门诊手术中心或异地手术中心是否安全。大多数在泌尿外科诊所工作的高级执业医生会遇到被归类为 ASA Ⅰ~Ⅳ级的患者；这可能涉及术前调度决策，是选择门诊手术中心还是重点医院手术室。然而，仅凭 ASA 分级系统无法完全预测患者的围手术期风险，但如果将其与其他因素［包括年龄、具体手术类型（如开腹手术与腹腔镜手术）和预计手术时间］一起用作衡量标准，则有助于确定最合适的手术机构，并为患者安排手术时间。它还可以帮助我们了解术后并发症的可能性。

表 1-4　美国麻醉医师协会（ASA）身体状况分级系统示例

ASA 分级	说明
Ⅰ	无重要的全身性疾病的健康患者：身体健康、非肥胖患者
Ⅱ	轻至中度全身性疾病的患者（包括但不限于）： A. 轻度稳定的心绞痛； B. 糖尿病病情控制良好； C. 高血压病情控制良好； D. 轻度肺功能不全，如慢性阻塞性肺疾病、哮喘、慢性支气管炎； E. 肾功能轻度至中度下降； F. 轻至中度肥胖
Ⅲ	中度至重度全身性疾病的患者（包括但不限于）： A. 糖尿病控制不佳（血糖在 300~500 mg/dL）； B. 免疫抑制（HIV，CD4 < 200，PMN < 500）； C. 肺功能中度不全（在室内空气状态下饱和度 < 85%）； D. 既往心肌梗死伴频繁心绞痛； E. 代偿性充血性心力衰竭； F. 中度肾衰竭； G. 慢性肝病； H. 极度肥胖（BMI > 40 kg/m^2）； I. 高血压控制不佳； J. 一个或多个中度至重度全身性疾病

ASA 分级	说明
Ⅳ	严重全身性疾病，对生命构成持续威胁（包括但不限于）： A. 冠状动脉疾病伴不稳定心绞痛或近期心肌梗死； B. 急性或失代偿性心力衰竭伴肺水肿或心排血量减少； C. 严重肺功能、肝功能、肾功能、内分泌功能不全，伴严重代谢和电解质紊乱
Ⅴ	术后预计无法生存的患者
Ⅵ	正在为器官捐献做准备的脑死亡患者

静脉血栓栓塞风险分层

手术创伤加上术后活动减少，会增加手术患者发生静脉血栓栓塞（venous thromboembolism，VTE）的风险。通过在术前进行风险分层评估，临床医生能够确定患者是否适合使用气压泵装置和药物预防。

虽然 Caprini 评估是筛选患者的重要工具，但在术前和术中抗凝治疗之前，请务必咨询患者的外科医生。由于手术的不同，出血和血肿的风险可能会超过对血栓形成的担忧。各机构的用药指南可能有所不同，但如果评分达到或超过 5 分，尤其是住院患者，则应考虑使用药物治疗（表 1–5）。

表 1–5　静脉血栓栓塞（VTE）风险分层

分值	风险因素
1 分 / 项	异常肺功能（如 COPD）； 急性心肌梗死； 年龄 41~60 岁； 体重指数超过 25 kg/m²； 过去一个月内被诊断出的充血性心力衰竭； 早期卧床休息； 肠道炎症疾病史； 过去 4 周内有重大手术史

续表

分值	风险因素
2 分 / 项	年龄 61~74 岁； 关节镜手术； 中心静脉穿刺； 卧床 72 h 以上； 近一个月内石膏固定； 腹腔镜手术小于 45 min； 超过 45 min 的大手术； 现有或曾有恶性肿瘤史
3 分 / 项	年龄 75 岁或以上； 抗心磷脂抗体水平升高； 血清同型半胱氨酸水平升高； 家族中有血栓史； 肝素诱导性血小板减少症； 其他先天性或获得性血栓； 个人有深静脉血栓或肺栓塞史； 因子 V Leiden 突变阳性； 狼疮抗凝物阳性； 凝血酶原 20210A 阳性
4 分 / 项	过去 4 周内的急性脊髓损伤； 大关节置换术； 过去 4 周内的髋、骨盆或腿部骨折； 过去 4 周内的多发性外伤； 过去 4 周内的脑卒中

改编自 Caprini et al. 1991

患者教育，优化治疗效果

患者教育对于术前优化、术中安全和术后成功至关重要。本节将重点介绍患者教育的时机，以确保患者了解所有药物使用说明，同时提供一些患者参与的建议，这些建议可为患者带来短期和长期的健康益处。

在术前对患者的药物进行调整和管理可以减少手术并发症，如出血、伤口愈合不良、感染和住院时间延长。以下提供一些调整和管理患者药物的一般指导原则。请注意，这些仅是指导性意见，具体的药物调整可能取决于您所在机构的规定和患者的处方医生。

糖尿病药物管理

术前的糖尿病管理是确保良好手术结果的关键。这意味着降低发病率和死亡率，避免高血糖或低血糖，通过预防酮症酸中毒来促进良好的液体和电解质平衡，健康稳定的糖尿病患者的血糖应控制在 140 mg/dL 以下（Sudhakaran and Surani 2015）。这一管理目标的自然延伸是，如果患者出现糖尿病酮症酸中毒或血糖超过 400 mg/dL，则取消急诊手术。

以下是关于各种糖尿病药物的指导原则（表 1-6）。

表 1-6 糖尿病管理指导原则

术前晚上指导原则	
药物类型	建议
口服药物	常规剂量
夜间中性鱼精蛋白锌胰岛素（NPH）、混合型胰岛素	常规剂量
普通胰岛素	常规晚餐剂量
甘精胰岛素	常规剂量 50%
甘精胰岛素 + 餐时加胰岛素	常规剂量 70%
非胰岛素注射剂	常规剂量
胰岛素泵	术前基础速率保持不变；根据内分泌科医生意见调整剂量

手术当天早上指导原则	
药物类型	建议
口服药物	不服用
早晨胰岛素：中性鱼精蛋白锌胰岛素（NPH）、混合型胰岛素	常规剂量 50%
早晨胰岛素：甘精胰岛素 + 餐时加胰岛素	常规剂量 70%
普通胰岛素或非胰岛素注射剂	不使用
胰岛素泵	基础速率 70%

改编自 Bodnar, T. W. & Gianchandani, R.（2014）Preprocedure and Preoperative Management of Diabetes Mellitus, *Postgraduate Medicine*, 126 : 6, 73–80

抗凝药物管理

以下是一些常见抗凝药物的使用指导。在评估术前停用抗凝药物的可行性和持续时间时，请考虑以下问题：

· 根据适应证，患者是否能够安全停用抗凝药物。
· 患者的肾功能会如何影响停药的持续时间。
· 患者是否需要在手术前停用抗凝药物。
· 开药医生是否就抗凝药物治疗计划提供了反馈或达成了一致。

其他药物管理

以下是心脏药物术前的基本使用原则，但也要注意可能存在例外情况：

· β 受体阻滞剂：继续使用。
· 血管紧张素转化酶抑制剂（ACEI）和血管紧张素受体抑制剂（ARB）：手术前 18h 停用。
· 利尿药：手术当天早上停用。
· 抗心律失常药物：继续使用。
· 钙通道阻滞剂：继续使用。

表 1-7　术前抗凝药物管理指南

药物	术前停药时间
阿哌沙班	肌酐清除率 > 60 mL/min：停药 2 天
	肌酐清除率 50~59 mL/min：停药 3 天
	30 mL/min < 肌酐清除率 < 49 mL/min：停药 5 天
阿司匹林	停药 7 天
氯吡格雷	停药 7 天
达比加群	肌酐清除率 > 50 mL/min：停药 1~2 天
	肌酐清除率 < 50 mL/min：停药 3~5 天
依诺肝素钠	停药 24 h；考虑抗凝桥接
普拉格雷	停药 7 天
利伐沙班	正常肾功能：停药 1 天
	肌酐清除率 60~90 mL/min：停药 2 天
	肌酐清除率 30~59 mL/min：停药 3 天
	肌酐清除率 15~29 mL/min：停药 4 天
华法林	停药 1~8 天，具体时间视情况而定

改编自 Baron et al. 2013。

注意：抗凝治疗计划包括与处方医师讨论其使用指征，以及与手术团队协商。计划使用的麻醉方式（全身麻醉还是神经轴麻醉）会影响术前停药的持续时间。

维生素和补充剂：草药补充剂和维生素市场蓬勃发展，并常常向公众宣传其是安全的。应向患者宣教，许多非处方产品的风险可能与处方药相当，甚至更大。对这些产品的监管有限，剂量标准可能差异很大。因此，它们必须与患者的处方药品一起进行谨慎管理。下面并非详尽无遗地列出了所有补充剂，但提供了一些常用物品的指导方针。如果有疑问，除非是出于特定的饮食目的，否则在手术前至少停药 7 天。

· 多种维生素：停药 7 天。

· 鱼油：停药 7 天。

·大蒜、姜、肉桂、绿茶（片剂形式）：停药 7 天。

·氨基葡萄糖软骨素：停药 7 天。

·肌酸：停药 7 天。

·辅酶 Q10：停药 14 天。

其他类药物的附加用药说明：

·非甾体抗炎药（NSAIDs）：停药 7 天。

·兴奋剂（如注意力缺陷多动障碍药物）：停药 2 天。

·芳香酶抑制剂：手术当天停药。

·他莫昔芬：术前停药 14 天。

·减肥产品：停药 7 天。

·烟酸：手术当天停药。

·控制病情的抗风湿药物（disease-modifying antirheumatic drugs，DMARD）：请咨询风湿病专科医生。

与患者的风湿病专科医师讨论将得到停药风险与获益的相关信息。根据使用指征，对疾病复发的担忧可能大于对免疫抑制的担忧。此外，还必须考虑外科手术的类型，以及是否需要考虑术后伤口愈合的问题。

▮ 肠道准备

酸奶准备：在膀胱切除术前使用酸奶准备的研究发现了多个积极的结果，包括减少手术部位感染、减少术后腹泻和减少术后抗生素使用的时间（Kasatpibal et al. 2017）。术前使用益生菌有助于平衡健康的肠道菌群，这可以在这些高风险的手术中发挥有益的作用。

宣教后，请患者尽快开始酸奶准备，可以并持续到手术前 2 天（患者通常在手术前一天切换到流质饮食）。建议患者每天食用益生菌酸奶。

碳水化合物负荷：减轻碳水化合物负荷是一种廉价且容易做到的准备工作，可通过多种途径改善患者的体验和手术效果。事实证明，过高的碳水化合物负荷可刺激术后肠道功能恢复数天（＞2 天），降低碳水化合物负荷可降低术后肠梗阻的发生率并缩短持续时间（Noblett et al. 2006）。它还能通过保持去脂软组织质量和减少氮的损失来抑制手术后的分解代谢反应（Yuill et al. 2005）。其他益处还包括缩短住院时间（＞3天）（Melisetal. 2006）以及提高应对出血和内毒素应激反应的能力。此外，有证据表明，术后恶心和呕吐在主观和客观上都有所改善。给患者的指示如下：

· 购买至少 1020.6 g（36 盎司）的无糖白葡萄汁（不要替代品）。您可能需要购买 1 瓶 1814.4 g（64 盎司）的葡萄汁或 2 瓶 907.2 g（32 盎司）的葡萄汁。

· 在手术前晚餐后和午夜之前，喝掉 680.4 g（24 盎司）的葡萄汁。

· 在手术当天早晨，喝掉 340.2 g（12 盎司）的葡萄汁。您需要在手术前 2~3 h 完成饮用。这意味着您可能需要在去医院的路上饮用，具体取决于手术的时间安排。

· 如果您有限制液体摄入量，请将这些葡萄汁计入限制范围。

· 如果您需要在手术前一天进行肠道准备，必须在肠道准备后完成。

生活方式调整

对患者生活方式中可改变的因素进行讨论，不仅可以提供改善手术效果，还可以为患者提供健康习惯方面的知识，使其在围手术期结束后长期受益。评估生活方式的改变应包括以下内容。如果可以，让患者的家属参与这些讨论，因为亲人的鼓励可以为患者提供支持和帮助。

运动：鼓励患者在可能的情况下增加体育活动。患者常常听到一个错误说法，即他们在手术前应该减少活动，而事实上恰恰相反。通过保持肌肉质量和灵活性，患者可以减少摔倒风险，减少肌肉质量丧失，甚至术前个人独立性丧失的风险。在智能手表和手机内置计步器的时代，请与您的患者讨论如何记录他们的步数或运动量，以获得一个基线。鼓励患者在手术前增加活动量，哪怕是最小的增加。

戒烟：您的手术患者可能已经在某种程度上接受过戒烟教育，无论是在初级医疗机构还是在专科诊所。借此机会进一步向患者讲解吸烟会导致的手术并发症，包括但不限于术后感染率增加和伤口愈合能力下降。请记住，某些科室的指导原则可能会将吸烟作为取消或推迟择期手术的理由。

可以与患者讨论的选项包括：①参与支持小组。②使用戒烟的尼古丁替代产品，如安非他酮、伐尼克兰。

饮食改变：讨论患者目前的饮食选择，并找到机会鼓励增加摄入水果、蔬菜、瘦肉和健康脂肪。有许多优秀的网站可供患者参考，包括美国疾病控制与预防中心（CDC）、美国食品药品监督管理局（FDA）和美国糖尿病协会（ADA）。

放松状态、减轻压力：在手术前减轻压力和放松状态，可在主观和客观上改善患者的预后。一些需要考虑的主题：①睡眠卫生。②正念和冥想。③参加爱好活动。④深呼吸。

临床经验

·不要仅依赖患者提供的药物清单，应直接询问所有药物，包括非处方药。研究发现，如果不直接询问，患者常意识不到它们是需要报告的项目，或可能会使手术复杂化。

·在体格检查中，一定要评估手术部位。患者对该区域的历史信息（例如过去的手术）或急性病症（例如皮疹或伤口）不准确，都可能会延误或取消手术。

·即将进行的手术是讨论改变生活方式的最佳时机之一，因为此时患者往往比在例行就诊时更有动力争取手术成功。可以利用这个时机与患者讨论戒烟、戒酒和锻炼。

·与麻醉团队讨论拟采用的麻醉类型。某些方案可能要求更长的术前停抗凝药时间（如神经阻滞）。

·这些就诊需要对患者进行大量的教育（表 1-8）。一定要让患者带着书面说明回家，甚至在术前访视前要求让朋友或家属一起参加。多一双耳朵对遵守术前指导大有帮助。

表 1-8 泌尿外科患者术前教育

项目	引流、导尿管、切口	术前教育内容
膀胱镜检查	无	血尿是常见的症状，应在 48 h 内自行消退。 尿道灼痛是常见的症状，应在 48 h 内自行消退。 发热 > 38.6℃，血多尿少或无法排尿时需要拨打急诊电话

续表

项目	引流、导尿管、切口	术前教育内容
膀胱切除 + 新膀胱	有切口，有导尿管，通常在出院前拔除引流管	需要住院 2~3 天（带宽松衣物出院时穿）。 饮食从流质慢慢过渡到半流质，开始时要确保摄入足够的蛋白质液体。 导尿管护理：①保持尿道口清洁干燥，如果感到不适，可使用 A&D 药膏或抗生素药膏。②使用安全装置固定尿管，防止移动。③可能会出现膀胱痉挛，请在不适时咨询医生。④保持袋子低于膀胱。⑤学会如何从普通引流袋更换到夜用引流袋。 根据医院或外科医生的指导和偏好进行肠道准备。 讨论可能需要间歇自我导尿（ISC）的情况。 术后复诊：①拔除尿管。②拆线。③了解病理结果。 以下情况需前往急诊或门诊：①发热 > 38.6℃。②无法控制的疼痛。③切口发红、肿胀、触感温热。④伤口持续流脓或恶化。⑤不能排便或排气
膀胱切除 + 回肠新膀胱	有切口，有造口，有导尿管，通常在出院前拔除引流管，有造口内支架管	需要住院 2~3 天（带宽松衣物出院时穿）。 饮食从流质慢慢过渡到半流食，开始时要确保摄入足够的蛋白质液体。 根据医院或外科医生的指导和偏好进行肠道准备。 造口护理：①应该是粉红色或红色。②会有放置支架管。③患者将在医院学习如何使用造口袋。④术后初期，造口缩小是正常现象。 术后复诊：①拆除钉子。②了解病理结果。 以下情况需前往急诊或门诊：①发热 > 38.6℃。②无法控制的疼痛。③切口发红、肿胀、触感温热。④伤口持续流脓或恶化。⑤不能排便或排气。 术前标记造口（有些医疗机构在手术当天上午进行术前标记，如果有条件，最好在手术前与造口护士预约并讨论造口护理问题）
体外震波碎石术（ESWL）	无	血尿是常见的症状，尤其是在排出结石碎片时。 可能会排出小碎片或粉尘。 过滤尿液以收集结石碎片。 需要拨打急诊电话的情况：①发热 > 38.6℃。②尿液中有更多的血液。③无法排尿

泌尿外科护理指南

续表

项目	引流、导尿管、切口	术前教育内容
肾切除	有切口，通常会有引流管	可能需要住院，具体根据手术方式（开放式或机器人辅助）、部分切除或全切除等情况而定。 早期下床活动。 保持切口干燥、清洁。 如果是机器人辅助手术，腹部可能会有一些气体，需要等待吸收。 如果是开放式手术，咳嗽或深呼吸时要用手扶住切口。 根据耐受程度逐渐增加活动量。 根据耐受程度逐渐增加食量。 需要拨打急诊电话：①发热＞38.6℃。②尿液中有更多的血液。③无法排尿
阴茎假体（IPP）－三件套假体可延展阴茎假体	无	植入物应部分充气，以防留下瘢痕，建议患者不要尝试放气。 阴茎将直立贴在下腹部，以促进正常愈合。 出院时开具7~14天的抗生素处方。 保持切口干燥、清洁。 预计会出现肿胀，在10~14天内尽量减少活动。 需要拨打急诊电话的情况：①发热＞38.6℃。②切口发红、触感温热或有分泌物。③阴囊支持或紧身内裤可能有帮助。④48 h后可以淋浴，轻柔清洁切口。 手术后7~10天：可以使用非类固醇消炎药，如布洛芬，与剩余的镇痛药交替使用。 手术后14天：首次复诊，医生将确认切口愈合是否良好。 手术后6周：允许进行性行为，并教授如何使用假体
阴道脱垂修复	阴道填塞。如果术后无法排尿，会插导尿管。有阴道切口	通常为门诊手术。 阴道出血是正常的（类似月经），可能会持续3~4周。 如果仍处于育龄期，6周内不使用卫生棉条。 阴道通常会有可吸收的缝线，需要4~5周才能溶解。 4周内避免泡澡。 可以淋浴。 6周内禁止性行为。

续表

项目	引流、导尿管、切口	术前教育内容
阴道脱垂修复	阴道填塞。如果术后无法排尿，会插导尿管。有阴道切口	4周内避免提重物，如约4.6 L（1加仑）牛奶，之后可逐渐增加。 6周内禁止剧烈运动，可以散步。 需要拨打急诊电话的情况：①阴道引流有化脓或恶臭。②2周后出血超过正常月经量或出现鲜红色血液。③发热＞38.6℃。④无法排尿。 根据各外科医生或机构的指导方针及偏好进行术后预约
前列腺切除（开放式或机器人辅助）	有导尿管，有JP引流管或Penrose引流管	需要住院。 带护垫出院时使用。 带宽松裤子出院时穿。 凯格尔（Kegel）运动（有导尿管时不要做）。 出现尿失禁是正常的，拆除导尿管后2周开始好转（Kegel运动是恢复的最佳方式）。 血尿：①可能在术后6周内常见，但不应持续。②应增加液体摄入量，减少活动。③出现血液超过尿液、导尿管不排尿等情况时，应拨打急诊电话或到急诊科就诊。④如增加活动并开始出血，请立刻休息并增加液体摄入。 导尿管护理同上。 排空JP引流管并记录。 Penrose引流管用纱布覆盖，根据需要更换。 重新进食。 需要拨打急救电话的情况：①发热＞38.6℃。②无法控制的疼痛。③切口发红、触感温热。④伤口引流呈脓性并持续或加重。⑤无法排便或排气。 术后复诊：①拆除导尿管。②拆除钉子。③拆除引流管。④病理学复查
带状托悬吊术	有切口，有穿刺点，有导尿管（如需要）	通常为门诊手术。 如需导尿管，护理同上。 6周内禁止性行为。 如果处于育龄期，6周内不使用卫生棉条。

项目	引流、导尿管、切口	术前教育内容
带状托悬吊术	有切口，有穿刺点，有导尿管（如需要）	2周内禁止举起超过约 4.5 kg（10 磅）的物品。 6周内禁止举起超过约 9 kg（20 磅）的物品。 在 6 周内有阴道出血和分泌物是正常的。 需要拨打急救电话或到急诊科就诊的情况： ①出血过多。 ②连续 6 h 无法排尿。 ③切口发红、发炎、有渗液。 ④发热＞38.6℃
结石手术（侵入性）	可能会有支架管，肾造瘘管	关于支架：①常见下尿路症状，如果困扰可以进行治疗。②血尿是常见的症状，要增加液体摄入。③膀胱痉挛是常见的症状，如果困扰可以进行治疗； 关于肾造瘘管：①要妥善固定。②说明引流袋使用。 需要拨打急诊电话或到急诊科：①血多过尿。②发热＞38.6℃。③无法排尿
睾丸和阴囊手术	有切口，可能有引流管	保持切口干燥、清洁。 在 24~48 h 后拔除引流管。 预计会出现肿胀，在 10~14 天内尽量减少活动。 需要拨打急诊电话的情况：①发热。②切口发红。③触感温热或有渗液。 阴囊支持或紧身内裤可能有帮助
经尿道膀胱肿瘤切除术（TURBT）	可能有导尿管	血尿：①常见，可持续 6~8 周。②增加液体摄入，减少活动。 需要拨打急诊电话或就诊于急诊科的情况：尿液中的血液多于尿液；导尿管无尿液流出。 导尿管护理同上。 术后复诊：①拆除导尿管。②病理学结果
输精管结扎	无	参见本章的术后护理指导

■■ 术后管理

术后护理的关键在于最大程度地减少并发症，同时优化康复，以改善手术结果。术后护理可分为三个部分：住院期间的注意事项、出院过渡期和出院后后续随访和监测。本文将重点介绍后续的随访和监测。术后疼痛管理将在第二十三章中进行讨论。肿瘤患者的术后长期监测见相应章节。出院后的术后随访主要是预防并发症、紧急就诊和住院再入院。

Arpey 等人（2019）对 488 名成年患者进行了回顾性研究，涉及 10 名外科医生（527 例手术），观察了术后非计划临床就诊（UCE）的情况，观察期为 3 个月。UCE 包括电话咨询、紧急就诊、住院再入院、电子邮件、患者门户留言和门诊就诊。他们发现 40% 的术后患者有 UCE。其中大多数是电话咨询（68%），其次是紧急就诊（9%）和医疗系统外的就诊（9%）。UCE 发生中位数在术后的第 9 天。UCE 的最常见是医疗原因（68%），包括疼痛（22.3%）、创面问题（15%）和排尿问题（13%）。Krishnan 等人（2016）确定了膀胱切除术出院后最佳随访时间为 4~5 天。他们确定随访方式（诊所内随访还是电话咨询）并不像时间那样重要。术前教育和术后计划安排可能会减少 UCE（Arpey et al. 2019）。

如果鼓励患者监测早期征兆和症状，许多术后并发症是可以预防的；患者需要在手术前了解这些常见征兆和症状。

为促进适当的愈合，应强调摄入充足的液体、尽早和经常走动、根据需要抬高腿部休息、控制疼痛的重要性。应强调保持规律的排便习惯。在强调这一点的同时，还需要准确描述包括举重物和活动在内的限制。在教育时让重要的家庭成员和照护者参与（AUA 2019）。

关于术后并发症护理的文献很少。虽然有关于个别手术并发症类型的信息，但没有关于循证干预措施的建议。以下是一些常见的术后并发症、患者关注的问题和基本干预措施（表 1-9）。

表 1-9　泌尿外科患者术后并发症典型实例

术后并发症	患者教育（讨论）	干预措施
导尿管 · 漏水 · 不排尿 · 不舒适	· 确保导尿管低于膀胱水平且导管不弯曲 · 适当摄入液体 · 固定导尿管	· 抗胆碱药物 · 冲洗导尿管 · 可能需要更换导尿管（与外科医生合作，可能需要经过膀胱镜检查）
引流 · 漏水 · 排出量和类型的变化	· 监测输出量 · 指导压扁引流球囊，维持引流功能 · 保持清洁和干燥 · 固定导管	· 如果术后几天内引流量大，考虑测定肌酐 · 如果有感染的迹象或症状，考虑伤口培养 · 适当治疗
胃肠道 · 恶心 · 呕吐 · 腹泻 · 便秘	· 讨论饮食进展 · 讨论肠梗阻的迹象（无排便、疼痛、不排气、呕吐胆汁） · 复查药物（必要时随餐服用）和依从性（大便软化剂）	· 考虑使用止吐药物 · 考虑使用大便软化剂、增容剂、灌肠剂 · 如果在抗生素治疗期间持续腹泻，考虑粪便检查衣原体 · 如出现肠梗阻需要住院治疗，使用 NG 管和静脉输液
血尿 · 符合预期的、轻度的 · 有血凝块的、重度的	· 鼓励摄入液体 · 避免剧烈运动（举重物） · 抬高腿部和休息 · 保持信心	如果残尿量（PVR）较高，则考虑凝血功能障碍 · 如果血液多于尿液或有血块滞留，则应冲洗至无血迹为止 · 如果不能清除，可考虑入院进行持续膀胱冲洗（CBI）
感染 · 尿路感染（UTI） · 伤口感染 · 手术部位感染（SSI） 　- 引流 　- 伤口发红 　- 炎症 　- 局部触感温热	· 讨论在许多泌尿外科手术中属于正常现象的下尿路症状（LUTS） · 发热 > 38.6℃ 不是正常情况	· 根据指示进行细菌培养 · 进行尿路感染治疗 · SSI 需要开放清创再包扎伤口 · 根据指示使用抗生素

续表

术后并发症	患者教育（讨论）	干预措施
下尿路症状 （LUTS）	· 请患者放心，LUTS 是支架、膀胱手术等的常见并发症 · 鼓励摄入液体 · 不能排尿或发热＞38.6℃时打急诊电话	· R/O 对 UTI 正确治疗 · 抗胆碱能药物、膀胱疼痛解痉药物
阴道	· 有部分出血是正常的 · 有疼痛是正常的	· 如果检查 PVR 升高，可考虑导尿 · 阴道持续出血需要换药或咨询外科医生

任何干预措施需结合具体情况或指南决定。

非泌尿系统手术后的尿潴留

根据美国泌尿外科协会（AUA 2020）的数据，急性尿潴留是最常见的泌尿外科急症。男性患者的发病率是女性患者的 13 倍，并且发病率随年龄增长而增加。在全身麻醉前既往有阻塞性症状的患者患非泌尿系统手术后的尿潴留（POUR）的风险增加。应评估患者术前的泌尿系统症状。术前有 LUTS 症状的患者术后发生尿潴留和排尿困难的风险更大。

发病率

Mason 及其同事（2016）对普外科手术后尿潴留的患者相关因素进行了系统回顾和荟萃分析。他们纳入了 21 项研究，共研究了 7802 名患者，确定 POUR 的发生率为 14%。风险随年龄和术前 LUTS 症状的增加而增加，但没有发现性别差异。这些作者还研究了术前使用肾上腺素的情况，发现使用肾上腺素与 POUR 发生率的降低有关，但在这种情况下还需要进行有充分证据的随机临床试验。美国密歇根脊柱手术改进协作组（MSSIC）对腰椎手术患者的术后尿滞留情况进行了监测，发现有 7.4% 的患者出现了 POUR。这包括密歇根州的 26 家医院，190 多名外科医生，25769 名患者。他们发现，POUR 与年龄较大、男性、BMI 较低、糖尿病、骨质疏松症和深静脉血栓病史有关（Zakaria et al. 2020）。

诊　断

根据 Baldini 等人（2009）的研究，POUR 的诊断可以通过三种不同的方法确定：临床检查、膀胱导管插入或超声评估。

临床检查可发现耻骨上疼痛和不适，但这些症状常可能被麻醉所掩盖，并不可靠。常用触诊和叩诊耻骨区域，但依赖于评估者的技术水平，不推荐使用。膀胱导管插入常基于临床评估，并且是一种侵入性的操作，可能引起导尿相关尿路感染（CAUTI）、尿道损伤、前列腺炎和患者的不适。膀胱导管插入应用于治疗 POUR 而不是诊断 POUR。超声评估经过适当训练的人员可以得到良好的可靠性，可用于诊断 POUR（Baldini et al. 2009）。POUR 的处理方法相当简单。目标是膀胱减压，避免对膀胱完整性和功能的长期损害。立即导尿始终是第一步。可以通过间歇导尿或留置导尿管来进行导尿。虽然留置导尿管更容易，但相较长期使用也有一些缺点。与间歇导尿相比，留置导尿管更易导致 UTI 的发生。

管　理

出院后要再到诊室治疗的患者决定是采用植入导尿管还是留置导尿管，通常会咨询泌尿科。有关诊所中 POUR 的管理在文献中还没有得到很好的研究或描述。通常在诊所就诊前会给予 α-肾上腺素能受体阻滞剂。术前有 LUTS，良性前列腺增生（BPH），神经系统疾病的患者术后 POUR 的风险更高，并且在诊所中往往难以管理。文献中讨论了术后立即发生的 POUR 并发症，但在患者出院后停止导尿管的相关信息很少。间歇性自我导尿（ISC）是监测术后尿潴留的好方法，但在术后期间很少进行指导。在诊所中，可以尝试排尿。关于在膀胱内注入多少液体，文献中没有达成一致的意见，但一般的经验法是注入足够的液体，令患者无法再继续忍尿。如果患者能够排出的大于注入液体容量的50%，通常可以安排出院，并进行密切的随访。应告知患者，如果无法排尿、尿液中有更多血液或发热，应前往急诊科就诊。注意安排患者进行后续随访，检查残余尿量（PVR）、适当的实验室检查［男性的前列腺特异抗原（PSA）、肌酐和肾小球滤过率（GFR）以及基于潴留原因的检查（请参阅相应章节）。无法排尿的患者可以学习间歇性自我导尿，因为这是一种监测膀胱功能恢复的有效方法。

临床经验

· 最初残余尿量小于50％的患者可以密切监测，并有机会继续排尿。通常情况下，术前有 LUTS 的患者，特别是年龄较大的患者，残余尿量较高，可在允许自行排尿后 1~2 周内恢复到基线水平。

· 没有使用 α – 肾上腺素能受体阻滞剂的患者，可以考虑开始使用该药物。

参考文献

• Arpey NC, Sloan MJ, Hahn AE, Polgreen PM, Erikson BA (2019) Unscheduled clinical encounters in the postoperative period after adult and pediatric urologic surgery. Urology 124:113 – 119

• AUA (2019) AUA white paper on optimizing outcomes in urological surgery post-operative. Retrieved from https://www.auanet.org/guidelines/optimizing-outcomes-in-urologic-surgery-postoperative

• AUA (2020) Medical student education acute urinary retention. Retrieved from https://www.auanet.org/education/auauniversity/for-medical-students/medical-students-curriculum/medical-student-curriculum/urologic-emergencies

• Baldini G, Bagry H, Aprikian A, Carli F, Phil M (2009) Postoperative urinary retention. Anesthesiology 110(5):1139 – 1157

• Baron TH, Kamath PS, McBane RD (2013) Management of antithrombotic therapy in patients undergoing invasive procedures. N Engl J Med 368:2113 – 2124

• Brenner MJ et al (2014) Obstructive sleep apnea and surgery: quality improvement imperatives and opportunities. Curr Otorhinolaryngol Rep 2:20 – 29

• Caprini JA, Arcelus JI, Hasty JH, Tamhand AC, Fabreg F (1991) Clinical assessment of venous thromboembolic risk in surgical patients. Semin Thromb Hemost 17(Suppl 3):304 – 312

• Chung F, Yegneswaran B, Liao P et al (2008) STOP questionnaire: a tool to screen patients for obstructive sleep apnea. Anesthesiology 108(5):812 – 821

• Coutinho-Myrrha MA, Dias RC, Fernandes AA, Araújo CG, Hlatky MA, Pereira DG, Britto RR (2014) Duke Activity Status Index for cardiovascular diseases: validation of the Portuguese translation. Arq Bras Cardiol 102(4):383 – 390. https://doi.org/10.5935/abc.20140031

• Fleisher LA et al (2014) 2014 ACC/AHA guideline on perioperative cardiovascular evaluation and management of patients undergoing noncardiac surgery: a report of the American College of Cardiology/American Heart Association Task Force on Practice Guidelines. Circulation 130:e278 – e333

· Hausel J et al (2001) A carbohydrate-rich drink reduces preoperative discomfort in elective surgery patients. Anesth Analg 93:1344 - 1350

· Hlatky MA, Boineau RE, Higginbotham MB, Lee KL, Mark DB, Califf RM et al (1989) A brief self-administered questionnaire to determine functional capacity (the Duke Activity Status Index). Am J Cardiol 64(10):651 - 654

· Hurwitz EE, Simon M, Vinta SR et al (2017) Adding examples to the ASA-physical status classification improves correct assignments to patients. Anesthesiology 126:614 - 622

· Kasatpibal N et al (2017) Effectiveness of probiotic, prebiotic, and synbiotic therapies in reducing postoperative complications: a systematic review and network meta-analysis. Clin Infect Dis 64(Suppl 2):S153

· Krishnan N, Liu X, Lavieri MS et al (2016) A model to optimize follow-up care and reduce hospital readmissions after radical cystectomy. J Urol 195(5):1362 - 1367

Mason SE, Scott AJ, Mayer E, Purkayastha S (2016) Patient related risk factors for urinary retention following ambulatory general surgery: a systematic review and analysis. Am J Surg 211:1126 - 1134

· Melis GC et al (2006) A carbohydrate-rich beverage prior to surgery prevents surgery-induced immunodepression: a randomized, controlled, clinical trial. JPEN 30(1):21 - 26

· Noblett SE et al (2006) Pre-operative oral carbohydrate loading in colorectal surgery: a randomized controlled trial. Colorectal Dis 8(7):563 - 569

· Nuckton TJ, Glidden DV, Browner WS, Claman DM (2006) Physical examination: Mallampati score as an independent predictor of obstructive sleep apnea. Sleep 29(7):903 - 908

· Septimus EJ (2019) Nasal decolonization: what antimicrobials are most effective prior to surgery? Amer J Infect Control 47S:A53 - A57

· Sudhakaran S, Surani SR (2015) Guidelines for perioperative management of the diabetic patient. Surg Res Pract 2015:284063. https://doi.org/10.1155/2015/284063

Yuill KA et al (2005) The administration of an oral carbohydrate containing fluid prior to major elective upper-gastrointestinal surgery preserves skeletal muscle mass postoperatively- randomized clinical trial. Clin Nutr 24:32 - 37

· Zakaria HM, Lipphardt M, Bazydlo M, Xiao S, Schultz L, Chedid M et al (2020) The preoperative risks and two-year sequelae of postoperative urinary retention: analysis of the Michigan Spine Surgery Improvement Collaberitive (MSSIC). World Neurosurg 133:E619 - E626

第二章

泌尿外科患者影像学检查

Ahmed El-Zawahry

概　述 37

腹部 X 线平片 37

　　适应证 37

　　患者准备 37

　　禁忌证 37

静脉尿路造影 38

　　适应证 38

　　患者准备 38

　　禁忌证 39

　　并发症 39

逆行性尿路造影 39

　　适应证 40

　　患者准备 40

　　禁忌证 40

　　并发症 40

顺行肾盂造影 41

　　患者准备 41

　　适应证 41

　　禁忌证 41

　　并发症 41

排泄性膀胱尿道造影 42

　　适应证 42

　　患者准备 42

　　　禁忌证 ……………………………………………………… 42

　　　并发症 ……………………………………………………… 43

　　逆行尿道造影 …………………………………………………… 43

　　　适应证 ……………………………………………………… 43

　　　患者准备 …………………………………………………… 43

　　　禁忌证 ……………………………………………………… 44

　　　并发症 ……………………………………………………… 44

　　肾核扫描（放射性核素成像）………………………………… 44

　　　适应证 ……………………………………………………… 44

　　　患者准备 …………………………………………………… 45

　　　禁忌证 ……………………………………………………… 45

　　　并发症 ……………………………………………………… 45

　　血管造影法 ……………………………………………………… 45

　　　适应证 ……………………………………………………… 45

　　　并发症 ……………………………………………………… 46

　　　禁忌证 ……………………………………………………… 46

　　超声检查 ………………………………………………………… 46

　　　患者准备 …………………………………………………… 46

　　　适应证 ……………………………………………………… 47

　　　肾　脏 ……………………………………………………… 47

　　　膀　胱 ……………………………………………………… 47

　　　前列腺 ……………………………………………………… 47

　　　阴　囊 ……………………………………………………… 48

　　　生殖器 ……………………………………………………… 48

　　　并发症 ……………………………………………………… 48

　　　禁忌证 ……………………………………………………… 48

　　计算机断层扫描（CT）………………………………………… 48

　　　患者准备 …………………………………………………… 49

适应证 49

并发症 49

磁共振成像（MRI）...49

患者准备 50

适应证 50

禁忌证 50

并发症 50

使用造影剂须知 50

辐射安全 53

参考文献 56

目　标

（1）了解泌尿外科常见的放射学检查。

（2）概述这些检查的适应证和患者准备（视情况而定）。

（3）讨论与辐射暴露相关的好处（风险）。

（4）根据临床问题以及每项检查的具体优势和局限性，确定适当的放射学检查模式。

▊ 概　述

影像学检查是评估泌尿外科患者病情重要和不可或缺的部分。大多数泌尿系统疾病都需要通过适当的放射学检查来确诊。然而，人们应该警惕与辐射暴露可能的相关风险。辐射安全知识对于平衡与辐射暴露相关的风险（益处）非常重要。

本章将指导您选择正确的诊断检查方案。在本章中，我们将探讨如何选择不同的放射学检查。

▊ 腹部 X 线平片

简单的腹部平片是帮助观察泌尿道内不透光结石的快速工具。目前，在大多数地区，普通胶片已被数字成像所取代。辐射暴露量较低，为 0.53~0.7 mSv（ACR 2020）。与传统平片相比，透视检查的辐射量更少。

适应证

·评估是否存在不透射线的结石。小或微弱的结石可能无法观察到，特别是在患者便秘的情况下。

·观察肾脏阴影和其他软组织阴影。

·评估骨骼是否有异常。

·评估有便秘和与便秘有关的排尿功能障碍的患者。

患者准备

·大多数患者不需要进行特殊的准备。

·便秘患者可能需要进行肠道准备。

禁忌证

·妊娠期。

■■ 静脉尿路造影

静脉尿路造影也被称为排泄性尿路造影或静脉肾盂造影（intravenous pyelogram, IVP），用于评估上尿路的异常。现在很少使用静脉尿路造影，因为如果有 CT 扫描或 MRI，可以获得更多的信息。然而，静脉尿路造影可以在某些情况下使用，特别是当需要的信息不能从 CT 扫描中获得的时候。这些情况下，它可以与 CT 扫描评估一起进行，以帮助获得更多的信息。

本检查包括：

开始的腹部平片，接下来是基于体重进行静脉造影，随后在不同的时间间隔拍摄胶片，以获得肾造影显影期良好的肾脏图像，然后在排泄期形成良好的胶片。这需要 4~6 张胶片。这可以根据患者的病情、偏好和临床诊断进行调整。辐射暴露量为 2.0~2.5 mSv。

适应证

在大多数适应证中，静脉尿路造影被其他更敏感的交叉成像检查（CT 或 MRI）所广泛取代。除非无法获得其他图像，否则它们已很少被使用（Ramchandani 2014）。

· 血尿：IVP 有助于评估肾实质、肾盂系统、输尿管和膀胱。

· 尿路结石：静脉尿路造影可以帮助确定结石的位置和评估尿路情况，有助于评估肾脏情况和帮助诊断梗阻。

· 尿路上皮癌：静脉尿路造影可用于泌尿系统癌症患者的评估。

· 复发性尿路感染。

· 肾脏病变的评估。

· 肾创伤的紧急评估。对于肾外伤或术中有关尿路的问题，可以使用静脉注射造影剂。这将有助于观察肾脏、输尿管、膀胱。适当的剂量应为 2 mL/kg，最大剂量为 150 mL。注射后 2~10 min 内可拍摄胶片。

患者准备

· 排除有造影剂过敏风险的患者。

· 肠道准备是有帮助的，但并不强制。

· 适当地补充水分对避免造影剂的不良反应是很重要的。一些人主张在检查前限制液体的摄入量，以获得适当浓度的造影剂。有肾脏疾病或慢性肾功能不全的患者应谨慎使用该技术。

禁忌证

· 妊娠。

· 对造影剂过敏。如果对造影剂有不良反应史，通常禁忌使用造影剂。这一点将单独讨论。如果有条件的话，最好使用其他的影像学检查方法。

并发症

· 过敏反应。

· 造影剂并发症。

逆行性尿路造影

逆行性尿路造影，又称逆行性肾盂造影（retrograde pyelogram，RP）是一种微创手术，在无菌条件下进行，需要膀胱镜检查和透视。

如果排泄尿路造影或 CT 尿路造影结果不令人满意，或患者对静脉注射造影剂有不良反应史；或其他影像学方法不可用或不合适，则可能需要逆行性尿路造影。

本检查包括：

· 膀胱镜检查评估膀胱和查找（观察）输尿管口。

· 使用适当浓度的不透射线造影剂。

· 输尿管导管（开放的尖端或其他类型的）用于将造影剂注射到输尿管和肾集合系统。

· 透视机。

· 麻醉形式（全身麻醉或监护麻醉）。

适应证

· 如果在横断面成像中未能正确显示骨盆膀胱系统和输尿管，则对其进行显像。

· 对静脉造影剂过敏或存在禁忌证。

· 当 CT 扫描或 MRI 不能提供信息时，用于评估尿路梗阻的程度。

· 存在 CT 扫描或 MRI 禁忌证，或需要更多的评估。

患者准备

· 在干预前进行尿培养，以排除活动性尿路感染的存在。

· 对造影剂过敏的患者应谨慎处理，但这并不是该技术的禁忌证。

· 全身麻醉的正确评估。

禁忌证

· 活动性尿路感染。

· 妊娠。

并发症

· 尿路感染和可能的脓毒症，特别是未经治疗的活动性感染患者。

· 输尿管损伤：可包括轻微的黏膜撕裂或输尿管穿孔。

· 输尿管损伤或撕脱：完全输尿管损伤是一个严重的问题，但所有输尿管都被损坏则极为罕见。

· 造影剂外渗副作用小，但如果范围大，可能需要延长支架放置时间（通常为 7~10 天）。

· 过敏反应，虽然不是该技术的禁忌证，但手术过程中应谨慎。对造影剂过敏的患者可能需要预先服药，如果在手术过程中出现大量造影剂外渗，则可能发生过敏反应。

顺行肾盂造影

这是一种经皮向肾注射造影剂来观察肾盂输尿管系统和输尿管的检查。

本检查包括：

·使用经皮穿刺针或使用已存在的肾管（肾造口管）并注射造影剂进入肾脏。

·通过针头或肾造瘘管注射造影剂。

·使用透视机。

·根据需要拍照。

患者准备

·在干预前进行尿培养，以排除活动性尿路感染的存在。

·对造影剂过敏的患者应谨慎使用，但不是该技术的禁忌证。

·如有需要，应进行适当的全身麻醉评估。

·在尝试进入肾脏前，先暂停抗凝药治疗。

适应证

·其他影像学检查观察到上尿路情况不令人满意。

·评估尿路梗阻的程度时，逆行输尿管造影不能显示整个输尿管或部分输尿管。

·作为其他手术的一部分。

禁忌证

·活动性尿路感染。

·不受控制的凝血功能障碍。

并发症

·在穿刺过程中对邻近器官或结构造成损伤。

·出血。

· 活动性尿路感染患者出现脓毒症。

· 尿路感染。

· 除有造影剂过敏的患者外，造影剂外渗的副作用并不严重。

排泄性膀胱尿道造影

排泄性膀胱尿道造影（voiding cystourethrogram，VCUG）的目的是观察排尿过程中膀胱和尿道的解剖结构。这将使膀胱和尿道可视化，并发现一些解剖和功能异常。

本检查包括：

· 将导尿管插入膀胱。

· 注入膀胱的不透光造影剂。

· 造影剂应达到 300mL，或者直到患者感到有排尿的冲动为止。

· 透视机。

· 通常不需要麻醉。

· 患者排尿时用透视机拍摄不同的照片。

适应证

· 评估可能存在的解剖异常，特别是在儿童人群中。如后尿道瓣膜，膀胱输尿管反流，尤其是在伴有发热和复发性尿路感染的儿童中。

· 评估排尿功能障碍的可能原因，特别是对神经源性膀胱患者。

· 评估尿道狭窄的患者。

患者准备

· 在干预前进行尿培养，以排除活动性尿路感染的存在。

· 对造影剂过敏的患者应谨慎处理，但不是该技术的禁忌证。

禁忌证

· 活动性尿路感染。

· 近期进行过膀胱手术是一个相对禁忌证。

并发症

· 尿路感染。

· 排尿困难。

· 术后可能会有少量出血。

逆行尿道造影

逆行尿道造影（retrograde urethrogram，RUG）的目的是观察男性患者尿道的解剖结构。这通常有助于显示前尿道，因为尿道外括约肌的作用，后尿道通常难以显示。

本检查包括：

· 将导尿管插入尿道顶端，给球囊充入约 2 mL 的水。这将使球囊能够固定在舟状窝中。

· 将造影剂注入尿道。应避免高压注射，以免造影剂外渗。

· 用荧光透视机拍摄适当的照片。应拍摄正侧位片。

· 通常不需要麻醉。

适应证

· 评估疑似尿道外伤者。评估创伤后出现尿道出血者。

· 评估已知或疑似尿道狭窄的患者。

· 观察疑似尿道疾病如尿道憩室或瘘管的尿道。

患者准备

· 在检查前进行尿培养，以排除活动性尿路感染的存在。

· 对造影剂过敏的患者应谨慎使用，但并不是该技术的禁忌证。

禁忌证

- 活动性尿路感染。
- 对造影剂过敏的患者应谨慎使用。应考虑预先用药。

并发症

- 尿路感染。
- 排尿困难。
- 检查后可能会出现少量出血。

▌▌肾核扫描（放射性核素成像）

肾核扫描的目的是通过核扫描来评估肾功能、灌注和（或）梗阻情况（Ramchandani 2014）。

本检查包括：

- 通过静脉注射一种特定的放射性同位素示踪剂。
- 伽马相机捕捉示踪剂。
- 许多图像取决于所需的信息类型。
- 利尿剂（如呋塞米）可在特定的时间给药，以帮助评估肾梗阻情况。

适应证

- 评估肾小球滤过率（GFR）。这将有助于获得肾的功能信息。
- 评估肾梗阻的情况。
- 评估肾移植患者，以排除存在阻塞、肾动脉狭窄导致的灌注不足、存在肾小管坏死或排斥反应。
- 可用于膀胱输尿管反流患者的随访。
- 评估阴囊急症患者。这有助于排除睾丸扭转导致的睾丸灌注不足。
- PET 扫描。

患者准备

· 不需要特定的患者准备。

· 患者应该排空膀胱。在检查期间，一些患者可以插入导尿管以确保膀胱排空。

禁忌证

· 活动性尿路感染。

并发症

· 尿路感染。

· 排尿困难。

· 术后可能会出现少量出血。

■ 血管造影法

这是一种注射造影剂以观察动脉和静脉系统的检查。在某些情况下，泌尿外科患者会需要这样的检查。

适应证（Bishoff and Art 2016）

· 根据临床病史怀疑肾动脉狭窄时。不过，这在很大程度上已被 CT 血管造影术或 MR 血管造影术所取代。

· 对可能有动脉异常患者的术前评估。

· 肾外伤，怀疑有血管损伤时。

· 怀疑术后动脉损伤或动静脉瘘造成出血。

· 肾上腺肿瘤，需要肾上腺静脉取样时。

· 精索静脉曲张患者，首选栓塞治疗。

并发症

这些手术后的并发症罕见，包括但不限于：

· 穿刺部位的疼痛。

· 出血。

· 穿刺部位有擦伤。

· 如果使用栓塞治疗，它可能会导致器官的丧失（罕见）。

· 感染。

禁忌证

· 对造影剂过敏。

· 注射部位的活动性感染。

▌▌ 超声检查

超声检查是（ultrasonography，US）评估泌尿外科患者最常用的影像学方式。它具有无创、无辐射暴露和实时评估的优点。灰度成像可以评估器官的解剖和结构，而多普勒成像可以评估器官和肿块中的血管分布和血流方向。三维成像提供更高质量的评估。根据需要检查的器官使用不同的传感器（Bishoff and Art 2016；Ramchandani 2014；Wieder 2014）。

超声检查有不同的探头。这取决于要评估的器官。探测器的频率也有所不同。探头的频率越低，组织的穿透度就越深。因此，低频探头，如 3~5 MHz 被用于肾脏。6~7.5 MHz 的高频探头通常用于经阴道或经直肠超声检查。而 7.5~10 MHz 的高频率探头，通常用于阴茎和阴囊等较表层组织的评估（Wieder 2014）。

患者准备

· 无需特殊准备。

· 在使用超声检查进行评估之前，可以考虑先治疗便秘。

·补充充足的水分可能对检查有帮助，但并非必需。

适应证

根据需要评估的器官，超声波有不同的用途。根据器官和穿透深度使用不同的探头。

肾　脏

·显示肾脏结构，排除梗阻。
·评估和监测可疑的肾脏病变或肿块。
·评估肾功能受损时的肾脏结构。
·评估肾囊肿。
·使用灰度和彩色多普勒评估移植肾情况。
·评估肾周积液情况。
·用于组织活检和肾脏手术通道的定位。
·在肾部分切除术或病灶消融术术中帮助识别肾脏病灶。
·产前评估肾积水孕妇的肾功能。
·评估感染未愈的肾脏，以排除肾脓肿的存在。
·监测肾脓肿的治疗改善情况。

膀　胱

·评估膀胱的异常情况，如结石、憩室或肿块。
·剩余尿液的测量。
·根据输尿管口的尿液喷射情况，以排除肾脏阻塞的可能性（Wied er 2014）。
·膀胱通路进行手术。

前列腺

·评估前列腺和精囊。
·经直肠超声检查前列腺等盆腔器官。

· 经直肠超声引导下的组织活检或囊肿抽吸。

· 部分 MRI 融合活检。

阴　囊（Ramchandani 2014）

· 评估阴囊和阴囊内容物。

· 彩色多普勒评估急性阴囊炎。

· 评估隐睾情况。

· 评估脊髓病变或精索静脉曲张情况。

生殖器

· 应用彩色多普勒评估勃起功能障碍情况。

· 阴茎海绵体硬结症（Peyronie 病）患者的斑块定位。

· 评估疑似阴茎折断情况。

· 女性骨盆或腹壁超声检查有助于识别解剖结构、位置和尿道憩室，或用于识别改善盆底结构的吊带或网片。

并发症

无并发症。

禁忌证

超声检查没有禁忌证。这是一种安全的检查方式，也可用于对孕妇的评估。然而，应该注意的是，对超声检查结果的解释依赖于操作者。对于肥胖或体态异常的患者，检查时可能会遇到一些困难。肾超声检查不能显示输尿管内的结石。

计算机断层扫描（CT）

以 X 线束对选定的检查部位进行一定厚度的层面扫描。根据检查要求，厚度可以由 3 mm 至 1 cm 不等。根据要评估的器官和病理情况，可以使用或不使用造影剂进行评估。它是评估泌尿系统疾病的最通用和最常用的方法（Ramchandani 2014）。在诊断尿路异常方面，它比静脉尿路造影提供的信息更丰富、更准确。

辐射暴露量高于泌尿系平片。据估计，每项检查辐射量 4~14 mSv。这会随着 CT 扫描检查项目的增加而增加。如果先做无造影剂的 CT 扫描，然后进行有造影剂的 CT 扫描，那么暴露量就会增加。

患者准备

- ·当使用造影剂时，要适当补充水分。
- ·造影剂过敏患者应谨慎，但这不是该技术禁忌证。
- ·对性生活活跃的育龄女性进行妊娠检查。

适应证

- ·评估尿石症情况。
- ·肾脏肿瘤的评估和分期。
- ·肾脏肿瘤术后的监测。
- ·评估肾囊肿的情况。
- ·评估尿路梗阻情况及原因。

并发症

- ·腹部和骨盆 CT 扫描的辐射量约为 10 mSv，而尿路 CT 扫描的辐射量更多。通常比静脉尿路造影辐射量大 1.5 倍。
- ·这些并发症都与造影剂有关。

磁共振成像（MRI）

MRI 是一种用于软组织评估的重要的横断面成像技术。它的辐射量少，是造影剂过敏患者很好的一个替代选择。MRI 可以使用或不使用造影剂。钆是常用的造影剂。

患者准备

· 确保患者体内没有任何金属植入物。

· 已知患有幽闭恐惧症的患者可能不适合做这项检查，可能需要额外的准备。

适应证（Ramchandani 2014）

· 评估软组织肿物。

· 评估肾肿块或囊肿的特征，尤其是在其他检查方法无法明确的情况下。

· 与肾癌相关的静脉血栓的首选检查方案。

· 用于癌症分期，特别是需要更多关于软组织侵袭情况时。

· 可能有助于评估尿路梗阻，但它不利于观察结石情况。

· 用于嗜铬细胞瘤的诊断，在 MRI 上表现为明亮。

· 动态 MRI 可能有助于评估盆腔器官脱垂情况。

· 多参数 MRI 目前用于提供前列腺癌的解剖细节。它与 MRI 融合技术结合使用，可对特定患者进行前列腺组织活检。

· 是盆腔病变如尿道憩室的首选检查方案。

禁忌证

· 使用金属植入物的患者。

· 患有慢性肾功能不全的患者，可能易发生造影剂反应。

并发症

· 与使用钆造影剂有关的肾源性系统性硬化症。

使用造影剂须知

了解造影剂非常重要。造影剂经常用于观察尿路系统，有助于提高分辨率和区分不同器官和结构。这些药剂在细胞外的分布提高了对比分辨率和各种结构的显著性。它有助于器官病理的鉴别诊断，有助于区分肾脏良性病变和恶性病变，也可识别不同类型的囊肿。

造影剂由水溶性碘化物制成，排泄时形成不透射线的图像。主要用于静脉尿路造影、不同的介入放射学手术和 CT 扫描。

对于静脉尿路造影和 CT 扫描，造影剂可直接静脉注射。它也可以直接注入尿路。在介入放射学手术中，造影剂能以不同的方式使用。当直接灌注到肾集合系统或膀胱中，需要使用类似的介质将造影剂稀释到 15%~45% 的浓度。这样可以避免静脉注射造影剂导致的相关风险。如果操作得当，造影剂注入膀胱（膀胱造影术或膀胱造影照片）有助于观察膀胱和识别膀胱病理情况。通过直接将造影剂注入集合系统，可以观察到集合系统和输尿管。它可以通过肾造瘘管顺行注入或使用膀胱镜和输尿管导管逆行注入。

CT 扫描中使用的造影剂是低渗透压或等渗透压的，与高渗透压造影剂相比，其耐受性更好，不良反应发生率较低。碘的常规剂量约为 2 mL/kg，最大剂量为 150 mL。

禁忌证

·慢性肾功能不全：对已知肾功能不全的患者注射造影剂可能会增加肾功能恶化的风险。

·造影剂过敏。

·充血性心力衰竭：对严重或控制不佳的充血性心力衰竭患者增加造影剂，可能会因为增加渗透负荷而增加心脏负荷。

·二甲双胍：患者应在检查前 24~48 h 停止用药，并在使用造影剂后约 48 h 肾功能恢复到基线时恢复用药。这些患者很少有发生致命性乳酸性酸中毒的风险。

造影剂引起的肾毒性反应

易感患者出现急性肾功能不全。在这种情况下，患者会出现急性肾功能不全，然后在 14 天内恢复到基线水平。

要避免此问题：

·患者应补充足够的水分。

·在扫描前 24 h 内避免使用任何肾毒性药物，如非甾体抗炎药（NSAID）、血管紧张素转换酶（ACE）抑制剂和利尿剂。

·考虑使用非离子型低渗透造影剂。

造影剂的不良反应

造影剂不良反应的诱发因素：

·碘过敏。

·肾功能不全：这是应该注意的最重要的风险因素。会有较高风险发展成造影剂诱发的肾毒性反应。

·有哮喘或糖尿病病史。

·严重的心脏病和心力衰竭。

·脱水。

·镰刀型细胞贫血症。

·甲状腺功能亢进。

·肾上腺嗜铬细胞瘤。

不良反应的类型

·这些反应在高渗透造影剂中更常见，而在低渗透或等渗透造影剂中较少见。

·过敏反应（特异质反应、类过敏反应）（ACR 2020）：这是一个严重的反应，可以发生在没有预期的情况下。它与严重的过敏反应有关，并可能是致命的（Spring et al. 1997）。这些反应并不是剂量依赖性的。

·非特异质反应：这与剂量有关，并与造影剂的渗透压、浓度、体积和注射速度有关（ACR 2020）。

·非特异质反应的症状包括（ACR 2020）：

—轻度反应：

恶心、呕吐、咳嗽、发热、头痛、头晕、味觉改变、瘙痒、潮红、寒战、出汗、皮疹和荨麻疹、鼻塞、眼睛肿胀、焦虑加剧。

对这种反应的治疗通常需要安抚和观察。可使用抗过敏的 H_1 受体阻滞剂（口服、肌肉注射或静脉注射苯海拉明 1~2 mg/kg，最高不超过 50 mg）。

—中度反应：

心动过速或心动过缓、呼吸困难、肺水肿、高血压或低血压、支气管痉挛和喉头水肿。

治疗和监测是必要的。治疗方案取决于具体症状，可肌肉或静脉注射氢化可的松 100~500 mg，支气管痉挛时吸入 β–受体激动剂。

—重度反应：

严重的喉部痉挛、心搏骤停、低血压、惊厥和心律失常。

这是一种紧急情况，需要及时治疗，并注意适当地处理心血管和呼吸道症状。肾上腺素、静脉输液和吸氧是这种情况的治疗方法。需要密切监测患者情况。

造影剂过敏患者的准备（Bishoff and Art 2016）

·组胺类药物（H_1 或 H_2 受体阻滞剂）。

·类固醇。

·肾上腺素。

·有造影剂严重不良反应高危的患者应预先用药。预先用药并不会消除不良反应的风险，但有助于控制它们。

以下患者在使用造影剂时应谨慎

·应考虑额外的预防措施。

—服用二甲双胍的患者有发生乳酸性酸中毒的风险。50% 的肾功能不全患者可能会因此致命。

—患有慢性肾脏疾病、糖尿病和脱水状态的患者较易发生继发于造影剂肾病导致的肾脏损害。

·肾源性系统性硬化症。

—当肾小球滤过率（GFR）< 30 mL/min。

—皮肤、皮下组织、肺、食管、心脏和骨骼肌的纤维化。

—最初的症状可在 2~90 天出现。

—首先是四肢远端肿胀，然后是皮肤硬化。

—可导致一些患者死亡。

▌▌ 辐射安全

应遵守辐射安全规程，尽可能限制危害（表 2–1）。辐射安全的目标是保持辐射照射在可能的合理范围内尽量少（ALARA）。

表 2-1　不同模式下的辐射暴露

检查方式	预期辐射暴露剂量（mSv）
胸部 X 线片（PA 胶片）	0.02
腰椎	1.5
静脉尿路造影	3
上消化道造影	6
头部 CT	2
胸部 CT	7
腹部 CT	8
冠状动脉 CT 造影	16

改编自 McCollough CH, Bushberg JT, Fletcher JG, EckelLJ（2015）Answers to Common Questions About the Use and Safety of CT Scans. Mayo Clin Proc 90（10）:1380 – 1392. https://doi.org/10.1016/j.mayocp.2015.07.011

如何减少辐射暴露，需牢记的重要注意事项：

· 距离：距离越远，辐射量越小。辐射量与距离的平方成反比。

· 时间：尽可能多地限制暴露的时间是很重要的。

· 屏蔽：使用适当的防护罩尽量减少辐射暴露是至关重要的。

· 应限制身体部位的暴露。

· 风险包括白内障的发生和辐射引起的癌症。

不应该低估辐射暴露的影响。美国食品药品监督管理局（FDA）报告说："有效剂量为 10 mSv 的 CT 检查可能会增加患致命癌症的概率，大约为 1/2000。"这个问题引起了人们对过度使用 CT 扫描的担忧。一些研究表明，低剂量（< 3.5 mSv）和超低剂量 CT 扫描（< 1 mSv）可能有助于急诊患者的结石诊断，以减少辐射暴露（Moore et al. 2016；Rodger et al. 2018）。

临床经验

· 确认患者过敏史，以避免对造影剂过敏。

· 大多数泌尿生殖系统检查不需要患者的准备。

· 对于有大量的影像学检查或放射治疗史的患者（如结石或创伤患者），应考虑辐射总剂量，并酌情选择非放射检查。

· 在任何涉及造影剂的检查前，一定要评估患者肾功能。

· 影响个人辐射风险的因素包括：年龄、性别、遗传因素、检查类型以及辐射的次数等。

参考文献

· (ACR) ACoR (2020) ACR Committee on Drugs and Contrast Media. https://www.acr.org/-/media/ACR/Files/Clinical-Resources/Contrast_Media.pdf. Accessed 2 Mar 2020

· Bishoff JTR, Art R (2016) Urinary tract imaging: basic principles of computed tomography, magnetic resonance imaging, and a plain film. In: Wein AJ, Kavoussi L, Partin AW, Peters CA (eds) Campbell-Walsh urology, vol 1, 11th edn. Elsevier, Philadelphia, PA, pp 26 - 62e23. 19103-2899

· McCollough CH, Bushberg JT, Fletcher JG, Eckel LJ (2015) Answers to common questions about the use and safety of CT scans. Mayo Clin Proc 90(10):1380 - 1392. https://doi.org/10.1016/j. mayocp.2015.07.011

· Moore CL, Daniels B, Singh D, Luty S, Gunabushanam G, Ghita M, Molinaro A, Gross CP (2016) Ureteral stones: implementation of a reduced-dose CT protocol in patients in the emergency department with moderate to high likelihood of calculi on the basis of STONE score. Radiology 280(3):743 - 751. https://doi.org/10.1148/radiol.2016151691

· Ramchandani P (2014) Diagnostic and interventional radiology. In: Hanno TJG PM, Malkowicz SB, Wien AJ (eds) Penn clinical manual of urology, 2nd edn. Saunders, Elsevier, Philadelphia, PA

· Rodger F, Roditi G, Aboumarzouk OM (2018) Diagnostic accuracy of low and ultra-low dose CT for identification of urinary tract stones: a systematic review. Urol Int 100(4):375 - 385. https:// doi.org/10.1159/000488062

· Spring DB, Bettmann MA, Barkan HE (1997) Deaths related to iodinated contrast media reported spontaneously to the U.S. Food and Drug Administration, 1978-1994: effect of the availability of low-osmolality contrast media. Radiology 204(2):333 - 337. https://doi.org/10.1148/radiology.204.2.9240516

· Wieder J (2014) Imaging and radiology. In: Pocket guide to urology, 5th edn. J-Wieder-Medical, Oakland, CA

第三章

小儿泌尿外科过渡至成人泌尿外科时期的护理

MiChelle McGarry

概　述 59

过渡期护理 62

特殊的小儿泌尿生殖系统疾病 64

　　神经源性病变 64

　　尿路梗阻 66

　　膀胱外翻 66

　　性发育异常 67

　　小儿泌尿系统癌症 67

　　先天性肾脏和尿路异常疾病 68

总　结 69

参考文献 71

目　标

（1）定义过渡期护理。

（2）介绍过渡期护理存在的具体问题。

（3）讨论特殊小儿泌尿生殖系统疾病的过渡期护理。

（4）概述患者过渡到成人泌尿外科时的特殊护理需求。

概　述

在美国，小儿泌尿外科患者护理年龄的定为 0~21 岁[1]。多年来，患有先天性泌尿系统疾病的儿童在其整个生命周期（通常是 20 多岁）都接受了小儿泌尿外科的医疗护理。现代医学延长了这类患者的寿命，部分患者得以活到成年。这类患者除了先天的泌尿系统问题外，一般还有成人的泌尿系统问题。这意味着这类患者将转移到成人泌尿外科进行治疗与护理。小儿泌尿外科对这类患者护理的普遍目标是保护上、下尿路功能，提供安全的尿液储存和排泄，到实现和控制排泄、生育、性功能和生殖器美观。最后三点不一定是患者和父母的想法，但仍然需要将其贯穿于所有医疗决策中。随着患者年龄的增长，往往更加需要关注后三个问题。过渡期是很复杂的，根据每个孩子、家庭，不同的诊断，给予的护理都是因人而异的。因此小儿泌尿外科团队承担着过渡期的责任。

目前，这个过渡的问题正在许多层面上得到解决。Kelleher 等人（2015）描述了复杂儿科患者向成人护理的过渡问题，特别是脊柱裂患者，他们需要接受泌尿外科、神经外科、整形外科和普通医疗服务的管理直到成年（Kelleher et al. 2015；Box 1.1）。美国儿科学会（American Academy of Pediatrics）（2011）指出，"当每个人在每个年龄段都接受符合医学和发展要求的护理时，就能获得最佳的医疗保健"。这个过程包括多个环节、多个部门，包括患者、家庭和 / 或其他照顾人员、儿科和成人（泌尿外科）护理服务提供者和支持人员，以及成人和儿童医院、保险公司和医疗保健机构系统作为一个整体。

理想情况下，从儿科护理到成人护理的过渡应该是一个与青少年发展过程，与身份及角色需要相一致的过程。这存在着许多实际的困难。一方面是患者发育迟缓，难以承担责任；父母逃避责任，知识缺乏或不愿照顾这些孩子；小儿泌尿外科医务人员不愿将患者转入成人泌尿外科。另一个方面是需要其他

---

［1］根据《小儿外科学》（2020 年，人民卫生出版社），小儿外科的工作范围包括从围产期、新生儿出生到 18 岁所有的外科相关问题及有关的医学教育和基础研究。

医学专业的协调，如肾脏病学、物理疗法、整形外科、神经病学、神经外科、内分泌科。在儿童医院模式中，这些专科都设在一个系统中，电子病历促进了护理之间的无缝衔接。许多机构推广多学科门诊，让医务人员来找患者，不仅为患者和家属提供方便，而且提高了医务人员的沟通和护理的连续性。这包括获得辅助治疗的团队成员，如社会工作者、治疗游戏专家和儿科心理学家。

小儿泌尿外科护理是一个新兴的、必要的领域，在过去的 5 年里，已经有许多文章和研究在关注它。Zillioux 等人（2018）的研究报告认为泌尿外科过渡期护理作为一个新领域，他称之为 "congenitalism"。同时他认为，"尽管有了过渡期诊所，但由于资源的可用性、保险的覆盖范围和多学科的需求，这些患者仍然难以得到护理"。他们的文章对美国小儿泌尿外科协会（the Society for Pediatric Urology）的成员进行了一项包含 20 个问题的调查，应答率 53%，124 名应答者中有 32% 的人建立了一个正式的过渡诊所。建立正式过渡诊所的受访者说，他们对照顾这些患者的热情更高，他们认为，与没有建立正式诊所的受访者相比，他们提供了更好的护理。特殊的是，导致过渡期护理的困难之一是，64% 的提供者认为这些患者最好由成人专家（泌尿外科重建或神经泌尿外科）管理，而在 54% 的专科门诊仍然是由儿科专家提供护理。这类型的专科门诊（61%）大多数设立于三级医院护理中心（tertiary care centers）。这些作者指出，关于这类过渡期门诊的最佳模式的意见与实践相比，仍需在实践中深入研究，以建立循证标准。

美国卫生与公共服务部（The Health and Human Services）和促进青少年卫生政策以改善过渡期护理的美国全国联盟（National Alliance to Advance Adolescent Health Policy to Improve Transitional Care）确定了过渡性诊所所需的六个核心要素：

（1）制定具体可实践的过渡政策。

（2）制定标准，确定哪些患者可以过渡。

（3）从 14 岁开始对患者进行过渡条件评估。

（4）过渡规划，确定成人泌尿外科以及保险资源。

（5）应在患者稳定期内进行过渡转诊。

（6）在完成过渡转诊后，应该有过渡情况反馈。

卫生保健过渡的广义定义如下：确保患者从青春期过渡到成年时以不间断的方式提供高质量、适合发展的卫生保健服务的过程。阿诺德－帕尔默儿童医院（Arnold Palmer Hospital for Children）和 USF 健康中心（USF Health）的小儿泌尿外科主任 Mark Rich 博士在 2017 年基韦斯特（Key West 2017）的泌尿外科发展会议上介绍了这一定义。他发言中的另一个要点是，需要在青少年生活的各个方面提供过渡期护理，而不仅仅是卫生保健。他们也需要药物治疗管理、医疗处置、医疗保健知识、医院和医疗资源等方面的帮助。患者还需要在独立生活、教育、职业、保险覆盖、社会融入和性行为等方面获得帮助。

根据 Martinez 等人的研究，2016 年美国先天性泌尿系统疾病发病 5252 例。这个数次包括脊柱裂 2765 例，发病率为 7/10000（活产）；膀胱外翻 118 例，发病率为 7/100000（活产）；后尿道瓣膜 293 例，发病率为 1/8000；肛门直肠异常 790 例，发病率为 1/5000；泄殖腔畸形 197 例，发病率为 1/20000；梨状腹综合征 99 例，发病率为 1/40000；性别分化异常 790 例，发病率为 1/5000。如果我们不能积极主动地将这些患者成功地过渡到成人泌尿外科，那么这 5252 名患者就会不合理地占用医疗保健系统的资源。

由于泌尿生殖道的重建需要在成人医院配备儿科规格的仪器设备（如膀胱镜），因此需要合理规划，并取得财政支持。此外，熟悉泌尿生殖系统重建后组织结构的放射科医生是必不可少的。

大多数小儿泌尿外科的问题和诊断出现在生命早期，甚至在产前，也可能出现在整个青春期。病情可能轻微，也可能危及生命，对儿童的心理健康有不同程度的影响，这取决于特定的疾病过程以及家庭如何应对疾病及其影响。成功管理疾病有赖于适当的支持系统和医护人员高超的技艺。

Lambert（2015）认为以下因素阻碍了过渡过程：患者和护理模式的改变，需要具有特殊专业知识的成人泌尿外科医生，需要协调其他成人专科的专业人员如肾脏病学，患者需要适应成人医疗环境。

另一个重大障碍是缺乏对泌尿外科医护人员的培训。有些人呼吁将过渡期泌尿外科或 congenitalism 设为小儿泌尿外科的一个亚专科（Peters 2016）。Peters 博士还提出了一个很好的问题："这些保健提供者应该主要是接受过成人泌尿外科培训的儿科医生，还是接受过儿科培训的成人泌尿外科医生？"无论哪种情况，任何一个医务人员除了要了解医疗保健之外，还要协助患者为日后的独立生活、药物管理以及优选保险等提供帮助。过渡期诊疗需要在医疗保健培训项目中得到解决，但目前还没有。

2015年美国泌尿外科学会（American Urological Association，AUA）泌尿生殖系统疾病工作组提出了以下建议：对患有膀胱外翻和反流性肾病的年轻女性进行妊娠期管理，以及为患有脊柱裂合并慢性肾脏疾病的年轻男性寻求尿道修复术。工作组还指出，由于缺乏先天性泌尿生殖系统疾病患者的长期数据，造成了管理上的困难。与这些患者的泌尿外科医生进行共识讨论有助于提供临床指导（Eswara et al. 2016）。

过渡期护理

在儿科经常出现过渡期护理的情况，泌尿外科过渡期护理的不同之处在于，小儿泌尿外科疾病病情特殊，由儿科医护人员管理的情况最近才发生改变。心脏病学和肺病学通过专门的研究经费进行儿科到成人的过渡期护理，已处于领先地位。在欧洲泌尿外科协会（European Association of Urology, EAU）第25届年会上报道的欧洲模式：摘要811（2010年4月19日发表），应有儿科到成人的过渡期的医疗护理人员，包括泌尿外科。这些转变会在泌尿外科团队中产生压力、矛盾心理和抵触情绪，同时也会造成患者（家属）的恐惧心理——一个新的团队不能全面、准确地了解他们的情况。他们可能觉得自己被"拯救他们孩子生命的人"抛弃了，而小儿泌尿外科团队也担心他们"修复"的一切会被破坏。

根据儿童的认知水平，过渡期出现了关于保密、知情同意、是由患者与医生共同决策还是由患者、医生、家庭三者共同决策的问题。这些问题在连续的护理过程中至关重要，并且要在解决身体问题的同时解决。大多数多系统慢性残疾患儿的父母（照顾者）都是患儿有力的支持者。对他们来说，过渡期需要由护理团队指导，让患儿尽早独立。这对这些家庭来说非常困难，他们可能会感到他们正在失去对患儿的医疗控制，而这已经是他们生活中不可或缺的一部分。

　　小儿泌尿外科的亚专业认证始于 2008 年，适用于那些至少有 75% 的执业经历是小儿泌尿外科的医生。经美国泌尿外科委员会（American Board of Urology）批准进行亚专业认证的申请人必须积极从事小儿泌尿外科的工作，并且持有由委员会颁发的泌尿外科普通证书。如要保持儿科专业资格，小儿泌尿外科医生的工作中，非儿科患者的比例不得超过 25%。需要注意的是，如果成人患者留在儿科诊所，那么医生看儿科患者的时间就会减少，这意味着成人患者必须从小儿泌尿外科诊所转诊。

　　在美国，执业护士和助理医师具有独特的资格和定位，由于他们对儿童发展、家庭情况和疾病过程有独特的了解，可以帮助家庭完成这一过渡过程。这一过程主要是通过执业护士在门诊中对家属进行教育来实现的。在接受了儿科护理专业或家庭护理专业的培训后，执业护士可到专科诊所内照顾患者，这个过程为他们提供了机会，使他们的工作重点集中在小儿泌尿生殖系统疾病患者的具体需求上。

　　执业护士和助理医师掌握儿童发展、家庭情况和疾病过程，具备专业的资质和定位，在门诊中对家属进行教育，从而帮助家庭完成过渡期护理。在接受儿科或家庭护理培训后，转入专科诊所护理患者，这可以让执业护士将工作重点放在小儿泌尿外科患者的特殊需求上。

　　纵观整个过程，系统记录并保留所有诊断、干预和外科手术过程是非常重要的。实操过程中的手术注意事项是很重要的，最初使用的是哪种技术以及任何变化都是决定未来成人手术的重要因素。应该给每个患者准备一个笔记本，上面记录着患者的所有信息。笔记本由家属（照顾者）保存，并在每次就诊和干预时补充记录。这样，在过渡期内，患者所有的外科诊疗、手术和干预信息都是完整的。这就避免了家属在最近一次就诊时耗费时间来回顾多年来的就医情况。另一个至关重要的问题是要鼓励小儿泌尿生殖系统疾病患者加入初级保健提供者行列；因为儿科患者比成年人更可能需要初级保健提供者的帮助。儿科初级保健提供者没有接受过处理成人问题的培训，如预防吸烟和戒烟、肥胖、2 型糖尿病、性行为、节育、高血压等与成人患者有关的问题，这值得重视。

　　因此，为小儿泌尿外科患者制订过渡计划是很有必要的。一些机构已经制定了正式的计划，可推广至其他机构。自 2016 年以来，美国几乎所有的三级小儿泌尿外科（tertiary pediatric urology program）都设置了过渡期门诊。多伦多儿童医院（Toronto's Hospital for Sick Kids）的"Sick Kids Good 2 Go"是另一个成功的模式，在他们的网站上为临床医生、患者和家属提供过渡期护理的学习资料。这是基于家庭、医务人员和青少年患者的共同管理模式。

一些疾病需要从小儿泌尿外科过渡到成人泌尿外科护理：如神经源性膀胱疾病（由多病因引起，其中一种是脊柱裂）、膀胱外翻、尿道下裂、尿道上裂、性发育障碍、后尿道瓣膜、泄殖腔畸形、膀胱输尿管反流、肾盂输尿管梗阻、肾结石、小儿泌尿生殖系统癌症、隐睾、精索静脉曲张和上尿路异常等。本章的其余部分将逐一回顾成人泌尿外科护理人员需要掌握的小儿泌尿生殖系统最常见且需要终身护理的疾病的评估和治疗方案。

特殊的小儿泌尿生殖系统疾病

神经源性病变

神经源性病变包括脊髓脊膜膨出、脊髓栓系综合征、脑瘫、骶骨发育不良和脊柱发育异常，以及 Hinman 综合征（非神经性、神经源性膀胱）。这些疾病都有可能出现包括泌尿生殖系统在内的复杂的综合征。其中，脊柱裂是美国最常见的出生缺陷，也是美国人泌尿生殖器官异常的最常见病因。这些患者主要的泌尿生殖系统的问题是无法安全地、可控地储尿和排尿。他们成年后有许多治疗选择，而清洁间歇性导尿（CIC）是过去 20 年里该人群预期寿命显著增加的原因。其他治疗干预措施包括膀胱扩大术、肉毒杆菌毒素治疗、建立导尿通道、抗胆碱能药物治疗、其他增加膀胱容量的药物治疗、灌肠，以及其他传统的尿流改道术。

医疗团队的首要目标始终是保护上尿路，但对于患者和家属来说，他们的目标可能是实现日常社会活动所需要的排尿控制。这两个目标在患者的一生中都是直接对立的。为了保护上尿路和实现排尿控制而进行的通道重建导致这些患者终生都面临感染的风险，可能导致尿毒症（不是由于清洁间歇性导尿引起的）、肾结石、通道狭窄（尿道或手术创建的通道；手术创建的通道狭窄是一种可能发生的情况）、上尿路损伤、膀胱癌。为了有效监测上尿路损伤，避免最严重的后遗症，他们需要进行定期的尿流动力学检查（将基线告知成人泌尿外科团队）、肾脏和膀胱的超声检查，并重新评估尿控情况，任何状态的变化也需要进行脊髓评估以确定新的通道。考虑脑室－腹腔分流术和避免感染也是至关重要的。

对于任何接受膀胱扩大术的患儿，需要进行实验室检查以评估是否存在代谢性酸中毒（特别是高氯酸中毒）、肾功能情况和是否存在维生素 B_{12} 缺乏症（如果手术涉及了末端回肠）。患者（照顾者）需要了解的其他事项有：膀胱破裂的体征和症状；不插导尿管会增加膀胱破裂的风险；粘连导致的肠梗阻；由于肠黏膜沉淀导致的膀胱结石（46% 患者的膀胱结石反复发生）（Wood 2015）。膀胱扩大术后的患者患膀胱癌的风险高于普通人，但目前尚不清楚这是否与手术或潜在的疾病过程有关（Higuchi et al. 2010）。这些患者绝大多数都会服用抗胆碱能药或抗毒蕈碱药，监测这些药物的副作用至关重要。

对有神经系统问题的患者来说，最后要考虑的是性行为和生育能力，随着年龄的增长，这些问题可能在过渡期得到最好和最适当的解决。同样重要的是节育知识、性传播疾病预防（注意：由于经常接触医疗器械，小儿泌尿外科患者发生乳胶过敏的风险增加；最近由于早期消除了乳胶接触，这种情况已经减少），以及预防性虐待，特别是要考虑患者的认知水平。

许多年轻的脊柱裂患者性行为活跃，各级保健专业人员可能会面临年轻脊柱裂患者人际关系和性行为问题。理想情况下，在性行为开始之前，这些问题应该由这些领域的成人专家与患者一起解决。然而，即使在儿科环境中，了解患者过往的信息也是很重要的；一些患者说他们从未与医生讨论过性问题，有些患者说如果医生问起这个话题，他们才会讨论（Sawyer and Roberts 1999）。患有神经性泌尿生殖系统病症的男性可能会有勃起困难和逆行射精的问题，而女性虽然可以受孕，但在怀孕和分娩时可能会出现问题。女性脊柱裂患者使用口服避孕药避孕的可能性较低，或不使用任何避孕措施（Gardenas et al. 2010）。与健康女孩相比，脊柱裂女孩性早熟和下丘脑－垂体－性腺轴过早激活的发生率较高，而且青春期开始的时间可能更早，为 10.9~11.4 岁（Trollmann et al. 1998），这也是她们连续护理中需要考虑的一个因素。

尿路梗阻

尿路梗阻包括某种程度的神经源性膀胱；这些儿童出生时都患有肾脏疾病。后尿道瓣膜是这一群体中最常见的疾病，而且只发生于男性。这些患者表现出某种程度的慢性肾脏疾病，其原因是原发性肾脏发育不良或尿流受阻或是这两个因素同时存在。最初的损伤发生在产前，瓣膜症患者会出现严重的肾脏疾病（Holmdahl and Sullen 2005）。目前尚不清楚瓣膜消融术的时机（最好是在新生儿期，一发现瓣膜存在就进行手术）是否会影响肾脏损害的程度。这些患者有持续的膀胱排空不全的风险，这可能与这些瓣膜的复发或消融不完全、继发性膀胱颈梗阻或抗胆碱能药物的副作用有关。

这些患者都要进行常规的尿流动力学检查，发现任何变化都需复查。同样很重要的是，要告知患者及其家属过渡期护理的最基本目标是保护上尿路。肾功能恶化最常见于青春期，其原因和病理生理学机制尚不清楚（Ardissino et al. 2012）。因为不知道终末期肾病是否会持续终生，所以患者的整个生命周期都要常规进行血压监测、血清肌酐和尿液分析（Glassberg et al. 2013）。

男性患者会出现不育和逆行射精的问题，但通常不会发生勃起功能障碍。任何潜在的不育问题都应进行另外的评估。

肾结石是一个日益严重的小儿泌尿外科问题，其发病率每年增加 6%~10%，每 10 万名青少年中有 50 人患有肾结石（Tasian and Copelovitch 2014）。多数患者都有临床症状或实验室检查提示阳性。对成人结石专家而言，这可能是最容易过渡到成人期的小儿泌尿外科疾病之一。但当患有复杂的泌尿系统疾病（如膀胱外翻或脊髓脊膜膨出）或代谢性疾病（如肾脏疾病导致的发育迟缓或膀胱扩大术后尿液重吸收导致的骨密度降低）的儿童出现肾结石时，情况就变得更加复杂了，成人医疗机构可能并不熟悉这些疾病（Lambert 2015）。

膀胱外翻

膀胱外翻和并发的尿道上裂是非常复杂的畸形，而且越来越多地在产前或在出生时就被诊断出来。这些患儿要接受复杂的重建手术，通常是分阶段进行的；其中许多患者需要通过膀胱扩大术，来建立一个可通过导尿管自控排尿的通道。尿失禁是一个影响生活质量的大问题，同时也影响性功能和生殖器美观。对男性来说，这是由于加宽的耻骨联合造成阴茎长度缩短和射精问题；对于女性来说，则是性功能和盆腔器官脱垂的问题。本病患者是可以怀孕的，但早产的发生率较高，建议在 37 周时进行有计划的剖腹产（Greighton and Wood 2013）。这些患者大多能存活至正常生命周期，但仍会存在与儿童时期膀胱手术并发症有关的问题，如膀胱结石、尿路感染、导尿和节育问题。

性发育异常

性发育异常和肛门直肠畸形是另一组复杂的先天性泌尿生殖系统疾病。无论疾病的具体进程如何，这些儿童在一生中都需要内分泌、社会心理和泌尿外科的护理，而全面的讨论已经超出了本书的范围。先天性肾上腺发育不良是人类最常见的遗传性疾病之一，21–羟化酶缺乏症是其中最常见的一种（Lambert et al. 2011）。这类患者需要长期的类固醇和激素治疗，最初是为了达到正常的身高和青春期发育，但成年后的治疗护理目标会发生变化。患有先天性肾上腺发育不良的患者有不孕不育和患肾上腺肿瘤的风险，因此需要进行常规的肾脏超声检查。性腺切除术可在青春期末期或成年早期进行，因为成年后性腺恶性肿瘤的发生率为 14%（Deans et al. 2012）。

赖利儿童医院（Riley Hospital for Children）的 Rick Rink 博士（2013）提供了以下关于性发育异常患者过渡期的注意事项：性功能、性别认同、情感健康、亲密关系认知、辅导患者向他人描述病情、告知患者病情、性别焦虑、阴道狭窄、生育能力、激素缺乏症、类固醇缺乏症、性腺肿瘤、内分泌管理、妇科护理、可分泌黏液的新生阴道、新生阴道内肿瘤、由于药物治疗依从性差而导致的男性化恶化、医美效果不佳、膀胱功能障碍。

小儿泌尿系统癌症

小儿泌尿系统癌症幸存者终身需要泌尿外科的治疗。小儿泌尿生殖系统癌症（包括肾母细胞瘤、生殖细胞瘤和横纹肌肉瘤）的成年幸存者有可能出现远期并发症，需要连续随访和监测。儿童面临化疗和放疗并发症的风险，以及切除和重建手术的并发症和副作用（Lambert 2015）。这些将取决于肿瘤的类型和分期、治疗方法和重建术，这些都会影响多个器官系统。随着癌症存活率达到 80%，儿科癌症幸存者的数量日益增加，美国国家癌症研究所（National Cancer Institute Surveillance）最终统计结果显示，每 250 个年轻人中就有 1 个是儿科癌症幸存者（Howlader et al. 2011）。在非进展性、非复发性死亡原因中，继发性恶性肿瘤是儿科癌症幸存者的主要死亡原因（Rink 2013）。

对于这些患者来说，生育能力也是一个问题，也是儿科医生需要在适龄儿童中重视并处理的问题，虽然在很长的阶段都可以收集和储存卵子和精子，但很大程度上受孩子发育年龄的影响。必须向患者及其家属提供有关这些生殖服务的信息，除了相关部门或当地服务机构的信息外，还可以引导他们到美国生殖医学协会（American Society for Feproductive Medicine）等组织咨询。

先天性肾脏和尿路异常疾病

先天性肾脏和尿路异常疾病包括膀胱输尿管反流、肾盂输尿管连接处梗阻、多囊性发育异常肾病、膀胱输尿管连接处梗阻、输尿管异位、肾脏异位、重复肾、输尿管囊肿或孤立肾等。这些疾病的严重程度差异很大，因此对成年人的生活和从儿科过渡到成人护理的考虑有广泛的影响。患有慢性肾脏病的儿童需要终生随访，以防止疾病的发展，并监测肾脏恶化的早期迹象（Mertens et al. 2008）。在这些不同的先天性畸形的长期影响下，患者病情发展的严重程度从无肾病到末期肾病不等。许多患者需要由泌尿外科和肾内科共同治疗。

尿道下裂是小儿泌尿外科常见的主诉和手术病例。其发病率为每 200~300 个活产男性中就有 1 个（Lambert 2015）。这种情况的严重程度差异很大，最轻微的是尿道口裂，最严重的是会阴型尿道下裂和阴茎阴囊转位。矫正的目标是在原位解剖位置的尿道口建立正常的尿流，预防（纠正）阴茎下弯畸形，重建满意的生殖器外观，并保持未来的性交能力。不幸的是，有时，即使是看似简单的外观修复也需要移植和多次手术，从而导致瘢痕形成、功能和外观不尽如人意。这些问题都会在青春期随着阴茎和阴囊的生长而被放大。随时可能发生的并发症包括尿道狭窄、阴茎下弯畸形、持续性尿道下裂、尿道憩室、外观问题、排尿异常和性功能问题（Rink 2013）。

精索静脉曲张和隐睾是另外两个需要健康教育并长期随访的小儿泌尿外科问题；两者都可以通过手术修复，而且都有可能成为导致成年男性不育的因素。青春期男性的精索静脉曲张的修复适应证包括疼痛、睾丸不对称、精液参数异常（在小儿患者中获得精液参数可能是一个挑战）。

在合理安全的情况下，应尽快修复隐睾并将其带入阴囊；这一点要与小儿麻醉科讨论决定。根据睾丸的位置，对隐睾进行矫正可能需要进行一次或多次手术，这样患者就可以更有效地进行睾丸自检，以便于识别潜在的肿瘤。睾丸肿瘤在患隐睾的男性中发病率为 1/2500 到 1/1000（Misseri 2013）。尽管这一风险明显高于普通人群（1∶100000），但这并不意味着要切除所有的隐睾，而且有时肿瘤发生在隐睾的对侧。这些患者成年后需要定期进行超声检查。

▊ 总　结

实现保护肾脏和上尿路、安全有效的尿液储存和排出、排尿控制、正常的性功能和生育能力、生殖器美观的目标，一定要协调好从儿科到成人泌尿外科的转诊过程。这需要时间，而不是简单的一句："这是你的记录，你下一次就诊应预约成人泌尿外科。"这种方法注定会使儿科患者过渡失败。小儿泌尿外科团队的所有成员都在为实现上述目标而努力工作，并且通常贯穿患者的整个生命周期。

本章已论述了过渡期存在的问题有：需要改变患者（护理者）的模式，找到并鼓励对这些复杂和具有挑战性的患者感兴趣的成人泌尿外科医生，将患者带入他们的诊所，为成人泌尿外科医生和其他成人泌尿外科团队提供来自儿科团队的适当支持，与其他必要的专家协调治疗护理工作，并指导成人生殖健康工作。这些问题必须协商和克服，以便在复杂的小儿泌尿外科患者过渡到成人泌尿外科时为他们提供规范化的治疗和护理。

临床经验

·儿童应在 18~21 岁过渡到成人泌尿外科。

·成人专科医生和亚专科医生可能没办法为患有慢性或罕见泌尿生殖系统疾病的具有多次手术史的年轻人提供医疗和社会支持。

·患者可能需要大量的支持，特别是在医疗决策方面，因为他们已经更加独立，对父母的依赖也更少了。

·需要鼓励患者在过渡期间积极参与他们自己的保健工作。

·制定一份检查清单。包括就医记录、过渡期相关评估情况、护理计划和法律文件（如果有特殊保健需求的年轻人需要的话）。

参考文献

· American Academy of Pediatrics (2011) American academy of family practice, american college of physicians, transitions clinical reporting group, Cooley WC, Sagerman PJ. Supporting the health care transition from adolescence to adulthood in the medical home. Pediatr 128: 182-199

· Ardissino G et al (2012) Puberty is associated with increased deterioration of renal function in patients with CKD: data from the ItalKid project. Arch Dis Child 97 (10): 885-888. https: //doi. org/10. 1136/archdischild-2011-300685

· Cardenas DD, Martinez-Barrizonte J, Castillo LC, Mendelson S (2010) Sexual function in young adults with spina bifida. Curr Bladder Dysfunct Rep 5 (2): 71-78

· Creighton SM, Wood D (2013) Complex gynecological and urological problem in adolescents: challenges and transition. Postgrad Med J 89: 34-38

· Deans R, Creighton DM, Liao LM, Conway GS (2012) Timing of gonadectomy in adult women with complete androgen insensitivity CAIS: patient preferences and clinical evidence. Clin Endocrinol 76: 894-899

· Eswara JR, Kielb S, Koyle MA et al (2016) The recommendations of the 2015 american urological association working group on genitourinary congenitalism. Urol 88: 1-7

· Glassberg K, Van Batvia JP, Combs AJ (2013) Posterior urethral valves: transitional care into adulthood. Dialogues Pediatr Urol 34 (4): 5-20

· Higuchi TT, Granberg CF, Fox JA, Husmann DA (2010) Augmentation cystoplasty and risk of neoplasia: fact, fiction and controversy. J Urol 184 (6): 2492-2496. https: //doi. org/10. 1016/j. juro. 2010. 08. 038. Epub 2010 Oct 18

· Holmdahl G, Sullen U (2005) Boys with posterior urethral valves: outcome concerning renal function, bladder function and paternity at ages 31 to 44 years. J Urol 174: 1031

第四章

睾酮缺乏症

Kenneth A. Mitchell

概　述 75

性腺功能减退 75

睾丸功能衰竭（原发性性腺功能减退或促性腺功能低下型性腺功能减退）

....76

下丘脑 - 垂体功能紊乱（继发性性腺功能减退）.........................77

不育症 78

睾酮缺乏症相关并发症 78

　心血管代谢综合征 79

　糖尿病 80

　肥胖和代谢综合征 81

睾酮缺乏症和阿片类药物 82

其他临床情况 83

　接受癌症治疗 83

　人类免疫缺陷病毒（HIV）..83

　丙型肝炎 83

　骨量减少和骨质疏松症 84

诊　断 85

治　疗 87

　肌内注射 88

　透皮贴剂 90

　透皮凝胶和溶液 91

　口腔黏附片 91

泌尿外科护理指南

皮下颗粒 91

口服制剂 91

禁忌证和注意事项 92

监测治疗 92

睾酮缺乏症和前列腺癌 94

社会问题 95

结　论 95

参考文献 97

▌目　标

（1）根据临床症状和实验室检查评估睾酮缺乏症。

（2）讨论其他与低睾酮水平有关的临床症状。

（3）回顾现有可用的睾酮产品及其治疗方案和监测时间。

概　述

性腺功能减退指男性性腺功能下降。人类的性腺（卵巢或睾丸）产生激素（睾酮、雌二醇、抗苗勒氏管激素、孕酮、抑制素 B、激活素）和配子（卵子或精子）（Yialamas and Hayes 2003）。2018 年，由美国泌尿外科协会（AUA）组建的一个专家小组发布了睾酮缺乏症的评估和管理指南。为了更加科学、准确，专家组同意停止使用性腺功能减退（hypogonadism）这一术语，并继续使用睾酮缺乏症（Testosterone Deficiency，TD）这一术语。该专家组将睾酮缺乏症定义为低睾酮水平 < 300ng/dL 并出现相关的体征或症状（Mulhall et al. 2018）。

本病的体征和症状可能各不相同，可包括性欲下降、疲劳、勃起功能障碍、身体和面部毛发脱落、骨密度降低、体脂增加、肌肉量减少、虚弱、情绪低落、睡眠障碍、贫血。在美国，在初级保健机构就诊的年龄不小于 45 岁的男性中，睾酮缺乏症的患病率大约为 38.7%。进一步的证据表明，在患有肥胖、糖尿病、高血压、类风湿关节炎、高脂血症和骨质疏松症的男性群体中，睾酮缺乏症的患病率更高（Mulligan et al. 2006）。自 20 世纪 30 年代起，临床医生已将睾酮治疗（TTh）制剂作为一种药物治疗方法；然而，早期相对少用睾酮替代治疗（TRT），直到最近 15~20 年才开始快速增长。睾酮治疗处方的增加归因于多种因素，包括普遍市场营销使人们认识到睾酮缺乏症是一种可治疗的疾病，大量的研究证实了睾酮治疗的益处，以及减少对其安全性风险（特别是前列腺癌）的担忧（Morgentaler et al. 2014）。

性腺功能减退

对男性性腺功能减退的初步评估应包括全面的病史，以评估症状和确定相关的并发症。有一种或多种性腺功能减退的客观症状（表 4-1）的患者应进行全面体检，以确定男性乳房发育和第二性征的存在［体毛（阴毛或腋毛）减少，胡须生长减少］。检查睾丸的大小、对称性和形状一致性［成人睾丸为卵形，约 3 cm（前 / 后）× 2~4 cm（横径）× 3~5 cm（长度），体积 12.5~19 mL］。睾丸的大小随着年龄的增长而减小。全面检查还包括前列腺检查和体重指数（BMI）（Petak et al. 2002；Kim et al. 2007；Bhasin et al. 2010）。

表 4-1　睾酮缺乏症的临床表现

身体状况	心理状况	性功能障碍
贫血； 骨密度降低； 肌肉质量和力量下降； 肝脏增大 / 肝功能检查（LFT）指标升高； 乏力； 虚弱； 男性乳房发育； 体重指数（BMI）增加； 胰岛素抵抗； 睡眠障碍	情绪低落； 精力、活力或幸福感减退； 认知和记忆受损	自发性勃起减少； 难以达到性高潮； 性欲下降； 勃起功能障碍

　　实验室检查参数在公布的指南中各不相同；然而，一致认为应该通过可靠的重复测量方法获得早晨总睾酮水平，以确认睾酮缺乏症的诊断。总睾酮值接近正常值下限的男性，或有性激素结合球蛋白异常风险的男性（如老年、肥胖、糖尿病、慢性疾病、肝病或甲状腺疾病的男性）应进行额外的实验室检查。这可以包括血清黄体生成素和卵泡刺激素水平，以区分睾丸衰竭和下丘脑 – 垂体功能紊乱，特别是对渴望继续生育者。

　　使用定量老年男性雄激素缺乏症（qADAM）问卷可以帮助了解患者可能出现的症状，帮助识别患睾酮缺乏症的高风险患者，量化老年男性睾酮缺乏症的严重程度，并监测治疗后症状的缓解（Mohamed et al. 2010）。

▊ 睾丸功能衰竭（原发性性腺功能减退或促性腺功能低下型性腺功能减退）

　　睾丸功能衰竭，既往被称为原发性性腺功能减退，是由于各种病因导致睾丸不能产生睾丸激素或精子而引起的。具体来说，睾丸功能衰竭的特点是血清总睾酮水平低，黄体生成素和卵泡刺激素浓度升高。睾丸功能衰竭通常是由于睾丸损伤、肿瘤、感染（如腮腺炎、睾丸炎）、遗传缺陷（如克兰费尔特综合征）、化疗、放射治疗和酗酒（Petak et al. 2002；Seftel 2006）。

下丘脑 – 垂体功能紊乱（继发性性腺功能减退）

下丘脑 – 垂体功能紊乱的特征是低血清睾酮和低（或正常）黄体生成素浓度；本病患者的黄体生成素可能低于正常范围或处于正常范围的低值，这与低血清睾酮有关。在疑似患下丘脑 – 垂体功能紊乱的男性中，进一步的评估包括血清泌乳素测定、垂体功能测试和垂体磁共振成像（MRI）。

对于病因不明的睾丸功能衰竭，体格检查显示睾丸体积小或睾丸缺失者，建议通过阴囊超声检查排除克兰费尔特综合征（47，XXY），以确认睾丸组织的存在。男性患克兰费尔特综合征可能与遗传有关，并需对本病并发症进行监测（表 4–2）（Dean et al. 2015；Dobs and Matsumoto 2009）。

表 4–2　克兰费尔特综合征并发症

身体状况	心理状况	性功能障碍
乳腺癌；	焦虑症；	勃起功能障碍；
心血管疾病；	抑郁症；	不育
代谢综合征；	情绪和行为障碍；	
肥胖；	冲动性障碍；	
骨质疏松症；	低自尊；	
周围血管疾病；	社会恐惧症	
风湿性疾病；		
牙周疾病		

■ 不育症

目前的最佳实践表明，当出现以下情况时，应建议患者进行内分泌功能评估：①精液分析异常（精子浓度低于1000万/mL）；②性功能受损（如阳痿或射精问题）；③临床表现提示特定内分泌疾病。在被评估为不育症和（或）疑似睾酮缺乏症的男性中，美国内分泌学会指南（Endocrine Society Guidelines）和美国泌尿外科协会发表的"不育症的最佳评估：美国泌尿外科协会最佳实践声明"都建议对所有不育症患者进行内分泌功能评估。最初的激素评估包括测量血清卵泡刺激素和血清总睾酮浓度。如果睾酮水平较低，则应重复测量总睾酮和游离睾酮（或生物可利用睾酮）、血清黄体生成素和催乳素水平。应进行间隔数周的2次精液分析，精液样本应在禁欲至少48h后采集，并在射精后1h内进行检测，同时参考患者的激素数据。

睾酮、黄体生成素、卵泡刺激素和催乳素的关系有助于确定具体的临床症状（表4-3）。正常的血清卵泡刺激素水平并不能保证完整的精子生成；然而，即使在"正常"的上限范围内，卵泡刺激素水平升高也被认为是精子生成能力受损的征兆（Yialamas and Hayes 2003；Jarow et al. 2010）。

表4-3　睾酮、黄体生成素、卵泡刺激素、催乳素与临床症状的关系

临床症状	卵泡刺激素	黄体生成素	睾酮	催乳素
正常精子生成	正常	正常	正常	正常
下丘脑－垂体功能紊乱（HPD）	低	低	低	正常
异常精子生成	高/正常	正常	正常	正常
睾丸功能衰竭	高	高	正常/低	正常
催乳素瘤	正常/低	正常/低	低	高

■ 睾酮缺乏症相关并发症

睾酮缺乏症与几种常见病症有关。美国国立卫生研究院（National Institute

of Health，NIH）研究报道了与睾酮缺乏症相关的病症数据，并报道了男性性健康的相关因素（表4-4）。迄今为止，尚未最终确定低睾酮水平是并发症引起的，或与疾病病因有关，或具有可识别和证明的因果关系。需要进一步的随机对照试验来确定治疗 TD 是否有可能改善患者的疾病症状。

表4-4　男性性健康的相关因素

勃起功能障碍的原因	男性十大主要死亡原因	性腺功能减退
酗酒和吸毒；	事故；	哮喘和慢性阻塞性肺疾病；
冠状动脉疾病；	癌症；	糖尿病；
糖尿病；	糖尿病；	高脂血症；
激素问题；	心脏病（冠状动脉疾病）；	高血压；
高血压；	谋杀；	肥胖；
感染；	肝病（肝硬化）；	骨质疏松症；
受伤；	肺病（慢性阻塞性肺疾病）；	前列腺疾病
神经损伤（根治性耻骨后前列腺切除术，多发性硬化症，帕金森病）；	肺炎；	
	中风；	
压力、抑郁、焦虑	自杀	

心血管代谢综合征

睾酮缺乏症与血脂异常（包括低、高密度脂蛋白和甘油三酯异常）、高血压、肥胖、糖尿病和胰岛素抵抗有关。睾酮与体重指数（BMI）、腰围、低密度脂蛋白和甘油三酯呈负相关（Ebeling 2008；Shabsigh et al. 2005；Nettleship et al. 2009），但尚未确定睾酮缺乏症与这些疾病的因果关系。从生理上讲，成年男性过度肥胖会导致脂肪组织中睾酮的芳构化，并导致一些男性雌二醇和脂肪因子的产生增加，进而导致下丘脑－垂体黄体生成素分泌的抑制，使睾丸间质细胞分泌睾酮减少，并增加胰岛素抵抗，进一步抑制睾丸间质细胞分泌睾酮（Aso 2008；Kapoor et al. 2005）。

专家们回顾了文献，以寻找支持睾酮替代治疗增加心血管风险的证据。

研究人员发表了他们的研究结果，尚无明确的证据支持睾酮替代治疗会增加心血管风险。此外，研究人员的数据表明，睾酮缺乏症患者使用睾酮替代治疗可降低心血管疾病的风险。

糖尿病

美国国家糖尿病统计报告（The National Diabetes Statistics Report）（Centers for Disease Control and Prevention 2017）报道了 1530 万男性（13.8~17.0, 95% CI）或 12.7%（11.5~14.1, 95% CI）已确诊或未确诊糖尿病。报道为糖尿病前期的年龄 ≥ 18 岁的成年男性人数估计为 4450 万（40.5~48.7, 95% CI）或 36.9%（33.6~40.4, 95% CI），而男性意识到自己为糖尿病前期的比例为 9.4%（6.6~13.3, 95% CI）。低睾酮浓度发生在一些 2 型糖尿病患者中，临床医生也意识到睾酮水平低与糖尿病之间的关系。Dhindsa 等人（2004）首次对患者测量血清游离睾酮并将性腺功能减退确定为男性 2 型糖尿病的先兆症状（Dhindsa et al. 2004）。

在美国国立卫生研究院（HIM）研究中，糖尿病患者出现睾酮缺乏症的可能性是非糖尿病患者的 2 倍（Mulligan et al. 2006）。糖尿病患者睾酮缺乏症的总体患病率为 33%~50%（Dhindsa et al. 2004; Dandona et al. 2008），这表明睾酮缺乏症在被诊断为 2 型糖尿病的男性中很常见。

2 型糖尿病患者的睾酮缺乏症主要是下丘脑 - 垂体功能紊乱导致的；已证实高血糖程度与睾酮浓度之间存在关系（Tomar et al. 2006）。然而，在患有下丘脑 - 垂体功能紊乱和 2 型糖尿病的男性中，全身性炎症标志物（如 C 反应蛋白）通常显示升高，其体内 C 反应蛋白的浓度可能是性腺功能低下的 2 型糖尿病患者的 2 倍。而与非糖尿病患者相比，C 反应蛋白水平也是升高的。与性腺功能正常的 2 型糖尿病患者相比，C 反应蛋白升高的患者也被发现常合并轻度贫血、手臂和肋骨骨质疏松、脂肪增多（Bhatia et al. 2006; Dhindsa et al. 2007；Mascarenhas et al. 2017）。

有趣的是，这些发现明显与无糖尿病的睾酮缺乏症患者相似；低睾酮浓度可以预测 2 型糖尿病的发展。根据美国国家健康和营养评估调查（National Health and Nutrition Estimates Survey，NHANES）显示，游离睾酮水平最低的男性患糖尿病的可能性是游离睾酮水平最高的男性的 4 倍（Selvin et al. 2007）。然而，研究尚未确定 1 型糖尿病和睾酮缺乏症之间的确切关系，这表明睾酮缺乏症与 2 型糖尿病的病理生理特征特异性相关，而与高血糖无关（Tomar et al. 2006）。

肥胖和代谢综合征

据 2011—2014 年美国国家健康和营养评估调查（National Health and Nutrition Estimates Survey，NHANES）显示，成年男性肥胖的患病率为 34.3%（Ogden et al. 2015）。成年人体重指数（BMI）在 25~29.9 kg/m^2 之间被归类为超重，而体重指数为 30 kg/m^2 或更高则被认为是肥胖。但是体重指数并不能直接测量体脂，所以肌肉质量增加的人也可能有很高的体重指数，而他可能并不肥胖。

与肥胖相关的健康风险增加已经被证实，包括 2 型糖尿病、高血压、动脉粥样硬化疾病和冠心病。高达 83% 的糖尿病患者超重或肥胖（Ogden et al. 2015），这与肥胖、低总睾酮和性激素结合球蛋白水平降低有明显关联。总睾酮、体重指数和游离睾酮浓度之间也呈反线性关系，随着体重指数的增加而降低。血清总睾酮和游离睾酮的浓度与中心型肥胖之间也存在反比关系。作者已经证实，体重指数升高的男性中，性腺功能减退的程度与肥胖程度呈正相关（Kapoor et al. 2005; Dandona et al. 2008）。

代谢综合征是一组相互关联的代谢危险因素，代谢风险因素直接促进动脉粥样硬化性心脏病的发展。代谢综合征患者即在以下 5 种风险因素中具有 3 个者：腰围增大（≥ 102 cm）；血压高（≥ 130/80 mmHg）或有正在接受降压的药物治疗；高密度脂蛋白降低（男性 < 40 mg/dl）或正在接受降低高密度脂蛋白的药物治疗；甘油三酯升高（≥ 150 mg/dl）或正在接受降低甘油三酯的药物治疗；空腹血糖升高（≥ 100 mg/dl）或正在接受降糖的药物治疗（Grundy et al. 2005）。患有代谢综合征的男性患 2 型糖尿病的风险增加，患冠心病的风险也很高；也可能增加血栓形成和炎症发生的风险。

发生代谢综合征与睾酮浓度有关，这表明睾酮缺乏症也与代谢有关，正如流行病学研究所显示的那样（Morgentaler et al. 2015; Traish et al. 2009）。在睾酮缺乏的状态下，男性腹部含有高浓度芳香化酶的脂肪组织沉积增加，芳香化酶活性的增加可以使睾酮生成更多的雌二醇，这种转化进一步降低了血清和组织的睾酮浓度，增加了腹部脂肪的沉积，从而进一步加剧了睾酮缺乏。由肥胖基因的脂肪细胞分泌的蛋白产物瘦素，可能是一个因素；它与肥胖有关，能调节体重和脂肪组织的质量。血清瘦素水平与年龄、体重指数、血清胰岛素和脂肪质量呈正相关，与睾酮呈负相关。睾酮水平较低的老年男性瘦素水平较高；睾酮替代疗法纠正了这一点，尽管确切的机制尚不清楚，但可能与脂肪组织质量的减少和直接抑制肥胖基因表达有关（Foley 2019）。

雌二醇对下丘脑–垂体系统产生负反馈，减少间质细胞产生的睾酮。脂肪组织的增加也会增加胰岛素抵抗，这会对间质细胞产生负面影响，并通过释放脂肪因子（炎症因子），如 TNF-α 抑制黄体生成素的释放。随着肥胖增加而释放的瘦素，也通过影响促性腺激素的释放来抑制黄体生成素的释放（Pivonello et al. 2019）。因此，睾酮缺乏症、肥胖且患有糖尿病的患者血糖控制不良的风险进一步增加，从而增加了发生糖尿病并发症的风险和死亡风险。

睾酮治疗在改善心脏代谢风险方面有一定的作用。在美国退伍军人协会（VA）最近进行的一项观察性研究中对参与者进行了评估，以确定睾酮在改善总体死亡率中的作用（Kapoor et al. 2005）。在 4 年的研究期间，治疗组与未治疗组的总死亡率分别下降了 10.3% 和 20.7%（Kapoor et al. 2005），在 6 年的时间里，未接受治疗的男性死亡率为 19.2%，接受睾酮替代疗法治疗的男性死亡率为 8.4%（Muraleedharan et al. 2013）。

▌▌ 睾酮缺乏症和阿片类药物

美国的阿片类药物危机归因于处方和长效阿片类药物的非法使用增加，如海洛因、美沙酮、吗啡、芬太尼、羟考酮和曲马多，被用于娱乐用途和治疗慢性疼痛。长期使用阿片类药物的一个鲜为人知的后遗症是阿片类药物引起的雄激素缺乏症（opioid-induced androgen deficiency，OPIAD）或阿片类药物引起的性腺功能减退（opioid-induced hypogonadism，OIH）。每个人出现症状和副作用的持续时间因剂量不同而异，这表明任何使用阿片类药物控制疼痛的患者都应该接受性腺功能减退的筛查。该综合征通常与性欲减退、勃起功能障碍、疲劳、潮热、抑郁、情绪改变和生活质量下降有关（Basaria et al. 2015）。暴露于阿片类药物引起的下丘脑－垂体－性腺轴的改变导致促性腺功能减退。男性的身体表现包括面部和体毛减少、贫血、肌肉质量减少、体重增加、骨量减少或骨质疏松症（Raheem et al. 2017）。每天服用相当于 100 mg 吗啡的阿片类药物治疗的男性应监测性腺功能减退的发展情况（Bre nnan 2013）。判断性腺功能减退的男性必须包括筛查当前、过去或潜在使用的任何阿片类药物（Howell et al. 1999; Daninell et al. 2006; Hashim et al. 2020）。

其他临床情况

接受癌症治疗

接受癌症治疗的男性有患睾酮缺乏症的风险。几乎所有的癌症非手术治疗都存在造成睾酮改变的风险。放疗、化疗、类固醇皮质激素和止痛用的阿片类药物会损害间质细胞功能或导致生发上皮功能衰竭，并导致下丘脑－垂体功能紊乱。

人类免疫缺陷病毒（HIV）

人类免疫缺陷病毒（human immunodeficiency virus，HIV）阳性男性的睾酮缺乏症与艾滋病（AIDS，获得性免疫缺陷综合征，简称"艾滋病"）消耗综合征密切相关；接受高活性抗逆转录病毒治疗的 HIV 感染者中，20%~50% 可能存在睾酮缺乏症。其发生是多因素的，包括机会性感染引起的睾丸萎缩、营养不良导致的下丘脑－垂体－性腺轴破坏，以及抑制类固醇生物合成的抗有丝分裂药物的作用。睾酮替代治疗将增加瘦肌肉质量，改善情绪和增加幸福感（Grin spoon et al. 1996，1998，2000）。

丙型肝炎

根据美国国家健康和营养评估调查（NHANES）的分析，（慢性）丙型肝炎病毒（Hepatitis C Virus，HCV）感染是最常见的血液病。从 2013—2016 年，估计有 410 万生活在美国的人 HCV 抗体阳性，240 万人的 HCV RNA 阳性，约占所有美国成年人的 1%（Hofmeister et al. 2019）。美国疾病控制与预防中心估计，美国大约 3/4 的 HCV 感染者出生在 1945—1965 年；这与 20 世纪 70 年代和 20 世纪 80 年代年轻人中 HCV 的高发病率相对应，其中 50% 的感染者不知道已经被感染（CDC 2017）。在美国，HCV 感染风险最高的人群包括曾被监禁的人或正被监禁的人、无家可归者、疗养院居民、住院的人员，以及曾经和正在军队服役的人。

　　HCV 和肝功能障碍与总睾酮和游离睾酮低以及性激素结合球蛋白高相关，这些表现被认为是慢性 HCV 感染的肝外表现。研究人员进行了一项大型的前瞻性研究，该研究让活动性 HCV 感染或 HCV 和 HIV 合并感染者接受 HCV 感染治疗，以产生持续病毒学应答。在基线时，研究人员观察到患者的总睾酮和性激素结合球蛋白水平高于已达到持续病毒学应答者。有趣的是，两组间的游离睾酮没有统计学差异。进一步的观察显示，持续病毒学应答者的总睾酮低于活动性 HCV 患者；然而，较低的游离睾酮在两组间几乎相等（活动性 HCV 为 50%，持续病毒学应答者为 43%）。经纵向测定的研究参与者的总睾酮和性激素结合球蛋白呈现显著下降，而游离睾酮在持续病毒学应答后保持不变。持续病毒学应答后低游离睾酮的情况持续存在（预处理 58%，持续病毒学应答后 54%）。研究人员得出结论，在活动性 HCV 感染期间，睾酮缺乏症可能由于性激素结合球蛋白升高而被掩盖，并注意到尽管患者在治疗后达到持续病毒学应答和性激素结合球蛋白降低，但游离睾酮水平仍然很低（Chaudhury et al. 2019）。这项研究清楚地表明，需要在睾酮缺乏症的活跃期或治疗后阶段对患有 HCV 感染的患者进行仔细的评估和管理。出现睾酮缺乏症且 HCV 感染高危患者应进行 HCV 筛查。由于总睾酮、游离睾酮和性激素结合球蛋白水平的不同影响，对启动 HCV 感染者的睾酮替代治疗应进行仔细监测。

骨量减少和骨质疏松症

　　骨质疏松症的男性病例少，这主要是由于筛查频率低和男性骨密度检测标准存在争议。根据世界卫生组织（WHO）的诊断标准，估计美国有 100 万 ~200 万男性患有骨质疏松症，另外有 800 万 ~1300 万男性患有骨量减少（Gennari and Bilezikian 2007）。根据 2002 年的研究数据估计，约有 25% 的男性医保患者患有骨质疏松症（Blume and Curtis 2011）。对于伴有或不伴有低创伤骨折的严重睾酮缺乏症患者，建议使用双能 X 线吸收法测量骨密度（Bhasin et al. 2010; Mascarenhas et al. 2017）。由于睾酮刺激骨形成和抑制骨吸收涉及雄激素和雌激素受体介导过程所致，老年男性发生低创伤性骨折的风险更大（Mascarenhas et al. 2017; Jackson et al. 1992; Ebeling 2008）。

诊　断

目前还没有共识认定睾酮低于绝对值水平即为性腺功能减退。美国内分泌学会（Endocrine Society）推荐 300 ng/dl 作为一个可靠的低阈值，而美国临床内分泌学家协会（American Association of Clinical Endocrinologists，AACE）则建议使用 200 ng/dl。总睾酮代表游离睾酮、结合睾酮（与性激素结合球蛋白结合的睾酮）的总量。

美国内分泌学会建议，有持续的体征和症状表现，且总睾酮水平低，可诊断为睾酮缺乏症。测量血清总睾酮是诊断睾酮缺乏症最简单且最常见的实验室检查。初步评估可以包括总睾酮和游离睾酮，然后再进行验证性的实验室检查。因睾酮受昼夜节律和周期节律影响；为了保证准确性，建议在上午进行实验室检查。大多数诊所和医院的实验室可以提供准确可靠的总睾酮测量。由于性激素结合球蛋白的可变性，游离睾酮可能更准确地与睾酮缺乏症相关。性激素结合球蛋白水平容易受许多情况影响，如糖尿病、肥胖、HIV 感染、HCV 感染、衰老。

由于性激素结合球蛋白水平升高或降低，测量总睾酮可能会对睾酮缺乏症的诊断产生误导（表 4-5）。这在肥胖或老年患者的临床案例中并不少见。因此，谨慎的做法是不要依赖总睾酮浓度来诊断这些患者是否患有睾酮缺乏症。临床医生利用可靠的实验室检查并了解睾酮的实验室参考值范围是很重要的。在可能的情况下，通过在线计算器或智能手机应用程序使用总睾酮、白蛋白和性激素结合球蛋白浓度可靠地计算出游离睾酮浓度。一些实验室可以通过平衡透析准确地测量出游离睾酮浓度。

表 4-5　影响性激素结合球蛋白水平的因素

性激素结合球蛋白升高	性激素结合球蛋白降低
HIV	阿片类药物
肝脏疾病	雄激素
甲状腺功能亢进	甲状腺功能减退
雌激素	肾病综合征
抗惊厥药	糖皮质激素
低睾酮	肢端肥大症
年龄（1%/ 年）	肥胖

与测量总睾酮一样，对于正常游离睾酮水平的下限没有普遍的共识，美国内分泌学会建议通过平衡透析测量的游离睾酮值为 50 pg/mL，国际男科学会、国际老年男性研究学会、欧洲泌尿外科协会、欧洲泌尿外科学院和美国男科学会建议计算的游离睾酮为 65 pg/mL。上述美国男科学会指南建议受试者总睾酮水平在 8~12 nmol/l（230~350 ng/dl）时，可以通过在测量性激素结合球蛋白浓度的同时重复测量总睾酮来计算游离睾酮水平，或者可以通过平衡透析直接测量游离睾酮水平（Wang et al. 2009a，b）。

判断患者是否有睾丸功能衰竭或下丘脑 - 垂体功能紊乱，可以通过测定血清黄体生成素和卵泡刺激素来确定。黄体生成素和卵泡刺激素水平升高提示睾丸功能衰竭；黄体生成素和卵泡刺激素水平低或低于正常水平提示下丘脑 - 垂体功能紊乱。正常的黄体生成素或卵泡刺激素水平与低睾酮提示原发性缺陷在下丘脑和（或）垂体（继发性性腺功能减退）有关。

治　疗

睾酮替代治疗适用于原发性或继发性性腺功能减退的男性。睾酮替代治疗的目的是治疗睾酮缺乏症的体征和症状，达到并维持正常性腺血清睾酮水平。经美国食品药品监督管理局（FDA）批准的睾酮替代治疗药物有很多，其给药途径和作用时间各不相同（表 4-6），但使用时可能受个人保险的限制。大多数研究认为，成年男性的性腺水平范围为 300~1000 ng/dl（美国临床内分泌学家协会推荐 280~800 ng/dl），通常认为最好能将睾酮水平控制在正常范围内，避免过高的生理性峰值（Dean et al. 2015；Petak et al. 2002）。

表 4-6　睾酮制剂

配方	剂量	不良反应	优点
透皮贴			
凝胶制剂 Androgel 1%®, Androgel 1.62%®, Testim®, Fortesta® 2%	每天 5~10 g	皮肤刺激，转移	在 24 h 内保持睾酮水平浓度，患者依从性高
透皮贴剂 Androderm®	贴皮 2~4 mg，每天 1 次	皮肤刺激，转移	睾酮水平模拟昼夜节律，红细胞增多症的发生率较低
局部用溶液 Axiron®	用于腋窝 60~120 mg，每天 1 次	皮肤刺激，转移	在 24 h 内维持睾酮水平，独特的给药被认为可以减少转移的风险
经口			
口腔黏膜给药系统 Striant®	30 mg，每 12 h 给药 1 次	味觉的改变和对牙龈和口腔黏膜的刺激	睾酮水平在生理范围内
氟羟甲睾酮 Halotestin®	每天 5~40 mg	肝毒性	药片形式

泌尿外科护理指南

续表

配方	剂量	不良反应	优点
注射剂			
环戊丙酸睾酮 Depo-Testosterone®	50~400 mg，肌内注射，每10~14天给药1次	情绪波动或性欲变化，注射部位疼痛，红细胞增多	症状有效缓解，价格低廉
庚酸睾酮 Delatestryl® Xyosted™	50~400 mg，肌内注射，每周给药1次；75~150 mg，皮下注射，每周1次	情绪波动或性欲变化，注射部位疼痛，红细胞增多	症状有效缓解，价格低廉，自动注射
十一酸睾酮 Aveed®	第1次注射750 mg，4周后第2次注射，然后每10周1次（需要REMS认证）	情绪波动或性欲变化，注射部位疼痛，红细胞增多，肺脂肪栓塞	症状有效缓解，价格低廉，长效治疗
可植入式			
Testopel® 75 mg颗粒	6个颗粒*，每3~4个月1次，皮下埋入	埋入部位疼痛，感染，排出，费用昂贵，需要OV	长效、方便、长时间连续给药（3~6个月）

* 患者可能从或多或少的颗粒中取得疗效；6个颗粒被列为治疗的初始量。这个数字也可能受到美国保险公司的限制。

肌内注射

　　睾酮以注射给药至少已有50年的历史，通常是最便宜的治疗方法。睾酮酯、庚酸睾酮、环戊丙酸睾酮，可以在医疗诊所使用，也可以由患者或护理人员在家中自行使用。注射的睾酮酯在注射后2~5天内达到峰值浓度，导致血清睾酮水平上升到超生理水平，随后在给药间隔结束时逐渐下降到性腺功能减退范围（Shoskes et al. 2016）。通常注射频率是每10~14天1次；通过减少注射剂量和（或）频率（每周1次），可以降低血清睾酮的峰值水平。

常见的副作用是多样的，包括：乳房胀痛；性活动的增加或减少；情绪不稳定（愤怒或抑郁）；随着睾丸激素水平的变化，患者会感到疲倦。

对注射睾酮敏感出现情绪和性功能变化的患者，可能与药物的剂量和作用时间有关，可给予低剂量和缓慢增加剂量并减少频率的方式给药。

十一酸睾酮是一种长效作用的制剂，具有与短效注射制剂类似的副作用。然而，由于根据报道有增加肺脂肪栓塞（pulmonary oil microembolism，POME）的风险，美国的临床医生在获得十一酸睾酮处方权之前，需要接受风险评估和缓解策略（Risk Evaluation and Mitigation Strategy，REMS）培训。它也有一个特定的监控时间表（表4-7）。

表4-7 十一酸睾酮给药计划及监测

周期	注射	实验室检查*	复诊	原因
十一酸睾酮——初始治疗				
1	√			
4	√			
6		√		监测第6周（第42天）负荷剂量是否足够
14	√			
16		√		根据药代动力学，检查14周（第70天）后是否达到稳定状态；（14周第3次注射时，血清睾酮浓度是否达到稳定状态）
18			√	复查实验室检查并评估症状
24	√			
34	√			
44	√			
54	√	√		

* 此列系建议进行的实验检查。

泌尿外科护理指南

周期	注射	实验室检查	复诊	原因
56			√	检查化验结果，评估症状。如果稳定，继续注射十一酸睾酮

十一酸睾酮——持续治疗

周期	注射	实验室检查	复诊	原因
初始	√			
10	√			
20	√	√		常规监测
30	√			
40	√	√		
42			√	检查化验结果，评估症状。如果稳定，继续注射十一酸睾酮

推荐临床医生使用皮下注射作为肌内注射环戊丙酸睾酮和睾酸的替代方法。关于庚酸盐的研究发现，在女性－男性（female-to-male，FTM）性别转变中，接受皮下注射睾酮的个体产生血清睾酮的浓度较为稳定。这意味着总睾酮和游离睾酮的平均水平保持稳定，并在 2 次注射之间保持在治疗范围内（McFarland et al. 2017）。通常，接受皮下注射睾酮的患者需要的剂量低于经典的注射剂量。目前有一种美国食品药品监督管理局（FDA）批准的睾酮皮下注射剂（庚酸睾酮，Xyosted®）。

透皮贴剂

睾酮透皮贴剂每天晚上直接应用于皮肤，可模拟昼夜血浆睾酮浓度。第一个睾酮透皮贴剂应用于阴囊，因为吸收率比前臂高 40 倍；为了更好地确保贴片的附着，需要保持阴囊的清洁，因此依从性较低。常用的透皮贴片是每天 1 次，应用在背部、腹部、大腿或上臂，最好是在晚上应用。这些给药方式常见的副作用是皮肤刺激，这使患者的吸收效果难以预测。在皮肤上使用少量的皮质类固醇霜可以缓解皮肤刺激。

透皮凝胶和溶液

除注射外最常用的治疗方法是透皮凝胶和溶液，通常在早上使用。目前凝胶制剂浓度有 1%、1.62% 和 2%，而局部溶液可在每泵标准 30 mg 睾酮驱动。凝胶产品的应用部位包括上臂和肩膀、大腿前部和（或）大腿内侧、腹部，而局部溶液应用于腋窝。外用凝胶和溶液的优点是相对易于使用、皮肤刺激发生率低、作用持续、剂量灵活。

据报道，凝胶和溶液的问题与转移睾酮有关，睾酮可能会从患者身上转移到伴侣或家庭成员身上，特别是孩子。应指导患者采取必要的预防措施，在使用凝胶或溶剂后需用肥皂和水洗手，在凝胶或溶液干燥后用衣服覆盖涂抹部位，要接触皮肤时应清洗涂抹部位，以尽量减少睾酮转移风险。还应进一步指导患者如何正确和安全地储存凝胶或溶液，以避免女性或儿童意外接触凝胶或溶液。

口腔黏附片

这是一种含有睾酮的黏合剂，可以粘贴在门牙上方的牙龈上。它们缓慢地释放睾酮，药物通过牙龈和脸颊表面吸收，并避开最初的肝脏代谢。片剂必须在口中保持 12 h，24 h 给药 2 次。尽管有报道，有牙龈、口腔刺激和味觉改变的不良反应，但整体来说，不良反应的发生率很低（Dandona 2010）。

皮下颗粒

这是最早使用睾酮的有效治疗方法之一，可以追溯到 20 世纪 40 年代。现在虽已不常用，但仍然可使用。通常是使用导管和套管将睾酮皮下颗粒植入下腹部皮肤内或植入臀肌。一次植入 6~10 个颗粒，可持续 4~6 个月，刚开始使用时需要植入更多。睾酮皮下颗粒是目前美国唯一被批准使用的长效睾酮治疗药物。由于药物效果持久且不易取出，建议使用在对睾酮替代治疗已有明确治疗效果和已耐受的患者身上。

口服制剂

考虑到口服睾酮制剂的肝毒性和引起肝脏肿瘤的风险，目前在美国还没有美国食品药品监督管理局（FDA）批准的口服睾酮制剂，临床医生可能会遇到来自其他国家使用世界其他地区的口服制剂的患者。

禁忌证和注意事项

与睾酮替代治疗相关的最重要的禁忌证是前列腺癌和乳腺癌（表4-8）。关于睾酮在前列腺癌疾病的发展、进展和复发中的作用还存在争议。目前，没有证据支持或反驳雄激素会使前列腺癌进展，建议临床医生在这些人群中谨慎使用。

表 4-8　睾酮替代治疗的禁忌证和注意事项

禁忌证	注意事项
男性乳腺癌； 前列腺癌（已知或疑似）； 对药物本身所使用的成分过敏（已知或疑似）	良性前列腺增生； 下尿路症状； 既往患有心脏、肾脏或肝脏疾病的患者出现水肿； 男性乳房发育； 睡眠呼吸暂停； 无精子症； 睾丸萎缩

关于睾酮在男性乳腺癌的发生和发展中的作用，证据很明确；患有乳腺癌的男性不应该服用睾酮，因为它会导致乳腺癌细胞生长（Osterberg et al. 2014）。睾酮也禁用于孕妇、哺乳期患者、儿童。

进一步的建议包括，在开始睾酮治疗前，任何年龄的男性都应进行直肠指诊和前列腺特异性抗原（PSA）水平测量。临床医生必须告知和指导患者相关准备，尽量减少对孕妇、哺乳期妇女、儿童的睾酮转移。

▌▌ 监测治疗

一旦睾酮替代治疗开始，就需要仔细监测患者。美国内分泌学会建议首先进行前列腺特异性抗原和直肠指诊检查，并在治疗过程中重复进行（表4-9）。对睾酮治疗的临床反应通常发生在开始的1~3个月；应在基线和开始治疗后的1个月和3个月测量血清睾酮水平和血细胞比容。睾酮的临床反应应通过评估血清睾酮水平、前列腺特异性抗原水平、直肠指诊检查，并将睾酮水平与症状缓解相结合进行评估。如果患者拒绝了任何部分的定期评估，建议医疗人员要清楚地记录。前列腺特异性抗原水平检查和直肠指诊可在推荐的年龄和临床病史后的适当时间内间隔进行。任何前列腺特异性抗原升高都提示临床医生应考虑停止睾酮替代治疗，并参考或进行推荐的泌尿系统评估。从那时起，前列腺特异性抗原水平需要根据前列腺癌筛查指南检查。

表4-9　美国内分泌学会睾酮治疗监测指南

	开始治疗（基线）	每次访问	3个月	每年	1~2年
症状反应		√	√	√	
不良反应		√	√	√	
具体制定标准		√			
睾酮水平	√		√		
血细胞比容	√		√	√	
股骨骨密度[*] 腰椎骨密度 股骨颈骨密度					√
直肠指诊	√		√		
前列腺特异性抗原	√		√		

　　睾酮是一种已知的促红细胞生成激素，有3%~18%的风险会导致细胞比容升高超过0.54，此时应立即降低或停止睾酮替代治疗，直到红细胞压积下降到正常范围；或者，可以在监测血细胞比容的同时对患者进行静脉切开术。血细胞比容的持续升高应及时考虑转诊到血液专家或肿瘤专家处进行进一步评估。

骨密度测量可以在基线时进行，因为睾酮缺乏症是引起男性骨质疏松症的一个因素，尽管对于这是否属于泌尿外科范畴，或者是否需要转回初级保健机构进行评估和管理，目前还是缺乏共识。骨质疏松症或低创伤性骨折的男性患者在睾酮替代治疗开始后 1~2 年内可重复测量骨密度（Bhasin et al. 2010; Mascarenhas et al. 2017）。

良性前列腺增生伴或不伴下尿路症状的患者接受雄激素治疗后，良性前列腺增生和（或）下尿路症状的体征和症状恶化的风险增加，特别是开始治疗前 6 个月。虽然人们普遍认为良性前列腺增生的发展需要雄激素，但研究未能显示其与睾酮治疗有关。在睾酮替代治疗期间前列腺体积增加，通常在正常体积范围。患者可能会出现刺激性的排尿症状，应告知患者排尿症状可能进一步发展恶化（Wang et al. 2009a，b；Rhoden and Morgentaler 2004）。

睾酮缺乏症和前列腺癌

睾酮替代治疗前列腺癌患者仍存在争议，尽管研究表明无论是否有前列腺瘤睾酮替代治疗可降低睾酮缺乏症患者的总体死亡风险。实际上，人们普遍认为睾酮可能促进前列腺癌细胞的生长，因此建议对于已诊断为前列腺癌的患者，无论采用何种治疗方法，不要使用或极其谨慎地使用睾酮替代治疗。然而，最新数据提供了证据支持，睾酮替代治疗没有增加前列腺癌进展或复发的风险（Khera et al. 2009；Kaplan et al. 2015）。

最新的数据表明，睾酮替代治疗对已知有前列腺癌病史的患者可能是安全的；但仍然需要更多的研究来证实。进一步的证据表明，低血清睾酮水平与前列腺癌风险和更高级别的疾病相关（Khera 2015）。此外，接受睾酮替代治疗的性腺功能过低者比未接受睾酮替代治疗者的前列腺癌进展和复发率低。当前数据表明，睾酮替代治疗可能对前列腺癌的发展和复发有保护作用；前列腺饱和模型解释了前列腺特异性抗原在睾酮替代治疗和雄激素剥夺疗法治疗前列腺癌后的变化。

社会问题

在美国各城市中，已经建立了"Low T"中心来治疗可能患有睾酮缺乏症的患者。有许多机构只提供了评估，并且采取了不适当的治疗，这往往会导致患者的不良反应。临床医生和患者之间的详细沟通是必要的，可以防止患者对睾酮替代治疗产生了不切实际的期望。

对于临床医生和患者来说，进一步澄清睾酮补充和睾酮替代治疗之间的差异是很重要的。睾酮补充剂是在睾酮水平已经处于正常范围时补充睾酮。这种做法在健美人士或运动员中得到运用，可以增加肌肉质量或加快受伤后的恢复。睾酮替代治疗则是将异常低或缺乏的睾酮水平恢复到正常范围的行为。

界定这些术语和预期疗效，可以帮助患者了解睾酮替代治疗的真正益处并且设定现实的循证治疗预期。临床医生应建议睾酮缺乏症患者进行适当的生活方式改变（如减肥），以支持正常的雄激素产生和（或）改善对治疗的反应。改善营养，增加运动，减少或停止使用有助于睾酮缺乏症的药物，也可改善内源性睾酮的产生和缓解症状。

结　论

在美国，高级执业医师（Advanced Practice Providers，APP）必须能够准确地诊断、治疗和管理这些患者。睾酮缺乏症发病率的增加和随后的治疗激增迫使专家为性腺功能减退的评估和治疗建立有效的指南。国际性医学会（International Society for Sexual Medicine，ISSM）指南，以及最近的美国泌尿外科协会睾酮缺乏症评估和管理指南提供了最全面和最新的数据，数据涉及到那些更有可能出现在泌尿外科诊所的患者（Morgentaler et al. 2015）。国际性医学会指南包含了关于泌尿系统疾病患者的信息及其相关的指导意见，包括对前列腺癌和良性前列腺增生患者的建议。国际性医学会指南还解决了与睾酮替代治疗相关的心血管风险的争议。研究人员进一步得出结论，随机对照试验对于准确确定有或无显著并发症的睾酮替代治疗的疗效和安全性至关重要。

注意事项

·睾酮替代治疗的目的是治疗性腺功能减退的体征和症状，以达到并维持性腺正常的血清睾酮水平。

·参与疼痛管理或正在接受长期（＞3个月）阿片类药物治疗的患者，应进行低睾酮筛查。

·同时患有糖尿病和肥胖的男性低睾酮的可能性更大。

·睾酮缺乏症患病率的增加和随后治疗的激增迫使专家为睾酮缺乏症的评估和治疗建立有效的指南。

·对于所有男性的游离睾酮或结合睾酮测量，除了健康精瘦的年轻男性的性激素结合球蛋白水平可能是正常的，其测量的总睾酮浓度预计不会受到影响。

·性欲减退和性功能减退是性腺功能减退的征兆。

·接受睾酮替代治疗患者没有血栓栓塞事件的报道。

·接受睾酮替代治疗的患前列腺癌的风险没有增加。

参考文献

· Aso Y (2008) Cardiovascular disease in patients with diabetic nephropathy. Curr Mol Med 8 (6): 533-543

· Basaria S, Travison TG, Alford D, Knapp PE, Teeter K, Cahalan C et al (2015) Effects of testosterone replacement in men with opioid-induced androgen deficiency: a randomized controlled trial. Pain 156 (2): 280-288. https: //doi. org/10.1097/01.j.pain.0000460308.86819.aa

· Bhasin S, Cunningham GR, Hayes FJ et al (2010) Task Force, Endocrine Society. Testosterone therapy in men with androgen deficiency syndromes: Endocrine Society clinical practice guideline. J Clin Endocrinol Metab 95 (6): 2536-2559. https: //doi.org/10.1210/jc.2009-2354.x

· Bhatia V, Chaudhuri A, Tomar R et al (2006) Low testosterone and high C-reactive protein concentrations predict low hematocrit in type 2 diabetes. Diabetes Care 29: 2289-2294

· Blume SW, Curtis JR (2011) Medical costs of osteoporosis in the elderly Medicare population. Osteoporos Int 22 (6): 1835-1844

· Brennan M (2013) The effect of opioid therapy on endocrine function. Am J Med 126 (3): S12-S18

· CDC (2017) Surveillance for viral hepatitis—United States 2016. https: //www. cdc.gov/hepatitis/statistics/2016surveillance/index.htm

· Centers for Disease Control and Prevention (2017) National Diabetes Statistics Report, 2017. Centers for Disease Control and Prevention, U.S. Dept of Health and Human Services, Atlanta, GA

· Chaudhury CS, Mee T, Chairez C, McLaughlin M, Silk R, Gross C, Kattakuzhy S, Rosenthal E, Kottilil S, Stanley TL, Hadigan C (2019) Testosterone in men with chronic hepatitis C infection and after hepatitis C viral clearance. Clin Infect Dis 69 (4): 571-576

· Dandona P, Dhindsa S, Chaudhur A, Bhatia V, Topiwala S, Mohanty P (2008) Hypogonadotrophic hypogonadism in type 2 diabetes, obesity and the metabolic syndrome. Curr Mol Med 8 (8): 816-828

· Dandona P (2010) Testosterone concentrations in diabetic and nondiabetic obese men. Diabetes Care 33 (6): 1186-1192

· Daniell HW, Lentz R, Mazer NA (2006) Open-label pilot study of testosterone patch therapy in men with opioid-induced androgen deficiency. J Pain 7: 200-210

· Dean JD, McMahon CG, Guay AT et al (2015) The International Society for Sexual Medicine's process of care for the assessment and management of testosterone deficiency in adult men. J Sex Med 12 (8): 1660-1686

· Dhindsa S, Prabhakar S, Sethi M et al (2004) Frequent occurrence of hypogonadotropic hypogonadism in type 2 diabetes. J Clin Endocrinol Metab 89: 5462-5468

· Dhindsa S, Bhatia V, Dhindsa G et al (2007) The effects of hypogonadism on body composition and bone mineral density in type 2 diabetic patients. Diabetes Care 30: 1860-1861

· Dobs A, Matsumoto A (2009) Klinefelter Syndrome. J Clin Endocrinol Metab 94 (12): f2

· Ebeling PR (2008) Osteoporosis in men. N Engl J Med 358 (14): 1474-1482

· Foley J (2019) Driving expression of leptin. Sci Signal 12 (578): eaax7601

· Gennari L, Bilezikian JP (2007) Osteoporosis in men. Endocrinol Metab Clin N Am 36 (2): 399-419

· Grinspoon S, Corcoran C, Lee K et al (1996) Loss of lean body and muscle mass correlates with androgen levels in hypogonadal men with acquired immunodeficiency syndrome and wasting. J Clin Endocrinol Metab 81: 4051-4058

· Grinspoon S, Corcoran C, Askari H et al (1998) Effects of androgen administration in men with the AIDS wasting syndrome. A randomized, double-blind, placebo-controlled trial. Ann Intern Med 129: 18-26

· Grinspoon S, Corcoran C, Stanley T et al (2000) Effects of hypogonadism and testosterone administration on depression indices in HIV infected men. J Clin Endocrinol Metab 85: 60-65

· Grundy SM et al (2005) Diagnosis and management of the metabolic syndrome: an American Heart Association/National Heart, Lung, and Blood Institute Scientific Statement. Circulation 112: 2735−2752. https://doi.org/10.1161/CIRCULATIONAHA.105.169404

· Hashim MA, El Rasheed AH, Ismail GAW, Awaad MI, El Habiby MM, Mohsen Ibrahim NM, Abdeen MS (2020) Sexual dysfunction in tramadol hydrochloride use disorder male patients: a case−control study. Int Clin Psychopharmacol 35 (1): 42−48

· Hofmeister MG, Rosenthal EM, Barker LK, Rosenberg ES, Barranco MA, Hall EW, Edlin BR, Mermin J, Ward JW, Ryerson AB (2019) Estimating prevalence of hepatitis C virus infection in the United States, 2013−2016. Hepatology 69 (3): 1020−1031

· Howell SJ, Radford JA, Ryder WD, Shalet SM (1999) Testicular function after cytotoxic chemotherapy: evidence of Leydig cell insufficiency. J Clin Oncol 17: 1493−1498

· Jackson JA et al (1992) Estradiol, testosterone, and the risk for hip fractures in elderly men from the Framingham Study. Am J Med Sci 304 (1): 4−8

· Jarow J, Sigman M, Kolettis P, Lipshultz L et al (2010) The optimal evaluation of the infertile male: AUA best practice statement. American Urological Association. http://www.auanet.org/guidelines/male−infertility−optimal−evaluation−(reviewed−and−validity−confirmed−2011)

· Kaplan AL et al (2015) Testosterone replacement therapy in men with prostate cancer: a timevarying analysis. J Sex Med 12 (2): 374−380

· Kapoor D et al (2005) Androgens, insulin resistance and vascular disease in men. Clin Endocrinol 63 (3): 239−250

· Khera M (2015) Testosterone replacement therapy: controversies versus reality. Grand Rounds in Urology. http://www.grandroundsinurology.com/TRT−Mohit−Khera−testosterone−replacementtherapy−controversies−versus−reality/. Accessed 27 June 2017

· Khera M et al (2009) Testosterone replacement therapy following radical prostatectomy. J Sex Med 6 (4): 1165–1170

· Kim W, Rosen MA, Langer JE et al (2007) US MR imaging correlation in pathologic conditions of the scrotum. Radiographics 27 (5): 1239–1253. https: // doi.org/10.1148/rg.275065172

· Mascarenhas MR et al (2017) Effects of male hypogonadism treatment on the bone mineral density. Endocr Abstr 49: EP1083

· McFarland J, Craig W, Clarke NJ, Spratt DI (2017) Serum testosterone concentrations remain stable between injections in patients receiving subcutaneous testosterone. J Endocr Soc 1 (8): 1095–1103

· Mohamed O, Freundlich RE, Dakik HK, Grober ED, Najari B, Lipshultz LI, Khera M (2010) The quantitative ADAM questionnaire: a new tool in quantifying the severity of hypogonadism. Int J Impot Res 22 (1): 20–24. https: //doi. org/10.1038/ijir.2009.35

· Morgentaler A, Khera M, Maggi M, Zitzmann M (2014) Commentary: who is a candidate for testosterone therapy? A synthesis of international expert opinions. J Sex Med 11 (7): 1636–1645

· Morgentaler A, Miner MM, Caliber M, Guay AT, Khera M, Traish AM (2015) Testosterone therapy and cardiovascular risk: advances and controversies. Mayo Clin Proc 90 (2): 224–251

· Mulhall JP, Trost LW, Brannigan RE, Kurtz EG, Redmon JB, Chiles KA, Lightner DJ, Miner MM, Murad MH, Nelson CJ, Platz EA, Ramanathan LV, Lewis RW (2018) Evaluation and management of testosterone deficiency: AUA guideline. J Urol 200 (2): 423–432

· Mulligan T, Frick M, Zuraw Q, Stemhagen A, McWhirter C (2006) Prevalence of hypogonadism in males aged at least 45 years: the HIM study. Int J Clin Pract 60 (7): 762–769. https: //doi. org/10.1111/j.1742–1241.2006.00992.x

· Muraleedharan V et al (2013) Testosterone deficiency is associated with increased risk of mortality and testosterone replacement improves survival in men with type

2 diabetes. Eur J Endocrinol 169 (6): 725−733. https: //doi.org/10.1530/EJE−13−0321

· Nettleship J et al (2009) Testosterone and coronary artery disease. In: Advances in the management of testosterone deficiency, vol 37. Karger Publishers, Basel, pp 91−107

· Ogden CL, Carroll MD, Fryar CD, Flegal KM (2015) Prevalence of obesity among adults and youth: United States, 2011−2014. NCHS data brief, no 219. National Center for Health Statistics, Hyattsville, MD

· Osterberg EC, Bernie AM, Ramasamy R (2014) Risks of testosterone replacement therapy in men. Indian J Urol 30(1): 2−7. https: //doi.org/10.4103/0970−1591.124197

· Petak SM, Nankin HR, Spark RF et al (2002) American Association of Clinical Endocrinologists Medical Guidelines for clinical practice for the evaluation and treatment of hypogonadism in adult male patients—2002 update. Endocr Pract 8: 440−456

· Pivonello R, Menafra D, Riccio E, Garifalos F, Mazzella M, de Angelis C, Colao A (2019) Metabolic disorders and male hypogonadotropic hypogonadism. Front Endocrinol 10: 345

· Raheem OA, Patel SH, Sisul D, Furnish TJ, Hsieh T (2017) The role of testosterone supplemental therapy in opioid−induced hypogonadism: a retrospective pilot analysis. Am J Mens Health 11 (4): 1208−1213. https: //doi.org/10.1177/1557988316672396

· Rhoden EL, Morgentaler A (2004) Risks of testosterone−replacement therapy and recommendations for monitoring. New England J Med 350 (5): 482−492

· Seftel A (2006) Male hypogonadism. Part II: etiology, pathophysiology, and diagnosis. Int J Impot Res 18: 223−228

· Selvin E, Feinleib M, Zhang L et al (2007) Androgens and diabetes in men: results from the Third National Health and Nutrition Examination Survey (NHANES III). Diabetes Care 30: 234−238

· Shabsigh R, Katz M, Yan G et al (2005) Cardiovascular issues in hypogonadism and testosterone therapy. Am J Cardiol 96 (12B): 67M−72M

· Shoskes J, Wilson MK, Spinner mL (2016) Pharmacology of testosterone replacement therapy preparations. Transl Androl Urol 5 (6): 834−843

· Tomar R, Dhindsa S, Chaudhuri A et al (2006) Contrasting testosterone concentrations in type 1 and type 2 diabetes. Diabetes Care 29: 1120−1122

· Traish AM, Guay A, Feeley R, Saad F(2009) The dark side of testosterone deficiency: I. Metabolic syndrome and erectile dysfunction. J Androl 30: 10−22

· Wang C, Nieschlag E, Swerdloff R et al (2009a) Investigation, treatment, and monitoring of late−onset hypogonadism in males: ISA, ISSAM, EAU, EAA, and ASA recommendations. J Androl 30: 1−9

· Wang C, Nieschlag E, Swerdloff R et al (2009b) Investigation, treatment, and monitoring of lateonset hypogonadism in males: ISA, ISSAM, EAU, EAA, and ASA recommendations. Eur Urol 55: 121−130

· Yialamas MA, Hayes FJ (2003) Androgens and the ageing male and female. Best Pract Res Clin Endocrinol Metab 17 (2): 223−236

第五章

常见阴囊疾病

Katherine Marchese

概　述 107

阴囊检查的主要内容 107

阴囊急症（急性阴囊疼痛）...109

　　病　史 109

　　睾丸扭转 109

　　睾丸附件扭转 113

　　附睾睾丸炎 115

　　睾丸下降问题 120

急性特发性阴囊水肿 124

　　发病率 124

　　病　史 125

　　体征和症状 125

　　风险因素 125

　　体格检查 125

　　检查诊断 125

　　治　疗 126

精液囊肿 126

　　发病率 126

　　病　史 126

　　体征和症状 127

　　风险因素 127

　　体格检查 127

　　辅助诊断 127

治　疗 127

术后护理 128

鞘膜积液 128

发病率 129

解剖和生理 129

病　史 130

体征和症状 130

风险因素 130

体格检查 130

检查诊断 131

治　疗 131

血　精 132

发病率 132

解剖和生理 132

病　史 133

体征和症状 133

风险因素 133

体格检查 133

辅助检查 134

治　疗 134

睾丸微石症 135

发病率 135

解剖和生理 135

病　史 136

体征和症状 136

风险因素 136

体格检查 136

辅助检查 136

治　疗 137

精索静脉曲张..137

　　发病率..138

　　解剖和生理...138

　　风险因素..139

　　病　史..139

　　体征和症状...140

　　体格检查..140

　　辅助检查..141

　　管　理..142

　　治疗方案..142

精索静脉曲张切除术...144

　　手术适应证...144

　　手术方式..145

　　术前注意事项..145

　　术后管理..146

　　手术并发症...146

参考文献...147

目　标

（1）明确与急性阴囊疼痛相关的 3 种情况，以及转诊的标准。

（2）鞘膜积液形成的解剖学基础。

（3）讨论 2 种经皮治疗精索静脉曲张的方案。

（4）简述回缩性睾丸和隐睾的区别。

概　述

在本章中，我们将讨论各种常见的阴囊疾病。其中有许多是良性的，只需要简单的评估和随访。另一些则是突发的疾病，需要立即进行评估和治疗。因此，病史采集需要全面、有条理，并与患者的主诉和当前症状相关。根据患者主诉进行检查；病史主要是执业护士收集的症状、发病情况和病程的信息。收集过程中倾听患者的意见很重要，允许患者用自己的语言进行说明。获取患者就诊史和手术史有助于鉴别诊断。任何阴囊疾病评估的重点都是体格检查。

阴囊检查的主要内容

根据获得的病史资料决定体格检查的方法（表 5-1）。重点关注阴囊检查中与病史相关的部分。无论是青少年还是成年男性，都会对这种检查感到焦虑和尴尬。医生可以通过对检查内容的讲解来帮助患者减少这种焦虑。在检查过程中，可以准确地说明检查的部位以及是否存在病变。这也是教会患者如何以及何时进行睾丸自我检查的好时机。由于患者可能从未获取过这方面知识，你可能会收获他的感谢。你很可能会再见到这位患者，因此这是建立良好医患关系的环节。

表 5-1　阴囊检查的内容

步骤	部位	内容
视诊	阴囊	患者可以采取站立或平卧位，有时 2 种体位都需要； 检查阴囊的整体大小、形状、皮肤特征和毛发分布； 可能出现不对称，左侧阴囊和睾丸低于右侧； 检查是否有明显扩张的静脉，使用 Dubin 和 Ametar 的精索静脉曲张分级系统进行评估； 较深的色素沉着是一种正常的现象

泌尿外科护理指南

续表

步骤	部位	内容
触诊	睾丸	用拇指、中指和示指轻轻触摸睾丸的表面，先检查一边，然后另一边； 最好使用睾丸测量仪测量每个睾丸的大小； 正常的睾丸大小为长 4 cm，宽 2.5 cm，体积约 20 mL； 轻微的按压不应产生任何不适感； 外表光滑，无肿块； 对于大小、方向、位置或质地的任何改变都应进行进一步的评估
	附睾	附睾位于睾丸的后外侧，应轻轻触诊其头部、体部和尾部； 检查是否有体积增大、压痛或硬结； 正常的检查结果应为一个表面光滑、无压痛、头部稍扩大的附睾
	精索	精索始于腹股沟管开口处，从睾丸延伸到腹股沟管； 精索的内容物包括动脉、神经和输精管。如果存在脂肪瘤，并且在患者躺下时没有消退，那么精索的厚度可能会发生变化； 在视诊和触诊过程中，应根据患者的体位发现扩张静脉并分级，Valsalva 动作（瓦尔萨尔瓦动作）用来评估分级； "蠕虫袋（bag of worms）"一词用来描述大的静脉曲张
	输精管	铅笔芯的宽度； 触感光滑，呈线状，没有块状或珠状物； 输精管缺失是无精子症的一个重要表现
反射评估	提睾反射	用手指轻轻向上地触摸大腿内侧，应看到同侧的睾丸和阴囊有轻微的隆起

阴囊急症（急性阴囊疼痛）

急性阴囊疼痛是指阴囊突然出现疼痛、肿胀和（或）压痛，并伴有骨盆或腹部的疼痛。它需要一个快速、有效和全面的评估，包括深入的病史询问和体格检查。在这种即时评估后，可能需要进一步的检查，或者安排患者进行急诊手术。成人急性阴囊疼痛的鉴别诊断包括睾丸扭转、睾丸附件扭转、附睾睾丸炎（EO）、急性特发性阴囊水肿、会阴坏死性筋膜炎（福尼尔坏疽）、睾丸外伤、睾丸肿瘤、绞窄性腹股沟疝。这些阴囊疾病涵盖了良性的、短期的、复杂的、危及生命的、恶性的。

执业护士必须能够准确地对这些患者进行分诊，进行有针对性的检查，并实施最佳的治疗护理方案。医生的首要任务是正确诊断并及时治疗，否则可能会导致睾丸丧失、睾丸萎缩、不育和自我形象的改变。本部分将讨论急性阴囊疼痛的 4 个最常见和最严重的原因。

病　史

急性阴囊疼痛的初步病史可以帮助医生寻找急性疼痛的潜在原因，并为评估和正确诊断提供重要依据。

· 疼痛发作的性质（突然的、慢性的）、部位、持续时间和严重程度。

· 什么会使症状恶化，什么会帮助症状改善。

· 之前是否发作过，当时是如何解决的。

· 是否存在水肿，其部位、持续时间和严重程度如何。

· 是否有任何相关的伴随症状，如恶心、呕吐、发热、畏冷和泌尿系统症状。

· 是否有尿路感染、性传播感染、附睾炎、睾丸炎或前列腺炎的病史。

· 是否有任何泌尿系统的创伤、手术、检查或其他异常情况。

睾丸扭转

睾丸扭转被定义为精索和睾丸的扭转，是一种严重的泌尿外科急症，必须在 6 h 内进行评估和治疗，才能获得最佳效果。这种扭转是由于睾丸与鞘膜的固定不充分造成的；这种异常现象被称为"钟摆样畸形"。精索扭转导致动脉血流减少，静脉回流受阻，导致睾丸组织缺血。这种畸形见于鞘膜内扭转。睾丸和精索的鞘膜内扭转是最常见的睾丸扭转。

鞘膜外扭转仅见于新生儿，该睾丸及引带的扭转发生在睾丸鞘膜外，通常在腹股沟外环，整个精索和睾丸都可能扭转，导致患儿出生时出现睾丸组织缺血。受影响的睾丸通常无法挽救，出现萎缩，但不需要紧急切除睾丸。在某些情况下，应进行对侧阴囊探查和睾丸固定术。婴儿可能表现为轻微的烦躁不安，没有急性疼痛，阴囊坚硬、无压痛、变色。

睾丸扭转也可能是间歇性的，并在一两个小时内自行缓解。它可以表现为突发的急性疼痛，而当检查时，已经没有任何体征或症状。这种慢性间歇性扭转仍可导致睾丸的缺血性改变。

发病率

25 岁以下男性睾丸扭转发病率为 4.5∶100000，是导致睾丸萎缩或切除的最常见原因（Hazeltine et al. 2017）。发病率呈双峰分布，初始高峰是在新生儿时期，第 2 次高峰是在青春期。21 岁以下男性的睾丸扭转发病率占所有睾丸扭转患者的 61%（Kapoor 2008）。老年男性的睾丸扭转很少见，但也曾在 69 岁的男性中发现。有隐睾病史的男性发生扭转的风险是普通男性的 10 倍。

解剖和生理

在所有男性中，约有 12% 的人会发生钟摆样畸形（Sommers and Jensen 2015），这是一种先天性畸形，增加了鞘膜内睾丸扭转的风险。钟摆样畸形大约占所有病例的 90%。在这种异常情况下，睾丸与附睾完全被鞘膜包绕，阻止了睾丸与阴囊后壁的连接，导致精索的扭曲运动。睾丸由精索悬垂在鞘膜内，有 80% 的病例是双侧同时出现钟摆样畸形。

病　史

一般病史可提供评估所需的信息。鉴于互联网上大量的医疗信息，患者可借助搜索引擎对病情进行自我判断并尝试自行手法复位。

体征和症状

睾丸扭转的典型表现是突发的、严重的，通常是单侧的阴囊疼痛，可伴有恶心和呕吐。腹痛可能是主要的症状，它提示发生睾丸扭转的可能。症状可能发展为阴囊水肿、发热，还有泌尿系统的改变（如排尿困难、尿频、尿急等）。

大多数扭转发生在左侧。

风险因素

目前还没有明确的风险因素，但研究人员发现睾丸扭转与某些异常的解剖结构有关。患有睾丸系膜长、钟摆样畸形或有隐睾病史的男性，睾丸扭转的发病率较高。有难产史的足月婴儿，睾丸扭转的发病率也会增加。本病发病也可能与近期创伤史和剧烈的体育锻炼有关，尤其是骑自行车。

体格检查

检查时要注意观察患者的行为举止。睾丸扭转的患者会焦虑、坐立难安，而且看起来很不适。观察步态，如果患者步态正常，发生扭转的可能性不大。当患者为了避免阴囊和大腿之间的接触时，会出现宽基步态。

在检查过程中，尽管患者出现的极度疼痛和水肿可以排除进行彻底的检查，医生还应比较两侧睾丸的大小、对称性和一致性。从正常侧的睾丸开始检查，受影响的睾丸和精索会有压痛，可能伴有水肿和发热。如果睾丸的下部有疼痛感，应考虑睾丸的扭转。如果睾丸上部疼痛，考虑是附睾扭转，会出现"蓝点"征象。由于精索缩短，扭转的睾丸可能呈现为一条水平线，并出现回缩或高位。扭曲的角度可在 $180°\sim720°$。

可能存在鞘膜积液。提睾反射可能消失。该结果的敏感性为 88.2%，特异性为 86.2%（Ta et al. 2015）。阴囊抬高试验阴性虽然不能确诊为睾丸扭转，但可以排除附睾炎。附睾可能表现为前移。同侧的皮肤可能会出现硬化或红斑。12~24 h 后，水肿和炎症使阴囊的解剖结构难以辨认。

辅助诊断

不推荐将实验室检查用于睾丸扭转的诊断评估，但可以作为一种鉴别诊断的方式。全血细胞计数（CBC）在发生睾丸扭转的早期阶段是正常的，但白细胞计数（WBC）在感染过程中会升高。12~24 h 后，由于炎症反应，WBC 会升高。睾丸扭转时的尿液分析（UA）是正常的，但出现脓尿和 C 反应蛋白升高提示可能出现附睾炎或前列腺炎。

如果病史、症状和体征提示睾丸扭转，不建议进行超声造影，因为这可能延误阴囊探查。如果延迟可能导致睾丸组织进一步缺血，最终可能导致不可挽救的结果。

彩色多普勒超声是最常用的影像检查，对睾丸扭转有很高的敏感性和特异性，假阴性率仅为1%。单纯的阴性结果不应排除手术探查的需要。多普勒血流检查可以显示动脉血流情况。如果发现没有血流信号，则可能发生扭转。此外，这种影像检查可以识别睾丸创伤、附睾炎或已脱垂到阴囊的腹股沟疝。

美国研究表明，多普勒超声中看到的"漩涡效应"可提示精索发生了螺旋扭曲，特别是在腹股沟外环或腹股沟管的其他部位。

治 疗

睾丸扭转诊断的金标准是阴囊切开探查术，并能在术中进行扭转复位、睾丸切除或睾丸固定术。睾丸扭转是泌尿外科急症，需立即进行手术。延迟的影像学检查或人工复位可能会导致治愈率下降。

可以先尝试人工复位，但人工复位不应延迟术前准备。如果发病时间超过6 h，很可能出现组织缺血和坏死，此时应禁用人工复位。人工复位对患者来说是非常痛苦的，因为这个过程是在没有局麻或全麻的情况下进行，仅可以给予少量的镇痛剂。

在扭转时，睾丸通常向大腿内侧旋转，但也有高达33%的人会向外侧旋转。因此，在尝试人工复位时，手法复位可将睾丸向外侧旋转来解除扭转。根据扭转的程度，可能需要多次旋转复位。70%的患者复位是成功的，但后续仍需要进行阴囊切开探查术和睾丸固定术。

疼痛缓解、睾丸恢复到正常位置和良好的血流再灌注是人工复位成功的标志。多普勒超声检查通常在手术前和手术后进行，以观察组织内动脉血流情况是否得到改善。

睾丸扭转患者迫切需要进行手术探查，在出现症状的6 h内进行效果最佳。

经病史、体检、彩色多普勒超声检查诊断为睾丸扭转即为手术适应证。

探查通常是经阴囊的切口。在完成睾丸和精索的复位后，仍需要评估睾丸的功能是否基本恢复。如果睾丸血供恢复，就应该进行同侧睾丸固定术。睾丸固定术是用不可吸收的缝合线将阴茎白膜缝合到肉膜肌上的三点。如果发现睾丸有明显的坏死灶，则需要进行睾丸切除术。睾丸切除术将最大限度地减少可能出现的术后肿胀、炎症和感染对对侧睾丸造成的损伤。未受影响的对侧睾丸也应进行睾丸固定术。

睾丸的延迟损伤可能是继发于睾丸室综合征，即肿胀、发炎的睾丸组织造成的睾丸压力增加。白膜的结构进一步增加了这种压力，并增加了睾丸后期缺血的可能性。睾丸筋膜切开术是用一个小的鞘膜补片来降低压力和减少组织损伤。

此外，一些外科医生建议同时切除睾丸和附睾附件，以防止其将来可能发生的扭转。

术前应告知患者和未成年人患者的父母术中可能根据发现的缺血情况而进行睾丸切除术。根据患者的年龄和从首次出现症状到手术探查的时间，睾丸切除术率为40%~70%（Al-marzooq et al. 2018）。应该告知患者可以放置睾丸假体。有80%的患者存在双侧钟摆样畸形，需要考虑是否进行预防性的对侧睾丸固定术。

这个手术可以在门诊进行，也可能需要住院治疗。阴囊支撑、阴囊抬高、冰敷和热敷将有助于减轻肿胀和不适。1~3周，阴囊和腹股沟区域可能会出现淤青及肿胀。4周左右不能进行举重等体育活动。在医生批准之前，不要洗澡或淋浴。可以给予抗生素、通便剂、抗炎药和麻醉剂。排便时不能用力。

术后并发症可包括出血、肿胀、血肿形成、感染和疼痛。扭转可能会复发。

与扭转及手术相关的并发症包括睾丸损伤、睾丸萎缩、对侧睾丸损伤、不育症，以及由睾丸切除术导致的外形改变。这些并发症会导致精液参数发生改变。

手术恢复后，没有要求限制活动。患者如果出现不育，应该进行生育力评估。

如果保留睾丸，应该告知患者睾丸扭转有复发可能。

睾丸附件扭转

需要知道睾丸附件扭转不会导致睾丸功能的丧失。这种扭转是不会导致功能退化的。

发病率

睾丸附件扭转在成人中很少见。7~14岁儿童的患病数量占所有病例的80%。

解剖和生理

睾丸附件是胚胎管的残余，也称为米勒管。大约有 92% 男性拥有睾丸附件，米勒管可能只存在于单侧。它位于睾丸的上端，在睾丸和附睾头之间。在超声影像上显示为一个长 1~7 mm 的椭圆形无柄结构。

病　史

急性阴囊疼痛的初病史与睾丸附件扭转相同。它可以帮助医生确定导致疼痛或急性肿胀的潜在原因，并为评估和正确诊断提供一个重要依据。

·疼痛的发作性质、部位、持续时间和严重程度。

·什么会使症状更严重，什么会帮助改善症状。

·之前是否有过疼痛发作，当时是如何解决的。

·是否存在水肿。

·是否有其他相关的伴随症状，如恶心、呕吐、发热、发冷和尿路症状。

·是否有尿路感染、性传播感染、附睾炎、睾丸炎或前列腺炎的病史。

·是否有过任何泌尿外科手术、检查或泌尿外科症状。

体征和症状

睾丸附件扭转的疼痛与睾丸扭转的疼痛相比出现的更为缓慢。疼痛是一侧的，程度可以从轻到重，并随着活动而加重。疼痛部位集中在睾丸的上部，在该区域可能有一个可触及的结节。诊断性特征是在睾丸旁结节上显示一个"蓝点"，只有 1/3 的病例可见，该蓝点与睾丸附件的感染有关。提睾反射仍然存在，通常不伴有恶心和呕吐，可出现反应性鞘膜积液、阴囊水肿和红斑。

睾丸附件扭转的症状虽然与睾丸扭转的症状相似，但仍能凭借症状区分二者。在睾丸扭转中，疼痛发作更剧烈，更具弥漫性，不局限于上侧，没有"蓝点"。

风险因素

如果附件有蒂，则更容易发生扭转。

体格检查

检查发现受影响的睾丸可能处在正常的位置，也可能向前凸出。在睾丸上部可有局灶性压痛，在这个位置的上方可以看到"蓝点"，这个"蓝点"是坏死的附件。同时可出现阴囊水肿、红斑和反应性鞘膜积液。

辅助检查

诊断本病不需要通过实验室检查，但可以进行全血细胞计数、尿液分析和尿液培养，以排除感染可能。与大多数其他阴囊疾病一样，彩色多普勒超声是诊断本病非常重要的检查。检查结果可以显示阴囊的结构，是否有睾丸肿块、炎症，以及睾丸血流是否正常。超声图像显示在睾丸附近有一个小的低回声或高回声区域，经常伴有反应性鞘膜积液。

治 疗

如果睾丸附件发生扭转，可导致附件组织感染和坏死，一般在10~14天炎症吸收出现钙化灶，不会出现并发症。保守的治疗方案包括观察、阴囊抬高、使用阴囊支架和使用适当的止痛药。非甾体抗炎药（NSAID）是止痛一线药物，但一些患者可能需要麻醉止痛药。热敷和冰敷交替使用可有效减轻不适感，疼痛可持续好几周。在症状减轻之前，不鼓励进行剧烈活动。远期预后良好，无远期并发症或睾丸功能改变。

只有在对睾丸扭转的诊断不确定时，才应紧急对阴囊进行手术探查。如果患者对疼痛的耐受性差、疼痛剧烈、疑似感染（脓肿）存在，患者或家属出现焦虑时应推迟进行阴囊探查术。如前所述，阴囊探查术的潜在并发症较为严重，需告知患者和家属有关远期并发症的相关事宜。

附睾睾丸炎

附睾炎和睾丸炎常同时发生。睾丸炎很少单独出现，如果发生，经常与腮腺炎有关。本部分将附睾炎和睾丸炎放在一起讨论。

附睾睾丸炎（EO）是急性阴囊炎最常见的原因之一。研究显示，其发病率在10%~71%。这比以前的发病率要高得多，可能是更好的检查方式促进了本病的诊断。它被定义为附睾和睾丸的炎症，通常伴有感染，大多由泌尿系统的上行感染引起。

附睾睾丸炎可分为急性和慢性两种类型。在急性期，症状持续长达6周。大多数患者在出现症状5天后，会前往急诊科或寻找家庭医生就诊。急性附睾睾丸炎可根据原发病因（感染性、炎症性）进行细分。

急性感染性附睾睾丸炎（MO）是由细菌、病毒、真菌（球孢子菌病和芽生菌病）或寄生生物（曼氏血吸虫）引起的。在 14~35 岁的患者中，最常见的细菌是通过性传播途径感染的淋病双球菌和沙眼衣原体。大多数附睾睾丸炎病例发生在这个年龄段。

非性传播感染最常见于 18 岁以下和 35 岁以上的男性，它与梗阻、尿道器械检查、外科手术有关，主要由大肠杆菌导致。

急性炎症性附睾睾丸炎是由炎症性或全身性疾病、阻塞性疾病或药物治疗引起的。具体情况包括良性前列腺增生、近期泌尿系统的检查、尿道狭窄、前列腺癌。胺碘酮是一种抗心律失常的药物，可引起炎症性附睾睾丸炎，这是由于药物在附睾头部累积，引起炎症反应和症状。

在附睾睾丸炎慢性期，症状会持续 3 个月以上；通常发病缓慢，一般局限于阴囊。典型的肿胀、压痛和红斑表现很轻微或不存在。治疗可能有效，但仍存在持续的症状，包括数月甚至数年的阴囊疼痛。

孤立性睾丸炎是比较罕见的，通常发生在未接种疫苗（或未完成疫苗接种周期）的青春期前（或青春期）男性感染腮腺炎后。腮腺炎性睾丸炎是腮腺炎最常见的并发症，可发为单侧或双侧，50% 的可能导致患侧睾丸的萎缩，这也是导致不育症或精子发生改变的原因。

发病率

每年有超过 60 万附睾睾丸炎病例，以 18~35 岁的男性发病率最高（O'Reilly et al. 2016）。发病率为双峰型，第一个高峰在 16~30 岁，第二个高峰在 51~70 岁。超过 27% 的附睾睾丸炎患者会复发。

解剖和生理

附睾睾丸炎的病因可能与尿液从尿道前列腺部逆流，通过射精管向上进入输精管和附睾有关。前列腺小管与尿道构成的斜角在理论上可以防止尿液逆流，但前列腺肥大、尿道梗阻或先天性异常的男性有这种逆流的风险。在患有膀胱出口梗阻、尿道狭窄、良性前列腺增生的男性中，Valsalva 动作（瓦尔萨尔瓦动作）破坏了抗逆流机制。同样，接受泌尿外科手术以改变尿道前列腺部或损害尿道前列腺完整性的男性也会增加逆流的风险。剧烈运动也会导致这种尿道抗逆流机制消失。

病　史

本病与其他急性阴囊疾病一样，必须首先考虑睾丸扭转。初病史也具有急性阴囊疼痛的表现，此外还有其他表现。以下病史可以帮助医生明确疼痛或急性肿胀的潜在原因，并为评估病情和正确诊断提供重要依据。

・疼痛的发作性质、部位、持续时间和严重程度。

・什么会使症状更严重，什么会帮助改善症状。

・之前是否有过疼痛发作，当时是如何解决的。

・是否存在水肿。

・是否有其他相关的伴随症状，如恶心、呕吐、头痛、发热、寒战、全身不适和泌尿系统症状。

・是否有尿路感染、性传播感染、附睾炎、睾丸炎或前列腺炎的病史。

・是否有过任何泌尿外科手术、检查或泌尿外科症状。

・在过去的 2~6 周内是否患有感染病毒性疾病。腮腺部位是否有肿胀。患者是否接种了麻腮风（MMR）疫苗。

体征和症状

附睾睾丸炎和睾丸扭转很难鉴别（表 5-2），事实上，睾丸扭转经常被误诊为附睾睾丸炎。在附睾睾丸炎中，疼痛和肿胀的发作比睾丸扭转更缓慢，发生的部位在睾丸的后部，疼痛可能会辐射到腹股沟或肋腹部。

表 5-2　附睾睾丸炎与睾丸扭转的鉴别

	附睾睾丸炎	睾丸扭转
前驱症状	进展缓慢的，也可能发展迅速	突发的； 疼痛通常发生于活动时，也可能发生在睡眠时
疼痛特征	轻度到严重的睾丸或阴囊疼痛，通常是单侧的	严重的、单侧的阴囊疼痛和压痛，随后出现阴囊肿胀和红斑
病因	传染性病原菌（通常为沙眼衣原体和淋病双球菌）	未知
好发年龄	青春期后（性行为活跃）的男性	最常见于 12~18 岁的男性（但可发生于任何年龄）

续表

	附睾睾丸炎	睾丸扭转
尿道分泌物	有	无
抬高阴囊	可能会减轻疼痛	常引起剧烈疼痛
治疗	抗生素；支持疗法	手术

附睾可肿胀至正常大小的 10 倍，并伴有反应性鞘膜积液和明显的阴囊不对称。睾丸（附睾）的疼痛主要是单侧的。可能会出现发热、寒战、头痛、心动过速，出现尿频、尿急、血尿和排尿困难的症状。也可能出现血精、射精痛和前列腺炎的症状。如果由腮腺炎导致的附睾睾丸炎，阴囊疼痛和肿胀会发生在腮腺炎后几天至几周。

风险因素

危险性行为、过度的体育活动、骑自行车、久坐会增加患病风险，尤其是 35 岁以下的男性。有前列腺炎、尿路感染、近期泌尿系统外伤、进行过器械检查、有手术史的患者患附睾睾丸炎的风险也会增加。未割包皮的男性患泌尿生殖系统感染的风险增加，这使他们患附睾睾丸炎的风险也增加。前列腺肿大或射精管阻塞的男性患病的风险也会增加。

体格检查

患者如果出现发热或心率升高则提示有感染的可能。注意检查从耳前区域到颌骨下的腮腺是否有结节、肿胀或疼痛等腮腺炎的体征。如果触及肋脊角有压痛，提示肾盂肾炎可能。耻骨上压痛提示膀胱炎可能。应检查下腹是否有疝气或腹股沟淋巴结肿大的表现。

检查阴茎、会阴和臀部区域是否有皮疹、病变和开放性溃疡，若有，则提示性传播疾病可能。在直肠指诊前后检查尿道，并观察是否有尿道分泌物。

检查阴囊有无红斑或水肿，有无正常的提睾反射。出现反应性鞘膜积液时，触摸阴囊会发生睾丸压痛、附睾压痛、精索压痛和异常增大。随着肿胀的增大，可能无法触摸到与睾丸分离的附睾。还应检查阴囊是否有腹股沟斜疝，如有必要，可在阴囊上使用听诊器来检查是否有潜在肠鸣音。睾丸应处于正常位置。以上现象可能是单侧或双侧的。在大多数附睾睾丸炎的情况下，阴囊抬高试验正常。

前列腺检查可能发现前列腺不对称压痛、发热、硬化和性质改变。

辅助检查

实验室检查应包括尿检和细菌培养。如果存在感染，白细胞、亚硝酸盐和血细胞将呈阳性。首先应该检查晨尿，排除是否存在性传播疾病。急性附睾睾丸炎时尿常规为阳性，但在慢性附睾睾丸炎中通常为阴性。应检查全血细胞计数的白细胞是否增多。某些医院还会检查 C 反应蛋白和红细胞沉降率，以进一步评估炎症状态和睾丸扭转情况。如果在检查中发现尿道分泌物，应进行培养。

影像学检查选择彩色多普勒超声。它对附睾睾丸炎具有较高的敏感性（91.3%）和特异性（88.5%）（Yan et al. 2018）。多普勒血流成像可以检查动脉血流情况。如果没有发现血流信号，就很可能发生了扭转。此外，这种检查方式可以鉴别睾丸创伤、附睾炎或已脱垂入阴囊的腹股沟疝。如果附睾增大、增厚，并显示多普勒波脉动增加，则会怀疑为附睾睾丸炎。

治　疗

一经确诊为附睾睾丸炎，可以根据特定的病原体给予抗生素治疗。如果病因为性传播感染，患者及其伴侣都需要接受治疗，并指导使用避孕套和其他安全性行为。由于越来越多的耐药性事件，应该仔细查阅目前的美国疾病控制与预防中心（CDC）指南。如果附睾睾丸炎是由药物胺碘酮引起的，只要减少胺碘酮剂量就可以缓解症状。

保守治疗方式包括阴囊抬高、阴囊支架、冰敷或热敷，以及使用非甾体抗炎药。建议在急性期卧床休息，症状在 2~4 天内会得到改善。如果未发现症状改善，患者应及时返院治疗。在急性期可以使用短效麻醉剂，但不建议长期使用。可以尝试使用长效的局部麻醉剂对精索进行神经阻滞。这可以控制疼痛，并提示如果该区域的神经被切断，可能永久缓解疼痛。

如果出现慢性疼痛，患者应转到疼痛专科进行神经阻滞。一些患者可能对口服抗癫痫药物如加巴喷丁、三环类抗抑郁药阿米替林有反应，能够有效改善慢性疼痛症状。慢性阴囊疼痛最新的辅助治疗是盆底肌肉康复。一些中心拥有专业的物理治疗师或护士，他们不通过药物治疗，而是通过针对性的训练（盆底神经和肌肉的放松）来缓解慢性疼痛。

急性附睾睾丸炎的并发症包括脓肿形成、慢性疼痛、睾丸萎缩、睾丸组织损伤，以及不育症、精子生成减少。少数情况下，保守治疗不能解决感染问题，患者需要住院接受静脉注射抗生素治疗。静脉注射或口服抗生素无效的阴囊脓肿患者，病情可能加重，需要切开伤口并引流。伤口需要每天护理和换药。

只有当可能发生了睾丸扭转，或慢性疼痛不能通过上述治疗方法得到缓解，或抗生素对阴囊脓肿无效时，才考虑阴囊探查术。

只用一个小切口切除附睾的附睾切除术可以在门诊进行。并发症包括复发性慢性阴囊疼痛、复发性感染、伤口感染，最严重的是睾丸损伤导致萎缩、不育症，以及切除睾丸后形象的改变。

如果睾丸损伤导致睾丸死亡，或继发反复感染和脓肿形成，可以进行睾丸切除术（门诊手术）。

预　后

在患者不再出现上述症状前，应避免进行无保护措施的性行为。一旦感染解决后，如果是附睾睾丸炎引起的梗阻，应考虑进一步检查，如尿流率检查和膀胱扫描，评估是否有尿潴留；必要时行逆行尿道造影和膀胱造影。

睾丸下降问题

隐睾是一种先天或后天的异常，表现为单侧或双侧睾丸不完全下降，未能进入阴囊。近 2/3 的病患表现为单侧隐睾（Braga et al. 2017）。隐睾的分类包括可触及型和不可触及型。可触及型包括回缩、异位和下降不全型。不可触及型可分为腹股沟管内、腹腔内和睾丸缺如。70%~80% 的病例为可触及型，20%~30% 的病例为不可触及型（Cho et al. 2019）。

可触及型

隐睾的定义是睾丸未能下降到正常的阴囊位置。这种情况可能是因为精索异常缩短，从而限制了睾丸进入阴囊。也有可能是由于同侧阴囊发育不全。

部分人认为回缩性睾丸是一种正常的变异，可以是单侧或双侧的。回缩性睾丸通常在青春期完全下降，但可能会移出阴囊并能自行回缩，或通过手法操作可进入阴囊的内部，并在阴囊内停留一段时间。回缩性睾丸在 5~6 岁发病率最高。回缩性睾丸的位置范围从腹股沟到阴囊下部，这种情况伴随着强烈的提睾反射。受影响的睾丸会增加睾丸发育受限、功能改变和不育症的风险，这与腹股沟位置受影响有关。建议青春期前每年或每 2 年进行一次检查，因为随着年龄成熟，提睾肌减弱，睾丸增大加上重力作用，可使睾丸保持在阴囊的位置。

异位睾丸没有经过正常途径进入阴囊。异位睾丸常发生在 5 个常见的部位，包括会阴、股管、浅腹股沟袋、耻骨联合上区和对侧阴囊，于浅腹股沟袋最常见。异位睾丸发育正常，生精功能正常，由于位置特殊容易受伤，但不会增加患恶性肿瘤或不育症的风险。

不可触及型

睾丸在阴囊正常位置的上方，位于腹股沟内、外环之间。它之所以不能进入阴囊是因为受到腹壁外部肌肉组织张力的限制（表 5-3）。

腹内睾丸位于腹腔内，位于腹股沟内环的近端。它的位置使其难以在检查中被发现，增加了癌变的风险。

睾丸缺如，就是没有睾丸存在，这可以是单侧的或双侧的。它被认为与子宫内扭转、血管损伤或发育不全有关。

表 5-3　隐睾的分型

可触及型	不可触及型
回缩	管内
异位	腹腔内
下降不全（腹股沟或腹部）	缺失

发病率

隐睾在足月男婴中发病率为 2%~8%（Cho et al. 2019）。但在早产男婴中，这一比例高达 30%（Leslie et al. 2020）。大约 35% 的隐睾无法触及睾丸。

解剖和生理

睾丸的正常下降通常在妊娠第 32 周完成。正常下降可分为 3 个阶段，经腹腔期从 10~15 周开始，到 22~25 周完成，这个过程由胰岛素样激素 INSL3

辅助完成；经腹股沟期发生在 25~30 周，此时睾丸正沿着腹股沟管向下移动；最后的阴囊期发生在 30~35 周，并受到雄激素影响。

体征和症状

主要的体征是阴囊空虚。隐睾可能是单侧或双侧的，70% 的隐睾发生在右侧（Brage et al. 2017）。

风险因素

隐睾的相关风险因素包括早产儿、低出生体重（< 900g）婴儿、双胞胎、隐睾家族史、妊娠问题（如妊娠糖尿病、饮酒、吸烟、子痫先兆、臀位产、剖宫产、复杂分娩）。目前尚不明确的机制包括激素失衡、环境因素和遗传学。患有神经管缺陷、梨状腹综合征、膀胱外翻畸形、13- 三体综合征、18- 三体综合征、后尿道瓣膜或其他腹壁缺陷的婴儿隐睾的发生率也较高。下丘脑 – 垂体 – 睾丸轴破坏导致的激素失衡也与隐睾有关。胚胎、激素和机制等内容不在本部分探讨的范围内。

体格检查

每次婴儿体检时，都应检查并触诊睾丸，以评估其位置、活动度、大小和硬度。隐睾的定位检查中，患者应仰卧或盘腿。触诊腹股沟外环时，检查腹股沟管的情况。异位睾丸可在耻骨前部、会阴部，以及大腿的内侧触及。

在检查过程中，其他异常情况可能包括尿道下裂或鞘膜积液。17%~30% 出生时存在尿道下裂的男性会有隐睾（Leslie et al. 2020）。检查者还应检查是否存在阴茎发育不良、两性畸形和腹股沟疝。36%~79% 的患者发生附睾异常，并可能影响生育能力。

在评估前，可使用润滑剂涂抹手指。将非惯用手放在患者的髂前上棘，往腹股沟内侧向下滑动，惯用手抓住睾丸，并将其拉入阴囊。如果睾丸在手释放后可在阴囊内停留 1 min，则称为回缩性睾丸；如果它在释放后立即上升，则为隐睾。

辅助诊断

本病主要是通过体格检查来确诊。实验室检查可包括检测卵泡刺激素、黄体生成素和睾酮水平。特别是怀疑有双侧隐睾时，还应进一步检查米勒管抑制物质（Muellerian-inhibiting substance，MIS）或抗米勒管激素（anti-Mullerian hormone，AMH）水平。这些结果提示是否存在睾丸。

在初始检查中，通常不需要进行影像学检查。目前的美国泌尿外科协会指南不建议使用影像学检查作为隐睾的常规诊断方式，因为它没有提供治疗指导。但如果两性畸形患者中有双侧隐睾，那么超声检查能够评估米勒管结构（包括子宫和子宫颈）。

超声检查可以识别腹股沟管中的睾丸，但对定位腹内睾丸的敏感性较低，只有45%（Cho et al. 2019）。CT或MRI也有类似作用，但MRI需要给婴儿注射镇静剂，所以很少使用。由于假阴性较高，影像学检查结果不应用于排除手术探查，手术探查是定位和修复不可触及睾丸的重要手段。

如果睾丸无法触及，可以将腹腔镜手术作为初始检查的一个方法。

治　疗

对隐睾的药物治疗是有争议的，目前美国泌尿外科学会指南不推荐使用。在一些国家，激素被用于纠正被破坏的下丘脑－垂体－睾丸轴，激素可能有助于促进睾丸自然下降进入阴囊。最常用的药物是人绒毛膜促性腺激素（human chorionic gonadotropin，hCG），剂量根据年龄在250~1000 IU给药。每周给药2次，通常为5周，患者可从1岁以内开始治疗。其他药物包括使用睾酮或联合使用hCG和促性腺激素释放激素（gonadotropin-releasing hormone，GnRH）。

这种治疗的目的是刺激正常的雄激素相关反应，包括阴茎发育和阴毛生长。副作用可能包括勃起疼痛和行为改变。

美国泌尿外科学会指南建议，由先天或后天因素导致睾丸不在阴囊位置已有6个月的患者，应当找小儿泌尿外科医生治疗。患者可能需要做睾丸固定术。

无论是否可触及的隐睾都需要在麻醉下先进行睾丸的检查和定位，然后进行睾丸固定术。此时，应检查睾丸血管的完整性和睾丸的活性，根据情况考虑是否进行睾丸切除术。手术的目标包括预防进一步的睾丸损伤，恢复睾丸生长发育，改善生育能力和降低睾丸恶性肿瘤的风险。睾丸固定术的推荐年龄为6~18个月（Cho et al. 2019）。手术方式可以是开放手术或腹腔镜手术。睾丸固定术的早期并发症包括血肿、感染、伤口裂开和疼痛。远期并发症包括睾丸损伤、睾丸萎缩、输精管或附睾损伤。

如果存在性功能障碍，一些医生会建议在睾丸固定术过程中进行睾丸活检。

回缩性睾丸的治疗方案仍存在争议。青春期前男性的回缩性睾丸可以每年复查一次或两次，将手术时间推迟到青春期。如果睾丸仍然可以自由活动，那么就需要进行睾丸固定术。手术的适应证包括：青春期后男性的睾丸没有自行恢复，睾丸变小、变软，或快速回缩和精索持续紧绷。

远期并发症

隐睾症的并发症包括不育症，睾丸癌的风险增加，睾丸扭转、萎缩、损伤，腹股沟疝。双侧隐睾使不育症的发生率增加 30% 以上。还会引起严重的心理问题，这与阴囊结构的异常导致尴尬和自尊心受损有关。

健康宣教

应向患者父母讲解隐睾、单睾的长期潜在风险和并发症，需要特别注意存在不育症和癌症的可能性。此外，这些患者在成年后应该接受有关这些风险的再教育。

急性特发性阴囊水肿

急性特发性阴囊水肿（acute idiopathic scrotal edema，AISE）是需要立即治疗的疾病，因为其可能涉及睾丸扭转、睾丸附件扭转或附睾睾丸炎。它通常需要进行鉴别诊断，快速、正确的诊断可避免不必要的阴囊探查。这种疾病通常是自限性的。

虽然 AISE 的确切病因尚不清楚，但它可能与血管神经性水肿的疾病有关。血管神经性水肿表现为超敏反应，可能是某些未知的食物、药物或环境暴露导致的过敏或非过敏性反应。这种暴露导致阴囊内的皮下组织肿胀。

发病率

AISE 是 20 岁以下男性发生急性阴囊疼痛的第四大常见原因。它没有睾丸扭转、睾丸附件扭转、附睾睾丸炎那么常见。总发病率 20%~69%。AISE 常见于 10 岁以下的青春期前男性，但在成人中也有发现。

病　史

AISE 的初病史表现与急性阴囊疼痛（见"睾丸附件扭转"部分）相同，这可以帮助医生判断疼痛或急性肿胀的潜在原因，并为评估和正确诊断提供依据。此外，病史应包括个人和家族是否有类似的发病表现、当前用药、是否接触已知的过敏原（食物、药物或环境）、突然受到的身体刺激（热、冷、运动），以及上述情况发作的时间。

体征和症状

患者可能表现为无痛性的阴囊水肿放射至会阴和阴茎。然而，一些患者会出现阴囊或腹股沟区疼痛，皮肤浅表也有压痛。水肿可能是单侧（90%）或双侧，肿胀在 3~4 天内迅速消退。会阴区和腹股沟区皮肤出现弥漫性红斑。睾丸无压痛，可能存在鞘膜积液。通常未见发热、尿道症状或尿道分泌物。

风险因素

由于病因尚不清楚，因此很难预测风险因素。但如果未来的研究支持血管神经性水肿的理论，患者暴露于已知的过敏原将是一个重要的风险因素。

体格检查

阴囊检查显示阴囊上有弥漫性红斑，可延伸至腹股沟区、会阴和阴茎。单侧或双侧的阴囊水肿可能延伸至同样的区域。触诊可能会发现阴囊皮肤压痛、阴囊水肿和鞘膜积液。

检查诊断

实验室检查并不能确诊 AISE，但可以通过尿酸、尿液培养和全血细胞数来排除其他病理变化。

彩色多普勒超声可用于诊断 AISE。超声图像显示阴囊壁增厚、水肿，睾丸和附睾表现正常。"喷泉征"是多普勒超声检查横断面图像上的一个独特现象，显示了阴囊壁的一种不寻常的高血供表现。超声也可以显示反应性鞘膜积液和肿大的淋巴结。彩色多普勒超声的使用可以减少不必要的阴囊探查。

治 疗

AISE 是良性的且通常是自限性的，因此没有具体的治疗方法。保守治疗是首选方法，症状通常在 5 天内便会消失。首选使用非甾体抗炎药。一些医生可能会添加使用一种抗生素。保守治疗主要是提高舒适度，如支撑并抬高阴囊、热敷或使用冰袋。

应避免使用阴囊探查术，除非有严重的顾虑。如果上述保守措施无效，则可以考虑阴囊探查术。采取阴囊探查术的其他必要因素包括疼痛一直持续、疼痛严重、肿胀无法解决和相关的生活质量问题，或是为了减轻患者或家属的担忧或恐惧。应注意手术的并发症，包括睾丸、附睾和输精管组织的潜在损伤。潜在的远期并发症包括睾丸萎缩、不育症和感染。

▋▎ 精液囊肿

精液囊肿是一种液体积聚的囊肿，最常见于附睾顶部，但也可能位于睾丸网或输精管，一般为良性。该液体可能为透明或不透明，可能含有有活性和无活性的精子。精液囊肿有时位于附睾，较小的时候也可称为附睾囊肿。精液囊肿的确切原因尚不清楚，但一些研究显示与附睾小管阻塞有关，可能并发于近期泌尿外科手术、器械检查、创伤或炎症。

发病率

精液囊肿在儿童中很少见，患病率随着年龄的增长而增加，40~50 岁的男性发病率最高。他们可能是在体检中偶然发现的。约 30% 的男性在接受阴囊超声检查后会发现精液囊肿。

病 史

本病通常是患者或其伴侣注意到肿块，或是由于肿块造成疼痛而被发现。人们通常首先去初级保健机构就诊。详细的病史应包括发病过程、部位和肿块大小变化。应记录最近的感染、创伤或外科手术史。应询问患者是否有接触己烯雌酚（DES）的情况。

体征和症状

精液囊肿通常不会引起症状。在睾丸的上侧可感觉到一个无痛的肿块，很少伴有同侧阴囊肿大、疼痛、发红或压迫感。精液囊肿本身并不影响生育能力，但下面介绍的矫正手术可能会损伤附睾和输精管组织而影响生育能力。

风险因素

除年龄增长外，没有发现其他与精液囊肿发生相关的显著风险因素。虽然精液囊肿与希佩尔－林道病之间没有明确的联系，但患有该病的男性精液囊肿的发病率较高。一些研究表明，妊娠患者服用己烯雌酚与其子的患病风险有关。大多数精液囊肿是特发性的，没有明确的病因。

体格检查

本病触诊时可发现位于附睾顶部有一个光滑、坚硬的肿块，可自由活动，肿块与睾丸是分离的并位于其上方。肿块的透光度可用来区分是充满液体的囊肿还是实性的肿块。为了鉴别诊断，应触诊腹股沟检查是否存在腹股沟疝。如果出现其他症状，如不透光的肿块、阴囊水肿、炎症或明显的疼痛，则需要其他检查并转诊到泌尿外科。

辅助诊断

诊断精液囊肿不需要进行任何实验室检查。可以进行尿酸检测和尿液培养，以排除感染可能。

多普勒阴囊超声对诊断精液囊肿具有高敏感性。如果肿块没有透光，或者体检结果或患者病史提示更严重的病变，则需要进行阴囊超声检查。在超声上，精液囊肿应表现为无回声的囊性肿块，后方回声增强，大小通常为 1~2 cm，但可超过 15 cm。它可能表现为单腔或少腔的薄壁结构，这些表现提示其为良性囊性肿块。

治　疗

大多数精液囊肿不需要治疗。如果阴囊有轻微的不适，阿司匹林、对乙酰氨基酚或抗炎药如布洛芬可能会有帮助。热敷或冰袋冷敷也可以缓解症状。

如果精液囊肿仍在增大，伴有疼痛，则选择手术治疗。一些不育症患者将接受精液囊肿切除术和精索静脉曲张切除术，以提高生育能力。应告知患者术后有由于附睾组织或输精管损伤而导致不育的可能。附睾的破裂也可能导致抗精子抗体的形成，这也可能导致生育能力降低。

精液囊肿切除术是一种门诊手术，包括在阴囊和附睾上做一个小切口，完整地切除精囊。这个手术可能是开放式，也可能是微创的。

术后护理

短期：引流管可放置 1 天。术后 1~2 周，建议使用阴囊支架和 / 或抬高阴囊。20%~90% 的患者会发生肿胀，可以使用 2~3 天冰袋来帮助缓解，也可以使用加热垫来缓解肿胀。术后疼痛可短期使用麻醉剂。为防止感染，在切口完全愈合之前不允许洗澡，但一般 48 h 后允许淋浴。至少 2 周内避免剧烈运动和接触性运动。泌尿外科医生的随访时间通常为 2 周。其他近期并发症包括发热、感染（10%）、血肿（17%）和疼痛加重。

远期：远期并发症包括持续性阴囊疼痛、复发性精液囊肿、鞘膜积液和睾丸萎缩。较严重的并发症可能是附睾或输精管的损伤，从而导致不育症。

抽吸手术（硬化剂）可以在门诊进行。用细针插入精液囊肿抽吸液体。这个手术可以与硬化疗法一起进行，硬化疗法包括向精囊中注射一种刺激性物质（十四烷硫酸钠），这可能导致精囊留下瘢痕。

▌▌ 鞘膜积液

鞘膜积液是指位于包绕睾丸的鞘膜顶叶层和内脏层之间的腔内液体异常聚集。鞘膜积液分为交通性和非交通性两类。交通性鞘膜积液在出生时存在精索鞘膜不完全闭合，在腹腔和鞘膜腔之间的液体流动。鞘膜积液的量因重力、哭泣、咳嗽时腹压增加，以及白天活动量增加而增多。后天性的非交通性鞘膜积液，也称为单纯的鞘膜积液，在腹腔和阴囊之间没有开口。后天性鞘膜积液进一步分为原发性和继发性。原发性鞘膜积液是特发性的，通常生长缓慢，可能需要多年，没有异常病理。继发性鞘膜积液是由创伤、感染或炎症引起的，积液中的液体由炎症反应产生，其积聚速度可能超过身体重吸收的速度。

发病率

鞘膜积液在儿童中常见，成年男性只占1%。世界范围内，成年男性鞘膜积液最常见的原因与班氏丝虫引起的寄生虫感染有关。虽然该病在美国很少见，但可见于全球70多个国家，主要见于埃及和印度。这些流行地区的发病率和患病率因不同国家和防控方法差别很大。在流行地区，患者儿童时期就已感染丝虫病，但可能直到成年早期才会出现临床症状。成虫位于阴囊内淋巴管中，引起淋巴阻塞和鞘膜积液是最常见的表现。随着感染的恶化，鞘膜积液变得非常大，并有显著的症状，包括行走和其他日常活动时感到不适。随着外形改变，患者会遭受社会的歧视。

一般区分丝虫性鞘膜积液和特发性鞘膜积液是很难的。必须了解详细的病史，关键要询问近期是否有疫区旅行史或接触史。体检时可能会发现丝虫病的其他体征，精索和附睾可增厚并伴有多个结节。可能会见到阴囊过度肿胀，骨盆和四肢有淋巴水肿。医务人员必须采取预防措施。阴囊超声可用来诊断疾病，显示为丝虫舞蹈征（FDS）。FDS是指鞘膜积液中液体随着丝虫活动而移动。在这种情况下，需要行手术治疗。丝虫性鞘膜积液比特发性鞘膜积液更难通过手术切除，因为该疾病会导致显著的瘢痕和纤维化改变。

解剖和生理

在妊娠的最后3个月，男性胎儿的睾丸从腹部通过腹股沟管迁移，通过鞘状突进入阴囊。在这个早期的发育阶段，每个睾丸都有一个充满液体的囊环绕睾丸，使液体在腹膜和囊之间运动。通过腹股沟环后，通常鞘状突会关闭，腹膜和阴囊之间的液体流动受到阻碍。如果这个闭合不完全，可能会形成鞘膜积液。此外，如果开口明显增大，小肠的一部分也可能进入阴囊，间接导致腹股沟斜疝。

病　史

发病情况、部位、大小和有无疼痛是病史的首要部分。病史应包括所有感染、创伤和当前用药的情况。手术史应包括所有既往泌尿外科手术、所有腹部手术、肾移植手术或房室分流术。

体征和症状

鞘膜积液通常没有症状。它们的大小可能会根据一天中的时间或活动量而变化，躺下时会有所改善。增大的鞘膜积液可能会使阴囊产生一种"沉重""拉拽"或"疼痛"的感觉。这种不适可能会放射到下背部和腹股沟区域。如果胃肠道有恶心、呕吐、便秘或腹泻的症状，应注意与腹股沟疝进行鉴别诊断。

风险因素

早产和出生低体重是鞘膜积液形成的风险因素。鞘状突的不完全闭合是另一个风险因素。接触寄生虫可使个体发生丝虫性鞘膜积液。

体格检查

除了一般的阴囊检查外，还有一些针对鞘膜积液的相关检查。本病的特征性表现是一个紧绷、光滑、通常无压痛的阴囊肿块，当用一个小的手电筒照射到阴囊皮肤上时，肿块会透光。鞘膜积液的大小和质地可以在一天的不同时间根据活动而变化。鞘膜积液在平卧时可能会变得更小，随着时间的推移，可能会变得更大和更紧绷。

如果鞘膜积液很大，也可能很难触及睾丸。鞘膜积液位于睾丸的上部和前侧。触诊时鞘膜积液上方的精索和腹股沟环正常。由于腹股沟疝和鞘膜积液之间存在联系，让患者以站立姿势进行瓦尔萨尔瓦（Valsalva）动作，然后触诊腹股沟管区域时可触及肠道。嵌顿疝的患者可能表现为发热、寒战、恶心、呕吐、腹泻或便秘。大约 10% 的睾丸肿瘤可能伴有鞘膜积液；因此，可能需要检查外生殖器的淋巴水肿和下肢的水肿情况。与丝虫性鞘膜积液相关的临床表现见上文。

检查诊断

实验室检查是为了鉴别诊断，而不作为鞘膜积液的确诊方法。进行尿酸检测和尿培养，以排除尿路感染、附睾炎、睾丸炎可能。因为鞘膜积液可能是附睾炎的反应性改变。所以，如果患者承认有危险性行为或近期有感染性传播疾病，则需要进行性传播疾病检测。关于睾丸肿瘤的临床结果提示，应检测甲胎蛋白（AFP）、人绒毛膜促性腺激素（hCG）和乳酸脱氢酶（LDH）。

本病一般不需要进行影像学检查，只有当患者有症状，阴囊没有透光，诊断不明确，或者检查结果异常时要进行。腹部平片将有助于区分鞘膜积液和疝气。如果存在嵌顿疝，腹股沟区域就会显示气体存在，这与鞘膜积液时不同。多普勒或非多普勒阴囊超声可以帮助诊断鞘膜积液及其大小，它可以提供关于睾丸血流的信号，并区分鞘膜积液和睾丸扭转、睾丸肿瘤、精索静脉曲张、嵌顿疝。附睾血流信号增加可以帮助临床医生鉴别鞘膜积液与附睾炎。

治　疗

婴儿的鞘膜积液通常在出生后第 2 年就会消退，不需要治疗。如果 1 岁后发生的鞘膜积液，75% 的患者将在 6 个月内消退（Dagur et al. 2016），但需要定期的检查和随访。如果担心单侧睾丸的存活力，可能需要进行睾丸切除术。大多数成年男性的鞘膜积液是良性的，不需要治疗。

手术修复——鞘膜切除术，是症状性鞘膜积液的手术金标准。手术指征包括持续疼痛、外观问题、由于鞘膜积液过大而导致的残疾，或患者对出现的睾丸肿块感到担忧。可以采取腹股沟切口或阴囊切口。术后超声成像观察结构的完整性和睾丸血流灌注情况。

鞘膜积液的另一种治疗方式是微创硬化疗法，这只在患者无法耐受任何手术的情况下使用。该手术通常包括抽吸鞘膜积液，然后灌注硬化剂，这些硬化剂可能留在囊内，或可能在手术结束前被抽出。该手术使用局部麻醉在门诊或门诊手术室完成，患者在术后不久即可出院。用于硬化的药物有四环素衍生物、含 95% 乙醇溶液、油酸乙醇胺或其他刺激性药剂。这些药物可能引起附睾损伤和梗阻；因此，担心导致不育症的患者不建议使用这些药物。

医生应向患者介绍鞘膜积液的所有治疗方案，包括早期和潜在的远期并发症。鞘膜积液切除术的早期并发症可能包括发热、急性和慢性阴囊疼痛、感染、囊内积血、血肿和水肿，其中血肿是鞘膜积液切除术后最常见的并发症。硬化疗法的复发风险高。因此，尽管初期的治疗比鞘膜积液切除术更便宜，但重复手术的费用更多。远期并发症包括与附睾或输精管损伤相关的不育症、鞘膜积液复发和慢性疼痛。

血 精

血精是指精液中有肉眼可见的血液。虽然这通常是一种良性的、自限性的疾病，但它可能会引起患者和伴侣的焦虑，患者会担心发生恶性肿瘤或性传播疾病。血精可以表现为持续数周至数月的单一症状。精液的颜色可以是亮红色或咖啡色。

发病率

血精的确切发病率和患病率尚不清楚，但以 30~40 岁男性最高，占泌尿外科门诊量的 1/5000（Mathers et al. 2017）。有 70% 的血精被诊为特发性的，但先进的影像技术有助于将这些数字减少到 10%~20%（Mathers et al. 2017）。在 40 岁以下的男性中，本病可能与感染或炎症有关。病因相当广泛，更常见的原因是附睾炎、睾丸炎、前列腺结石、良性前列腺增生或性传播疾病。常见的创伤性原因包括前列腺活检、近距离放射治疗和尿道器械治疗，也与长期的禁欲有关。在 40 岁以上的男性中，更加严重的病变受到关注。

有研究发现高尿酸血症与血精有关（Mathers et al. 2017）。前列腺分泌物和精液中的尿酸晶体可能在前列腺或附睾中产生炎症反应，从而导致黏膜炎症、充血、水肿和血精。

解剖和生理

射精通路中任何位置的损伤、炎症或阻塞都可导致血精。

病　史

了解患者全面详细的病史、治疗史和性生活史是必要的，这有助于评估诊断。性生活史应包括新伴侣的数量、性交的频率（肛门和阴道）、手淫，以及既往的性病史。关于射精的细节应该包括血精的特征、颜色、时间和频率。因血液可能与阴道组织的微撕裂、月经出血或其他妇科（肛门）疾病有关，所以精液中的血液必须排除来源于女性伴侣的可能，可以使用避孕套收集精液样本。

病史应包括所有疾病，包括高血压、恶病质、肝病，以及任何与炎症或感染有关的风险因素（症状）。结核病或血吸虫病流行地区旅行史会增加感染的风险。泌尿系统恶性肿瘤不是一种与血精相关的常见疾病，但也应注意其可能性。同时记录服用阿司匹林和抗凝血剂等药物情况。手术史应包括所有近期的前列腺穿刺活检术、近距离放射治疗、任何侵入性泌尿外科手术和任何有危险的性行为。

体征和症状

与血精相关的症状很少，但可能包括射精疼痛、血尿、排尿困难、短期内的尿频和阴囊不适。与血精相关的高尿酸血症症状还包括足关节痛和慢性前列腺炎。

风险因素

风险因素可能与造成血精的病理过程有关，包括感染、炎症、前列腺结石和恶病质。某些泌尿外科手术，如前列腺穿刺活检、器械检查和近距离放射治疗，可引起炎症和感染，从而增加患血精的风险。

体格检查

体格检查应该从评估主要体征开始，特别是高血压、发热和近期体重减轻等情况。应重点进行腹部检查，以评估腹部肿块，包括肝肿大、脾肿大或骨盆肿胀。生殖器检查应非常详细。患者采用直立位和俯卧位进行检查，才能更好地识别异常。检查阴茎是否有不寻常的皮肤损伤，这可能是由性传播疾病、系带撕裂或皮肤癌引起的。损伤、皮疹情况都需要医生详细询问其性生活史。完成直肠指诊后，应检查尿道是否有出血，精索、附睾和睾丸有无压痛、硬化或肿胀。根据体检和相关的病史，可以排除某些特定的疾病。

辅助检查

根据个人病史和检查结果的不同需要进行不同检查，通过检查可以帮助安抚患者情绪。持续性血精、相关性血尿和 40 岁以上的男性需要进行更深入的检查。所有患者的基本检查应包括尿酸检测、尿培养和前列腺特异性抗原检测。仅在有风险因素的情况下，才需要采集性传播疾病的首次晨尿样本。其他的检测可能包括新鲜的精液样本、前列腺分泌物样本和用于细胞学、结核病或血吸虫病的尿液样本检测。血液样本用于可能与血精相关的 R/O 条件的全血细胞数、尿素、电解质、肝功能和凝血功能检测。

经直肠超声（TRUS）是诊断血精最常见的影像学检查。TRUS 可定位前列腺结石、精囊内的囊肿、扩张的精囊和射精管阻塞。上述情况都与血精有关。罕见恶性肿瘤引起血精，但 TRUS 也可以识别前列腺、膀胱和精囊肿瘤。MRI 现在很少用于血精的初步检查，但如果怀疑有更严重的病理改变，可以要求 MRI 检查。如果阴囊检查异常，可以进行阴囊超声检查。也可以要求进行 CT 尿路造影。

如果出现血尿，可以要求进行膀胱镜检查。膀胱镜检查可以直接显示射精管、前列腺和膀胱，并可以确认是否有前列腺增生。

治 疗

血精是一种良性的病症，早期的治疗通常是观察和支持疗法。如果确定发生了感染，应适当给予抗生素或抗病毒药物。如果出现前列腺增生，非那雄胺或度他雄胺可以治疗血精。如果诊断出高尿酸血症，连续 8 周口服别嘌呤醇 300 mg/ 次（每日 2 次），然后减少到每日 1 次，可有效降低血精的发生率和降低血清尿酸水平，低嘌呤饮食和增加液体摄入量也有效。血精的其他治疗方法则主要针对病理改变。

睾丸微石症

睾丸微石症（testicular microlithiasis，TM）是在阴囊超声检查中偶然发现的睾丸生精小管内的钙沉积物（Balawender et al. 2018）。它们的形成可能是因为睾丸中的支持细胞不能快速地分解羟基磷灰石晶体和周围的纤维化组织的钙沉积。这些碎片的积累并由此产生的刺激会引起免疫反应，增加细胞膜的通透性，并导致沉积物留在生精小管中（Aoun et al. 2019）。

TM 最初是在 1928 年的一次尸检中偶然发现的，直到 1987 年才通过超声成像看到。TM 是一种病因不明的疾病，在成年男性中并不常见。TM 与睾丸恶性肿瘤有关，但该结论非常有争议，也没有足够的数据来证实这一点。

2015 年，欧洲泌尿生殖系统放射学会（European Society of Urogenital Radiology）制定了一种分类系统来描述美国的这一发现。很多医疗工作者在操作阴囊超声时会发现这种疾病。因此，了解这一诊断的重要性、意义和治疗建议非常必要。

发病率

TM 见于从青春期前到老年所有年龄段的男性。在一般人群中，17~35 岁的男性可能占 5%，但真正的发病率尚不清楚，因为只有在男性进行影像学检查时才会发现 TM。随着超声技术的进步，TM 的检出率也有所增加。0.6%~9% 接受阴囊超声检查的男性发现患有 TM（Balawender et al. 2018）。黑人男性的 TM 发病率最高，其次是西班牙裔男性，然后是亚洲或太平洋地区的男性，最后是白人男性。患有某些遗传性疾病的男性患 TM 的发病率也高于普通人群。17.5% 的克兰费尔特综合征男性患有 TM，36% 的唐氏综合征男性患有 TM（Balawender et al. 2018）。

解剖和生理

当使用 Prader 睾丸计进行睾丸检查时，睾丸大小之间的差异大于 20%，这表明睾丸萎缩。一般左睾丸比右睾丸小。正常睾丸体积在 12~30 mL，小于 12 mL 属于睾丸过小（Balawender et al. 2015）。

病　史

对诊断为 TM 的男性，需要收集的病史应包括既往有体积小于 12 mL 的睾丸萎缩史、睾丸发育不良或睾丸固定术。其他重要的辅助病史包括生殖细胞瘤史或近亲家属有生殖细胞瘤史。

体征和症状

TM 无临床表现（Leblanc et al. 2018）。阴囊检查时不能发现 TM，也不会引起任何疼痛、肿胀或不适。

风险因素

一些研究表明，体力活动较少、饮食中含有薯片（炸薯条）和爆米花的男性患 TM 的风险较高，因为这些食物中含有一种叫丙烯酰胺的化学物质。如前所述，种族、医疗条件、社会经济水平可能影响患病风险。

最令人担忧的一点是 TM 和睾丸癌之间具有潜在联系。目前，还没有足够的高质量研究来证实两者之间的相关性（Aoun et al. 2019）。一些研究发现，在隐睾、不育症、既往有睾丸肿瘤史或有家族史的男性中，TM 的患病率较高，这些也是睾丸癌的独立影响因素（Leblanc et al. 2018）。

体格检查

体格检查时没有发现任何体征，触诊不到小的钙化灶。

辅助检查

在美国，这些微钙化在阴囊超声表现为小的、均匀、强回声、无阴影灶，直径 1~3 mm，分布于一侧或两侧睾丸（Richenbeng et al. 2015）。检测到的数量从每个视野小于 5 个到 60 个不等。

阴囊超声检查应该使用至少 15 MHz 的高频传感器进行，因为这可以更精确地识别出更小体积的 TM（Richenbeng et al. 2015）。在 MRI 中睾丸微小钙化不会显示。

如果临床上发现有睾丸肿块，需进行肿瘤标志物检测。

如果肿瘤标记物或超声检查异常，需进行睾丸活检或睾丸切除术。

治　疗

虽然对于 TM 患者的治疗没有明确的一致的指南或方案（Brodie et al. 2018），以下有一些指导建议可供参考（表 5-4）。

表 5-4　欧洲泌尿生殖系统放射学会对 TM 的分类

局限的：每个视野 < 5 个 TM
传统的：每个视野 ≥ 5 个 TM
弥漫型（暴风雪）：每个视野有多个 TM

美国泌尿外科协会指南建议，在没有睾丸实体肿块或其他与生殖细胞瘤（GCT）相关的风险因素的情况下，恶性肿瘤的风险没有增加，因此，不建议进行进一步的检查。

欧洲泌尿生殖系统放射学会也建议，对没有任何相关风险因素的单纯的 TM 患者，不需要任何进一步的治疗，包括超声检查或睾丸活检（Balawender et al. 2018）。应指导患者每月进行睾丸自我检查，并给予有关 TM 的宣教资料（Aoun et al. 2019）。

然而，如果 TM 存在上述任何一种风险因素，医生需要进行随访：每年进行阴囊超声随访和每月进行睾丸自我检查。如果反复阴囊超声检查发现任何局灶性病变，患者应转诊到泌尿外科，欧洲泌尿外科协会（EUA）指南建议对这一组患者随访到 55 岁（Balawender et al. 2018）。

▐▌ 精索静脉曲张

精索静脉曲张是蔓状静脉丛和精索内静脉的迂回扩张。蔓状静脉丛是静脉回流系统的另一个术语，它由深层和浅表网组成。深网引流睾丸、附睾和输精管的静脉，浅表网引流阴囊的静脉。这些静脉在睾丸索上汇合，在每侧形成一条单一的睾丸静脉。右睾丸静脉流入右下腔静脉，左睾丸静脉流入左肾静脉。

正常的非扩张性静脉直径 0.5~2.0 mm。在 Valsalva 动作（瓦尔萨尔瓦动作）时，精索静脉曲张的管腔会扩张至大于 3.5 mm。

静脉曲张会导致睾丸组织损伤、睾丸萎缩、精子发生改变、间质细胞功能障碍和不育症。一些精索静脉曲张会存在持续性（慢性）疼痛。

精索静脉曲张的发病机制是多因素的，而左侧精索静脉曲张更为常见。左侧精索静脉曲张发生的原因可能是其比右侧静脉长 8~10 cm，加上呈直角汇入左肾静脉，也会增加静脉的压力和湍流。主动脉和肠系膜上动脉压迫左肾静脉（胡桃夹现象），导致左肾静脉高血压，导致静脉压力增加、湍流和回流，导致左侧精索静脉曲张。右侧能够更直接地流入腔静脉，使其压力更小，发生扩张的可能性更小。内、外、提睾肌静脉无瓣膜或瓣膜不全是精索静脉曲张的另一个潜在原因。在坐姿或卧位时较少出现血流逆行进入蔓状静脉丛，但在站立时显著增加。

睾丸热症可能是由于睾丸周围的静脉血循环停滞增加所致。睾丸正常温度比正常体温低 1~2 ℃。这种较低的温度对于精子生成是必要的。青春期相关的激素变化也可能起到了一定作用。睾酮水平的变化可能会增加进入睾丸的血液流动，促进蔓状静脉丛的扩张和精索静脉曲张的形成。及时发现精索静脉曲张是关键，可触及的精索静脉曲张时间越久，精索静脉曲张就越大，睾丸功能越有可能发生显著改变。

发病率

精索静脉曲张是泌尿系统的常见症状，在 15%~20% 的男性中可见，但在进行不育治疗的男性中占 40%（Baigorri and Dixon 2016）。静脉曲张最常发生在 13~30 岁的男性中，肥胖男性的发病率较低，这可能是由于增加的腹部脂肪限制了肠系膜上动脉和主动脉之间的压力。

解剖和生理

90% 的精索静脉曲张发生在左侧（O' Reilly et al. 2016），瓣膜缺失更常见于左侧。不同研究统计出的双侧精索静脉曲张发病率差异较大，范围在 30%~80%（Alsaikhan et al. 2016）。蔓状静脉丛中静脉的正常直径为 0.5~1.5 mm，而睾丸主静脉的直径为 2 mm（Prajapati et al. 2016），可触及的精索静脉曲张（Ⅰ~Ⅲ

级）可超过 5~6 mm（Prajapati et al. 2016）。

若发生右侧精索静脉曲张（特别是在 40 岁以下的男性中），需要关注是否存在骨盆（腹部）恶性肿瘤，这可能包括肾细胞癌、腹膜后纤维化、腹膜后肿块、肉瘤或淋巴瘤。这些需要进一步的检查。

风险因素

先天性精索静脉缺失是一个重要的风险因素。精索静脉曲张似乎有家族遗传，但这还没有得到证实。有一个患有精索静脉曲张的近亲家属也许会增加其他家庭成员患精索静脉曲张的风险。年龄是另一个常见的风险因素，青少年精索静脉曲张的发病率增加到 15%，到成年期保持稳定（Baigorri and Dixon 2016）。

病　史

根据患者就诊的原因不同，相关的病史可能会有所不同。就诊原因可能是不育症、疼痛或新发生的精索静脉曲张。患者的年龄是影响病史记录的另一个因素。

如果男性出现不育症或在未来有生育计划，应收集并记录生育史和性史。应询问雄激素缺乏的症状，如肌肉减少、容易疲劳、精力不足、情绪低落和性欲低。询问单侧或双侧的睾丸的位置、大小或性质是否有变化，勃起功能是否有变化。获取发病情况、严重程度和不同治疗方法的预后信息。询问是否有先天性异常、感染（腮腺炎、睾丸炎、性传播疾病）、泌尿外科手术或任何已知的生殖器创伤的病史。还应询问患者过去和现在使用（滥用）的麻醉品、酒精、睾酮替代疗法，或任何其他非处方的"激素"补充剂。

如果患者主要表现为疼痛，则应首先记录疼痛的发作、部位、频率、持续时间和放射情况。让疼痛加重或缓解的因素，以及采取过的治疗措施应该记录下来。每次都需要问患者是否有生育问题。如果患者表示担忧，那么应该询问上述关于不育症的问题。有时，患者仅有对新出现的"肿块"或其他异常情况的担忧，没有出现症状。应该收集完整的病史。

体征和症状

精索静脉曲张患者可表现为无症状或有症状。一些精索静脉曲张患者是通过体格检查或影像学检查的偶然发现而确诊的。

如果精索静脉曲张有症状，患者可能表现为同侧阴囊有麻木、疼痛、持续性、坠胀的感觉。部分男性的这些感觉可能会向上牵涉到腹股沟区域。这种不适可能会随着站立、紧张或活动的增加而加重。当他仰卧位时精索静脉曲张消退，不适可能会减轻。患者可能会将受累睾丸上方的软性肿块描述为"虫袋"。这些症状在就诊前可持续 3~18 个月。

患者可能会担心近期睾丸的变化或实验室检查结果显示的睾酮水平低或精液分析异常。虽然许多精索静脉曲张患者仍然无症状，但精索静脉曲张发生可能与不育症、睾丸疼痛和睾酮分泌受损有关。它是不育症最常见和可治疗的原因，有大量证据表明精索静脉曲张与异常的精液参数和睾丸萎缩有关。这些症状的发展可能是由于阴囊温度升高、继发于静脉瘀滞引起的缺氧和 / 或肾脏、肾上腺代谢物反流的结果。

肥胖患者通过超声检测到的精索静脉曲张的患病率较低。较低的患病率与体格检查无关，更有可能是由于其他因素。

体格检查

体格检查是精索静脉曲张检查的基础。应让患者在温暖的房间进行检查，以促进提睾肌和肉膜肌的放松。寒冷的房间，焦虑或尴尬的病人，或没有经验的临床医生可能会导致阴囊收缩或抬高，使精索静脉曲张更难触诊。患者应同时检查仰卧位和站立位。

检查：评估阴囊的对称性。评估每个睾丸的对称性。观察阴囊内是否有任何可见的肿胀。寻找任何可见的弯曲的静脉。

听诊：将听诊器放在一些较大的精索静脉曲张上，可以听到血流搏动。

触诊：在患者仰卧位和站立时触摸精索。Valsalva 动作（瓦尔萨尔瓦动作）将有助于增加精索静脉曲张的充盈，并帮助临床医生定位精索静脉曲张。在睾丸上方或睾丸索内可能触诊到"虫袋"。当血管完全充盈时，可感觉到精索静脉曲张的脉搏。使用 Dubin 和 Amelar 提出的量表对精索静脉曲张进行分级（表

5-5）。记录精索静脉曲张随体位改变发生大小或症状的变化。如果在仰卧位时没有发现体积缩小，则需要进一步的 CT 扫描或盆腔超声检查，以评估腹膜后肿块情况，如肉瘤、淋巴瘤或肾肿瘤。

此外，右侧精索静脉曲张很少单独出现，一旦发现建议进行更深入的身体检查，检查有无盆腔淋巴结病、腹部淋巴结病或肾脏肿块。

使用 Prader 睾丸测量仪评估单侧或双侧睾丸萎缩情况。

表 5-5　Dublin 和 Ameler（1970）精索静脉曲张分级系统及彩色多普勒结果

精索静脉曲张的等级	体格检查	美国彩色多普勒检查结果——Valsalva 动作（瓦尔萨尔瓦动作）下左性腺静脉中位数直径
亚临床的	不能触及，偶然发现	
一级	只有在站立和 Valsalva 动作（瓦尔萨尔瓦动作）时才能触摸到	3.65 mm
二级	站立时可触手可及。不需要 Valsalva 动作（瓦尔萨尔瓦动作）	3.75 mm
三级	通过阴囊组织可触及站立"虫袋"	4.7 mm

辅助检查

如前所述，相关的病史和体格检查是精索静脉曲张的主要诊断依据。可以考虑进行实验室检查，包括评估精索静脉曲张可能出现的并发症。

建议将精液分析作为基础，对于只需要观察的男性，建议定期进行精液分析。血清睾酮和卵泡刺激素水平也可以检测。

如果需要影像学检查，阴囊超声检查是首选的方式。然而，阴囊超声检查不推荐作为所有精索静脉曲张患者的常规检查，特别是对于患有亚临床精索静脉曲张的患者。

美国泌尿外科协会和美国生殖医学协会建议，阴囊超声检查仅限于在病史和体格检查后无法确诊的病例中使用。

Pilatz 等人（2011）指出，彩色多普勒超声对精索静脉曲张的敏感性和特异性均大于 80%，能够将精索静脉曲张分级与多普勒检查结果联系起来（表5-5）。彩色多普勒的使用可以帮助医生确定精索静脉曲张的级别和最佳的治疗方式。多普勒检查可用于确定治疗后的闭塞的精索静脉曲张疏通的程度。

虽然逆行精索静脉造影检查对精索静脉曲张的识别高度敏感，但它很少使用，除非与闭塞性精索静脉曲张的治疗相结合。在这个过程中，一根导管被推进到睾丸静脉，并注射一种造影剂来识别精索静脉曲张。然后放置一个不锈钢线圈来栓塞精索静脉曲张。静脉造影联合钢圈栓塞适用于持续性或复发性精索静脉曲张，成功率为 90%~97%（Baigorri and Dixon 2016）。

管 理

对于患有可触及的精索静脉曲张、精液参数异常和可能担心未来生育能力的成年男性，应尽早进行关于不育症风险和可用的治疗方案的咨询（第二章），可以直接向美国生殖医学协会了解更多细节。同样，患有可触及精索静脉曲张并且精液参数正常的男性应知悉，未经治疗的精索静脉曲张可能会导致潜在的睾丸功能障碍。这些患者应每年进行精索静脉曲张和睾丸大小及其一致性质的检查。应考虑复查精液分析以及睾酮和卵泡刺激素水平。每年应复查以统计未经治疗的精索静脉曲张的风险和并发症。

治疗方案

保守、非手术治疗通常是精索静脉曲张相关疼痛患者的首选。保守措施包括热疗，冰敷，阴囊抬高，使用阴囊支架，使用非甾体抗炎药、镇痛药，限制活动。限制身体活动包括限制体育运动尤其举重及剧烈运动。虽然保守措施可以减轻精索静脉曲张的不适，但它们不能代替手术治疗。患者进行盆底物理治疗或咨询疼痛医学专家可能也有效果。当保守治疗无效时，可以给予精索静脉曲张手术治疗，但要告知患者，手术可能不能完全缓解他们的不适。

目前尚无结论性研究表明有任何药物治疗能有效改善症状或减少精索静脉曲张形成并修复并发症。Pourmand 等人（2014）进行的一项研究提出对接受标准腹股沟精索静脉曲张切除术的患者使用左旋肉碱（一种抗氧化剂），每日口服 750 mg，使用 6 个月。但结果发现精液分析参数或 DNA 损伤没有任何改善。

放射性介入经皮栓塞术

静脉曲张可以通过在微创门诊手术中使用局部麻醉（或偶尔使用轻度镇静剂）结合线圈、球囊或硬化剂栓塞精索静脉来消融。这些手术由介入放射科医生独立完成或在泌尿外科医生的协助下完成。在进行上述手术前，首先要做静脉造影，以帮助确定精索静脉曲张的程度和静脉的解剖结构，还可以识别可能的侧支静脉系统。患者在手术后病情稳定时可以出院。

逆行硬化治疗是最常见的经皮栓塞手术。在逆行硬化治疗中，这种手术是在肱静脉、股静脉或颈内静脉中做一个小切口，使用透视和造影剂，让导管进入精索内静脉。当确定回流流向时，注入硬化剂。所使用的硬化剂包括氰基丙烯酸正丁酯（N2BCA）、十四烷基硫酸钠（STS）（一种泡沫制剂）和波利多卡醇，硬化剂药物的选择根据医生个人习惯。

另一种治疗方法是顺行性硬化性治疗。该手术也是门诊手术，使用局部麻醉 20 min。在这个过程中，通过一个小切口直接进入阴囊，直接观察并分离精索静脉。一个小导管同样推进到回流方向，并注射硬化剂。

硬化剂治疗的并发症包括阴囊血肿、阴囊肿胀、对造影剂的过敏反应、腹膜后造影剂渗漏、发热或性腺静脉破裂。有可能出现无法解决的精索静脉曲张或复发性精索静脉曲张，通常与替代静脉侧支系统有关。手术后，术前存在的阴囊疼痛可能持续存在。复发性精索静脉曲张可能会出现新的疼痛。

硬化剂治疗的好处包括有与手术相当的复发率，术后疼痛较少，以及更早地恢复正常活动。精液参数的改善与手术治疗的结果相似。

在线圈栓塞过程中，在腹股沟上做一个小切口，并将导管通过股静脉进入性腺静脉。注入造影剂后使用透视法以观察沿着导管到回流静脉的路径。线圈被放置到曲张的精索静脉位置，并用透视观察相应的静脉是否完全闭塞。目前使用的线圈是核磁共振兼容的。此外，一些放射科医生会增加一种硬化剂，以确保侧支静脉也被阻塞，以减少复发的机会。

球囊栓塞与线圈栓塞的方法类似。这种手术主要用于大的精索静脉或有双向血流模式的患者。透视和造影剂用于引导导丝进入精索静脉。一旦曲张位置被确认，球囊就会被用来阻塞逆行的血流。与线圈手术一样，一些放射科医生会增加一种硬化剂来提高成功率。

线圈和球囊栓塞的并发症与硬化治疗相似。在线圈或球囊的通过或操作过程中，可能会发生静脉穿孔。另一个并发症是线圈或球囊的移位。这两种方法都没有发现鞘膜积液的形成。血栓性静脉炎也是潜在的并发症。

线圈和球囊治疗的优点包括不适感更少、恢复更快、感染更少，以及与手术相当的治疗效果。精液参数的改善 62%~77%（Cayan et al. 2019）。栓塞手术的成功率 90%~97%（Baigorri and Dixon 2016）。精索静脉曲张切除术与栓塞术的手术费用没有明显差异。

精索静脉曲张切除术

手术适应证

美国泌尿外科协会最佳实践政策"关于静脉曲张和不育症的报告（Report on Varicocele and Infertility）"概述了精索静脉曲张治疗的标准。

1. 不育症

建议在考虑男性伴侣进行手术修复之前，必须满足下述 4 点。

（1）精索静脉曲张应可触及。亚临床精索静脉曲张者不建议进行手术。

（2）存在不育症。

（3）女性伴侣没有不孕症或只有潜在的可治疗的不孕原因。

（4）一个或多个精液样本的精液分析结果异常。

2. 其他符合手术修复标准的情况

（1）成年男性，可触及精索静脉曲张，精液参数异常，可能担心未来生育能力。

（2）患有精索静脉曲张和同侧睾丸萎缩的青少年男性。一些研究表明，睾丸大小在 1 年内有 20% 变化的患者应手术修复。应进一步做精液分析。

（3）男性出现超过 3 个月的慢性阴囊疼痛。

（4）出现至少有 2 次睾酮水平异常。对睾酮水平较低的男性进行精索静脉曲张切除术是有争议的，但多项研究表明，睾丸间质细胞的破坏和潜在的睾丸萎缩会导致生育能力受损和长期性腺功能减退等并发症。

手术方式

手术修复精索静脉曲张的目的是阻塞引起精索静脉曲张的精索内静脉，防止对睾丸动脉的任何损伤，并尽量减少精索静脉曲张复发的风险。这个手术有多种手术方法。传统的阴囊入路治疗精索静脉曲张的修复方法已被替代，目前多采用对精索动脉和睾丸组织损伤较少的手术。阴囊入路手术与术后鞘膜积液发生率的增加有关。

腹腔镜下精索静脉曲张切除术适用于复发性或双侧精索静脉曲张。自从腹股沟下显微外科精索静脉曲张切除术出现以来，腹腔镜下精索静脉曲张切除术的使用频率较少，部分原因是它更易产生并发症、手术时间较长、设备较昂贵和需要全身麻醉。

在手术过程中，建议使用腹腔镜下的多普勒探头来确定精索动脉的位置。在脐下做一个切口，在离手术位置几厘米的范围内做两个较小的切口。用烧灼器、夹子或缝合线结扎精索静脉。

开放式手术技术包括腹膜后、腹股沟（Ivanissevich 法）和腹股沟下（Marmar）入路。精索静脉是通过在腹部的一个 5~7.6 cm 的切口进入的[1]。腹股沟和腹股沟下技术是最常用的方法。经腹股沟入路法的切口位于外环的上方和内侧。必须注意不要损伤髂腹股沟神经或睾丸动脉。

腹股沟下入路的精索静脉手术切口更浅，在浅环上方。这种精索静脉曲张切除术可以保留睾丸、睾丸动脉和淋巴管，最大限度地减少副作用和睾丸萎缩的风险。这种显微外科技术还能减少术后疼痛、复发率和鞘膜积液的发生率。

术前注意事项

对所有患者来说，术前最重要的是明确做手术的原因。无论是为了控制疼痛、不育症、睾丸改变，还是性腺功能减退，患者都需要对结果保持理智的期望。这些风险和益处应以口头和书面的形式告知患者，应进一步讨论精索静脉曲张切除术对不育症的影响。

---

[1] 英文原版描述为 2~3 英寸，1 英寸 ≈ 2.54 cm。

术后管理

覆盖切口的敷料可在 2 天内取出。如果用固定带覆盖切口，应该允许它们自己脱落。在切口完全愈合之前不要泡澡。48 h 后可开始淋浴。不建议在 2 周内进行体力劳动。性行为应推迟 1~2 周。如果发现阴囊肿胀或不适，应采取阴囊支撑、阴囊抬高和冰敷的舒缓措施。大多数疼痛可以通过非处方药物来调节。如果出院后出现发热、异常疼痛、淤青、肿胀，应告知患者打电话给医生。若发生排尿无力应立即打电话告知医生。随访应安排在术后 2~8 周，并取决于外科医生和 / 或设备条件。计划在 3~4 个月时进行第二次随访，以评估复发性精索静脉曲张，并收集精液分析结果。就诊时间根据医生的习惯而定。

手术并发症

早期并发症包括阴囊肿胀、瘀斑、术后疼痛和感染。远期并发症包括鞘膜积液形成，这是最常见的并发症之一。第二个远期并发症是手术中结扎睾丸动脉，导致睾丸萎缩。第三个并发症是精索静脉曲张的复发，与手术类型有关。行腹股沟下显微镜下精索静脉曲张切除术治疗本病的复发率低于 2%（Gomella 2010）。

通过较新的手术方法，94% 的患者阴囊疼痛得到缓解。新发的阴囊疼痛可能与侧支静脉复合体中精索静脉曲张的复发有关。

临床经验

· 如果患者步态正常，一般不可能为睾丸扭转。

· 睾丸附件扭转在成人中罕见。

· 急性期附睾睾丸炎可导致长达 6 周的症状，可能需要非抗生素的对症支持，如非甾体抗炎药。

· 回缩性睾丸是一种正常的变异，可以是单侧或双侧的；它们在青春期完全下降，但可能会移出阴囊并自行返回。

· 急性特发性阴囊水肿通常见于青春期前的男性（< 10 岁）。

· 精液囊肿和鞘膜积液非必要一般无需治疗；由于易复发，除不适合做手术的患者外，一般不采用抽吸法治疗。

· 每年应复查以统计未经治疗的精索静脉曲张的风险和并发症，特别是对患有双侧精索静脉曲张的年轻男性。

参考文献

· Al-marzooq WA, Yahya SAE, Alhumairi AK (2018) Incidence of orchiectomy in patients with testicular torsion treated in the urology department in hilla teaching hospital. J Univ Babylon Pure Appl Sci 26 (7): 1-8

· Alsaikhan B, Alrabeeah K, Delouya G, Zini A (2016) Epidemiology of varicocele. Asian J Androl 18 (2): 179-181

· Aoun F, Slaoui A, Naoum E, Hassan T, Albisinni S et al (2019) Testicular microlithiasis: systematic review and clinical guidelines. Prog Urol 29 (10): 465-473

·Baigorri BF, Dixon RC (2016) Varicocele: a review. Semin Intervent Radiol 33 (3): 170-176

· Balawender K, Orkisz S, Wisz P (2018) Testicular microlithiasis: what urologists should know. A review of current literature. Cent European J Urol 71: 310-314

· Braga LH, Lorenzo AJ, Romao RLP (2017) Canadian Urological Association-Pediatric Urologists of Canada (CUA-PUC) guideline for the diagnosis, management, and follow up of cryptorchidism. Can Urol Assoc J 11 (7): E251-E260. https: //doi. org/10. 5489/cuaj. 4585. Epub 2017 Jul 11. PMID: 28761584; PMCID: PMC5519382

· Brodie KE, Saltzman AF, Cost NG (2018) Adolescent testicular microlithiasis: a case-based, multinational survey of clinical management practices. J Pediatr Urol 14: 151e1-151e8

· Cayan S, Orhan I, Akbay E, Kadoglu A (2019) Systematic review of treatment methods for recurrent varicoceles to compare post-treatment sperm parameters, pregnancy and complication rates. Andrologia 51 (11): e13419

· Cho A, Thomas J, Perera R, Cherian A (2019) Undescended testis. BMJ 364: 1926

· Dagur G, Gandhi J, Suh Y, Weissbart S, Sheynkin YR, Smith NL, Joshi G, Khan SA (2016) Classifying hydroceles of the pelvis and groin: an overview of etiology, secondary complications, evaluation, and management. Curr Urol 10 (1): 1-14. https: //doi. org/10. 1159/000447145

· Dublin L, Ameler RD (1970) Varicocele size and results of varicocelectomy in selected subfertile men with varicoceles. Fertil Steril 21: 606

· Gomella LG (2010) The 5−minute urology consult, 2nd ed. Wolters Kluwer/ Lippincott Williams & Wilkins, Philadelphia

· Hazeltine M, Panza A, Ellsworth P (2017) Testicular torsion: current evaluation and management. Urol Nurs 37 (2): 61−71

· Kapoor S (2008) Testicular torsion: a race against time. Int J Clin Pract 62 (5): 821−827

· Leblanc L, Lagrange F, Lecoanet P, Marcon B, Eschwege P, Hubert J (2018) Testicular microlithiasis and testicular tumor: a review of the literature. Basic Clin Androl 28: 8. Published online July 9, 2018

· Leslie SW, Sajjad H, Villanueva CA (2020) Cryptorchidism. [Updated 2019 Oct 8] . In: StatPearls [Internet] . StatPearls Publishing, Treasure Island, FL. https: // www. ncbi. nlm. nih. gov/books/NBK470270

· Mathers MJ, Degener S, Sperling H, Roth S (2017) Hematospermia—a symptom with many possible causes. Dtsch Arztebl Int 114: 186−191

· O'Reilly P, Le J, Sinyavskaya A, Mandel E (2016) Evaluating scrotal masses. J Am Acad Physician Assist 29 (2): 26−32

· Pilatz A, Altinkilic B, Köhler E, Weidner W (2011) Color Doppler ultrasound imaging in varicoceles: is the venous diameter sufficient for predicting clinical and subclinical varicocele? World J Urol 29 (5): 645−650

· Pourmand G, Movahedin M, Dehghani S et al (2014) Does L−carnitine therapy add any extra benefit to standard inguinal varicocelectomy in terms of deoxyribonucleic acid damage or sperm quality factor indices: a randomized study. Urology 84 (4): 821−825

· Prajapati N, Ratogi SK, Kulshrestha V, Pandit A, Waheed N, Gupta A (2016) Varicoceles: corelation of clinical examination with color Doppler sonography at a tertiary care hospital. Indian J Basic Appl Med Res 5 (3): 191−197

· Richenberg J, Belfield J, Ramchandani P, Rocher L, Freeman S et al (2015)

Testicular microlithiasis imaging and follow-up: guidelines of the ESUR scrotal imaging subcommittee. Eur Radiol 25: 323-330

· Sommers DN, Jensen J (2015) Sonographic findings of typical and atypical scrotal trauma. Ultrasound Q 31 (2): 99-108

· Suh Y, Gandhi J, Joshi G, Lee MY, Weissbart SJ, Smith NL, Joshi G, Khan SA (2017) Etiologic classification, evaluation, and management of hematospermia. Transl Androl Urol 6 (5): 959-972. https: //doi. org/10. 21037/tau. 2017. 06. 01

· Ta A, D'Arcy FT, Hoag N, D'Arcy JP, Lawrentschuk N (2015) Testicular torsion and the acute scrotum: current emergency management. Eur J Emerg Med 8 (11): 37-41

· Yan Y, Chen S, Chen Z, Pei X, Zhou P, Xiao Y, Wang X (2018) The applied value of medical history, physical examination, colour-Doppler ultrasonography and testis scintigraphy in the differential diagnosis of acute scrotum. Androl 50 (4): e12973

第六章

勃起功能障碍

Penny Kaye Jensen, Jeffrey A. Albaugh

概　述 153

问题现状 153

流行病学 153

生　理 154

病　因 155

　　器质性病因 155

风险因素 158

管　理 159

　　识　别 159

　　诊　断 161

　　实验室检查 162

　　特殊辅助检查 163

　　干预与治疗 163

　　一线治疗 163

　　二线治疗 167

　　三线治疗 169

结　论 175

男性性健康状况调查量表（SHIM） 179

参考文献 181

目 标

（1）了解勃起功能障碍的发病率、流行率、病因和风险因素。

（2）了解正常勃起功能所需的解剖和生理基础，包括血管、神经和激素。

（3）识别与勃起功能障碍相关的并发症，包括心血管疾病、糖尿病、肥胖、代谢综合征、血脂异常和高血压。

（4）明确勃起功能障碍症状的早期表现与内皮功能障碍相关，应进一步评估心血管风险。

（5）确定适当的实验室检查项目并解释结果。

（6）描述药物治疗和非药物治疗的作用方式。

（7）认识到勃起功能障碍评估是管理男性整体健康的一个途径。

（8）应用指南来协助临床决策，并融入日常实践。

■ 概 述

对男性性行为认知水平的提高促进了一系列管理勃起功能障碍（erectile dysfunction，ED）方法的发展。口服药物，特别是被认为一线治疗药物的 5 型磷酸二酯酶（PDE-5）抑制剂的出现，已经扩大了 ED 患者的治疗选择。过去，ED 是由泌尿外科和心理医生共同治疗的。现在，ED 最常在初级保健机构进行管理，当口服药物不见效时，才需要转诊到专科医生处。初级保健提供者（primary care providers，PCPs）开出的药中有大约 2/3 是 PDE-5 抑制剂（Kuritzky and Miner 2004）。使用这些药物要想获得疗效需要注意适当的剂量以及处方信息。此外，要注意 ED 与心血管疾病风险因素如糖尿病、高血压、血脂异常、吸烟、肥胖和冠状动脉疾病等之间的相关性。因此，执业护士（nurse practitioners，NPs）在识别男性共有血管疾病和 ED 风险方面具有特殊的优势。

■ 问题现状

几十年来，ED 一直被认为是一个禁忌话题，现在勃起功能障碍已是医疗研究热点。在美国，ED 从禁忌话题到众所周知和接受的健康问题的转变始于 1993 年，当时美国国立卫生研究院（National Institute of Health）ED 共识发展小组（1993）将 ED 推到了聚光灯下，并将其列为一个重要的公共卫生问题。这个小组建议将"阳痿"一词替换成不那么轻蔑且更容易接受的医学术语"勃起功能障碍（ED）"来表示无法达到和（或）保持足以进行性行为的阴茎勃起（NIH Consensus Panel on Impotence 1993）。ED 是一个常见的问题，据估计，美国有 3000 万男性患有某种程度的 ED（NIH Consensus Panel on Impotence 1993）。大约每 5 个男性中就有 1 个发生过 ED，并且这一情况在 40 岁以上的男人中更常见（Allen and Walter 2019）。

■ 流行病学

流行病学研究表明，在控制其他因素的情况下，年龄增加是发生 ED 的高危因素，尤其是 50 岁后（Allen and Walter 2019）。在成人初级保健机构所评估的患者中 50 岁以上占大多数；因此，在初级保健机构就诊的所有男性中，一半以上的人群患有一定程度的 ED。根据联合国的数据，到 2025 年，全球 65 岁以上的人口将超过 3.56 亿人，比目前的数量增加了 1.97 亿。1995 年，全球 65 岁以上男性 ED 比例为 4.2%。预计到 2025 年，这一比例将上升到 9.5%（Shabsigh 2006）。由于 ED 与衰老之间的相关性，全球老龄化将带来未来 ED 患者数量的增加。仅衰老本身并不能解释老年人中 ED 的高患病率。相反，ED 的高患病率可能与随着年龄增加而增高的风险因素以及健康状况下降有关（Seftel et al. 2004）。由于阴茎是一个血管器官，所以阴茎确实会随着年龄的增加而衰老。Kinsey 的经典著作揭示了衰老是 ED 发展的关键风险因素。在他早期的研究成果中，他发现 ED 的患病率从 20 岁时的 0.1% 增加到 80 岁时的 75%（Kinsey et al. 1948）。近 50 年后，MMAS（马萨诸塞州男性衰老研究）发现了同样的趋势（Feldman et al. 1994）。衰老会导致性刺激和勃起之间的潜伏期延长，同时也导致了勃起硬度和触觉敏感性降低，射精次数减少，射精量减少，不应期延长。五六十岁的男性以及糖尿病患者和其伴侣需要了解的是，随着触觉阈值的增加，他们勃起需要比正常情况下更多的刺激（Rowland et al. 2005）。

▌生 理

勃起始于身体和 / 或精神上的刺激，这些信息在大脑的额叶中被处理和整合后沿着脊髓传递到骶骨区域（S_{2-4}），副交感神经兴奋使平滑肌放松，伴随着血液流入，化学介质诱导平滑肌放松和血管扩张，从而使阴茎勃起。一氧化氮和环磷酸鸟苷（cGMP）是使海绵体平滑肌放松的主要非胆碱能 – 非肾上腺素能和胆碱能介质（Gratzke et al. 2010）。阴茎内有 3 个可勃起圆柱体，包括成对的海绵体和尿道海绵体，当这些圆柱体被充满时，它们会压迫阴茎浅静脉减少血液回流，使阴茎充血。睾酮是主要的雄激素，通过下丘脑 – 垂体 – 睾丸轴调节，参与阴茎组织结构的成熟和维持勃起功能（Carson et al. 2009）。睾酮不仅在维持正常性欲中起着主要作用，它在勃起功能和射精功能中也起着一定的作用。ED可能有许多潜在的病因，而且可能是多因素的。血液流入阴茎以及大脑和阴茎之间的神经系统交流对勃起至关重要。任何影响血液或神经传导过程的疾病都可能影响勃起功能。

病　因

根据病因对ED进行大致的分类有助于在选择治疗方案时评估ED患者的情况。ED可分为器质性、心理性和混合性（Lue 2000）。在20世纪80年代早期，80%的ED病例归因于心理性精神因素，20%归因于器质性因素（Boyle 1999）。目前，大部分患者发生ED的主要原因是动脉疾病，如高血压、糖尿病、血脂异常和周围血管疾病。临床研究表明，阴茎血管床可能是早期系统内皮细胞和（或）平滑肌功能障碍的敏感指标（Jones et al. 2002）。器质性ED是目前为止最常见的ED形式，可能由多种病因引起。

心理性精神因素包括焦虑、人际关系问题、心理压力或抑郁，这些都会导致性欲丧失、过度抑制或阻碍一氧化氮的释放。ED最常见的心理性精神因素是焦虑，这与男性担心自己无法进行性行为有关。最初，焦虑可能会导致性行为失败，从而进一步增加焦虑，形成一个恶性循环，导致之后无法勃起。压力、紧张、担心、内疚和愤怒也会抑制性行为。性表现与男性自尊密切相关；因此，ED不仅会对一个男性的性生活带来毁灭性的打击，对他的自我意识也是如此。患有ED的男性经常会产生不自信、尴尬或内疚。ED的心理障碍也影响男性生活的其他领域，如社会交往和工作表现。这些心理性精神因素可能继发于器质性ED，也可能是器质性ED导致的结果（Sachs 2003）。可能出现混合病因，器质性病因可能是继发的心理性精神因素。

器质性病因

血管性：勃起功能障碍的一种常见的器质性病因是血管损伤，可以是动脉或静脉损伤。血管性ED约占ED患者的2/3（Androshchuk et al. 2015）。血管损伤可能与高血压、动脉粥样硬化、糖尿病、盆腔放疗、阴茎纤维性海绵体炎以及骨盆或会阴创伤有关，其中任何一种都可导致动脉血流不足或静脉阻塞受损。ED 习惯被认为是动脉粥样硬化晚期发生的闭塞性系统性血管疾病的结果。最新临床研究表明，阴茎血管床可能是早期系统性内皮细胞和（或）平滑肌功能障碍的敏感指标。ED 可能是氧化应激和亚临床心血管疾病的最初症状之一（McCullough 2003）。在这一背景下，ED 正成为所有心血管风险因素的晴雨表。事实上，勃起困难的症状，特别是维持持久勃起的能力差，通常发生在导致心肌梗死、脑卒中或跛行等不良事件的结构性闭塞性血管问题之前（McCullough 2003）。这些发现中最重要的一点不是这些并发症相互间的关系，而是 ED 疾病早期的末端器官表现，其表现早于冠状动脉的严重动脉狭窄，糖尿病周围神经病变、视网膜病变，高血压心肌病（Kloner and Speakman 2002）。ED 是人体的"早期预警系统"（McCullough 2003）。由于 ED 在心血管疾病、糖尿病、高血压和其他系统性血管疾病中的流行而被认为是这些疾病的继发性并发症。最近，越来越多的临床证据表明这一认知需要改变，Inman 等人（2009）的研究已经表明，当年轻男性患有 ED 时，其未来患心脏疾病的风险显著增加，总体来看 ED 可能导致今后患冠心病的风险增加约 80%。

马萨诸塞州男性衰老研究（Massachusetts Male Aging Study, MMAS）表明 ED 与重大健康风险，如糖尿病、血脂异常、高血压、心脏病密切相关（Feldman et al. 1994）。Billups 和 Friedrich（2005）发现，在 ED 患者中，约 60% 的人胆固醇水平异常，而在进行多普勒超声检查时，发现其中超过 90% 的人存在阴茎动脉问题。明尼阿波利斯心脏研究所基金会（Minneapolis Heart Institute Foundation）最先发布研究报告称，ED 可能是心血管疾病的最初迹象之一，因为阴茎的小血管似乎比心脏的大血管对动脉粥样硬化堵塞更敏感（Pritzker 1999）。那些表明冠状动脉疾病和 ED 之间存在联系最开始出现于 20 世纪 80 年代末的文献中。患有心血管疾病、糖尿病和代谢综合征的男性的 ED 患病率高于没有这些疾病的男性（Grover et al. 2006）。

神经性：器质性病因之一，神经性病因包括帕金森病，多发性硬化症，阿尔茨海默病，脑卒中，脊髓损伤，根治性骨盆手术如根治性前列腺切除术，糖尿病神经病变，或因未能启动神经冲动或神经传递中断而引起的骨盆损伤。背部的损伤，特别是累及脊柱和脊髓时，可导致 ED。糖尿病、慢性肾衰竭和冠心病可导致神经和血管功能障碍，从而导致 ED。针对其他情况进行的各种手术可能会导致阴茎神经意外损伤，从而导致 ED。

激素失衡：大约 10% 的 ED 是由激素失衡引起的。睾酮随着年龄的增长而下降，血清总睾酮水平平均每年下降约 1.5%（Feldman et al. 2002）。到 50 岁时，由于血清总睾酮水平较低，患病率约为 20%，到 80 岁时约为 50%（Matsumoto 2002）。雄激素缺乏会减少夜间勃起和降低性欲。睾酮水平低会出现包括肌肉量和骨密度下降、脂肪量增加、向心性肥胖、胰岛素抵抗、性欲下降、低能量水平、记忆力减退、易怒、抑郁等症状。性腺功能减退和高催乳素血症会导致性欲减退和一氧化氮释放不足。肾脏和肝脏疾病也可能导致激素失衡，从而导致 ED。

糖尿病：ED 和糖尿病之间的关系已经被证实（Kolodny et al. 1974）。糖尿病患者发生 ED 的风险接近 50%。糖尿病患者不仅有患血管疾病的风险，而且其发生神经病变和激素异常的风险也会增加。这些疾病在糖尿病患者中的发病率高于普通人（Corona et al. 2004）。以糖化血红蛋白水平升高为标志的血糖控制不良与严重的 ED 相关（Rhoden et al. 2005）。

下尿路症状：现在人们已经认识到，有下尿路疾病症状（lower urinary tract symptoms，LUTSs）的男性 ED 患病率很高（Rosen et al. 2003）。LUTSs 通常是由良性前列腺增生引起的，具有多种排尿症状，包括尿频、尿急、尿不尽、尿流缓慢等。尽管病因尚不明确，但几项研究的结果表明，LUTSs 是 ED 的一个风险因素，与年龄和其他并发症无关（Braun et al. 2003）。强有力的流行病学证据表明 ED 和 LUTSs 之间存在联系，并有共同发病机制的理论支持——前列腺增生影响男性性功能，降低性生活质量（Carson and McMahon 2008）。研究人员认为，PDE-5 抑制剂可能会改善与前列腺增生相关的 LUTSs（Liu et al. 2011）。这些药物通常是用于治疗 ED，PDE 同工酶的抑制可使前列腺或膀胱的平滑肌松弛，改善良性前列腺增生患者的 LUTSs（Kaplan and Ganzalez 2007）。

睡眠呼吸暂停：一些研究表明睡眠呼吸暂停和 ED 之间存在联系；睡眠呼吸暂停的严重程度和 ED 的严重程度之间的相关性很强（Jankowski et al. 2008；Teloken et al. 2006；Zias et al. 2009）。睡眠呼吸暂停会扰乱快速眼动睡眠，这正是男性经常发生夜间勃起的时候。据推测，快速眼动睡眠时间的减少意味着夜间勃起的减少，夜间勃起是男性维持性健康的必要过程。医生在评估 ED，特别是对那些常规治疗效果不佳的患者时应考虑伴随的睡眠障碍（Jankowski et al. 2008），需要进一步的研究来明确睡眠障碍和 ED 之间的因果关系。

抑郁症：当抑郁症是主要诊断时，ED 可以被认为是伴随抑郁症的症状之一。然而，如果 ED 是主要诊断，患者可能会由于 ED 而出现抑郁。无论 ED 是抑郁症症状之一，还是抑郁症是 ED 引起的，两者经常共同发病。Araujo 等（1998）得出的结论是中年男性的抑郁症和 ED 之间关系密切，并且独立于其他如人口统计学、生活方式、健康状况、药物使用、激素失衡等因素（Araujo et al. 1998）。

■ 风险因素

ED 的风险因素是任何可能影响血流、神经传导或激素失衡的潜在疾病。除了久坐、肥胖和吸烟外，在美国，使用消遣性毒品也是引起 ED 的危险因素之一，许多常用处方药都会影响勃起功能，如抗高血压药（最常见的是利尿剂和 β 受体阻滞剂）、抗抑郁药（最常见的是 5- 羟色胺再摄取抑制剂（SSRIs）和三环类抗抑郁药）、抗焦虑药、抗精神病药物、抗胆碱药物、抗心律失常药、抗雄激素、抗组胺药（最常见的是伪麻黄碱）、麻醉剂（阿片类药物）和镇痛药。要注意根据病史来评估患者可能存在的影响勃起功能的因素，包括日常用药、成瘾性用药、生活习惯（运动、饮食、性生活）。

肥胖使患 ED 的风险几乎增加了一倍（Bacon et al. 2003）。一项基于丹麦社区的横断面研究报告称，ED 在体重指数（BMI）为 30 或以上的男性中更为普遍（Andersen et al. 2008）。Esposito 等人（2014）发现 BMI 高于 25 的男性患 ED 的风险更高。1/3 的肥胖男性通过适度减肥以及增加常规锻炼的时间和强度改善了他们的勃起功能（Esposito et al. 2004）。健康的生活方式可以预防 ED 的发生。Derby 等人（2000）进行了一项研究，前瞻性地研究了吸烟、酗酒、久坐和肥胖是否与 ED 有关。该研究随机抽取了 40~70 岁男性样本。对 1709 名男性在 1987—1989 年做基线调查时完成了家庭访谈，1995—1997 年对 1156 名男性进行了随访（平均随访时间为 8.8 年）。分析包括了 593 名在基线调查时没有 ED 的男性，他们同样没有前列腺癌，也没有接受过心脏病或糖尿病治疗。肥胖状态与勃起功能障碍相关（$\rho=0.006$），尽管后续体重减轻，基线肥胖仍预测更高的风险身体活动状况与 ED 的高风险有关（$\rho=0.01$），久坐不动的男性风险最高，而坚持运动的男性风险最低（Derby et al. 2000）。吸烟和饮酒与 ED 的发生率没有关系（$\rho > 0.3$）。研究者得出结论，人至中年再改变生活方式可能为时已晚，无法逆转吸烟、肥胖和饮酒对 ED 的影响。相比之下，即使到中年再开始体育活动也可以降低患 ED 的风险；因此，尽早践行健康的生活方式可能是降低勃起功能障碍风险的最佳方法（Derby et al. 2000）。

管　理

临床医生开发了一个管理 ED 患者的共识指南模型。该模型强调了对 ED 患者进行识别、评估、干预和随访的系统方法。该指南旨在为患者及其伴侣提供一个全面的护理模式，该模式具有最佳的成本效益和临床相关性。这种模式会为越来越多的患者及其伴侣提供高质量的性保健（Albaugh et al. 2002）。

识　别

性健康没有得到包括执业护士在内的初级保健提供者的重视。男性通常不愿主动提及性健康问题（Eardley 2013）。为了给患者提供全面护理，执业护士应主动询问患者有关性生活和亲密关系的问题。

ED 一直被视为生活质量问题，而不是一种相对常见的疾病，其发病率随着男性年龄的增长而增加。虽然 ED 并不被认为是一种危及生命的疾病，但它与许多并发症及其风险因素密切相关。ED 是一种高发疾病，值得作为心血管疾病，代谢性疾病如糖尿病、血脂异常，抑郁症，性腺功能减退，其他疾病的指标被进一步研究。早期识别 ED 是一个筛查其他严重疾病的机会。

不同的文化对性和亲密关系的看法不同，因此，医疗保健提供者必须注意文化差异。在某些文化或宗教中，在某一特定时期进行性行为可能是不可接受的，比如在月经前或月经后的一定天数内不能进行性活动。评估和理解个人或文化上的禁忌是很重要的，这有利于为患者提供最佳建议，从而推进 ED

治疗。

应该接受筛查的男性包括 40 岁以上、易患并发症和可能在身体亲密关系方面有困难的患者。有性健康问题的患者通常觉得与执业护士讨论这些问题比与临床医生讨论更加舒适。接受调查的成年男性性功能障碍率为 35%，成年女性为 42%；而在临床医生的记录中，只有 2% 记录了关于这些性抱怨的讨论（Sadovsky and Curtis 2006）。

尽管伴侣访谈、纸笔问卷或线上问答也可能有价值，但关于性健康的询问通常是通过与患者面对面的访谈进行。每种方法都有其优点和局限性。访谈中最重要的是询问的方式，访谈者应该对每个人独特的种族、文化和个人背景高度敏感。当患者侯诊时，发放问卷，如男性性健康状况调查量表（SHIM）（见第 179 页）（Cappelleri and Rosen 2005）是甄别患者的一种谨慎方式。实践证明 SHIM 是一种简单、易于管理患者的诊断工具。在临床实践和研究中，它被广泛用于 ED 的筛查和诊断以及评估 ED 的严重程度（Cappelleri and Rosen 2005）。

护士也可以使用 PLISSIT 模式（许可、有限信息、具体建议和强化治疗）（Permission, Limited Information, Specific Suggestions, and Intensive Therapy）了解患者（Annon 1974）。该方法首先从请求并允许讨论性问题开始，发起关于性功能障碍的讨论，打开沟通的渠道，同时注意对患者的人文关怀。其次为患者提供关于性行为和性功能障碍的相关医学信息，可能包括正常的解剖和生理知识，消除关于性的神秘性，并讨论常见的性问题。再次是提供可能有助于改善患者性健康问题的具体建议。这些建议应该以患者的性健康为目标，同时将其伴侣纳入治疗计划和教育过程中也很重要。最后是指导患者进行强化治疗。该模式应采用非评判性和关怀的态度，同时牢记患者及其伴侣的目标、感受和期望，可以对患者及其伴侣进行性教育。

ED 的访谈问题示例

（1）实现或维持勃起有困难吗？

（2）勃起困难总是存在，还是偶尔？

（3）患有心脏病、糖尿病、高胆固醇等疾病的男性常有 ED，你有上述疾病吗？

（4）你的 ED 是突然发生的还是逐渐进展的？

（5）你的 ED 是一直存在的还是取决于周围情形，比如伴侣？

（6）你是否与伴侣有与 ED 无关的关系冲突？

（7）尝试性交成功的频率如何？

（8）你有足够的性欲吗？

（9）你一般是在清晨还是在夜间勃起？

（10）射精有什么困难？太快还是太慢？

（11）你能达到性高潮吗？

（12）你试过采取治疗方法来解决这个问题吗？

诊 断

首先应获得患者完整的病史，以评估可治疗的器质性或心理性精神病因。ED 的成功治疗始于详细的病史，包括社会心理和性因素。由于心血管风险因素与 ED 密切相关，在这些患者中查找潜在的心血管疾病至关重要。在出现心血管疾病症状之前，ED 可能是潜在心脏病的警告信号。由于 ED 和心血管疾病之间的关系，执业护士应在证实患者没有潜在的心血管疾病之前要按有潜在疾病处理（Nehra et al. 2012）。

病史应包括全面的、有针对性的性生活史、既往病史、社会史、心理史（ShamLoul and Ghanem 2013）。病史记录的目的应是确定症状的严重程度、加重症状的触发因素、症状的出现时间、问题的持续时间以及任何伴随的医疗或社会心理因素。应详细评估包括所有可能影响性行为和亲密关系的医疗条件、药物使用、人际关系问题、抑郁、焦虑或其他精神障碍。抑郁症的筛查也可以纳入病史采集过程（Jensen et al. 2004）。抑郁、创伤后应激障碍（PTSD）、焦虑和其他精神疾病可能是导致 ED 的原因。因人际关系或者饮酒问题导致的压力或包括烟草在内的药物滥用都会对勃起功能产生直接影响，因此了解患者社会史是必不可少的（Jensen et al. 2004）。

对患者要进行全面的身体检查，特别是对泌尿生殖、内分泌、血管和神经系统的检查。生殖器体检可以使患者了解正常生殖器的解剖结构，在检查时，执业护士应注意患者的次要性别特征（面部、体毛、正常或异常的乳腺组织、声音的低沉度）、皮肤、既往手术留下的瘢痕和肌肉组织发育情况。对心血管系统的评估应包括血压、心音和下肢外周血管的搏动情况。最有意义的体征是股动脉或腘动脉搏动减弱（LaRochelle and Levine 2006）。这提示血管疾病特别是动脉供血不足是发生 ED 最有可能的原因。如果这些大血管的搏动性减弱，那么直径为 0.5~1.0 mm 的海绵体动脉很可能也会受到损害（LaRochelle and Levine 2006）。神经系统评估可能包括肌肉力量、肌肉收缩、步态评估、触摸敏感性以及外周神经和生殖器反射测试。泌尿生殖系统检查应包括评估阴茎的大小、阴茎、尿道口上的硬化、结节、纤维化、病变或斑块。应评估阴囊和睾丸的大小和一致性。此外，执业护士应注意到阴囊或睾丸的病变、结节或异常。应进行直肠指诊，以确定前列腺的形状，并确定是否存在病变、硬化或异常，同时也可以检查肛门括约肌和球海绵体肌反射。

实验室检查

本病的实验室检查包括从简单到复杂的各种方法。应根据患者的病史对每个患者及其风险因素进行个体化分析检测。考虑到 ED 和血管疾病之间的强相关性，所有在过去 6 个月内未进行评估的患者都应进行实验室检查。应有选择地进行具体的检查，以评估 ED 患者潜在的内分泌或其他系统性病因，并确定可能导致 ED 的并发症，如糖尿病、高脂血症。应评估血生化，包括空腹血糖、糖化血红蛋白、全血细胞计数、血脂。测定血清促甲状腺激素（TSH）也有一定的价值。血浆睾酮水平可能因焦虑、压力或抑郁而降低，并随昼夜节律变化，可能更能准确地反映组织激素状态，但检查费用往往更昂贵。性欲低下与低睾酮水平有关，因此，应该检测那些抱怨性欲减弱的患者的睾酮水平。如果睾酮水平较低、有性欲丧失的病史、有催乳素瘤的症状如视野丧失或头痛，则应评估催乳素水平（Akpunona et al. 1994）。催乳素水平升高可能提示垂体肿瘤，如果不能确定其他病因，应通过 MRI 进一步评估。根据美国泌尿外科协会指南（American Urological Association 2005），可根据患者的年龄和相对风险状况来选择测定血清前列腺特异性抗原。

特殊辅助检查

ED 是通过病史和体格检查来诊断和治疗的。当医学上需要考虑重建手术、常规治疗失败或医学法律原因需要特殊诊疗程序时，患者需要转诊并进行特殊辅助检查。这些检查可能包括夜间阴茎勃起和硬度（NPTR）测试、彩色多普勒海绵体研究（阴茎血流研究），或其他专门的血管或神经系统测试，这些检查在特殊的病例中发挥作用，比如筛选出更适合做血管重建手术的骨盆或阴茎创伤的年轻患者。检查也可能出于医学法律原因（在诉讼案件中记录器质性ED）或因为患者希望确诊动脉功能不全或静脉渗漏而进行。但一般来说，这些检查不会改变或影响治疗过程，因此并不是必要的。根据诊断结果患者可转诊到泌尿外科、内分泌科、心血管科、神经科或精神科。

干预与治疗

现在对诊断为 ED 的患者有多种医学治疗方法。这些治疗方案根据疗效、侵袭性程度、安全性、易用性和成本进行分类。每种治疗方法都有利有弊，每个患者及其伴侣都应该充分了解。治疗计划应以目标为导向，理想情况下应旨在满足患者及其伴侣的需求，以最大限度地提高伴侣满意度。通过提供所有的治疗方案，包括每个方案的优缺点，让患者可以在充分了解情况后决定最适合自己的治疗方案。

一线治疗

咨　询

全面的性教育是 ED 治疗的要点。患者不仅需要了解每种治疗方案，以便对治疗方案做出明智的选择，而且还需要了解如何将治疗融入与伴侣的性生活中。咨询应集中在事实信息上，重点是解决患者的 ED。教学策略应包括书面、视频、模型参考和口头交流。

患者成功接受治疗方法的关键在于执业护士是否能够对患者及其伴侣进行一对一有效指导，以取得其理解并安全地进行治疗。执业护士应明确告知需要改变的生活习惯，包括戒烟、定期锻炼、减肥、限制饮酒，以及遵循低脂、低胆固醇、以植物为主的（地中海）饮食。这些变化可以帮助改善 ED，降低患心脏病或癌症的风险，并改善整体健康状况。虽然大多数 ED 有潜在的器质性病因，但通常也有心理性精神因素。鼓励患者主动为他们自己及其伴侣寻求咨询帮助是很重要的。咨询可包括个人咨询、夫妻治疗或性治疗。

口服药物

执业护士在为患者开药方面（包括治疗 ED）发挥着重要作用。自 PDE-5 抑制剂类药物问世以来，ED 的治疗方式发生了改变。美国泌尿外科学会（Montague et al. 2005）和欧洲泌尿外科学会（EAU）（Wespeset et al. 2006）推荐 PDE-5 抑制剂为治疗 ED 的一线方法。现有 4 种 PDE-5 抑制剂可通过处方获得：Viagra®（西地那非），Levitra® & Staxyn®（伐地那非），Cialis®（他达拉非）和 Stendra®（阿伐那非）。1998 年，西地那非在美国批准上市彻底改变了世界范围内 ED 的治疗方法。这些药物是环磷酸鸟苷（cGMP）PDE-5 的竞争性和选择性抑制剂。这种抑制作用增加了细胞内 cGMP 的水平，并导致钙离子从细胞中流出，从而使平滑肌松弛，cGMP 水平的增加可以增强阴茎中一氧化氮的作用。PDE-5 抑制剂可以阻止 cGMP 的分解，cGMP 是一氧化氮的细胞内第二信使。性刺激后释放一氧化氮，因此，这些药剂只有在男性受到性刺激时才有效。性欲不会受 PDE-5 抑制剂的影响（Porst et al. 2013）。

由于使用方便而且便宜，大多数患者更喜欢口服药物（Hatzichristou et al. 2000）。没有确切数据支持一种药剂优于另一种，该类药物的疗效差异较小，主要区别在于作用时间；他达拉非产生更持久的效果，提供更长的性活动时间，并增加了自发性，而作用时间较短的阿伐那非达到血药浓度峰值的速度是其他口服药物的 2 倍，这减少了性交发生前的等待时间。所有使用 PDE-5 抑制剂的患者都不可以使用有机硝酸盐。

执业护士应将活动耐受性作为判断患者心血管状态的指标之一，因为性活动存在一定程度的心脏风险。ED 的治疗包括 PDE-5 抑制剂，禁用于不适合进行性活动的男性。普林斯顿共识小组（Princeton Consensus Panel）制定的心血管疾病患者 ED 管理指南建议根据患者的心血管风险因素将患者分为三种风险水平（高、中、低）。该指南建议，高危患者在其心脏状况稳定之前不应接受性功能障碍的治疗。低风险患者可考虑口服药物（Jackson et al. 2006）。总的来说，对照试验显示，心肌梗死、心血管疾病恶化或死亡率在使用 PDE-5

抑制剂的患者中没有增加。初步研究表明，这些药物可能具有保护心脏的作用（Sesti et al. 2007）。

PDE-5 抑制剂会增强硝酸盐的降压作用，因此定期或间歇性使用有机硝酸盐的患者禁止使用 PDE-5 抑制剂。此外，PDE-5 抑制剂禁用于已知对该片剂成分过敏者。对 PDE-5 抑制剂的血管舒张作用敏感的心血管疾病患者，如左心室流出道梗阻和血压自主控制严重受损的患者应谨慎使用。在过去 6 个月内发生心肌梗死、中风或危及生命的心律失常的患者、不稳定型心绞痛、血压过低（< 90/50）或过高（> 170/110）、色素性视网膜炎的患者不应使用该类药物。同时使用蛋白酶抑制剂可以大大提高 PDE-5 抑制剂的作用水平。因为 PDE-5 抑制剂可以进一步降低血压，因此对于服用多种降压药物的患者应谨慎使用。当与 α 受体阻滞剂联合使用时 PDE-5 抑制剂可能会进一步降低血压，应谨慎使用。阴茎弯曲或畸形的患者、镰状细胞性贫血、多发性骨髓瘤、白血病的患者，应谨慎使用。这些药物的常见不良反应包括头痛、潮热、鼻塞、胸闷和恶心。西地那非可能与色觉紊乱有关，通常被描述为"蓝晕"效应。他达拉非和阿伐那非可能与肌肉或背部疼痛有关。应该始终审查完整的处方信息，以获得更详细的信息。

患者应将视力或听力方面的任何变化告知为其开药的医务人员，并立即停止用药，进行治疗。视力改变可能是非血管性前部缺血性视神经病变（non-arteritic anterior ischemic optic neuropathy，NAION ）的征象。NAION 是一种引起视力下降（包括永久性视力丧失）的疾病，在 PDE-5 抑制剂上市后的应用中，均有与用药时间相关的非血管性前部缺血性视神经病（NAION）的罕见报告（Federal Drug Administration 2007 ）。这些患者中大多数都有发生 NAION 的潜在解剖或血管风险因素，包括但不限于低杯盘比、年龄 50 岁以上、糖尿病、高血压、冠状动脉疾病、高脂血症和吸烟。目前无法确定上述因素是否与使用 PDE-5 抑制剂直接相关，是否与患者潜在的血管风险因素或解剖缺陷相关，也无法判断是否为以上两个因素的共同作用或是否存在其他原因［VIAGRA®（ sildenafil ）New York, NY: Pfizer Inc. 2005 ］。

在已发表的文献中，一名男性患者使用 Viagra®后出现突发性听力损失的病例报告促使美国食品药品监督管理局（FDA）在不良事件报告系统（Adverse

Event Reporting System，AERS）中搜索所有 PDE-5 抑制剂上市后的听力损失报告。FDA 共确定了 29 例与 Viagra®（西地那非）、Cialis®（他达拉非）或 Levitra®（伐地那地）的剂量有密切时间关系的突发性听力损失的报告，包括伴有或不伴有耳鸣、眩晕或头晕。也有关于使用 Revatio®（西地那非）治疗肺动脉高压（PAH）的患者出现听力损失的病例报道。尽管两者之间的因果关系没有被证明，但 FDA 认为，在这些病例中，PDE-5 抑制剂的使用和突然性听力损失之间存在强烈的时间关系，因此需要修订该类药物的产品标签（Federal Drug Administration 2007）。

患者在用药前 2 h 内应避免高脂肪饮食，并应告知其所开药物的特定起效时间。PDE-5 抑制剂不影响射精、性高潮或性欲。Guay 等人（2001）发现，随着睾酮水平下降，人体对西地那非的反应也会下降，并最终无效；因此，如果口服西地那非治疗无效时应评估睾酮水平。

2008 年，FDA 批准每日使用一次剂量为 5 mg 或 2.5 mg 他达拉非来治疗 ED。理论上，长期用药会导致 PDE-5 的持续抑制，从而使环磷酸鸟苷浓度持续增加，这可能有利于那些应用常规剂量治疗无效的男性。每日一次的他达拉非适用于希望每周有两次以上性生活的 ED 患者，使用他达拉非使患者的性生活有更大的自主性，同时提高耐受性、患者满意度和依从性（Hatzimouratidis and Hatzichristou 2007；McMahon 2004；Porst et al. 2006）。大多数口服 PDE-5 抑制剂治疗失败的患者可以通过再教育来补救。对该药物没有反应的患者可能有以下问题：存在亲密关系问题或者关系建立问题、对副作用不耐受或有严重的内皮功能障碍。患有严重血管疾病或多种并发症的患者可能对 PDE-5 抑制剂反应不佳。

真空收缩装置

真空收缩装置（VCDs）是所有治疗方案中侵入性最小、成本最低的一种，任何病因引起的 ED 都可以使用。真空收缩装置的有效性和安全性已得到充分的证明（Kohler et al. 2007；Pahlajani et al. 2012；Raina et al. 2006）。那些希望避免服用药物或因 PDE-5 抑制剂不完全有效或无法持续有效的患者经常使用 VCDs 或者与药物联合使用。VCDs 是由一个连接在真空泵上的气缸和张力环组成。VCDs 是无创的，是一种成本较低的治疗选择。医用级设备在泵或气缸上有一个压力释放阀，可以是手动或电动的。这些装置通过在阴茎周围产生负压将血液吸入阴茎海绵体内来勃起，然后用张力环束于阴茎根部阻断静脉回流来维持阴茎勃起。带或环不会完全阻断阴茎动脉血流量，但每次最大佩戴时间不得超过30 min。

当按照说明书正确使用VCDs时，没有重大不良反应的报告。不良反应可能包括血肿、瘀斑、瘀点、阴茎麻木、疼痛、阴囊组织撕裂、射精受阻或疼痛。VCDs的成功使用需要严格的一对一培训。VCDs的优点是无创，通过适当的指导和实践有很高的成功率。缺点是装置很笨重，并且性交过程中，必须使用一个张力环来保持勃起，而由此产生的勃起通常被认为是不自然的。

静脉血流收缩环也可以单独用来维持勃起。它们由各种样式和材料的带或环组成，放置在阴茎底部以减少静脉回流，从而将血液留在阴茎内。该装置在勃起后被放置在阴茎上以帮助维持勃起。VCDs已成功地与海绵体内注射、尿道内治疗和PDE-5抑制剂联合使用。VCDs也被推荐用于启动程序化海绵体氧合，以促进前列腺切除术后阴茎勃起的恢复（Kendirici et al. 2006）。

二线治疗

海绵体内注射治疗

20世纪80年代中期，海绵体内注射（ICIs）的引入彻底改变了ED的诊疗，在口服药物出现之前，海绵体内注射是ED最常见的药物治疗方法。无论病因如何，这种治疗在大多数ED病例中有效，有效率约达89%（Coombs et al. 2012）。直接将血管活性药物注射到海绵体中，使小动脉平滑肌和海绵状小梁放松而勃起。海绵体内注射可能对那些尿道内注射或口服药物治疗失败的患者有效。在注射治疗中最常用的药物是盐酸罂粟碱、酚妥拉明、前列腺素（PGE1）和（或）阿托品。这些药剂可通过综合药房和各种泌尿外科诊所获得，以双混合、三混合或四混合溶液的形式注射。尽管这些药剂在20世纪70年代就已经问世，并有文献证明其疗效良好，但它们仍没有得到美国食品药品监督管理局（FDA）的批准，而且常用的混合注射剂只能通过经有资质认可的综合药房获得。前列地尔注射剂（Edex®和Caverject®）是目前FDA唯一批准的治疗ED的注射剂。所有这些药物都是以肠外吸收的形式使用的，需要患者自行进行海绵体内注射。对患者的教育指导是海绵体注射成功的关键。患者必须了解需要轮换注射部位，以防止纤维化或斑块。不良反应包括阴茎疼痛、阴茎异常勃起、纤维化、面部潮红、头晕、血肿和瘀斑。对阴茎植入物、前列腺素过敏或者患有易导致阴茎异常勃起的疾病（镰状细胞性贫血、特征性贫血、多发性骨髓瘤、白血病、静脉曲张过度、血小板减少、红细胞增多症、易发生静脉血栓）的患者禁止海绵体内注射（Auxillium Pharmaceuticals Inc. 2011）。患者拔针后应按压注射部位 5 min（尤其是患者在同时使用抗凝药或阿司匹林的情况下）。

　　海绵体注射剂每周最多可使用 3 次，24 h 内不超过一次（即使注射无效，也应嘱咐患者不要再次注射，因为有可能发生 ED）。在一些老年患者中，海绵体内注射药物的效果似乎随着时间的推移而下降，无论是否有性刺激都会勃起。为减少与前列地尔相关的疼痛或灼烧感，患者可在注射前 30~45 min 服用对乙酰氨基酚（扑热息痛）。最重要的是要教会患者在阴茎异常勃起时该如何处理，并提供信息卡随身携带，以便在紧急情况下使用（American Urological Association's Guidelines for treating priapism）。为患者及其伴侣进行第一次自我注射的一对一教学和示范对成功进行海绵体注射至关重要，执业医师应该鼓励患者的伴侣参与到学习过程中来。在面对面就诊时，应提供可带回家的健康教育材料，并让患者在培训后演示自我注射技术。美国食品药品监督管理局批准的 2 种注射剂都有书面说明书和视频演示，可以指导患者在自我注射之前观看和学习，以帮助患者做好准备。

尿道内治疗

　　前列地尔也可以以半固体颗粒的形式在尿道内给药，部分药物会被吸收到周围的阴茎海绵体中。MUSE®是一种含有前列地尔的尿道内栓剂，它是前列腺素 E1 的一种。它通过特殊的塑料敷贴器插入远端尿道。与注射治疗相比，MUSE®的侵袭性较小，阴茎持续勃起的风险较低。对前列地尔或前列腺素过敏者、易患阴茎持续勃起的患者（镰状细胞性贫血、白血病或多发性骨髓瘤）、阴茎解剖畸形（弯曲、纤维化、严重尿道下裂）患者禁用 MUSE®。

　　MUSE®不应在与孕妇的性生活中使用。近 10% 的女性伴侣在接触到尿道内的前列地尔后会出现阴道炎症状。不良反应包括尿道刺激、出血，骨盆和大腿上部疼痛（Meda Pharmaceuticals Inc. 2014）。

初次给药应在诊疗环境中进行。应监测患者是否有继发的晕厥和低血压的可能。使用 Venoseal®带（静脉血流收缩装置）可以增加药物吸收并帮助维持勃起。压力、焦虑或饮酒可能会降低 MUSE®的疗效。给药前应对患者给予书面、口头和视频指导。执业护士应鼓励患者伴侣参与到患者的教育过程中来。

三线治疗

阴茎植入物

阴茎假体于 20 世纪 70 年代首次被引入，并被认为是在微创治疗失败后 ED 治疗的最终手段。阴茎假体有两种形式：非膨胀性假体和可膨胀性假体。非膨胀性假体总是处于半硬性状态，而可膨胀性假体可以充气和放气。可膨胀性假体最受欢迎，大多数由两个植入海绵体区域的圆柱体、一个液体储存器和一个位于阴囊内的泵机组成。泵机用于将液体泵到阴茎内的腔室中进行性交，而泵机上的释放机制用于使腔室放气，并在性交后将液体返回到储液器中。这种治疗方式是高度侵入性的、不可逆的，应该谨慎运用于其他治疗方式失败的特定病例。手术后，由于假体对身体的损伤，其他药物治疗将不再有效地产生勃起。这些假体能自然地勃起，患者和其伴侣满意度高，但只在专门的医疗中心提供，而且价格昂贵。在假体植入术后，需要 4~8 周的恢复期后才能进行性交（American Urological Association 2005）。手术结果不能保证，且手术风险与手术过程相关。应告知患者及其伴侣，阴茎假体植入可能妨碍随后使用真空装置或血管活性药物注射治疗。并发症包括磨损、感染和机械故障。当这些情况发生时，必须通过手术摘除假体。在磨损或感染消除后，可以放置一个新的假体，但是，第二次手术在技术上比较困难，结果可能不太令人满意。

血管重建手术

血管功能不全的年轻男性可能从血管重建手术中受益，微血管动脉旁路和静脉结扎可增加动脉流入，减少静脉流出。血管重建术是一个昂贵的选择，并且只有在大型医疗中心才能提供。必须由经验丰富的外科医生进行特殊诊断检查来判断患者是否适合该手术。

新的疗法

目前有几种新的疗法正在进行，尽管他们还没有足够的研究来获得美国食品药品监督管理局（FDA）的批准。美国泌尿外科协会、北美性医学协会（Sexual Medicine Society of North America）和 FDA 对此持有非常强硬的立场，他们认为这些新兴疗法有超出说明书的不明情况，缺乏足够的研究，并且也没有得到批准。目前，它们只能在机构审查委员会（Institutional Review Board，IRB）批准的研究下进行。这些新兴疗法可能包括干细胞治疗、低强度体外冲击波治疗和富血浆蛋白疗法。每一种治疗方法都旨在产生更流畅的血流、更好的传导神经冲动和更健康的勃起组织。有些治疗 ED 的新方法前期结果令人兴奋，但还需要更多的研究来确定每种治疗方法的安全性和有效性。

动物研究已经显示出其中一些治疗方法的前景，但在人体上的研究非常少且有限，甚至有些还没有人体研究报道。特别是目前还没有关于被称为"P 针"的富血浆蛋白（PRP）治疗的随机对照人体研究，只有一些关于干细胞治疗和短期体外冲击波治疗（LI-ESWL）的小型随机研究。

干细胞治疗的确切作用机制尚不清楚，但它被认为是因为免疫调节导致细胞因子和生长因子分泌，从而减少炎症和促进愈合。动物研究显示了干细胞治疗的前景，但只有四项使用干细胞治疗 ED 的小型研究发表。在最近的一项系统性文献综述中，发现了 5 项关于男性勃起功能障碍的研究，包括 61 例男性的 1 期和 2 期临床试验（Lokeshwar et al. 2020）。作者的结论是，干细胞疗法作为 ED 的恢复性疗法是有前景的，但使用干细胞治疗人类 ED 的数据非常有限，还需要更多的研究（Lokeshwar et al. 2020）。在根治性前列腺切除术后的男性中没有随机安慰剂对照研究，只有两项小型研究（Matz et al. 2019），需要进行详细的、系统的研究来确定干细胞治疗的安全性和有效性，以确定最佳治疗方案来治疗前列腺癌根治术后出现 ED 的患者，同时最大限度地减少伤害。这项研究目前尚未完成。

低强度冲击波治疗是另一种正在研究中的治疗 ED 的方法。其机制尚在研究中，但学界认为其可能与减少炎症，同时引起细胞膜微损伤，导致血流促进因子的释放有关。它已被用于治疗由血流问题引起的 ED。从有限的小型研究来看，它似乎对轻度血管性 ED 的治疗效果最好，其中年轻患者的治疗效果更好（Zhihua et al. 2017；Zou et al. 2017）。只有一项在根治性前列腺切除术后的男性中使用该治疗的研究（非随机对照研究）显示，治疗 1 个月后勃起功能评分略有改善，治疗 1 年后平均评分改善很小（Frey et al. 2016）。由于缺乏对接受前列腺癌治疗的患者的随机安慰剂对照研究，需要进一步的研究来确定这种治疗是否对这些患者的勃起功能有积极影响，迄今为止还没有较好的证据支持这一观点。

令人兴奋的是，目前有各种类型的治疗 ED 的方法正在进行科学研究中，还需要通过美国伦理审查委员会（IRB）批准的研究方案对这些新疗法开展进一步研究。

阴茎康复

接受放疗或手术（如根治性前列腺切除术）的患者将经历勃起功能的改变。这些变化可以归因于一系列影响正常勃起功能的事件。总的来说，是由于平滑肌组织丢失，总体胶原蛋白形成增加，导致 ED 的纤维化增加。动脉损伤引起的血管改变导致缺血和缺氧损伤，可使阴茎缩短至 2 cm。手术过程中的机械拉伸、烧灼引起的热损伤以及由手术创伤或血管损伤引起的局部缺血导致的炎症会引起神经损伤或海绵体神经损伤（Rabbani et al. 2010）。根治性前列腺切除术后的患者应该了解其勃起功能恢复可能需要 2 年甚至更长的时间（Rabbani et al. 2010）。

最近的一些研究表明，努力坚持阴茎康复方案的患者，尽管他们的症状有所改善，但大多数人并没有恢复到原本的状态（Albaugh et al. 2019；Capogrosso et al. 2019）。

一些前列腺癌患者接受外束放疗（external beam radiation theraphy，EBRT）或近距离放射治疗，而不是手术干预，这两种治疗均与 ED 出现和进行性发病相关（Stember and Mulhall 2012）。与根治性前列腺切除术类似，放疗最常见的长期不良反应是 ED。损伤的机制是由于辐射暴露后造成血管变化、神经源性损伤和结构性变化，从而导致纤维化，胶原蛋白的形成增加，平滑肌组织的损伤，最终导致无法获得或维持坚硬的勃起（Stember and Mulhall 2012）。关于接受放疗和雄激素剥夺治疗（ADT）的患者的阴茎康复的证据非常少（Doherty and Bridge 2019）。有限的相关研究仅关注 PDE-5 抑制剂，结果表明早期持续干预对后期治疗效果很重要（Doherty and Bridge 2019）。

放疗或根治性前列腺切除术后的患者阴茎康复方案相似。在确定前列腺癌治疗后恢复勃起功能的可能性时应考虑多种因素。最重要的是，执业护士必须考虑患者术前的勃起功能，因为既往的 ED 是勃起功能恢复的一个影响因素。此外，其他重要的因素是年龄和并发症，如糖尿病、高血压、高脂血症、心血管疾病和神经系统疾病。勃起功能的初步评估应使用男性性健康量表（SHIM）或国际勃起功能指数（IIEF）进行（Rosen et al. 1999；ShamLoul and Ghanem 2013）。患有其他并发症的患者或那些在前列腺癌治疗前使用过治疗 ED 的药物的患者，在前列腺癌治疗后 ED 恶化的风险更大（McCullough 2001）。

阴茎康复包括使用 PDE-5 抑制剂、真空收缩装置（vacuum constriction devices，VCDs）、尿道内栓剂和阴茎注射等早期干预以改善勃起功能，然而还需要进一步的研究来验证长期的结果（Tal et al. 2011）。阴茎康复的最终目标是通过建立正常的阴茎血液流量来增强勃起反应，保持术前勃起功能。在根治性前列腺切除术后的神经麻痹期间，勃起与维持由于缺乏血流和平滑肌活动，可导致萎缩性结构改变。阴茎康复是通过保留内皮细胞功能、减少纤维化进展、静脉渗漏来减少前列腺癌治疗的并发症，使用药物诱导定期勃起活动来延缓阴茎缩短的进程来完成的（McCullough 2008；Mulhall 2008；Padma-Nathan et al. 2008）。美国泌尿外科协会关于 ED 治疗的指南指出：尽管没有证据支持口服药剂用于阴茎康复或其他阴茎康复策略，而且没有足够的证据支持某一特定策略，也应该让男性了解阴茎康复可能存在的益处（American Urological Association 2018）。需要进一步更大样本量的研究，以确定最佳的阴茎康复策略。

PDE-5 抑制剂被认为是一线治疗方法，它在细胞水平上发挥作用，保护内皮细胞功能，改善海绵体氧合，减少凋亡细胞死亡，减少纤维化和胶原的产生（Tal et al. 2011）。许多说明书建议每晚使用，而有些说明书则建议每周使用 2~3 次，这往往花费巨大，且不在（美国）保险范围内。据报道，根治性前列腺切除术后早期使用 PDE-5 抑制剂的失败率为 69%~80%（Blander et al. 2000；Mydlo et al. 2005）。因此，使用口服药物进行阴茎康复的研究结果喜忧参半。Padma-Nathan 等人（2008）一项针对 76 名接受根治性前列腺切除术的患者进行的研究表明，服用安慰剂的患者中 4% 的人有足够的性欲，相比之下，服用西地那非 50 mg 或 100 mg 的患者中 27% 的人有足够的性欲。另一项研究表明，夜间服用西地那非能改善夜间阴茎肿胀（Montorsi et al. 2000）。随后的大型、多中心、安慰剂对照研究未能证明定期使用 PDE-5 抑制剂对阴茎康复有益处（Montorsi et al. 2000，2008；Pavlovich et al. 2013）。

真空收缩装置（VCDs）可用于阴茎康复，真空使静脉和动脉血液流入阴茎内，使氧分压水平达到 80 mmHg，从而改善阴茎组织的氧合，减少胶原形成和纤维化的风险（Mazzola and Mulhall 2011）。一项系统回顾和分析得出结论，早期使用 VCDs 治疗具有良好的治疗效果，可以减少阴茎收缩且没有严重的副作用，但需要更大样本量的研究来进一步证实其对阴茎康复的益处（Qin et al. 2018）。前列腺切除术后定期使用 VCDs 可以防止阴茎的长度和直径萎缩（Pahlajani et al. 2012）。据报道，前列腺切除术后的患者说，在使用真空装置后，勃起功能得到改善，阴茎萎缩减少（Raina et al. 2006）。Kohler 等人的另一项研究显示，早期使用 VCDs 进行干预与更高的 IIEF 评分和阴茎萎缩减少相关（Kohler et al. 2007）。一项研究表明，西地那非和 VCDs 的联合使用可以改善治疗结果；与单独使用口服药物或真空装置相比，这种联合治疗使近 1/3 的患者反映自发性勃起的恢复，并提高了满意度（Raina et al. 2005）。

前列地尔增加了流向海绵体的动脉流量，抑制了胶原蛋白的合成，并很可能防止纤维化。康复方案从每晚使用到每周 3 次，剂量范围为 125~250 μg。McCullough（2008）发现 125~250 μg 的前列地尔可以改善海绵体的氧饱和度，尽管这些患者通常没有出现阴茎僵硬的情况。

海绵体内注射可增加流向阴茎组织的血流量，从而增加氧合，保护内皮细胞，减少永久性勃起损伤。阴茎海绵体内注射可使前列腺切除术后的患者产生足以进行性交的勃起，也能改善自发勃起的恢复。Montorsi 等人（1997）对接受双侧保留神经的根治性前列腺切除术的患者进行了一项研究：15 名患者接受海绵体内注射前列地尔的治疗，每周 3 次，为期 12 周；15 名患者未接受注射治疗。结果显示，67% 接受注射治疗的患者恢复了足以进行性交的自发勃起，而那些没有接受治疗的人的自发性勃起恢复率为 20%（Montorsi et al. 1997）。Raina 等人（2008）报告称，56%（18 例患者中有 10 例）联合使用口服药物和注射前列地尔的患者在大约 6 个月时出现部分勃起恢复，但需要额外的治疗才能进行性交（Raina et al. 2008）。Mulhall 等人（2005）进行了一项关于阴茎康复方案的研究，该方案从定期口服 PDE-5 抑制剂开始，如果患者对口服药物没有反应，则进行海绵体内注射治疗。康复组与选择不进行阴茎康复组进行了比较。18 个月后，接受康复治疗的患者（$n=58$）与未进行康复治疗的患者（$n=74$）相比，有更大比例的男性能够在不使用药物的情况下进行性交（52%：19%，$P < 0.001$）（Mulhall et al. 2005）。目前还没有关于使用注射疗法的对照试验的公开报告。

使用阴茎注射进行阴茎康复时，因为注射是侵入性操作，且与根治性前列腺切除术后早期疼痛相关，说服患者每周自我注射 3 次是一个挑战。尽管患者被告知每周需注射 3 次，但 Albaugh 和 Ferrans（2010）在他们的研究中发现大多数男性没有遵循推荐的方案，平均每周只注射 1 次。口服药物、尿道内栓剂、VCDs 和阴茎注射都各有利弊，可能不被所有患者接受。此外，即使取得了最佳结果，也因各种因素未能坚持而中断。2001 年国际性医学会（ICSM）尚未确认阴茎康复的首选方案（Mulhall et al. 2005）。尽管目前的研究建议与每个患者密切合作，鼓励在前列腺治疗后早期进行有规律的使血液流向阴茎的治疗，术后保持勃起功能，但需要进一步研究来评估每种治疗方案及其在阴茎康复中的作用。

ED 是根治性前列腺切除术后或放疗中常见的一种副作用，其影响可能对患者及其伴侣都很严重。阴茎康复可以作为一种维持前列腺癌治疗前勃起功能的尝试。有多种药物治疗方法可用于阴茎康复，以改善勃起反应或增加进入阴茎的血液流量，包括口服药物（PDE-5 抑制剂）、VCDs、尿道内和阴茎内前列地尔注射。理想的策略是根据患者的具体情况，在围手术期和术后使用各种治疗方式，以最大限度地促进勃起功能的恢复。当向患者咨询治疗方案时，执业医师应列出现实可达成的预期效果。还需要有进一步的研究来确定最佳的患者个体化康复方案。

随 访

与任何治疗计划一样，定期随访以评估治疗效果和疾病进展是必要的。风险因素的改善可能有助于直接恢复勃起功能或改善 ED 治疗的效果。患者应在开始治疗后 1 个月进行评估；在随访期间，病史简介和标准化的量表，如 SHIM 的使用可以用来评估勃起功能。尽管 PDE-5 抑制剂有效、安全且耐受性良好，但它们的使用往往并不理想，患者的停药率相当高。患者可能需要额外的帮助和信息，或希望尝试其他治疗方案。对于服用一种 PDE-5 抑制剂无反应的患者，应选择换另一种 PDE-5 抑制剂。例如一项研究显示，1/3 的西地那非治疗失败的患者在改用伐地那非后实现了正常的勃起（Carson et al. 2004）。应通过定期随访评估治疗方案的有效性和耐受性，并对预期治疗效果做出必要的"中期调整"来促进长期依从性并优化治疗结果（包括患者和伴侣的满意度）（Jensen and Burnett 2002）。在随访中，执业医师应该询问他们的患者（及其伴侣）："你对自己的勃起（或性体验）满意吗？"早期的成功可能会增加患者继续接受治疗的可能性（表 6-1）。

▌ 结　论

　　ED 是一种在临床实践中经常被低估和忽略治疗的常见疾病。执业医师在筛查有患 ED 风险的患者过程中确定哪些人可能从治疗中受益，以及哪些人有患其他疾病的可能，他们同时在 ED 的识别、评估、治疗和随访中发挥不可或缺的作用。ED 的诊断可能有助于其他并发症，如糖尿病、血管疾病和激素缺乏的早期识别。大多数治疗可以在初级保健环境中开始，那些需要更复杂治疗的患者应该被转诊。越来越多的临床和基础科学研究表明，ED 是早期内皮功能障碍和相关血管损伤的先兆和非常早期的预警信号（Billups et al. 2005, 2008）。识别 ED 是系统性预防心血管疾病的一个重要时机。未来大规模纵向研究将前瞻性地监测年轻 ED 患者的心血管风险和急性疾病，并最终提供积极的诊断和治疗证据。

　　对于 ED 患者来说有多种治疗选择，所有的治疗方法都有其特定的优点和缺点。执业医师可以通过健康宣教和跟进治疗情况，在影响治疗结果方面发挥关键作用。

　　注意事项

　　评估：患有糖尿病、高脂血症、高血压、肥胖、代谢综合征或阻塞性睡眠呼吸暂停等常见并发症的男性都应评估是否患有 ED。应告知这些男性，科学饮食、适度锻炼和控制体重对健康的重要性。

表 6-1 勃起功能障碍的治疗

治疗方法	剂量	禁忌证	常见副作用	注意事项
西地那非（Viagra®）	25 mg、50 mg、100 mg，口服	绝对禁忌证：与硝酸酯类药物，包括硝酸戊酯（罂粟花）合用，色素性视网膜炎患者，对本品中任何成分过敏的患者禁用。请在处方信息中查看预防措施和药物相互作用的完整列表	头痛、消化不良、视力变化（明亮、模糊或蓝视）、面色潮红、鼻塞、头晕	空腹或进食后 2 h 服用，仅在性刺激下有效；不适用于女性；不能预防性传播感染（STIs）；24 h 内不超过一次；在性生活前 60 min 或以上服用；可能需要多次尝试才能达到最佳效果；过量饮酒可引起直立性低血压和心动过速
伐地那非（Levitra®）（Staxyn®）	5 mg、10 mg、20 mg 口服，10 mg（口崩片）	绝对禁忌证：与硝酸酯类药物，包括硝酸戊酯（罂粟花）合用。谨慎使用：男性不稳定心绞痛和缺血性心血管疾病，QT 间期延长，色素性视网膜炎患者和已知对本品中任何成分过敏的患者禁用。请参阅说明书中的注意事项和药物相互作用的详细内容	头痛、消化不良、面色潮红、鼻塞、头晕	虽然本品可以和食物一起服用，但食物和脂肪可能会延迟其吸收；还适用于女性；不能预防性传播感染（STIs）；在 24 h 内不要使用超过一次；在性活动前 60 min 或以上服用，可能需要多次尝试才能达到最佳性效果；仅在性刺激下有效；过量饮酒可引起直立性低血压和心动过速

续表

治疗方法	剂量	禁忌证	常见副作用	注意事项
他达拉非（Cialis®）半衰期长，每日给药，有效期5天	5 mg、10 mg、20 mg; 2.5~5 mg, 口服	绝对禁忌证：与硝酸酯类药物，包括硝酸戊酯（亚硝酸戊酯）合用；90天内有MI史的患者，6个月内有不稳定型心绞痛、二级心衰、控制不良的心律失常、低血压、高血压或脑卒中等疾病的患者；已知对本品产生超敏反应者请参阅说明书中的注意事项和药物相互作用的详细内容	头痛、面色潮红、鼻塞、鼻出血、头晕、肌肉痛、背痛	没有食物限制，但食物和脂肪可能会延迟其吸收，空腹服用效果更佳；不能预防性传播疾病（STIs）；在24 h内不要使用超过一次；在性生活前60 min或以上服用，可能需要多次尝试才能达到最佳效果，对性欲、射精或性高潮没有影响；仅在性刺激下有效；过量饮酒可引起直立性低血压和心动过速
Venose® 最长作用时间为30 min	非口服	对乳胶或橡胶过敏者；阴茎畸形、镰状细胞贫血、白血病、骨髓肿瘤、凝血功能异常的患者慎用	瘀斑、瘀点、阴茎麻木、疼痛、阴囊组织拉伤、射精阻塞或疼痛	单次使用不超过30 min；再次使用需间隔60 min
真空收缩装置	非口服	无绝对禁忌证；有阴茎持续勃起史、镰状细胞贫血、出血疾病史的患者慎用	血肿、瘀斑、瘀点、阴茎麻木、疼痛、阴囊组织拉伤、射精困难或疼痛	初次使用前需全面系统指导。该装置使用方便，可灵活控制；使用水溶性凝胶润滑，修复时间为2周；使用张力环力环的时间不要超过30 min

续表

治疗方法	剂量	禁忌证	常见副作用	注意事项
MUSE® 起效时间5~10 min；作用时间30~60 min	125 μg、250 μg、500 μg、1000 μg	已知对本品中任何成分过敏的患者使用；镰状细胞、多发性骨髓瘤、白血病等导致阴茎勃起时间过长的患者慎用；不适用于与孕妇进行无保护性行为	阴茎和尿道疼痛、尿道发热或灼烧感、阴茎红斑、低血压、轻度头晕、阴道灼烧感	首次应在诊门诊使用；按说明书注意（处理）头晕、头昏和低血压症状；检查使用前剂量后的心率和血压；在服药后，身体活动对于改善血液流动是必要的（即步行）；未打开的包装需冷藏；可在<30 ℃的室温下保存14天
海绵体内注射治疗，使用美国食品药品监督管理局（FDA）批准的标签外复合三联剂：婴粟碱、酚妥拉明、前列腺素E1；二联剂：婴粟碱、酚妥拉明	2.5~40 μg，或按说明书规定用药	已知对本品中任何成分过敏的患者使用，比如镰状细胞、白血病、多发性阴茎异常勃起等有阴茎植入物的患者；与心性肥胖有关的无法看到阴茎的情况，无法进行注射的情况	疼痛；注射部位出血或损伤；阴茎勃起（勃起时间过长）；由纤维化引起的阴茎纤维性海绵体炎	提供系统性一对一教学；在医务人员指导下进行第一次给药；从小剂量开始，缓慢给药，以避免勃起时间过长；药品若储不高于22 ℃；轮接注射部位，避开明显的静脉；注射后用酒精棉擦拭，按压注射部位5 min；24 h 1次，每周最多3次，在详细指导下使用以免发生阴茎瘢痕
阴茎植入物	非口服	手术条件差	感染、损耗、术后的机械故障，植入物的机械故障，由于海绵体损伤，其他药物治疗将不再有效	有创；昂贵；术前和术后需要进行健康宣教，术后有4~8周的恢复期；需提供操作设备的具体说明

治疗：ED 有多种治疗方案可供选择，而每种治疗方法都有其优缺点。关于治疗的决定应该是以患者为中心，由执业护士向每个患者及其伴侣提供他们所需要的信息，以便选择出最佳治疗方案。

管理：患者和他们的伴侣需要的不仅仅是治疗 ED 的处方。他们也需要接受全面的关于如何将治疗融入他们性生活过程中的有效指导。执业护士应全面提供这些知识给患者。使用真空收缩装置或注射剂进行治疗的成功取决于全面的个体化护理。

随访：许多治疗 ED 的方案患者依从性都不高，容易中断治疗，患者及其伴侣需要持续的帮助来确定什么行为对治疗有效，以及如何继续推进治疗过程，以实现他们正常性生活和维持亲密关系。

男性性健康状况调查量表（SHIM）

患者说明

性健康是个人身心健康的重要组成部分。ED 也被称为阳痿，是一种影响性健康的常见疾病。幸运的是，ED 有许多不同的治疗方法可选择。本问卷旨在帮助您和您的医疗服务提供者确定您是否可能存在 ED。

每个问题都有几个选项。请圈出最能描述自身情况的选项。请您确保每个问题只选择一个回答。

在过去的 6 个月里

1. 你如何评价你对自己能够保持勃起的信心？

1	2	3	4	5
非常低	低	中度	高	非常高

2. 当你在性刺激下勃起时，有多少次是足够硬的？

0	1	2	3	4	5
没有性生活	几乎没有	很少	有时	大部分时间	几乎总是

3. 在性交过程中，你在插入后能够保持勃起的频率如何？

0	1	2	3	4	5
没有试过	几乎没有	很少	有时	大部分时间	几乎总是

4. 维持勃起到完成性交的难度有多大？

0	1	2	3	4	5
没有试过	极其困难	很困难	困难	有点困难	不困难

5. 你对性交满意程度如何？

0	1	2	3	4	5
没有试过	几乎从来没有	很少	有时	大多时候	几乎总是

总分：

得分结果

22~25: 没有 ED	12~16: 轻度至中度 ED	1~7：严重 ED
17~21: 轻度 ED	8~11：中度 ED	

经 Rosen 等人许可使用（1999）

参考文献

· Akpunona AZ, Mutgi AB, Federman DJ (1994) Routine prolactin measurement is not necessary in the initial evaluation of male impotence. J Gen Intern Med 9: 336−338

· Albaugh JA, Ferrans CE (2010) Impact of penile injections on men with erectile dysfunction after prostatectomy. Urol Nurs 30 (1): 64−77

· Albaugh J, Amargo I, Capelson R, Flaherty E, Forest C, Goldstein I, Jensen PK, Jones K, Kloner R, Lewis J, Mullin S, Payton T, Rines B, Rosen R, Sadovsky R, Snow K, Vetrosky D, University of Medicine and Dentistry of New Jersey (2002) Health care clinicians in sexual health medicine: focus on erectile dysfunction. Urol Nurs 22 (4): 217−231; quiz 232

· Albaugh J, Adamic B, Chang C, Kirwen N, Aizen J (2019) Adherence and barriers to penile rehabilitation over 2 years following radical prostatectomy. BMC Urol 19 (1): 89. https: //doi. org/10. 1186/s12894−019−0516−y

· Allen MS, Walter EE (2019) Erectile dysfunction: an umbrella review of meta−analyses of risk factors, treatment and prevalence outcomes. J Sex Med 2019 (16): 531−541. https: //doi. org/10. 1016/j. jsxm. 2019. 01. 314

· American Urological Association (2005) Management of erectile dysfunction, 3rd edn. http: //www. auanet. org/content/guidelines−and−quality−care/clinical−guidelines. cfm?sub=ed. Accessed 15 Oct 2015

· American Urological Association (2018) Erectile dysfunction: AUA guideline. https: //www. auanet. org/guidelines/erectile−dysfunction− (ed)−guideline

· Andersen I, Heitmann BL, Wagner G (2008) Obesity and sexual dysfunction in younger Danish men. J Sex Med 5 (9): 2053−2060. https: //doi. org/10. 1111/j. 1743−6109. 2008. 00920. x

· Androshchuk V, Pugh N, Wood A, Ossei−Gerning N (2015) Erectile dysfunction: a window to the heart. BMJ Case Rep. https: //doi. org/10. 1136/bcr−2015−210124

· Annon JS (1974) The behavioral treatment of sexual problems, 1st edn. Kapiolani Health Services, Honolulu

· Araujo AB, Durante R, Feldman HA, Goldstein I, McKinlay JB (1998) The relationship between depressive symptoms and male erectile dysfunction: cross—sectional results from the Massachusetts Male Aging Study. Psychosom Med 60 (4): 458—465

· Auxillium Pharmaceuticals Inc. (2011) Edex. http: //www. edex. com/_assets/ pdf/prescribing_information. pdf. Accessed 2015

· Bacon CG, Mittleman MA, Kawachi I, Giovannucci E, Glasser DB, Rimm EB (2003) Sexual function in men older than 50 years of age: results from the health professionals follow—up study. Ann Intern Med 139 (3): 161—168

· Billups K, Friedrich S (2005) Assessment of fasting lipid panels and Doppler ultrasound testing in men presenting with erectile dysfunction and no other medical problem. Am J Cardiol 96 (Suppl): 57M—61M

· Billups KL, Bank AJ, Padma—Nathan H, Katz S, Williams R (2005) Erectile dysfunction is a marker for cardiovascular disease: results of the minority health institute expert advisory panel. J Sex Med 2 (1): 40—50; discussion 50—52. https: // doi. org/10. 1111/j. 1743—6109. 2005. 20104_1. x

· Billups KL, Bank AJ, Padma—Nathan H, Katz SD, Williams RA (2008) Erectile dysfunction as a harbinger for increased cardiometabolic risk. Int J Impot Res 20 (3): 236—242. https: //doi. org/10. 1038/sj. ijir. 3901634

· Blander DS, Sanchez—Ortiz RF, Wein AJ, Broderick GA (2000) Efficacy of sildenafil in erectile dysfunction after radical prostatectomy. Int J Impot Res 12 (3): 165—168

· Boyle P (1999) Epidemiology of erectile dysfunction. In: Carson C, Kirby RS, Goldstein I (eds) Textbook of erectile dysfunction. ISIS Medical Media, Oxford, pp 15—29

· Braun MH, Sommer F, Haupt G, Mathers MJ, Reifenrath B, Engelmann UH (2003) Lower urinary tract symptoms and erectile dysfunction: co—morbidity or typical "Aging Male" symptoms? Results of the "Cologne Male Survey". Eur Urol 44 (5): 588—594

· Capogrosso P, Vertosick EA, Benfante NE, Eastham JA, Scardino PJ, Vickers AJ, Mulhall JP (2019) Are we improving erectile function recovery after radical prostatectomy? Analysis of patients treated over the last decade. Eur Urol 75 (2): 221–228. https: //doi. org/10. 1016/j. eururo. 2018. 08. 039

· Cappelleri JC, Rosen RC (2005) The Sexual Health Inventory for Men (SHIM): a 5–year review of research and clinical experience. Int J Impot Res 17 (4): 307–319. https: //doi. org/10. 1038/sj. ijir. 3901327

· Carson C, McMahon C (2008) Fast facts: erectile dysfunction, 4th edn. Health Press, Oxford

· Carson CC, Hatzichristou DG, Carrier S, Lording D, Lyngdorf P, Aliotta P, Auerbach S, Murdock M, Wilkins HJ, McBride TA, Colopy MW, Patient Response with Vardenafil in Slidenafil NonResponders Study Group (2004) Erectile response with vardenafil in sildenafil nonresponders: a multicentre, double–blind, 12–week, flexible–dose, placebocontrolled erectile dysfunction clinical trial. BJU Int 94 (9): 1301–1309. https: //doi. org/10. 1111/j. 1464–410X. 2004. 05161. x

· Carson CC, Kirby RS, Goldstein I, Wyllie MG (eds) (2009) Textbook of erectile dysfunction, 2nd edn. New York, Informa Healthcare

· Coombs PG, Heck M, Guhring P, Narus J, Mulhall JP (2012) A review of outcomes of an intracavernosal injection therapy programme. BJU Int 110 (11): 1787–1791. https: //doi. org/10. 1111/j. 1464–410X. 2012. 11080. x

· Corona G, Mannucci E, Mansani R, Petrone L, Bartolini M, Giommi R, Forti G, Maggi M (2004) Organic, relational and psychological factors in erectile dysfunction in men with diabetes mellitus. Eur Urol 46 (2): 222–228. https: //doi. org/10. 1016/j. eururo. 2004. 03. 010

· Derby CA, Mohr BA, Goldstein I, Feldman HA, Johannes CB, McKinlay JB (2000) Modifiable risk factors and erectile dysfunction: can lifestyle changes modify risk? Urology 56 (2): 302–306

· Doherty W, Bridge P (2019) A systematic review of the role of penile rehabilitation in prostate cancer patients receiving radiotherapy and androgen deprivation therapy. J Med Imaging Radiat Sci 50 (1): 171-178. https: //doi. org/10. 1016/j. jmir. 2018. 09. 004

· Eardley I (2013) The incidence, prevalence, and natural history of erectile dysfunction. Sex Med Rev 1 (1): 3-16. https: //doi. org/10. 1002/smrj. 2

· Esposito K, Giugliano F, Di Palo C, Giugliano G, Marfella R, D'Andrea F, D'Armiento M, Giugliano D (2004) Effect of lifestyle changes on erectile dysfunction in obese men: a randomized controlled trial. JAMA 291 (24): 2978-2984. https: //doi. org/10. 1001/jama. 291. 24. 2978

· Federal Drug Administration (2007) FDA announces revisions to labels for Cialis, Levitra, and Viagra: potential risk of sudden hearing loss with ED drugs to be displayed more prominently. www. fda. gov/NewsEvents/Newsroom/PressAnnouncements/2007/ucm109012. htm. Accessed 1 July 2015

· Feldman HA, Goldstein I, Hatzichristou DG, Krane RJ, McKinlay JB (1994) Impotence and its medical and psychosocial correlates: results of the Massachusetts Male Aging Study. J Urol 151 (1): 54-61

· Feldman HA, Longcope C, Derby CA, Johannes CB, Araujo AB, Coviello AD, Bremner WJ, McKinlay JB (2002) Age trends in the level of serum testosterone and other hormones in middle-aged men: longitudinal results from the Massachusetts Male Aging Study. J Clin Endocrinol Metabol 87 (2): 589-598. https: //doi. org/10. 1210/jcem. 87. 2. 8201

· Frey A, Sonksen J, Fode M (2016) Low-intensity extracorporeal shockwave therapy in the treatment of postprostatectomy erectile dysfunction: a pilot study. Scand J Urol 50 (2): 123-127. https: //www. ncbi. nlm. nih. gov/pubmed/26493542

· Gratzke C, Angulo J, Chitaley K, Dai YT, Kim NN, Paick JS, Simonsen U, Uckert S, Wespes E, Andersson KE, Lue TF, Stief CG (2010) Anatomy, physiology, and pathophysiology of erectile dysfunction. J Sex Med 7 (1 Pt 2): 445-475. https: //doi. org/10. 1111/j. 1743-6109. 2009. 01624. x

· Grover SA, Lowensteyn I, Kaouache M, Marchand S, Coupal L, DeCarolis E,

Zoccoli J, Defoy I (2006) The prevalence of erectile dysfunction in the primary care setting: importance of risk factors for diabetes and vascular disease. Arch Intern Med 166 (2): 213−219. https: //doi. org/10. 1001/archinte. 166. 2. 213

· Guay AT, Perez JB, Jacobson J, Newton RA (2001) Efficacy and safety of sildenafil citrate for treatment of erectile dysfunction in a population with associated organic risk factors. J Androl 22 (5): 793−797

· Gupta BP, Murad MH, Clifton MM, Prokop L, Nehra A, Kopecky SL (2011) The effect of lifestyle modification and cardiovascular risk factor reduction on erectile dysfunction: a systematic review and meta−analysis. Arch Intern Med 171 (20): 1797−1803. https: //doi. org/10. 1001/archinternmed. 2011. 440

· Hatzichristou DG, Apostolidis A, Tzortzis V, Ioannides E, Yannakoyorgos K, Kalinderis A (2000) Sildenafil versus intracavernous injection therapy: efficacy and preference in patients on intracavernous injection for more than 1 year. J Urol 164 (4): 1197−1200

· Hatzimouratidis K, Hatzichristou D (2007) Phosphodiesterase type 5 inhibitors: the day after. Eur Urol 51 (1): 75−88; discussion 89. https: //doi. org/10. 1016/j. eururo. 2006. 07. 020

· Inman BA, Sauver JL, Jacobson DJ, McGree ME, Nehra A, Lieber MM, Roger VL, Jacobsen SJ (2009) A population−based, longitudinal study of erectile dysfunction and future coronary artery disease. Mayo Clin Proc 84 (2): 108−113. https: //doi. org/10. 4065/84. 2. 108

· Jackson G, Rosen RC, Kloner RA, Kostis JB (2006) The second Princeton consensus on sexual dysfunction and cardiac risk: new guidelines for sexual medicine. J Sex Med 3 (1): 28−36; discussion 36. https: //doi. org/10. 1111/j. 1743−6109. 2005. 00196. x

· Jankowski JT, Seftel AD, Strohl KP (2008) Erectile dysfunction and sleep related disorders. J Urol 179 (3): 837−841. https: //doi. org/10. 1016/j. juro. 2007. 10. 024

· Jensen PK, Burnett JK (2002) Erectile dysfunction. Primary care treatment is appropriate and essential. Adv Nurse Pract 10 (4): 45−47, 51−52

· Jensen PK, Lewis J, Jones KB (2004) Improving erectile function: incorporating new guidelines into clinical practice. Adv Nurse Pract 12 (4): 40−50

· Jones RW, Rees RW, Minhas S, Ralph D, Persad RA, Jeremy JY (2002) Oxygen free radicals and the penis. Expert Opin Pharmacother 3 (7): 889−897

· Kaplan SA, Gonzalez RR (2007) Phosphodiesterase type 5 inhibitors for the treatment of male lower urinary tract symptoms. Rev Urol 9 (2): 73−77

· Kendirici M, Bejma J, Hellstrom WJG (2006) Radical prostatectomy and other pelvic surgeries: effects on erectile function. In: Mulcahy JJ (ed) Male sexual function: a guide to clinical management, 2nd edn. Humana Press, Totowa, pp 135−154

· Kinsey AC, Pomeroy WB, Martin CE (1948) Sexual behavior in the human male. W. B. Saunders, Philadelphia

· Kloner RA, Speakman M (2002) Erectile dysfunction and atherosclerosis. Curr Atheroscler Rep 4 (5): 397−401

· Kohler TS, Pedro R, Hendlin K, Utz W, Ugarte R, Reddy P, Makhlouf A, Ryndin I, Canales BK, Weiland D, Nakib N, Ramani A, Anderson JK, Monga M (2007) A pilot study on the early use of the vacuum erection device after radical retropubic prostatectomy. BJU Int 100 (4): 858−862. https: //doi. org/10. 1111/j. 1464−410X. 2007. 07161. x

· Kolodny RC, Kahn CB, Goldstein HH, Barnett DM (1974) Sexual dysfunction in diabetic men. Diabetes 23 (4): 306−309

· Kuritzky L, Miner M (2004) Erectile dysfunction assessment and management in primary care practice. In: Broderick G (ed) Oral pharmacotherapy for male sexual dysfunction. Humana Press, Totowa, pp 149−183

· LaRochelle JC, Levine L (2006) Evaluation of the patient with erectile dysfunction. In: Mulcahy JJ (ed) Male sexual function: a guide to clinical management, 2nd edn. Humana Press, Totowa, pp 253−270

· Liu L, Zheng S, Han P, Wei Q (2011) Phosphodiesterase−5 inhibitors for lower urinary tract symptoms secondary to benign prostatic hyperplasia: a systematic review and meta-analysis. Urology 77 (1): 123-129. https: //doi. org/10. 1016/j. urology. 2010. 07. 508

· Lokeshwar SD, Patel P, Shah SM, Ramasamy R (2020) A systematic review of human trials using stem cell therapy for erectile dysfunction. Sex Med Rev 8 (1): 122-130. https: //doi. org/10. 1016/j. sxmr. 2019. 08. 003

· Lue TF (2000) Erectile dysfunction. N Engl J Med 342 (24): 1802-1813. https: //doi. org/10. 1056/NEJM200006153422407

· Matsumoto AM (2002) Andropause: clinical implications of the decline in serum testosterone levels with aging in men. J Gerontol A Biol Sci Med Sci 57: M76-M99

· Matz EL, Terlecki R, Zhang Y, Jackson J, Atala A (2019) Stem cell therapy for erectile dysfunction. Sex Med Rev 7 (2): 321-328. S2050-0521 (18)30014-3

· Mazzola C, Mulhall JP (2011) Penile rehabilitation after prostate cancer treatment: outcomes and practical algorithm. Urol Clin N Am 38 (2): 105-118. https: //doi. org/10. 1016/j. ucl. 2011. 03. 002

· McCullough AR (2001) Prevention and management of erectile dysfunction following radical prostatectomy. Urol Clin North Am 28 (3): 613-627

· McCullough AR (2003) The penis as a barometer of endothelial health. Rev Urol 5 (Suppl 7): S3-S8

· McCullough AR (2008) Rehabilitation of erectile function following radical prostatectomy. Asian J Androl 10 (1): 61-74. https: //doi. org/10. 1111/j. 1745-7262. 2008. 00366. x

· McMahon CG (2004) Efficacy and safety of daily tadalafil in men with erectile dysfunction previously unresponsive to on-demand tadalafil. J Sex Med 1: 292-300

· Meda Pharmaceuticals Inc. (2014) MUSE full prescribing information. http: //www. muserx. com/hcp/global/full-prescribing-information. aspx. Accessed 23 Oct 2016

· Montague DK, Jarrow JP, Broderick GA, Dmochoski RR, Heaton JP, Lue TF, Milbank AJ, Nehra A, Sharlip ID (2005) Erectile dysfunction guideline update panel: the management of erectile dysfunction. J Urol 174 (1): 230-239

·Montorsi F, Guazzoni G, Strambi LF, Da Pozzo LF, Nava L, Barbieri L, Rigatti P, Pizzini G, Miani A (1997) Recovery of spontaneous erectile function after nerve-sparing radical retropubic prostatectomy with and without early intracavernous injections of alprostadil: results of a prospective, randomized trial. J Urol 158 (4): 1408-1410

· Montorsi F, Maga T, Strambi LF, Salonia A, Barbieri L, Scattoni V, Guazzoni G, Losa A, Rigatti P, Pizzini G (2000) Sildenafil taken at bedtime significantly increases nocturnal erections: results of a placebo-controlled study. Urology 56 (6): 906-911

· Montorsi F, Brock G, Lee J, Shapiro J, Van Poppel H, Graefen M, Stief C (2008) Effect of nightly versus on-demand vardenafil on recovery of erectile function in men following bilateral nerve-sparing radical prostatectomy. Eur Urol 54 (4): 924-931. https: //doi. org/10. 1016/j. eururo. 2008. 06. 083

· Mulhall JP (2008) Penile rehabilitation following radical prostatectomy. Curr Opin Urol 18 (6): 613-620. https: //doi. org/10. 1097/MOU. 0b013e3283136462

· Mulhall J, Land S, Parker M, Waters WB, Flanigan RC (2005) The use of an erectogenic pharmacotherapy regimen following radical prostatectomy improves recovery of spontaneous erectile function. J Sex Med 2 (4): 532-540; discussion 540-542. https: //doi. org/10. 1111/j. 1743-6109. 2005. 00081_1. x

· Mulhall JP, Bella AJ, Briganti A, McCullough A, Brock G (2010) Erectile function rehabilitation in the radical prostatectomy patient. J Sex Med 7 (4 Pt 2): 1687-1698. https: //doi. org/10. 1111/j. 1743-6109. 2010. 01804. x

· Mydlo JH, Viterbo R, Crispen P (2005) Use of combined intracorporal injection and a phosphodiesterase-5 inhibitor therapy for men with a suboptimal response to sildenafil and/or vardenafil monotherapy after radical retropubic prostatectomy. BJU Int 95 (6): 843-846. https: //doi. org/10. 1111/j. 1464-410X. 2005. 05413. x

· Nehra A, Jackson G, Miner M, Billups KL, Burnett AL, Buvat J, Carson CC, Cunningham GR, Ganz P, Goldstein I, Guay AT, Hackett G, Kloner RA, Kostis J, Montorsi P, Ramsey M, Rosen R, Sadovsky R, Seftel AD, Shabsigh R, Vlachopoulos C, Wu FC (2012) The Princeton III Consensus recommendations for the management of erectile dysfunction and cardiovascular disease. Mayo Clin Proc 87 (8): 766−778. https: //doi. org/10. 1016/j. mayocp. 2012. 06. 015

· NIH Consensus Panel on Impotence (1993) Impotence. NIH Consensus Development Panel on Impotence. JAMA 270 (1): 83−90

· Padma−Nathan H, McCullough AR, Levine LA, Lipshultz LI, Siegel R, Montorsi F, Giuliano F, Brock G, Study Group (2008) Randomized, double−blind, placebo− controlled study of postoperative nightly sildenafil citrate for the prevention of erectile dysfunction after bilateral nerve−sparing radical prostatectomy. Int J Impot Res 20 (5): 479−486. https: //doi. org/10. 1038/ijir. 2008. 33

· Pahlajani G, Raina R, Jones S, Ali M, Zippe C (2012) Vacuum erection devices revisited: its emerging role in the treatment of erectile dysfunction and early penile rehabilitation following prostate cancer therapy. J Sex Med 9 (4): 1182−1189. https: //doi. org/10. 1111/j. 1743−6109. 2010. 01881. x

· Pavlovich CP, Levinson AW, Su LM, Mettee LZ, Feng Z, Bivalacqua TJ, Trock BJ (2013) Nightly vs on−demand sildenafil for penile rehabilitation after minimally invasive nerve−sparing radical prostatectomy: results of a randomized double−blind trial with placebo. BJU Int 112 (6): 844−851. https: //doi. org/10. 1111/bju. 12253

· Porst H, Giuliano F, Glina S, Ralph D, Casabe AR, Elion−Mboussa A, Shen W, Whitaker JS (2006) Evaluation of the efficacy and safety of once−a−day dosing of tadalafil 5mg and 10mg in the treatment of erectile dysfunction: results of a multicenter, randomized, double−blind, placebocontrolled trial. Eur Urol 50 (2): 351−359. https: //doi. org/10. 1016/j. eururo. 2006. 02. 052

· Porst H, Burnett A, Brock G, Ghanem H, Giuliano F, Glina S, Hellstrom W, Martin−Morales A, Salonia A, Sharlip I, ISSM Standards Committee for Sexual Medicine (2013) SOP conservative (medical and mechanical) treatment of erectile dysfunction. J Sex Med 10 (1): 130−171. https: //doi. org/10. 1111/jsm. 12023

· Pritzker MR (1999) The penile stress test: a window to the hearts of man? Circ J 100 (Suppl 1): 3751

· Qin F, Wang S, Li J, Wu C, Yuan J (2018) The early use of vacuum therapy

泌尿外科护理指南

for penile rehabilitation after radical prostatectomy: systematic review and meta-analysis. Am J Mens Health 12 (6): 2136-2143. https: //doi. org/10. 1177/1557988318797409

· Rabbani F, Schiff J, Piecuch M, Yunis LH, Eastham JA, Scardino PT, Mulhall JP (2010) Time course of recovery of erectile function after radical retropubic prostatectomy: does anyone recover after 2 years? J Sex Med 7 (12): 3984-3990. https: //doi. org/10. 1111/j. 1743-6109. 2010. 01969. x

· Raina R, Agarwal A, Allamaneni SS, Lakin MM, Zippe CD (2005) Sildenafil citrate and vacuum constriction device combination enhances sexual satisfaction in erectile dysfunction after radical prostatectomy. Urology 65 (2): 360-364. https: // doi. org/10. 1016/j. urology. 2004. 09. 013

· Raina R, Agarwal A, Ausmundson S, Lakin M, Nandipati KC, Montague DK, Mansour D, Zippe CD (2006) Early use of vacuum constriction device following radical prostatectomy facilitates early sexual activity and potentially earlier return of erectile function. Int J Impot Res 18 (1): 77-81. https: //doi. org/10. 1038/sj. ijir. 3901380

· Raina R, Pahlajani G, Agarwal A, Zippe CD (2008) Early penile rehabilitation following radical prostatectomy: Cleveland Clinic experience. Int J Impot Res 20 (2): 121-126. https: //doi. org/10. 1038/sj. ijir. 3901573

· Rhoden EL, Ribeiro EP, Teloken C, Souto CA (2005) Diabetes mellitus is associated with subnormal serum levels of free testosterone in men. BJU Int 96 (6): 867-870. https: //doi. org/10. 1111/j. 1464-410X. 2005. 05728. x

· Rosen RC, Cappelleri JC, Smith MD, Lipsky J, Pena BM (1999) Development and evaluation of an abridged, 5-item version of the International Index of Erectile Function (IIEF-5) as a diagnostic tool for erectile dysfunction. Int J Impot Res 11 (6): 319-326

· Rosen R, Altwein J, Boyle P, Kirby RS, Lukacs B, Meuleman E, O'Leary MP, Puppo P, Robertson C, Giuliano F (2003) Lower urinary tract symptoms and male sexual dysfunction: the multinational survey of the aging male (MSAM-7). Eur

Urol 44 (6): 637−649

· Rowland DL, Incrocci L, Slob AK (2005) Aging and sexual response in the laboratory in patients with erectile dysfunction. J Sex Marital Ther 31 (5): 399−407. https: //doi. org/10. 1080/00926230591006520

· Sachs BD (2003) The false organic−psychogenic distinction and related problems in the classification of erectile dysfunction. Int J Impot Res 15 (1): 72−78. https: // doi. org/10. 1038/sj. ijir. 3900952

· Sadovsky R, Curtis K (2006) How a primary care clinician approaches erectile dysfunction. In: Mulcahy JJ (ed) Male sexual function: a guide to clinical management, 2nd edn. Humana Press, Totowa, pp 77−104

· Seftel AD, Sundi P, Swindle R (2004) The prevalence of hypertension, hyperlipidemia, diabetes mellitus and depression in men with erectile dysfunction. J Urol 171: 2341−2345

· Sesti C, Florio V, Johnson EG, Kloner RA (2007) The phosphodiesterase−5 inhibitor tadalafil reduces myocardial infarct size. Int J Impot Res 19: 55−61

· Shabsigh R (2006) Epidemiology of erectile dysfunction. In: Mulcahy JJ (ed) Male sexual function: a guide to clinical management, 2nd edn. Humana Press, Totowa, pp 47−59

· Shamloul R, Ghanem H (2013) Erectile dysfunction. Lancet 381 (9861): 153− 165. https: //doi. org/10. 1016/S0140−6736 (12)60520−0

· Stember DS, Mulhall JP (2012) The concept of erectile function preservation (penile rehabilitation) in the patient after brachytherapy for prostate cancer. Brachytherapy 11 (2): 87−96. https: //doi. org/10. 1016/j. brachy. 2012. 01. 002

· Tal R, Teloken P, Mulhall JP (2011) Erectile function rehabilitation after radical prostatectomy: practice patterns among AUA members. J Sex Med 8 (8): 2370− 2376. https: //doi. org/10. 1111/j. 1743−6109. 2011. 02355. x

· Teloken PE, Smith EB, Lodowsky C, Freedom T, Mulhall JP (2006) Defining association between sleep apnea syndrome and erectile dysfunction. Urology 67 (5): 1033−1037. https: //doi. org/10. 1016/j. urology. 2005. 11. 040

· Wespes E, Amar E, Hatzichristou D, Hatzimouratidis K, Montorsi F, Pryor J, Vardi Y, EAU (2006) EAU guidelines on erectile dysfunction: an update. Eur Urol 49 (5): 806-815. https: //doi. org/10. 1016/j. eururo. 2006. 01. 028

· Zhihua L, Guiting L, Amanda R-M, Chunxi W, Yung-Chin L, Tom FL (2017) Low intensity shock wave treatment improves erectile function: a systemic review & meta-analysis. Eur Urol 71: 213-233

· Zias N, Bezwada V, Gilman S, Chroneou A (2009) Obstructive sleep apnea and erectile dysfunction: still a neglected risk factor? Sleep Breath 13 (1): 3-10. https: // doi. org/10. 1007/s11325-008-0212-8

· Zou Z et al (2017) Short term efficacy & safety of low-intensity extracorporeal shock wave therapy in erectile dysfunction: a systemic review & meta-analysis. IBJU 43 (5): 805-821

第七章

良性前列腺增生

Gina M. Powley, Gail M. Briolat

发病率和流行病学..195

病理生理学..195

临床表现..196

病史和体格检查..197

辅助检查..198

治　疗..199

参考文献..207

┃ 目　标

（1）明确良性前列腺增生的病理生理学、发病率、临床表现和风险因素。

（2）讨论与良性前列腺增生相关的评估技术。

（3）解释良性前列腺增生的治疗方案，包括药物治疗、观察等待和手术治疗。

（4）讨论良性前列腺增生的并发症和治疗副作用。

发病率和流行病学

良性前列腺增生（benign prostatic hyperplasia，BPH）是一种组织学诊断，是指前列腺移行带内平滑肌和上皮细胞的增生（Foster et al. 2019）。尸检发现，BPH 仅出现在 30 岁及以上的男性中（Vuichoud and Loughlin 2015）。BPH 是 50 岁以上男性的第四常见疾病（Russo et al. 2014）。据估计，60~69 岁的男性中超过 70% 的人患 BPH（Parsons 2014），70 岁以上男性的发病率超过 80%（Russo et al. 2014）。在美国，有超过 1500 万的男性患有 BPH，每年由 BPH 造成的医疗费用超过 30 亿美元（Bagla et al. 2014）。

BPH 的病因尚未完全明确，可能是由内分泌系统和多种原发因素造成（Cooperberg et al. 2013）。BPH 并不威胁生命，但对生活质量会产生巨大影响。BPH 的症状会导致睡眠不足、焦虑、抑郁、活动能力下降、跌倒次数增加、日常生活活动以及休闲活动和性生活受到影响（Gacci et al. 2014；Parsons 2014）。在过去的 10 年中，美国因 BPH 引起的急性尿潴留继发急性肾衰竭的住院人数有所增加（Parsons 2014）。

导致 BPH 发展的风险因素尚未被充分了解。研究表明有遗传和种族因素，60 岁以下接受 BPH 手术的患者中，可能有一半人有遗传因素。BPH 被认为是一种常染色体显性遗传病，一级男性亲属有 4 倍患病风险（Cooperberg et al. 2013）。

最近的研究表明，肥胖、饮食中动物蛋白含量的增加和运动量的减少是有症状的 BPH 的风险因素。在评估前列腺体积的超声和磁共振成像（MRI）研究中，体重指数（BMI）、体重和腰围的增加与前列腺体积的增加相关（Parsons 2014）。中等强度的体育活动可使 BPH 的风险降低高达 25%（Parsons 2014）。研究显示，每天至少吃 4 份蔬菜，在饮食中加入番茄红素和绿茶，可以使患 BPH 的风险明显降低（Espinosa 2013）。

病理生理学

前列腺包括 4 个由基质和上皮细胞组成的腺体组织区域组成。这 4 个区域分为外周带、中央带、移行带和尿道周围腺体区。前列腺上端与膀胱颈相连，下端被尿道横膈膜包绕，后端与直肠相邻，前面紧贴耻骨（Resnick 2003）。BPH 在组织学上表现为前列腺移行带内腺体上皮组织、平滑肌和结缔组织的无序增生，也被称为"腺体增生"（Vuichoud and Loughlin 2015；Foster et al. 2019）。睾丸雄性激素是 BPH 发展的必要条件。在青春期前被阉割的患者，或由多种遗传性疾病影响雄激素生成或作用的患者，不会发展为 BPH（Walsh et al. 2002）。在青春期结束时，前列腺的重量大约是 26 g，除非出现 BPH，否则前列腺就会保持这一重量（McConnell 1998）。最近的研究表明局部的或全身的炎症细胞，可能在 BPH 的发展中起到一定的作用。BPH 是一种免疫炎症疾病，慢性前列腺炎症在这种疾病的发病机制中有一定的作用（Vuichoud and Loughlin 2015）。

▍▍临床表现

BPH 患者的症状包括各种下尿路症状（lower urinary tract symptoms，LUTS）。其中最常见的症状是排尿无力、排尿踌躇、排尿间断、尿后滴沥和夜尿症。这些症状通常发生在 60 岁以上的男性中。随着 BPH 的发展和膀胱出口梗阻（bladder outlet obstruction，BOO）的进展，膀胱过度活动症（overactive bladder，OAB）的症状也可能出现，如尿急和尿频（Wieder 2014）。前列腺的大小与症状的程度之间几乎没有关联。症状出现的频率和缓急因患者而异。BPH 的特点是会出现一系列阻塞性和刺激性症状，也就是 LUTS（表 7-1）。

表 7-1　BPH 的 LUTS 表现

梗阻性症状 （由于增大的前列腺阻塞了膀胱出口）	刺激性症状 （由于长期的膀胱出口阻塞对膀胱造成影响）
排尿无力；	尿急；
排尿踌躇；	急迫性尿失禁；
尿后滴沥；	尿频；
急性或慢性尿潴留；	夜尿

续表

梗阻性症状 （由于增大的前列腺阻塞了膀胱出口）	刺激性症状 （由于长期的膀胱出口阻塞对膀胱造成影响）
排尿不尽感； 排尿时间过长； 溢出性尿失禁	

病史和体格检查

在诊断 BPH 时，必须注意排除其他引发 LUTS 的尿路病变。首先要从患者那里获得详细的病史。询问性功能的情况是非常重要的。确定患者是否有神经系统疾病，如多发性硬化症、帕金森病、脑卒中史。确定患者是否曾经有尿路创伤或尿道狭窄疾病。了解处方药和非处方药的用药史，抗胆碱药物、肌肉松弛剂或麻醉剂可能影响膀胱排空。确定患者是否有慢性便秘（Cooperberg et al. 2013；Vuichoud and Loughlin 2015）。

在评估患者是否有 BPH 时，必须在询问病史时提出非常具体的问题。BPH 的症状发展非常缓慢，患者往往已经适应了异常的排尿情况和生活方式，不认为自己的排尿情况不正常。老年患者往往把它归咎于"变老"，并认为它是正常的。询问患者时，应当考虑的细节包括，夜尿的频率；夜间限制饮水，为了避免影响日常生活而限制饮水；排尿的力度；需要用力或收缩来促进排尿；睡眠质量。

体格检查主要是直肠指诊、神经系统检查和外生殖器检查。在进行直肠指诊时，应注意肛门括约肌的张力，张力降低可能提示神经系统疾病，而张力增加可能提示盆底功能障碍。对前列腺的体检可确定腺体的大致体积，特别要注意检查任何变硬区域，因其可能与恶性肿瘤有关。外生殖器的检查是为了评估是否有尿道狭窄或尿道肿块，这可能会导致异常的排尿症状。

国际前列腺症状评分（international prostate symptom score，IPPS）是一个由 7 个问题组成的工具，用于量化 BPH 的主观症状。该工具要求患者评估他们的排尿不尽、尿频、尿间断、尿急、排尿无力和夜尿的感觉，评分范围为 0~5 分。数字越大，表示症状就越严重。该工具对 BPH 的管理非常有帮助（Vuichoud and Loughlin 2015）。

直肠指诊的异常表现包括某个坚硬区域或结节，其质地与腺体其余部分不同，或触摸腺体时有极强的压痛感。直肠指诊往往会低估前列腺的体积。直肠指诊时要特别注意神经系统损伤导致的肛门括约肌松弛或痉挛（Vuichoud and Loughlin 2015）。外生殖器异常包括尿道狭窄、可触及的输尿管肿块或包皮过长。其他异常的身体检查结果还有继发于急性或慢性尿潴留的可触及的膀胱（Silbert 2017）。

■ 辅助检查

必须进行尿液分析，以排除血尿或尿路感染，这两种情况都可能提示非 BPH 导致的症状。根据美国泌尿外科协会指南与前列腺癌和前列腺疾病新进展国际共识（International Consensus on New Developments in Prostate Cancer and Prostate Disease）报道（Silbert 2017），在 BPH 的初步评估中不推荐检测血清肌酐。如果为了评估肾功能后进行手术，则可以进行血清肌酐检查（Vuichoud and Loughlin 2015）。如果血清肌酐升高，应进行超声等影像学检查。

也应评估患者的前列腺特异性抗原（prostate-specific antigen，PSA），它与前列腺体积成正比。前列腺体积越大的男性，其 PSA 也越高。除 BPH 外，许多其他疾病也会使 PSA 升高，必须加以考虑。导致 PSA 升高的其他原因包括前列腺癌、感染、操作或创伤以及在获得样本前的几天内射精。同样重要的是要注意那些使 PSA 降低的情况，如 5-α 还原酶抑制剂（5ARIs）、雄性激素抑制剂或阉割等（Wieder 2014）。

关于 PSA 筛查，专家之间已经并将继续进行大量讨论。2013 年 5 月，美国泌尿外科协会发布了一项关于 PSA 筛查的新指南。针对 BPH 和 PSA 测量，新指南的改变包括为预期寿命至少为 10 年的患者提供检测，检测结果将改变疾病管理方案和症状管理方案以及干预措施（American Urological Association 2013）。美国泌尿外科协会已经开发了一个工具来指导实施者。其他有用的诊断方法包括尿流率检查和残余尿量测定。尿流率测量是对排尿过程中尿流速率的无创电子记录。排尿后残余尿量可在患者排尿后立即检测，可通过经腹超声或有创导尿进行检测（Silva et al. 2014）。这两项研究都有局限性和可变性，但尿流率的降低和残余尿量的增加可能与 BPH 相关。另一个确定患者轻重程度的有用工具是 IPSS，这是一个由 8 个问题（7 个症状问题 +1 个生活质量问题）组成的筛查工具，用于筛查、快速诊断、管理 BPH，并提供管理建议。

▌ 治　疗

治疗 BPH 的 2 个目标为减轻症状对生活质量的影响和避免 BPH 相关症状的出现。对 BPH 患者来说，第一个治疗方案是观察性等待。有轻度 LUTS（IPSS 评分 < 8）的患者或有中度至重度症状但生活质量未受到明显影响，也没有出现医学并发症的患者（表 7-2），可以选择不干预、进行积极监测或观察等待。通常情况下，行为调整，如减少晚间液体的摄入，减少酒精或咖啡因的摄入，减肥或改变利尿剂的使用时间，以及戒烟，可能会改善轻微的症状（Vuichoud and Loughlin 2015）。这些患者应每年进行多次检查。应反复通过 IPSS 进行排尿模式的主观评估。需要注意的是，排尿症状的严重程度与前列腺的大小没有关系，而症状的严重程度与膀胱出口梗阻的程度也没有关系（Wieder 2014）。有些患者从未进行治疗，并且大约 65% 的患者在 5 年后仍然对生活质量感到满意（Silva et al. 2014）。

表 7-2　膀胱出口梗阻的远期并发症

膀胱憩室形成；

膀胱小梁形成；

膀胱逼尿肌失代偿；

肾盂积水；

肾功能不全；

复发性尿路感染；

膀胱结石

许多患者会寻求非处方疗法来治疗轻度到中度的 BPH。草药产品锯棕榈在治疗 BPH 方面一直很受欢迎。但是在对涉及 3000 多名患者的随机试验进行回顾后，并没有发现锯棕榈相比于安慰剂的明显益处（Espinosa 2013；Parsons 2014）。

药物治疗

治疗中度至重度 BPH 的药物包括 α-受体阻滞剂、5ARIs 或结合使用这两类药物。最近的研究探索了另外 3 类药物，即抗毒蕈碱药、β3- 肾上腺素受体激动剂和磷酸二酯酶 V 型抑制剂（PDE-5Is），用于治疗存在尿潴留问题的 BPH 患者的 LUTS（Silva et al. 2014）。目前有 5 种 α-受体阻滞剂，即多沙唑嗪、特拉唑嗪、坦索罗辛、阿夫唑嗪和西洛多辛。α-受体阻滞剂可抑制 α-1 肾上腺素受体，放松前列腺和膀胱颈部的平滑肌张力，改善排尿症状（Wieder 2014；Silva et al. 2014）。α-1 肾上腺素受体有 3 种亚型：α-1A、α-1B 和 α-1D。α-1A 能放松前列腺、膀胱颈、精囊和输精管中的平滑肌。这些是前列腺中 α-1 受体的主要亚型。α-1B 主要位于血管中，阻断该受体可引起低血压。α-1D 位于鼻腔、膀胱和脊髓，阻断该受体往往会导致鼻塞（Wieder 2014）。α-受体阻滞剂最常见的副作用是头晕、头痛、气喘、直立性低血压、鼻炎、性功能障碍和异常射精。研究表明，这 5 种药物在改善血流和减少 BPH 症状方面都具有统计学意义，并优于安慰剂。西洛多辛是该类药物中唯一选择性作用于 α-1A 受体亚型的药物。由于选择性作用于 α-1A，西洛多辛的心血管副作用事件发生率较低，但射精功能障碍的发生率增加（Silva et al. 2014）。

α-受体阻滞剂的一个重要副作用是术中虹膜松弛综合征。这种综合征是由 Chang 和 Campbell 在 2005 年发现的，这是在白内障手术期间出现的并发症，尽管术前进行了扩张，但术中还是出现了瞳孔缩小。较早的一批药物如多沙唑嗪和特拉唑嗪似乎没有出现这种情况。如果患者计划进行白内障手术，建议在手术完成前避免使用 α-受体阻滞剂。5ARIs 通过阻止睾酮转化为二氢睾酮来减少与前列腺增生有关的症状。这类药物中目前有 2 种，即非那雄胺和度他雄胺。与 α-受体阻滞剂不同的是，这些药物的疗效长达 6 个月，并且可减少前列腺体积达 25%（Wieder 2014）。当服用其中任何一种药物治疗 9~12 个月后，

PSA 预计会下降 50%。这些药物常见的副作用包括勃起功能障碍、性欲下降和射精量减少（Silva et al. 2014）。最近的研究发现，5ARIs 的其他潜在副作用包括抑郁症、自杀倾向、持续的勃起功能障碍、男性乳腺发育和焦虑（Kim et al. 2018）。

两项大型长期研究［前列腺症状医学治疗研究（the Medical Therapy of Prostatic Symptoms study，MTOPS）］以及 Avodart® 和坦索罗辛联合研究（ComBat）对 α–受体阻滞剂、5ARIs 以及同时使用这两种药物的疗效进行了比较。这些研究的结论表明，联合治疗对前列腺较大的患者治疗效果更好。对于前列腺体积＞40 cm、PSA＞4.0 ng/mL、中度至重度排尿症状和高龄的患者，应考虑采用 α–受体阻滞剂和 5ARIs 的联合治疗。但是联合治疗将会增加患者的药物治疗成本，并可能增加潜在副作用（Silva et al. 2014；Wieder 2014）。

MTOPS 和 ComBat 研究都没有指出开始联合治疗的时机，或者患者在使用联合用药之前应该使用单一药物多长时间。大多数临床医生对症状严重和进展风险高的患者采用联合治疗（Silva et al. 2014）。美国泌尿外科协会指南建议对有 LUTS 和证明有 BPH 的患者采用联合治疗（American Urological Association 2013）。

高达一半的 BPH 患者报告有逼尿肌过度活动，梗阻越严重，过度活动越严重（Silva et al. 2014）。与逼尿肌过度活动相关的膀胱症状可能包括夜尿、尿急或尿频。抗毒蕈碱药治疗对这些患者来说是安全和有益的。人们将 4 mg 托特罗定与安慰剂进行疗效对比，发现它可以减轻相关症状。残余尿增加和急性尿潴留事件的发生率与安慰剂组相似。对已经服用 α–受体阻滞剂或 5ARIs 并伴有逼尿肌过度活动症状的患者使用抗毒蕈碱药物也是有效的，且耐受性良好（Silva et al. 2014）。

另一种成功治疗膀胱容量的药物是 β3–肾上腺素受体激动剂。服用 50~100 mg 米拉贝隆能降低排尿频率，服用 50 mg 可改善尿急（Silva et al. 2014）。米拉贝隆最常见的副作用是高血压、鼻咽炎和尿路感染（Russo et al. 2014）。

一些研究表明，BPH、LUTS 与勃起功能障碍（ED）之间有很强的相关性（Gacci et al. 2014）。5 型磷酸二酯酶抑制剂（PDE-5）已被用于治疗 ED，最近的研究探索每日服用 PDE-5 对于 BPH 的治疗效果。PDE-5 受体的作用机制是松弛前列腺平滑肌、抑制增殖、改善盆腔的血流，并作用于传入感觉神经或前列腺和膀胱（Paolone 2010）。在所有的 PDE-5 药物中，只有他达拉非（每日 5 mg）被批准用于治疗 BPH。目前，不推荐联合使用 α–阻滞剂和他达拉非治疗 BPH，因为有出现低血压的风险。他达拉非最常导致的副作用包括头痛、消化不良、背痛、鼻咽炎、腹泻、四肢疼痛、肌痛和头晕（Russo et al. 2014）。

手术治疗

美国泌尿外科协会于 2019 年更新了 BPH 的外科管理方案。对继发于 BPH 的肾功能不全、肾积水或难治性尿潴留的患者，仍然建议手术治疗。对于因 BPH 导致的复发性尿路感染（urinary tract infections，UTI）、复发性膀胱结石或肉眼血尿的患者，以及因 BPH 导致的难治性 LUTS 或不愿使用其他疗法的患者，也建议手术治疗（Foster et al. 2019；Wieder 2014）。

经尿道前列腺电切术（transurethral resection of the prostate，TURP）仍然是治疗 BPH 所有手术方法中的金标准，并可作为参考（Foster et al. 2019；Roehrborn et al. 2013；Shigemura and Fujisawa 2018）。

根据临床医生的经验，可以进行两种类型的 TURP，单极型或双极型。手术的区别在于能量的传输方式。与单极 TURP 相反，双极 TURP 的能量不会通过身体到达皮肤，能量被限制在位于切除镜尖端的主动（电切环）和被动极之间（Foster et al. 2019）。单极 TURP 需要使用山梨醇、甘露醇或甘氨酸等等渗溶液，双极 TURP 可以使用 0.9% 氯化钠溶液。这降低或消除了在长时间切除期间发生急性稀释性低钠血症的风险，这种风险可能导致所谓的经尿道电切综合征（TUR 综合征）（Foster et al. 2019）。TUR 综合征是指从前列腺血管床过度吸收低渗液，导致低钠血症、高血容量、高血压、意识模糊、恶心、呕吐和视觉障碍。TUR 综合征的治疗包括利尿和限制液体摄入（Wieder 2014）。

在进行 TURP 时，使用电切环来切除前列腺的，从膀胱颈到精阜的位置进行环形切除（Wieder 2014）。TURP 最适合用于前列腺小于 80 mL 的患者。与单极 TURP 相比，双极 TURP 发生出血、输血和 TUR 综合征的风险较低，没有发现两者疗效上的差异（Foster et al. 2019）。

对于前列腺超过 100 g 的患者，临床医生应考虑使用开放式、腹腔镜或机器人辅助法进行前列腺切除术。使用何种方法取决于外科医生的经验以及是否存在其他情况，如膀胱憩室或膀胱结石等。有两种进行开放式前列腺切除术的方法。如果需要进行二次膀胱手术，通常采用耻骨上入路术，而耻骨后入路术不需要进入膀胱（Cooperberg et al. 2013；Foster et al. 2019；Wieder 2014）。

几十年来，经尿道前列腺切开术（transurethral incision of the prostate，TUIP）一直用于治疗小于 30 g 的小型前列腺。该手术是通过在前列腺尿道上使用 1~2 个内镜切口来实现的，这些切口从膀胱颈部延伸到紧靠精阜的位置（Foster et al. 2019；Wieder 2014）。TUIP 与 TURP 相比具有相似的疗效，但逆行射精的发生率较低（Wieder 2014）。

经尿道前列腺汽化术（transurethral electrovaporization，TUVP）是对标准 TURP 的一种电外科技术改进。TUVP 可以利用多种能量传递表面，包括滚珠、汽化电极或按钮（Foster et al. 2019）。TUVP 通常使用生理盐水，并采用双极能源供电。与传统的电切环相比，TUVP 在组织可视化、失血量、切除速度和患者发病率方面有所改善。TUVP 的疗效与 TURP 相似，但 TUVP 造成的术后刺激性排尿和尿潴留的发生率更高（Foster et al. 2019；Wieder 2014）。

选择性激光前列腺汽化术（photoselective vaporization of the prostate，PVP）是一种经尿道治疗方式，在非接触模式下使用 600 μm 侧向发射激光光纤。激光波长为 532 nm，被血红蛋白吸收，主要导致组织消融、汽化，并有一层薄薄的底层促凝物提供止血作用（Foster et al. 2019；Wieder 2014）。该手术通常采用生理盐水冲洗，消除了 TUR 综合征的可能性。该手术的目的是依次向外蒸发前列腺腺瘤，直到外科包膜暴露，并在前列腺实质内形成排尿腔道，患者可以通过这个腔道排尿（Foster et al. 2019）。

前列腺尿道提升术（prostatic urethral lift，PUL）是由 BPH 引起的 LUTS 患者的一种选择，适合前列腺小于 80 g，并且没有阻塞性中叶的患者（Foster et al. 2019）。PUL 在 2004 年被开发出来，作为 LUTS、BPH 的一种治疗方案，通过改变前列腺解剖结构而不消融组织来发挥作用。事实证明，PUL 可以快速和显著地改善 LUTS，比手术切除或消融术的预后效果更好，并且能保持性功能（Roehrborn et al. 2013）。通过在膀胱镜引导下递送带有永久性缝线的植入物挤压侧叶，形成前列腺连续的通道，从而改善梗阻情况。缝合线的两端有 T 形条，T 形条由弹簧加载和放置，T 形条一端在前列腺包膜外，另一端在前列腺尿道腔内。T 形缝合线具有足够的张力，将前列腺尿道腔拉向包膜，压缩组织并打开前列腺尿道腔（Foster et al. 2019；Roehrborn et al. 2013）。单臂研究显示，PUL 的美国泌尿外科协会症状指数（American Urologic Association Symptom Index，AUASI）的降低幅度大大超过药物，比热疗法起效更快，而且没有由 TURP 或激光术导致的严重并发症（Roehrborn et al. 2013）。

经尿道微波热疗（transurethral microwave therapy，TUMT）加热前列腺以产生热坏死。通过嵌入在导管中的天线进行微波传输。这是一个门诊手术，使用局部或口服止痛药进行手术，不进行脊髓或全身麻醉。适用于前列腺大小 30~100 mL、没有中叶增生、前列腺尿道长度可以容纳天线的患者（Foster et al. 2019；Wieder 2014）。刺激性症状在术后可能持续数周。TUMT 的最大效果可能发生在术后 3~6 个月（Wieder 2014）。

前列腺水蒸气消融法使用无菌水汽（水蒸气）来治疗 BPH，将有针对性的、特定剂量的热能直接送到前列腺，靶向减少导致 BPH 的阻塞组织。这也是一种门诊手术，使用局部或口服止痛药进行手术。适用于前列腺小于 80 g、不排除有梗阻的中叶或中间叶的患者（Foster et al. 2019）。将膀胱镜镜头插入输送装置中。通过导针将射频电流产生的湿热能以水蒸气的形式（使用特定剂量，每次注射持续 9 s）注入前列腺移行带或中叶。注入前列腺组织的水蒸气迅速通过组织细胞间的间隙散开。蒸汽冷却后与组织接触并立即凝结，储存的热能被释放出来，使细胞膜变性并导致细胞死亡。变性的细胞被人体吸收，从而减少了在尿道旁的前列腺组织的体积。蒸汽凝结过程也会导致治疗区域血管结构迅速塌陷，从而导致无血手术（Mcvary et al. 2019）。

经尿道针刺消融术（transurethral needle ablation，TUNA）不推荐用于治疗由 BPH 引起的 LUTS。这是一种门诊手术，使用局部或口服止痛药进行。适用于前列腺体积小于 75 g 并且主要表现为前列腺侧叶增生的患者（Foster et al. 2019；Wieder 2014）。手术是在直接可视化的情况下进行的。医生使用了两根弯针，由特定的膀胱镜鞘的尖端延伸出来，将射频（RF）能量传递到前列腺，产生热坏死（Wieder 2014）。刺激性症状可能持续数周，与 TUMT 相比，

TUNA 术中需要使用更大剂量的镇静剂（Wieder 2014）。

激光剜除术用于切除或消融前列腺组织。由于钬和铥的发色团是水，且具有最小组织穿透深度，这两种激光器可实现了组织的快速蒸发和凝固，并且没有穿透深层组织的缺点（Foster et al. 2019）。与单极或双极 TURP 相比，它们在组织中具有更好的凝固特性，再加上它们的浅层穿透力，在临床医生具备充分专业知识的情况下，铥和钬都是合理的选择（Foster et al. 2019）。与 TURP 相比，激光疗法的出血风险较低，术后导尿时间较短，住院时间较短，TUR 综合征的风险降低。然而，激光疗法和 TURP 对排尿症状的改善效果相当（Foster et al. 2019；Wieder 2014）。

对于 BPH 引起的 LUTS 患者，如果其前列腺体积在 30~80 g，可以进行水切割手术；但是，长期疗效和再治疗率仍然不够理想。患者必须接受全身麻醉才能进行该手术。治疗前的经直肠超声可以用来显示要切除的前列腺的特定区域，重点是可以限制性切除精阜附近区域。它也被用于在手术过程中实时监测组织切除情况。完成切除后，通过标准的膀胱镜或解剖镜进行电灼，或通过三腔导尿管球囊的牵拉来获得止血效果（Foster et al. 2019；Saadat and Elterman 2019）。水消融术的特点是消融时间短，不受前列腺大小的影响，且具有良好的排尿和性功能（Saadat and Elterman 2019）。

前列腺动脉栓塞术（prostate artery embolization，PAE）不推荐用于治疗由 BPH 引起的 LUTS。PAE 是一种较新的、基本未经证实的治疗 BPH 的微创外科治疗方法（Foster et al. 2019）。

临床经验

· 与患者一起回顾 IPPS 的测试，有助于他们深入了解自己的问题。许多患者并不知道如何回答这些问题。

· "与 5 年前相比，你今天的尿流状况如何？"可以帮助患者认知到当前的情况。

· 一些患者可能不好意思要求专业人士解析 IPSS 问题。

· 在与患者讨论治疗计划时，重要的是使计划个性化。

· 许多患者买不起药，又不好意思告诉医疗机构，因此不服药，导致症状恶化。

· 这些药物是长期服用的，如果患者无法获得这些药物，那么可能会需要较早地采用侵入性手术来解决他们与 BPH 有关的症状。

参考文献

· American Urological Association (2013). http: //www. auanet. org/education/ guidelines/benignporstatic—hyperplasia. cfm. Accessed 21 Sept 2014

· Bagla S, Martin CP, van Breda A, Sheridan MJ, Sterling KM, Papadouris D, Rholl KS, Smirniotopoulos JB, van Breda A (2014) Early results from a United States trial of prostatic artery embolization in the treatment of benign prostatic hyperplasia. J Vasc Interv Radiol 25 (1): 47—52

· Cooperberg MR, Presti JC Jr, Shinohara K, Carroll PR (2013) Neoplasms of the prostate gland. In: McAninch JW, Lue TF, Smith DR (eds) Smith and Tanagho's general urology, 18th edn. McGraw—Hill Medical, New York, pp 350—379

· Espinosa G (2013) Nutrition and benign prostatic hyperplasia. Curr Opin Urol 23 (1): 38—41

· Foster HE, Barry MJ, Dahm P, Gandhi MC, Kaplan SA, Kohler TS et al (2019) Surgical management of lower urinary tract symptoms attributed to benign prostatic hyperplasia: AUA guideline. J Urol 200 (3): 612—619. https: //www. auanet. org/ guidelines/benign—prostatic—hyperplasia— (bph)—guideline. Accessed 30 Nov 2019

· Gacci M, Carini M, Salvi M, Sebastianelli A et al (2014) Management of benign prostatic hyperplasia: role of phosphodiesterase—5 inhibitors. Drugs Aging 31: 425—439

· Kim JH, Baek MJ, Sun HY, Lee B, Li S, Khandwala Y et al (2018) Efficacy and safety of 5 alpha—reductase inhibitor monotherapy in patients with benign prostatic hyperplasia: a meta—analysis. PLoS One 13 (10): e0203479. https: //doi. org/10. 1371/journal. pone. 0203479. Accessed 30 Nov 2019

· McConnell JD (1998) Epidemiology, etiology, pathophysiology, and diagnosis of benign prostatic hyperplasia. In: McConnell JD, Walsh PC (eds) Campbell's urology, 7th edn, vol. 2. W. B. Saunders Company, Philadelphia, pp. 1429—52

· Mcvary KT, Rogers T, Roehrborn CG (2019) Rezūm water vapor thermal therapy for lower urinary tract symptoms associated with benign prostatic hyperplasia: 4—year results from randomized controlled study. Urology 126: 171—

179. https: //doi. org/10. 1016/j. urology. 2018. 12. 041

· Paolone DR (2010) Benign prostatic hyperplasia. Clin Geriatr Med 26: 223−239

· Parsons OA (2014) Associations of obesity, physical activity and diet with benign prostatic hyperplasia and lower urinary tract symptoms. Curr Opin Urol 24 (1): 10−14

· Resnick MI (2003) Benign prostatic hyperplasia. In: Resnick MI (ed) Urology secrets, 3rd edn. Hanley & Belfus Inc, Philadelphia, pp. 98−101

· Roehrborn CG, Gange SN, Shore ND, Giddens JL, Bolton DM, Cowan BE et al (2013) The prostatic urethral lift for the treatment of lower urinary tract symptoms associated with prostatic enlargement due to benign prostatic hyperplasia: the L. I. F. T. study. J Urol 190: 2161−2167

· Russo A, La Croce G, Capogross P, Ventimislia E et al (2014) Latest pharmacotherapy options for benign prostatic hyperplasia. Expert Opin Pharmacother 15 (16): 2319−2328

· Saadat H, Elterman DS (2019) The role of aquablation for the surgical treatment of LUTS/BPH. Curr Urol Rep 20 (8): 65−100

· Shigemura K, Fujisawa M (2018) Current status of holmium laser enucleation of the prostate. Int J Urol 25 (3): 206−211. https: //onlinelibrary. wiley. com/doi/pdf/10. 1111/iju. 13507. Accessed 30 Nov 2019

· Silbert L (2017) Benign prostatic disease. In: Newman DK, Wyman JF, Welch VW (eds) Core curriculum for urologic nursing, 1st edn. Society of Urologic Nurses and Associates, Pitman, NJ, pp 605−618

· Silva J, Silva CM, Cruz F (2014) Current medical treatment of lower urinary tract symptoms/BPH: do we have a standard? Curr Opin Urol 24 (1): 21−28

· Vuichoud C, Loughlin KR (2015) Benign prostatic hyperplasia: epidemiology, economics and evaluation. Can J Urol 22 (Suppl 1): 1−6

· Walsh PC, Retik AB, Vaughan ED, Wein AJ (2002) Campbell's urology, vol 2. Saunders, Philadelphia

· Wieder JA (2014) Pocket guide to urology, 5th edn. J. Wieder Medical, Oakland, CA, pp 210−223

第八章

血 尿

Rebecca Thorne, Michelle J. Lajiness, Susanne A. Quallich

概 述..211

病 史..213

体格检查..214

辅助检查..215

    实验室检查..215

    影像学检查..215

    程 序..216

治 疗..216

参考文献..218

目 标

（1）区分显微镜下血尿和肉眼血尿的临床表现。

（2）区分这两种血尿的潜在原因。

（3）对血尿患者进行适当的评估和处理。

概 述

血尿是指尿液中含有血液，每个高倍显微镜视野（HPF）超过 3 个红细胞即为血尿。血尿是泌尿外科常见的一个症状，不容忽视。血尿患者常被突然出现的肉眼血尿吓到，立刻到急诊科进行评估。任何形式的血尿都不容忽视，应高度警惕泌尿系统恶性肿瘤可能。血尿按其起源部位分为肾脏性、尿道或假性血尿（起源于泌尿系统外，如月经）。

研究表明，血尿的发生率 2%~30%，包括肉眼血尿和镜下血尿（Lee et al. 2013；Harmanil and Yuksel 2013）。血尿可能由尿路和肾脏的原因引起，临床医生必须对病因、病史、体格检查和辅助检查有全面的了解，才能正确评估这些患者。任何出现与近期手术、创伤或女性复发性尿路感染无关的肉眼血尿者都应进行血尿相关检查。肉眼血尿者通常有潜在的病变，而镜下血尿者的检查（评估）结果通常为阴性。

镜下血尿的定义是，在一次正确采集、未受污染的尿检中，每 10 HPF 中有超过 3 个红细胞（AUA Guideline 2016），且没有其他明确病因。镜下血尿可由尿路和肾脏的原因引起；它可能是解剖问题或肾脏生理问题的结果。它很少是患者主诉的内容，通常是在评估其他病情时偶然发现的。长期使用抗菌药物和其他非处方药物可导致肾脏疾病，从而产生镜下血尿。

可导致医源性、肾性血尿的原因：

- Berger 病（IgA 肾病）。
- 出血性疾病。
- 出血性贫血、镰状细胞贫血。
- 糖尿病。
- 药物性间质性疾病。
- 晚期肾脏疾病。
- 锻炼（马拉松）。
- 镇痛药滥用史。
- 艾滋病毒。
- 感染（如肝炎）。

· 感染后肾小球肾炎。

· 系统性红斑狼疮。

血尿可由月经、剧烈运动、性行为、病毒性疾病、创伤、肾结石或感染（如尿路感染）引起。血尿更严重的原因包括恶性肿瘤（肾脏或膀胱）；肾脏、尿道、膀胱或前列腺的炎症；多囊肾病；凝血功能障碍，如血友病；镰状细胞贫血。肉眼血尿可能是泌尿系统恶性肿瘤的唯一征兆，通常是泌尿生殖道解剖问题或非肾小球出血的指标。

可导致肉眼血尿的原因：

· 常染色体显性多囊肾病（autosomal dominant polycystic kidney disease，ADPCKD）。

· 良性前列腺肥大（BPH）。

· 经尿道切除术后 BPH 再生。

· 月经污染。

· 出血性膀胱炎。

· 间质性膀胱炎。

· 后尿道炎。

· 链球菌感染后肾小球肾炎。

· 肾脏、输尿管、膀胱结石。

· 肾脏、输尿管、膀胱肿瘤。

· 镰状细胞贫血。

· 创伤。

· 结核。

· 尿道炎。

· 尿道癌。

· 尿道狭窄。

· 剧烈运动。

可能导致尿液发红的药物：

· 氯喹。

· 布洛芬。

· 左旋多巴。

· 甲基多巴。

· 呋喃妥因。

· 非那西丁。

· 非那吡啶。

· 苯妥英。

· 奎宁。

· 利福平。

· 磺胺甲噁唑。

在评估血尿时一定要问以下几个问题，答案将指导后续工作。

（1）血尿是肉眼可见还是显微镜下可见？

（2）在排尿过程中什么时候出现血尿（开始、结束或整个排尿过程）？

（3）血尿是否伴有疼痛？

（4）有没有排出血块？

（5）如果患者有排出血块的情况，血块是否有特定的形状？

虽然炎症可能导致血尿，但所有的血尿患者，除了可能患有急性细菌性出血性膀胱炎的年轻女性，都应该接受泌尿系统评估。老年女性和男性如果出现血尿和尿路刺激症状，可能是膀胱肿瘤坏死或更常见的膀胱原位癌继发感染引起的膀胱炎。在 50 岁以上的患者中，肉眼血尿的最常见原因是膀胱癌。

▌▎病 史

在向患者了解病史时，明确血尿的时间是非常重要的。患者可能会注意到血尿发生在尿流的开始（初始），贯穿整个尿流（全部）或在尿流的末端。确定尿流中血尿的时间，可以帮助预测出血来源，缩小诊断评估范围（表8-1）。其他需要考虑的事项包括这是不是第一次发生，是否有诱发因素，以及血尿的持续时间（数周或数月）。

表 8-1　尿流中出现血液的时间

血尿症状	可能的原因
显微镜下血尿 （上尿路或下尿路的任何部位）	尿路感染（UTI），前列腺炎，尿道炎，肾病，膀胱、输尿管、肾脏恶性肿瘤或结石疾病
初始肉眼血尿 （前尿道）	尿道狭窄，尿道口狭窄，尿道癌
全程血尿 （膀胱颈以上肉眼血尿来源：膀胱、肾脏、输尿管）	肾、输尿管、膀胱结石或肿瘤；外伤，包括剧烈运动；出血性膀胱炎；间质性膀胱炎；镰状细胞贫血；肾炎；常染色体显性多囊肾病（ADPCKD）；链球菌感染后肾小球肾炎
终末血尿 （膀胱颈、前列腺、后尿道）	良性前列腺增生（BPH），经尿道切除术后前列腺再生长，膀胱颈部息肉

　　是否有相关的疼痛。血尿通常不痛，除非伴有炎症或梗阻。因此，膀胱炎和继发性血尿的患者可能会出现尿路刺激症状，但疼痛通常不会随着血块的出现而加重。更常见的情况是，伴有血尿的疼痛通常是由于上尿路血尿和输尿管被血块阻塞所致。血块的出现可能伴有严重的腹绞痛，类似于输尿管结石引起的疼痛，这有助于确定血尿的来源。

　　血块的出现通常提示泌尿系统有重大病变。如果患者排出血凝块，提示血块来源于膀胱或前列腺尿道。然而，蚯蚓状（虫状）血块的出现，特别是伴有腹痛时，则表明血尿来自上尿路。

　　应从病史中了解某些明显的要点，因为这些要点可表明出现微血尿时恶性肿瘤的风险因素较高。这些风险因素包括吸烟史、慢性尿路感染史、骨盆照射史、刺激性排尿症状史、既往严重血尿史和男性。

▌▌体格检查

　　血尿患者一般不做特殊的体格检查，除非怀疑有外伤或肾结石。体格检查应始终包括血压。必须进行常规泌尿生殖系统检查，对女性患者进行盆腔检查，对男性患者进行肛门指诊。遗憾的是，体格检查往往无法发现异常，但如果阳性发现肋椎角压痛，则会增加对其他疾病（如肾结石）的怀疑。

体检中发现的其他症状，如水肿或心律失常，可能提示肾病综合征。肋椎角压痛提示输尿管梗阻，如泌尿系结石所致。详细的病史和体格检查将有助于对患者潜在泌尿系统疾病的风险进行分层。

■ 辅助检查

实验室检查

尿液的显微镜下分析评估是决定血尿患者如何治疗的关键；除非患者无法排尿，否则应通过留取中段尿标本的方法获得清洁尿液标本。除非担心肾功能受损，或已知肾功能受损的患者出现血尿，否则其他实验室检查的意义值得商榷，但应包括对肾功能的评估。

其他检查可包括全血细胞计数、血清电解质、血清肌酐和血尿素氮、凝血酶原时间（PT/PTT）或前列腺特异性抗原（PSA）检测。应根据患者的表现和风险因素来选择检查项目。

尿液细胞学检查可作为显微镜或肉眼血尿评估的一部分，以帮助排除低风险患者，使其无需进行额外评估。细胞学阳性可能表明泌尿生殖道的任何部位存在恶性肿瘤。理想情况下，尿液细胞学检查的标本应取 3 天患者晨起首次排出的尿液，以获得最大程度的准确性。也可以在膀胱镜检查时进行。根据个人的风险因素，医生还可以考虑肿瘤标志物检查。

影像学检查

应根据患者血尿的可疑原因进行适当的影像学检查，这将有助于确定血尿的解剖学原因。应根据患者的并发症和血尿的可疑原因选择适当的影像学检查。其他考虑因素也会产生影响，如完成检查的速度、可用资源等。CT 尿路造影是首选的初始影像检查，因为它对上尿路病变具有更高的敏感性和特异性。

如果无法进行 CT 尿路造影，静脉尿路造影（IVU）和肾脏超声检查也是合适的替代方法。

程　序

对于出现肉眼血尿的患者，应尽快进行膀胱镜检查，以确定出血来源。膀胱镜检查可确定血尿是来自尿道、膀胱或上尿路。对于继发于上尿路的肉眼血尿的患者，可能会看到血尿从受累的输尿管口处涌出。理想情况下，患者还应接受 CT 尿路造影检查，尤其是在担心有恶性肿瘤的情况下。

对于 35 岁以下、无重大恶性肿瘤风险因素的患者，医生可酌情考虑是否进行膀胱镜检查。年龄大于 35 岁的患者和有重大恶性肿瘤风险因素的患者应安排膀胱镜检查。

■ 治　疗

显微镜下血尿和肉眼血尿的潜在原因有很多，包括肾结石、间质性膀胱炎、尿路上皮恶性肿瘤、放射性膀胱炎和前列腺肿大等。

治疗方法取决于确定和治疗血尿的根本原因，包括药物治疗、手术治疗。控制血尿情况的保守方法包括建议患者增加液体摄入量以帮助稀释尿液，并停止服用可能导致血尿的镇痛药。

如果出现肾功能不全、高血压、明显的蛋白尿、红细胞形态异常或红细胞铸型，应将患者转诊到肾内科进一步地评估肾脏疾病。

肉眼血尿的初步处理将由血尿的原因来确定，如逆转过度的抗凝。通常情况下，这需要放置三腔导尿管进行冲洗，并可能需要进一步的外科手术和住院治疗。轻度牵引导尿管可止血。在某些情况下，药物（5α 还原酶抑制剂治疗前列腺出血）或手术疗法（特定动脉或静脉栓塞）可以控制难治性的严重血尿。

长期治疗

血尿没有特定的长期治疗方法，而是要根据病因决定治疗方法。如果评估后未发现明显的泌尿系统或肾脏疾病，可每年对患者进行一次尿常规检查。

如果连续 2 年尿常规检查均为阴性，则无需进一步评估。如果血尿来源明确，则应在治疗结束后再次进行尿常规检查。

但持续的显微镜下血尿是个例外，如糖尿病患者和其他并发症的患者，他们的肾功能会受到影响。对于这类人群，应继续每年进行尿液分析，以监测血尿的程度变化。尿液分析是一种低成本的检查，对患者负担小，但可帮助了解哪些患者可能有罹患非肾脏疾病的风险。可通过个人的初级保健机构或每年到泌尿科医生处就诊来跟踪尿液分析。

临床经验

·患者通常会感到恐惧，需要得到安抚。一滴血就能染红尿液，患者往往会认为自己大出血。

·对于出现镜下血尿的患者，尤其是年轻的患者，一定要评估近期的运动史。

·必须对严重血尿进行紧急评估，并安排相应的检查。

·抗凝治疗一般不会导致肉眼血尿或镜下血尿。出现肉眼血尿或镜下血尿的抗凝患者需要完成泌尿系统和肾病学评估，首先应进行凝血功能检查。

·患者不太可能因生殖泌尿系统出血而危及血流动力学，但患者忽视的肉眼血尿可能是个例外。

参考文献

· American Urologic Association (2016) Diagnosis, evaluation and follow-up of asymptomatic hematuria (AMH). http: //www. auanet. org/guidelines/asymptomatic-microhematuria- (amh)-guideline. Accessed 6 Nov 2019

· Harmanil O, Yuksel B (2013) Asymptomatic microscopic hematuria in women requires separate guidelines. Int Urogynecol J 24: 203-206

· Lee Y, Chang J, Koo C, Lee S, Choi Y, Cho K (2013) Hematuria grading scale: a new tool for gross hematuria. J Urol 82 (2): 284-289

第九章

睾丸痛和泌尿系统慢性盆腔疼痛综合征

Susanne A. Quallich

概　述 221

急性前列腺炎 223

　　临床表现 223

　　体格检查 223

　　诊断和评估 224

　　治　疗 225

慢性细菌性前列腺炎 227

　　临床表现 227

　　体格检查 227

　　诊断和评估 227

　　治　疗 228

泌尿系统慢性盆腔疼痛综合征 228

　　临床表现 229

　　体格检查 231

　　诊断和评估 231

　　治　疗 233

无症状性前列腺炎 235

　　临床表现和诊断 235

　　治　疗 236

慢性不明原因睾丸痛 236

　　病因和风险因素 236

泌尿外科护理指南

    临床表现和病史 237

    体格检查和辅助检查 237

    治　疗 237

  总　结...237

  参考文献...239

目　标

（1）将慢性前列腺炎作为一种疼痛综合征进行讨论。

（2）探讨慢性盆腔疼痛综合征的治疗方式。

（3）回顾非药物干预在泌尿系统慢性盆腔疼痛综合征中的作用。

概　述

疼痛是所有患者寻求治疗的最常见的原因之一，也是美国最昂贵的公共卫生问题。超过 1.26 亿美国人存在慢性疼痛（Kennedy et al. 2014），这在直接医疗成本和生产力两个方面，造成了至少 6350 亿美元的损失［Institute of Medicine（IOM）2011］。有一些因素可以导致慢性疼痛，并作为诊断"疼痛患者"的依据。这些因素包括创伤史、其他慢性疾病、法律问题、经济问题、悲伤、精神障碍、药物滥用等问题。

历史上，"前列腺炎"一直被用作描述患者生殖器或盆腔不适的非特异性术语。这是有误的。对前列腺炎的严格定义，重点是前列腺对感染或损伤的组织反应导致的炎症，而与患者出现的相关症状无关。由于它是一个非特异性术语，因此其实际临床症状未被定义。一些患者可能会出现下尿路症状，并伴有或不伴有性功能问题。这反过来又导致了治疗上的不足，即无法总结出一套治疗规范，也不能在有这种主诉的患者中进行成功或统一的治疗。

治疗患者"前列腺炎"的临床医生都会发现，没法在临床上描述出本病的同质化的表现。利用微生物检测结果与临床特征相结合，有助于尝试制定一个能处理单个患者的最好计划（以症状为导向的个体化综合治疗）。一些患者可以从泌尿外科医生和物理治疗师、心理学家、传染病专家，甚至胃肠病专家的多学科会诊中获益。此外，许多患者可能会抱怨盆腔、会阴和直肠区域的各种症状，但却不能详尽描述实际的症状，从而导致治疗失败。

青年和中年患者更经常出现前列腺炎，这在所有泌尿外科就诊原因中达到 25%（Nguyen 2014；Wagenlehner et al. 2013a）。1999 年，美国国立卫生研究院（NIH）将前列腺炎分为 4 类（Krieger et al. 1999）（表 9-1）。许多临床医生只是给患者提供抗生素，希望这能有某种程度的缓解。大多数患有前列腺疼痛的患者（约 90%）没有可明确识别的感染性病因，可归类为慢性盆腔疼痛综合征（chronic pelvic pain syndrome，CPPS）（Clemens et al. 2015）。

表 9-1　NIH 前列腺炎分类

描　述	NIH 名称	临床表现
急性细菌性前列腺炎	Ⅰ型	急性症状、全身细菌感染
慢性细菌性前列腺炎（CP）	Ⅱ型	复发症状，伴或不伴细菌性前列腺炎症状
慢性前列腺炎、慢性盆腔疼痛综合征（CPPS）	Ⅲ型	慢性、间歇性或复发性泌尿生殖系统症状超过 3 个月；无泌尿系统细菌感染的证据
	Ⅲa型：炎性	精液和前列腺液中有白细胞；无炎症或无感染
	Ⅲb型：非炎性的（前期：前列腺炎）	无精液和前列腺液中没有白细胞；无炎症或无感染
无症状的前列腺炎	Ⅳ型	无症状，无泌尿生殖系统症状情况下偶然发现（例如在前列腺穿刺时），不需要治疗

Adapetd from Krieger et al.（1999）

　　泌尿系统慢性盆腔疼痛综合征（urologic chronic pelvic pain syndromes，UCPPS）以前仅从泌尿系统的角度进行评估，导致了不可预测的结果和治疗效果不佳（Clemens 2014），其中有部分原因是没有考虑到疼痛的多因素性质。大型流行病学研究［Multidisciplinary Approach to the Study of Chronic Pelvic Pain（MAPP）］揭示了潜在的慢性疼痛综合征在 UCPPS 患者中的作用（Krieger et al. 2015）。当我们不仅只关注 UCPPS 泌尿系统的部分，就可以识别出与 UCPPS 有关系的系统性综合征的作用。

　　在 UCPPS 患者的评估中应用慢性疼痛的原则，可以识别 UCPPS 患者与其他慢性疼痛人群的共同特征。现已确定 UCPPS 患者有两种表型，一种是以膀胱为中心的症状，一种是更多的、全身性的、集中性疼痛（Clemens 2014；

Griffith et al. 2016；Krieger et al. 2015）。Clemens 等人（2015）报道称，会阴部疼痛可能是患者 UCPPS 的一个典型特征。

急性前列腺炎

临床表现

急性前列腺炎可发生在所有年龄段，但往往多发生在青年和中年患者，其发病迅速，病情严重。病因包括上尿道感染或前列腺内反流，或是性传播感染的并发症。患者可能有急性感染的表现，也可能因无法排尿而就诊。本病患者的主诉包括发热和寒战，排尿困难，尿频，尿急，会阴、侧腹痛、腰痛，以及持续数天的全身不适。既往可能有短期使用抗生素治疗附睾炎，使症状改善了一两周。

及时诊断和治疗对预防并发脓毒症至关重要；最常见的致病微生物是大肠杆菌（58%~88%）和其他肠杆菌（克雷伯氏菌、肠杆菌和沙雷氏菌；3%~11%）（Kim et al. 2014）。前列腺脓肿是不常发生的，但如果在初期的抗生素治疗中没有进展，或者患者症状出现恶化，或者盆腔区域感觉下降的患者，如脊髓损伤的患者，应该注意鉴别诊断。

急性前列腺炎的风险因素是多因素的（表 9–2），受到患者的整体健康状况及其并发症、现有的排尿功能障碍、便秘、盆底功能障碍和潜在的运动习惯的影响。影响排尿的解剖学问题，如包茎、前列腺肥大或尿道狭窄疾病，会增加前列腺感染的风险。

体格检查

对于所有疑似前列腺炎的患者，都应当进行直肠指诊检查；本病患者的前列腺可能会柔软、水肿、肿大、异常娇嫩。疑似急性前列腺炎不推荐前列腺按摩，以降低尿毒症的风险。生命体征可能提示发热，血压也可能发生变化。膀胱可能可触及，可能有肋脊角压痛；生殖器检查可能没有帮助，任何关于疼痛的症状都不会在检查中重现（即检查者不能引起患者所说的疼痛情况）。整体情况可能是风险很高的，特别是如果有发生尿潴留。

表 9-2　急慢性细菌性前列腺炎的常见症状和风险因素

常见症状	风险因素
排尿困难；	解剖或功能性生殖泌尿系统异常，尿
前列腺特异性抗原（PSA）升高；	道狭窄、前列腺肥大（BPH）、膀胱
勃起功能障碍；	功能障碍、慢性疼痛综合征；
发热、寒战；	HIV；
血精；	留置导管或间歇性导管；
血尿；	近期前列腺活检或其他生殖泌尿系统
不适或流感样症状；	器械检查，手术复发性尿路感染性传
新发的排尿踌躇或滴沥；	播疾病；
非特异性背痛，可为单侧或双侧；	创伤；
勃起或射精疼痛，会阴、直肠、盆	马拉松运动员，自行车手，脱水也可
腔、腹股沟、阴茎疼痛；	能出现
直肠指诊发现前列腺压痛或增大；	
急迫性尿失禁；	
尿潴留；	
尿急或尿频	

诊断和评估

进行尿常规、革兰氏染色、尿培养和全血计数检查。根据情况，再增加检查基本生化、血沉（ESR）、C反应蛋白和血液培养物。前列腺特异性抗原（PSA）升高在急性感染期间很常见，可以在数周内进行监测以确认治疗成功。只有怀疑脓毒症才需要血液培养。影像学通常不适用；然而，如果怀疑有前列腺脓肿，则行经直肠超声（TRUS）或CT。B超检查残余尿情况也有评估意义。

实验室检查结果可能显示白细胞升高，脓尿、菌尿和尿培养阳性。培养出的细菌主要是革兰氏阴性菌：大肠杆菌（~80%）、克雷伯氏菌（3%~11%）、变形杆菌（3%~6%）和假单胞菌（3%~7%）（Wagenlehner et al. 2014）。器械检查（前列腺活检或切除）可能是急性耐药病原体感染的前列腺炎伴的风险因素，也可能继发于围手术期抗生素治疗（Meyrier and Fekete 2015a；Nguyen 2014；Sharp et al. 2010）。

治　疗

急性尿潴留的患者会需要耻骨上膀胱造瘘术置管，以避免在放置导管时对前列腺进行不必要的操作。治疗需要应用抗生素，但这一建议可能因抗生素耐药性模式，而有所不同（表 9-3），并且必须基于细菌培养结果。很少有患者需要住院水化和静脉使用抗生素；大多数能在门诊口服抗生素而成功完成治疗。

而最常见的病原体是 E. 大肠杆菌，根据监测培养、敏感性结果以确定患者使用适当的抗生素治疗方案。治疗 4~6 周以避免慢性前列腺炎，强调增加液体摄入量和避免增加对前列腺压力。适当服用益生菌对患者有益，如 Align®，可以帮助预防由于漫长的抗生素疗程而导致的胃肠道不适。在刚开始的几周里，症状管理包括应用非甾体抗炎药或对乙酰氨基酚、粪便软化剂和受体阻滞剂。患者应该被告知，他们只会在治疗的前 2~3 周内感受到症状的改善。

表 9-3　前列腺炎治疗

分类	可行的治疗方案
急性细菌性前列腺炎 *（出现脓毒症，可能无法排尿或无法忍受口服药治疗收治入院，根据医院相关指南提供肠外治疗）	磺胺甲噁唑和甲氧苄啶 800~160 mg，口服；氟喹诺酮类，口服；甲氧苄啶 300 mg，口服；头孢氨苄 500 mg，口服；阿莫西林 500 g + 克拉维酸 125 mg，口服；出现脓毒症，不能排尿或不能忍受口服治疗收住入院，根据医院指南进行肠外治疗
慢性细菌性前列腺炎（CP）*（症状包括排尿困难，排尿踌躇，尿急，会阴充盈，无毒性表现）	诺氟沙星 400 mg，每 12 h 口服，连续 4 周，或甲氧苄啶 300 mg，每日口服，连续 4 周；如发现支原体和解脲支原体，多西环素 100 mg，每 12 h 口服，持续 2~4 周

泌尿外科护理指南

分类		可行的治疗方案
慢性前列腺炎、慢性盆腔疼痛综合征（CPPS） （治疗旨在缓解症状和改善生活质量）	Ⅲ型 Ⅲa型：炎性 Ⅲb类型：非炎性的	治疗心理问题，如焦虑、抑郁； 盆底物理治疗； α1肾上腺素能受体拮抗剂（α受体阻滞剂）； 非甾体抗炎药； 5α还原酶抑制剂； 普瑞巴林或其他抗惊厥药； 5型磷酸二酯酶抑制剂（PDE5I）触发点注射； 认知疗法、压力管理； 植物疗法（花粉提取物、锯棕榈、槲皮素）； 阴部瑜伽
无症状的前列腺炎		不需要

*抗生素的具体选择可能由学会指南、培养结果来指导。

在治疗开始后，勃起或射精的疼痛仍可能持续几周。

脓肿等并发症并不常见，但在神经损伤、糖尿病或艾滋病的患者中发病率更高。

在回访时，应评估排尿功能和膀胱排空情况，并考虑治疗后重复检测尿常规（Meyrier and Fekete 2015a；Nguyen 2014）。如果患者病情没有改善，他可能需要超声引导下对前列腺脓肿进行穿刺以更好地识别病原体和更新抗生素方案。对膀胱功能的评估可能揭示先前存在的排尿功能障碍，这将有益于管理。

慢性细菌性前列腺炎

临床表现

慢性细菌性前列腺炎（chronic bacterial prostatitis，CBP）可能是由于既往的急性前列腺炎发作的治疗不当造成的，通常会有同一病原体的细菌感染记录。CBP 伴有与急性前列腺炎相似的泌尿生殖系统症状，且有相似的风险因素（表 9-2），但其表现可能没有发热和急性症状，也很少有尿潴留。青年和中年患者是最危险的人群。如果他们接受过短期的抗生素治疗，就可能有症状反复的病史。患者可能有阴茎疼痛或射精时疼痛的病史；也可能有反复尿路感染的病史，如果不治疗，CBP 可导致患者不育，因为射精管会阻塞，而精液中的白细胞可能是受精率下降的一个因素。可能有慢性附睾炎的病史，而实际原因是急性前列腺炎或以前的 CBP 发作后，细菌从前列腺反复迁移到附睾的。患有前列腺或膀胱结石、糖尿病和吸烟的患者患慢性前列腺炎的风险更高。

GBP 总体的临床症状与前列腺肿大时的下尿路症状（尿痛、排尿踌躇、尿急、会阴胀痛）非常相似，但发热、寒战通常不是 CBP 的症状。

体格检查

患者无中毒症状，全身检查为无异常。生命体征正常。直肠指诊可显示前列腺肥大、压痛、不规则或水肿（触诊时较柔软），检查时前列腺可能无痛觉。生殖器检查可能没有帮助，任何主诉的疼痛在检查中都不能再现（检查者不能激起患者反映的疼痛）。在直肠指诊上也可能有一些盆底功能障碍的提示。

诊断和评估

CBP 病原体定位试验历史金标准是 Meares & Stamey 四杯法：收集最初排出的尿液、中段尿、前列腺按摩液、按摩后首先排出尿液。虽然是经典的诊断方法，但在临床实践中很少使用。

可以进行精液培养，但只有约 50% 的标本可以确定病原体。CBP 的实验室评估通常是正常的，尿液分析和尿常规评估的结果常为阴性。但最可能的致病菌是大肠埃希杆菌。应通过膀胱扫描或膀胱超声来检查残余尿，以确认尿潴留的严重程度。在没有证实细菌感染的情况下，很难将 CBP 与泌尿系统慢性盆腔疼痛综合征（UCPPS）区分开来（Meyrier and Fekete 2015b；Wagenlehner et al. 2013a）。

治 疗

表 9-3 讨论了前列腺炎的抗生素治疗；治疗时间至少为 4 周，但可以为 4~12 周，这取决于既往治疗后发作情况和持续时间。使用非甾体抗炎药或对乙酰氨基酚、粪便软化剂、益生菌和 α–受体阻滞剂进行对症治疗，将有助于提高整体舒适度并改善相关症状。患者可能会发现非药物治疗方案，如坐浴、圆环形坐垫和热、冷敷有一定价值。如果对慢性前列腺炎的治疗无效，其他评估方案可以包括精液培养、转诊到感染科，并可能考虑对前列腺进行激光治疗，以尝试机械地根除感染。很少有必要采用静脉注射抗生素来治疗 CBP，但如果有必要，通常可以在门诊感染科医生指导下完成治疗。

后续工作

在治疗开始时，应告知患者，他们可能只有在治疗的最初几周内有症状的适度改善。尿道狭窄疾病或盆底功能障碍可能导致 CBP，因此对排尿功能问题进行及时评估，可以让患者早期受益。应建议患者避免便秘，保持足够的饮水。

▌▍ 泌尿系统慢性盆腔疼痛综合征

泌尿系统慢性盆腔疼痛综合征（urologic chronic pelvic pain syndrome, UCPPS）是一种临床的综合症状，以前也被描述为慢性前列腺炎，定义为在没有其他确定原因的情况下，至少持续 3 个月的，与排尿症状和（或）性功能障碍相关的盆腔疼痛（NIH standardized definition）。现在已有人质疑前列腺与 UCPPS 症状的产生和持续到底有多少相关性，因此将其描述为慢性炎症可能更好。UCPPS 仍然是一种排除性诊断，尽管准确的发病率仍难以明确，但有研究表明它存在于 2%~10% 的成年男性中（Nickel et al. 2013）。患者的病史、症状和临床表现与慢性前列腺感染相似，但无阳性培养结果。

在 UCPPS 中，"前列腺炎"一词可能并不表明症状的来源是前列腺，但一些症状的开始可能是尿液反流到前列腺管的结果。Krieger 等人（2015）报告了 UCPPS 患者总体症状的严重程度和非神经性躯体综合征的相关性。最近，MAPP 网络的研究发现，在患有慢性盆腔疼痛综合征的男性患者的初始尿液中伯克霍尔德氏菌（革兰氏阴性菌）比例很高（Krieger et al. 2015；Nickel et al. 2015）。MAPP 的合作数据还表明，"泌尿系统慢性盆腔疼痛综合征"这一术语实际上可能代表两类患者。有些患者表现出更集中的盆腔和泌尿系统症状，而有些患者同时表现出泌尿系统症状和非神经性综合征，提示可能有更多的系统性问题（表 9-4），这可能受到其他慢性疼痛状况的影响并可能持续下去。

表 9-4　与 UCPPS 相关的条件

相关的非神经性综合征
慢性疲劳综合征
肠易激综合征或克罗恩病
纤维肌痛
颞下颌关节紊乱
焦虑症
广泛的慢性疼痛
间质性膀胱炎 / 膀胱疼痛综合征（IC/PBS）

Krieger et al.（2015）

临床表现

患者的泌尿系统和盆腔症状的病史会超过 3 个月，但没有阳性培养结果。然而，如果这种情况已经存在几个月或几年，他们可能在过去的某个时候有阳性培养结果。详细的病史是必不可少的：目前的泌尿系统症状；疼痛部位和疼痛的性质；性生活史和目前的性活动；精神健康史；任何可能引起身体、心理或性创伤的历史；非神经性综合征。可能会有以上各种症状的报告，而这些症状可能会时好时坏（表9-5）。可能存在性功能障碍的主诉。

表9-5　通过直肠指诊对盆底肌肉进行检查

直肠指诊以确定盆底肌肉受累情况

符号（0：00）与钟面相对应

对每个部位进行适度按压，记录有无疼痛；检查者可注意肌肉部位的"硬结"。

直肠括约肌张力：减少、正常、增加、痉挛

（1）耻骨上区域疼痛？

（2）会阴体疼痛？（6：00）

（3）后提肛肌（2：00）

（4）后提肛肌（10：00）

（5）闭孔内肌（9：00）

（6）前提肛肌（7：00）

（7）前提肛肌（5：00）

（8）闭孔内肌（3：00）

盆腔检查是否再现了你的疼痛或不适？

但盆底压痛、抑郁和疼痛灾难化（pain catastrophizing）更有临床意义，并有助于确定治疗方法。疼痛灾难化尤其重要；它被定义为在实际或预期的痛苦经历中产生的一种夸大的消极心理状态（Sullivan et al. 2001；Sullivan 2009），它由3个不同的部分组成。

（1）沉思：反复思考一个想法或一个问题而不能结束。在重复的过程中，不足感会增加焦虑，而焦虑会干扰解决和理解问题。

（2）放大：夸大（无关紧要的）事件的重要性。

（3）无助感：受试者在忍受持续且反复出现的超出其控制范围或被认为超出其控制范围的厌恶性刺激后所表现出的行为。

灾难化被认为是UCPPS治疗成功的预测因素；这些症状出现的时间越长，这种心态就越可能成为个人是否愿意尝试以及是否遵守治疗建议的因素。

压力也可能与被诊断为UCPPS男性患者患病率的爆发有关。

体格检查

一般体格检查通常没有问题。盆底检查（表9-5）可显示点状触痛并提示触发点；直肠指诊可显示触痛或良性，或提示盆底的问题。检查可能重现患者的疼痛（包括生殖器疼痛），也可能无法重现疼痛；还可能出现感觉过敏（对刺激的敏感性增加）和异常性疼痛（通常不引起疼痛的刺激引起的疼痛）。男性更有可能出现盆腔肌肉痉挛，盆腔张力增加，触摸盆腔肌肉时有触痛感。

诊断和评估

应考虑采用以下的分步骤方法。

（1）排除前列腺、膀胱的活动性细菌感染：尿液分析、培养、细胞学检查（如有必要）和残余尿。

（2）排除导致相同症状的其他因素：便秘，未经治疗的良性前列腺增生，盆底、神经根问题，未经诊断或治疗不佳的糖尿病、神经系统问题。

（3）确认症状和检查对诊断 UCPPS 有意义（表9-6）。

（4）影像学和其他研究的作用有限：阴囊超声检查睾丸疼痛的位置，膀胱镜检查，前列腺超声、活检，盆腔 CT 或 MRI，腹部成像（Pontari 2015；Sharp et al. 2010；Stein et al. 2015）。

有一些简短、有效的工具可以帮助评估症状和指导治疗，包括美国国立卫生研究院（NIH）慢性前列腺炎症状指数（NIH-CPSI）、美国泌尿外科协会（AUA）前列腺症状评分症状问卷和 UPOINTS 分类系统（表9-7）（Nickel and Shoskes 2010；Shoskes and Nickel 2013）。

表 9-6　与 UCPPS 主诉相关分类

类别	主诉
性相关的	勃起功能障碍； 勃起疼痛； 射精疼痛； 在性活动、高潮或勃起时感觉下降

续表

类别	主诉
排尿相关的	尿痛； 夜尿； 尿不尽； 尿流减弱； 膀胱痛； 尿潴留； 尿频
生殖器相关的	阴茎顶端、龟头处的疼痛，可定位到肉眼可见的开口处； 阴茎广泛性疼痛； 阴囊痛； 睾丸痛； 生殖器烧灼感
会阴或直肠相关的	直肠烧灼感； 直肠瘙痒； 便秘； 会阴部或直肠充盈的感觉； 排便前后的直肠疼痛
肌肉骨骼相关的	长时间坐着时出现疼痛； 活动后疼痛； 放射痛； 下腰痛； 从坐着到站着或相反动作时，疼痛会加剧

表 9-7　UCPPS 的 UPOINTS 分类

范围	评价
泌尿系统	超声测量残余尿
心理社会因素	评估抑郁和疾病灾难化
器官特异性	膀胱排空疼痛，前列腺压痛

范围	评价
感染	支原体和脲支原体培养，尿液培养； 可考虑检查前列腺分泌物或前列腺按摩后的尿液情况
神经系统	骨盆外疼痛； 调查其他慢性疼痛综合征的病史
触痛	触摸腹部和骨盆骨骼肌（经直肠）； 检查痉挛和触发点
性功能	性功能障碍，由性活动引起的疼痛

治　疗

目前还没有能被普遍接受的 UCPPS 治疗方案，而且大多数医学治疗基本上是无效的，只有低级别的证据支持它们的使用，这就造成了这些患者的心理痛苦。没有一种治疗方法对所有病例都有效，这是一个需要向接受治疗的患者强调的重要概念。Calhoun 等人（2004）估计每人每年的成本为 4397 美元，虽然统计的时间是 15 年前，这为 UCPPS 将产生的经济负担提供了一些视角。Clemens 等人（2018）也报告说，对于那些寻求 UCPPS 治疗的患者来说，泌尿系统症状并不是主要的原因，高水平的疼痛和抑郁症是更重要的因素。

UPOINTS 筛选工具可以为最初的治疗或多模式疗法提供建议，特别是对那些治疗 UCPPS 男性患者经验有限的执业者。管理应以改善个人的功能状态、生活质量和性功能为目标。心理学、精神病学评估可以帮助识别和管理诸如焦虑和抑郁等情况，帮助患者识别压力和其他可能引发或维持疼痛发作的诱因，并提供减少压力的方向。UCPPS 的成功管理包括引入这种情况必须被管理的概念，就像任何其他慢性疾病一样；一些患者可能会从转诊到多学科疼痛管理项目中受益。在制订护理计划时，要让患者从"全人的角度"受益（表 9-8），服务提供者应该有以下目标：

· 一种基于症状模式的个体化管理方法。这包括对疼痛本身的治疗，因为疼痛可能得不到充分的治疗。

· 避免反复使用抗生素，除非有明确证据。

·对患者及其家属、伴侣进行教育，以解决治疗期望和现有选择之间的差距。患者必须积极参与自己的治疗和护理。

·早期使用抗神经性疼痛药物。

·早期转诊到多学科专家团队或疼痛专科。

·向患者清楚地解释病情，包括慢性疼痛周期。

·考虑包括植物疗法和辅助疗法（锯棕榈、蜂花粉提取物、槲皮素、生物类黄酮、针灸、瑜伽）。

表 9-8　用疼痛综合征的方法管理慢性疼痛

查找因素	相关问题
制订治疗计划时需要考虑的因素	疼痛机制； 内脏功能障碍； 情感因素； 行为因素； 性因素； 社会因素
加剧、延续和促进疼痛的情况	情绪障碍； 睡眠障碍； 焦虑、抑郁； 在社会和职业角色方面的功能降低； 不能保持娱乐活动； 自我价值感和自尊感的改变； 性功能障碍； 压力增加； 可能的药物滥用
处理原则（循序渐进）	（1）识别导致 UCPPS、慢性睾丸痛的多维因素（生物-心理-社会），并尽可能全面地解决这些问题	共同确定疼痛的生理基础；可因姿势和步态等行为变化，导致持续的疼痛；焦虑、抑郁、睡眠障碍等问题加重了疼痛

处理原则 （循序渐进）	（2）为获得更长期的治疗效果，治疗的目的是解决任何加重症状的因素，而不是简单地治疗症状	肌肉松弛剂和生物反馈之间的区别； 抗焦虑药物和认知行为疗法之间的区别
	（3）让患者参与到自我护理中来，可提供自我管理和长期自我管理的工具	讨论患者在制订治疗计划中的作用； 强调个人作为慢性疼痛患者在自我护理中作用，如承认压力的存在并调整； 加强核心力量和调整姿势的物理治疗； 认知行为疗法帮助个人应对压力； 指导放松技巧
	（4）精心选择的治疗方案和药物对慢性疼痛管理有一定作用	并不是所有的侵入性方法都有广泛的证据来支持其使用； 例如许多治疗可能取决于患者能否成功调整姿势或肌肉紧张，解释了这些模式的一些短暂的有效性； 如果中枢性疼痛是一个问题，那么外周阻滞、手术等方法的成功率就值得怀疑

协调转诊到其他服务机构，如心理或疼痛诊所。

无症状性前列腺炎

临床表现和诊断

无症状性前列腺炎一般是在接受泌尿外科手术的患者中偶然发现的，如前列腺活检、不育或癌症检查。在主诉慢性盆腔疼痛的患者中也有发现本病，虽然本病不需要抗生素治疗，但它有助于推动选择综合治疗。

治 疗

除计划进行体外受精的夫妇外，本病的其他患者可能不需要任何治疗。几乎没有研究证据可以进一步描述无症状性前列腺炎的自然病史或推荐的治疗方式（Krieger et al. 1999；Sharp et al. 2010）。

■Ⅱ 慢性不明原因睾丸痛

慢性不明原因睾丸痛（chronic unexplained orchialgia，CUO）是成年男性的一种主观的负面体验，表现为不同强度的间歇性或持续疼痛，持续至少 3 个月，疼痛定位于睾丸，没有明显的器质性病变，但影响了患者生活质量的一种症状（p.8,Quallich and Arslanian-Engoren 2014）。这是一个麻烦的临床情况，因为在其治疗过程中患者可能只是偶尔寻求治疗护理。这是一种男性生殖器疼痛的症状，还没有一个现代循证总结的治疗原则，而且缺乏对该症状的研究（Quallich and Arslanian-Engoren 2013）。像许多其他慢性疼痛人群一样，患者反复地寻求评估和治疗，包括消除紧急而严重的阴囊和睾丸疼痛的原因（第三章）。

用于描述男性生殖器慢性疼痛的其他术语包括诸如"慢性阴囊内容物疼痛"等非特异性术语，这导致在各种出版物之间比较本病的治疗具有一定的难度。

病因和风险因素

目前还没有发现具体的种族或遗传风险因素，CUO 可能是自发的，也可能是在感染或受伤后持续存在的。一些患者表现为持续疼痛，另一些患者表现为间歇性疼痛，他们通常没有特定的加重或缓解因素。有时，患者可能会确定某种特定的动作会引发或增加他们的疼痛。以前的指南认为，CUO 是患者慢性盆腔疼痛综合征的一个区域延伸（Engeler et al. 2013）。但这方面的实际证据很少，因为尽管文献报道很少，但 CUO 报告的症状通常不涉及排尿症状或盆底问题。此外，慢性盆腔痛的多学科研究网研究的结果并不明确支持睾丸疼痛是 UCPPS 的主要症状。

确定潜在病因的关键是直接询问患者是否做过输精管结扎术，以确保这不是以前没有发现的慢性附睾充血、输精管切除后的疼痛综合征。

临床表现和病史

与泌尿系统慢性盆腔疼痛综合征相同。应注意询问患者是否有输精管结扎术史，因为对 CUO 的主诉可能会被误诊为输精管切除术后疼痛综合征。

体格检查和辅助检查

必须对患者生殖器进行彻底的检查，并试图对疼痛的来源准确定位。与 UCCPS 相似，检查不一定可以再现疼痛；患者也可以表现出感觉过敏和触摸痛。

如果患者超过 6 个月没有进行阴囊超声检查，应强烈建议其进行该检查，以排除可能引起疼痛的阴囊内病变。根据具体病史，可以增加对性传播疾病的筛查，同时进行脲支原体和支原体的培养。如果患者的症状与可能存在的神经根病变症状相一致（例如，睾丸疼痛同时或在腿部疼痛后，存在膀胱/肠道控制问题），下背部的影像学检查可能会有帮助。

治　疗

由于 CUO 患者的表现与其他许多慢性疼痛人群一样，并且与 UCPPS 相似，从无创视角进行，患者可从疼痛的分类或最终转诊到多学科的疼痛管理项目中受益。症状的临床处理可以按照 UCPPS 的详细规定进行。患者可转到泌尿外科进行更有针对性的评估，包括精索阻滞术。

▌ 总　结

虽然急性前列腺炎和慢性前列腺炎有简单直接的治疗计划，但 UCPPS 和慢性睾丸痛可以显著影响患者的生活质量和社会角色。目前，治疗这些疾病的证据基础是低级别的证据和专家意见。医务人员应继续进行评估，以筛查出重要的病因（如睾丸癌），并针对患者个人主诉继续进行症状管理。应重视通过多学科会诊的方式治疗这些疾病，建议进行心理评估或使用在线工具来识别压力源和其他社会心理因素，这些因素可能成为引发和维持疼痛的原因。

临床经验

·急性前列腺炎通常是由引起尿路感染的细菌引起的，最常见的是革兰氏阴性菌。

·如果怀疑急性前列腺炎，应避免剧烈的直肠指诊，否则可能引起菌血症。

·影像学检查不适合用于急性前列腺炎，除非怀疑有前列腺脓肿。

·慢性细菌性前列腺炎的反复发作是很常见的。应考虑到患者的依从性、抗生素的耐药性、吸收障碍和未能完成先前的治疗等因素。

·大多数慢性前列腺炎、泌尿系统慢性盆腔疼痛综合征是一种排除性诊断。

·目前慢性前列腺炎、泌尿系统慢性盆腔疼痛综合征还没有被普遍接受的治疗方案。个人主诉对治疗方案的选择有指导意义。

·缺乏明确定义的过程和诊断可能是患者抑郁的源头，并可导致患者寻求 同一学科的多个医务工作者进行评估。

·对于没有相关 UCPPS 症状的慢性睾丸痛，只有新出现的低水平证据指导"最佳实践"。

参考文献

· Calhoun EA, McNaughton MC, Pontari MA, O'Leary M, Leiby BE, Landis JR et al (2004) The economic impact of chronic prostatitis. Arch Intern Med 164(11):1231−1236

· Clemens JQ (2014) Update on the MAPP project (plenary session May 19). American Urologic Association annual conference, Orlando, FL

· Clemens JQ, Clauw DJ, Kreder K, Krieger JN, Kusek JW, Lai HH et al (2015) Comparison of baseline urological symptoms in men and women in the MAPP research cohort. J Urol 193(5):1554−1558

· Clemens JQ, Stephens−Shields A, Naliboff BD, Lai HH, Rodriguez L, Krieger JN et al (2018) Correlates of health care seeking activities in patients with urological chronic pelvic pain syndromes: findings from the MAPP cohort. J Urol 200(1): 136−140

· Engeler DS, Baranowski AP, Dinis−Oliveira P, Elneil S, Hughes J, Messelink EJ et al (2013) The 2013 EAU guidelines on chronic pelvic pain: is management of chronic pelvic pain a habit, a philosophy, or a science? 10 years of development. Eur Urol 64(3):431−439

· Griffith JW, Stephens−Shields AJ, Hou X, Naliboff BD, Pontari M, Edwards TC et al (2016) Pain and urinary symptoms should not be combined into a single score: psychometric findings from the MAPP Research Network. J Urol, 195(4 Part 1), 949−954

· Institute of Medicine (2011). Relieving pain in America: a blueprint for transforming prevention, care, education and research. The National Academies Press: Washington, DC

· Kennedy J, Roll JM, Schraudner T, Murphy S, McPherson S (2014) Prevalence of persistent pain in the US adult population: new data from the 2010 national health interview survey. J Pain 15(10):979−984

· Kim SH, Ha US, Yoon BI, Kim SW, Sohn DW, Kim HW, Cho SY, Cho YH (2014) Microbiological and clinical characteristics in acute bacterial prostatitis according to lower urinary tract manipulation procedure. J Infect Chemother 20(1):38. https://doi.org/10.1016/j.jiac.2013.11.004. Epub 2013 Dec 11. PMID: 24462423

· Krieger JN, Nyberg N, Nickel JC (1999) NIH consensus definition and classification of prostatitis. JAMA 282(3):236 - 237

· Krieger JN, Stephens AJ, Landis JR, Clemens JQ, Kreder K, Lai HH, Afari N, Rodríguez L, Schaeffer A, Mackey S, Andriole GL, Williams DA, MAPP Research Network (2015) Relationship between chronic nonurological associated somatic syndromes and symptom severity in urological chronic pelvic pain syndromes: baseline evaluation of the MAPP study. J Urol 193(4):1254 - 1262. pii: S0022-5347(14)04767-3. https://doi.org/10.1016/j.juro.2014

· Meyrier A, Fekete T (2015a) Chronic bacterial prostatitis. In: Calderwood SB (ed) UpToDate.http://www.uptodate.com/contents/chronic-bacterial-prostatitis?topicKey=ID%2F86802&el

· Meyrier A, Fekete T (2015b) Acute bacterial prostatitis. In: Calderwood SB (ed) UpToDate. http://www.uptodate.com/contents/acute-bacterial-prostatitis?topicKey=ID%2F8062&elaps

· Nguyen N (2014) Treating prostatitis effectively: a challenge for clinicians. US Pharm 39(4):35 - 41

· Nickel JC, Shoskes DA (2010) Phenotypic approach to the management of the chronic prostatitis/chronic pelvic pain syndrome. BJU Int 106(9):1252 - 1263. https://doi. org/10.1111/j.1464-410X.2010.09701.x

· Nickel JC, Shoskes DA, Wagenlehner FM (2013) Management of chronic prostatitis/chronic pelvic pain syndrome (CP/CPPS): the studies, the evidence, and the impact. World J Urol 31(4):747 - 753

· Nickel JC, Stephens A, Landis JR, Chen J, Mullins C, van Bokhoven A, Lucia MS, Melton-Kreft R, Ehrlich GD, The MAPP Research Network (2015) Search for microorganisms in men with urologic chronic pelvic pain syndrome: a culture-independent analysis in the MAPP Research Network. J Urol 194(1):127 - 135. pii:

S0022–5347(15)00058–0. https://doi.org/10.1016/j.juro.2015.01.037

· Pontari M (2015) Chronic prostatitis/chronic pelvic pain syndrome. UpToDate. http://www.uptodate.com/contents/chronic–prostatitis–chronic–pelvic–pain–syndrome?topic

· Quallich SA, Arslanian–Engoren C (2013) Chronic testicular pain in adult men: an integrative literature review. Am J Men's Health 7(5):402 – 413. https://doi.org/10.1177/1557988313476732

· Quallich SA, Arslanian–Engoren C (2014) Chronic unexplained orchialgia: a concept analysis. J Adv Nurs 70(8):1717 – 1726. https://doi.org/10.1111/jan.12340

· Sullivan MJ, Thorn B, Haythornthwaite J, Keefe F, Martin M, Bradley L, Lefebvre J (2001) Theoretical perspectives on the relation between catastrophizing and pain. Clin J Pain 17(1):52 – 64

· Sullivan MJ (2009) The pain catastrophizing scale user manual. McGill University: Montréal

· Sharp V, Takacs E, Powell C (2010) Prostatitis: diagnosis and treatment. Am Fam Physician 82(4):397 – 406. http://www.aafp.org/afp/2010/0815/p397.html

· Shoskes D, Nickel JC (2013) Classification and treatment of men with chronic prostatitis/chronic pelvic pain syndrome using the UPOINT system. World J Urol 31(4):755 – 760. https://doi.org/10.1007/s00345–013–1075–6. Epub 2013 Apr 16

· Stein A, May T, Dekel Y (2015) Chronic pelvic pain syndrome: a clinical enigma. Postgrad Med 126(4):115 – 122. https://doi.org/10.3810/pgm.2014.07.2789

· Wagenlehner F, Pilatz A, Bschleipfer T, Diemer T, Linn T, Meihardt A et al (2013a) Bacterial prostatitis. World J Urol 21:711 – 716. https://doi.org/10.1007/s00345–013–1055–x

· Wagenlehner F, van Till J, Magri V, Perletti G, Houbiers J, Weidner W, Nickel JC (2013b) National Institutes of Health Chronic Prostatitis Symptom Index (NIH–CPSI) symptom evaluation in multinational cohorts of patients with chronic prostatitis/chronic pelvic pain syndrome. Eur Urol 63(5):953 – 959. https://doi.org/10.1016/j.eururo.2012.10.042

· Wagenlehner FM, Weidner W, Pilatz A, Naber KG (2014) Urinary tract infections and bacterial prostatitis in men. Curr Opin Infect Dis 27(1):97 - 101

第十章

肾结石

Marc M. Crisenbery, Suzanne T. Parsell

概　述...245

发病率与解剖...245

风险因素...245

病史与体格检查...248

辅助检查...249

　　实验室检查...249

　　影像学检查...250

治　疗...251

结　论...253

参考文献...256

▍目　标

（1）确定有肾结石风险的人群，并指导其控制风险。

（2）探讨活动性肾结石患者的管理，包括环境和生活方式因素。

（3）展示有关实验室检查和影像学的知识及其适应证。

▋ 概　述

对于许多人来说，肾结石这个词可能会引发可怕的回忆。对于一些人来说，会回忆起这类似于分娩时难以忍受的疼痛；而还有的人会回忆起手术和停工时间。肾结石的发病率不断上升，超过 8% 的美国人患有肾结石，本病造成的经济负担巨大，每年估计超过 50 亿美元（Matlaga 2014）。目前正在开展研究，旨在提高肾结石患者的生活质量，尽量减少复发的机会。针对女性钙补充剂的研究表明，钙补充剂不会促进肾结石的形成。发病率的增加与生活方式和饮食结构密切相关（Scales et al. 2012）。

▋ 发病率与解剖

肾结石的发病率在各个年龄组和性别中都有所上升。肾结石的发病率在 40~60 岁达到高峰，但在 20 岁之前很少见。男性患肾结石的风险高于女性，但最近的数据表明，性别之间发病率的差距正在缩小（Scales et al. 2012）。肾结石形成的风险因素还包括年龄增长和白种人。

有些特殊情况会增加结石形成的风险。其中包括单个肾脏的情况。肾结石被认为是代谢性的上尿路梗阻，但在结石体积足够大的情况下，会导致机械性的尿路梗阻。

▋ 风险因素

美国不同地区的人发病风险不一致，例如"结石带"是美国东南部州，其次是东部、中西部和西部。这在一定程度上受到暴露于过热环境或其他促进脱水的条件（如特定的工作环境）的影响。其他风险因素还包括代谢性疾病，即痛风、肾小管性酸中毒、消化不良和克罗恩病；体型增大、2 型糖尿病、家族病史、代谢综合征，也会增加结石的发病率。肥胖是结石形成的一个风险因素；体重指数（BMI）增加会增加形成结石的概率。脊柱损伤、脊柱裂和不能行走的患者有形成结石的风险。

有许多风险是可以控制的，饮食因素就是其中之一。限制盐和蛋白质（主要是红肉）的摄入量可以降低患肾结石的风险。保持充足的水分是预防结石病的关键；每天饮用2.5~3 L水最为理想。尿量少是结石形成的一个独立风险因素。尿液 pH 值过低或过高，以及尿液中钙、草酸盐、尿酸排泄量过高也会影响结石的形成（表10-1）。由于尿量少和尿液呈酸性，糖尿病患者更容易患尿酸结石。

表10-1　影响结石形成的因素

高钙尿症	尿钙排泄量＞ 4 mg/kg/d，或在限制钙和钠饮食的情况下＞ 200 mg/d；
	增加患结石疾病和骨质疏松症的风险；
	可能是由于胃肠道、肾脏或骨骼中钙处理的问题导致的；
	肾性高钙尿症是由于近端和远端肾小管对钙的重吸收造成的，这会导致尿液中钙的丢失、甲状旁腺激素分泌增加，以及 1,25- 二羟基维生素 D 的合成增加，从而增加肠道对钙的吸收和骨骼的溶骨作用
高尿酸尿症	常见原因是原发性甲状旁腺功能亢进症；
	尿液中尿酸的排泄量＞ 700 mg/d；
	尿液 pH ＜ 5.5；
	促进草酸钙结石形成；
	从动物蛋白中摄入过多的嘌呤，这是最常见的病因；
	慢性腹泻、骨髓增生性疾病、痛风的发病率较高，可通过调节钠摄入量和低嘌呤饮食来解决这一问题
高草酸尿症	可能是摄入过多富含草酸盐的食物（坚果、巧克力、菠菜、甜菜、肝脏、茶水）或维生素 C（抗坏血酸）的结果；
	可能由维生素 B_6 缺乏引起；

续表

高草酸尿症	80%的病例是由原发性高草酸尿症引起的，这是一种常染色体隐性遗传疾病； 肠道吸收不良导致肠源性高草酸尿症（溃疡性结肠炎、克罗恩病、乳糜泻）； 表现包括尿量少、尿液 pH 值低、尿钙减少、尿钠和尿枸橼酸盐升高； 使用吡哆醇、低草酸盐饮食、低脂肪饮食、增加液体摄入量和钙补充剂进行治疗
低枸橼酸尿症	尿液中枸橼酸排泄量 <320 mg/d； 每 10 位结石患者中有 1 位患者存在此风险因素，尿液酸性增加会促使枸橼酸代谢并减少枸橼酸排泄，例如在肾小管酸中毒中可见此情况； 也可能是慢性腹泻的一个因素，由于碳酸氢盐的丢失； 噻嗪类利尿剂也会引起低钾血症和细胞内酸中毒； 原因通常是特发性的； 治疗方法包括使用枸橼酸钾
尿液 pH 过低	尿液 pH < 5.5； 可能形成草酸钙结石； 是导致尿酸结石的主要因素之一
低镁尿症	镁抑制钙结石的形成，因为它能与草酸盐结合； 与尿液中枸橼酸过低有关； 可以通过镁补充来进行治疗
胱氨酸尿症	尿液中的胱氨酸 < 400 mg/d； 这是一个常染色体隐性缺陷，导致肾脏对四种氨基； 酸的重吸收功能受损； 尿液中的胱氨酸水平升高； 胱氨酸结石在酸性尿液中形成，可能导致鹿角状结石；

续表

胱氨酸尿症	治疗方法包括增加水分摄入量、低钠饮食、低蛋氨酸饮食（减少半胱氨酸的产生，限制摄入肉类、鸡蛋、小麦、牛奶、芝士等食物）； 可口服柠檬酸钾来碱化尿液； 半胱氨酸结石可能对体外冲击波碎石术（ESWL）不敏感，通常采用溶解疗法进行治疗

胱氨酸结石可在患有常染色体隐性遗传病的患者体内形成，这种遗传病导致肾脏和肠道氨基酸转运功能缺陷。由于某些细菌（奇异变形杆菌、肺炎克雷伯氏菌、金黄色葡萄球菌和表皮葡萄球菌）分泌尿素酶，在碱性尿液环境中会形成鸟粪石结石。

病史与体格检查

前往泌尿外科门诊就诊的肾结石患者可能会出现各种体征和症状。医生应完成筛查评估，包括详细的医疗和饮食史、实验室检查和尿液分析（American Urological Association 2020）。典型的肾结石患者可能出现腰部不适，而输尿管结石患者可能出现剧烈的腰部、腹部疼痛和恶心、呕吐。许多患者可能已经因血尿就诊于其家庭医生，然后才前往泌尿外科门诊；还有一些患者可能已在急诊科就诊过，并已有实验室和影像学的检查结果。详细病史询问旨在确定是否存在任何导致结石疾病的风险因素。结石的位置（在肾脏或输尿管，阻塞性或非阻塞性）以及肌酐结果将有助于确定患者是否需要手术，或结石是否无需手术可排出。

对肾结石患者进行体格检查时基本没有什么特别之处。触诊肋脊角（CVA）区域可能会引起阳性反应。要评估是否发热，这可能是感染的迹象。患者很难找到舒适的姿势，这可能是活动性肾绞痛的迹象。

尿路结石的风险因素

· 伴肠道疾病、肠吸收不良的 2 型糖尿病。

· 结石病或痛风的家族史。

· 肠道手术史（切除术、胃旁路手术、肥胖手术、回肠造瘘术）。

· 甲状腺功能亢进、肥胖和骨质疏松症。

· 结石病史。

· 引发结石的药物或补充剂。

· 呋塞米。

· 大剂量维生素 C。

· 大剂量维生素 D。

· 羧苯磺丙胺。

· 蛋白酶抑制剂。

· 水杨酸盐。

· 曲安奈德氨苯蝶啶。

辅助检查

实验室检查

实验室检查和影像学检查有助于确诊肾结石。全血细胞计数和生化全套检查可能显示白细胞计数升高和肌酐升高，可能表明情况紧急。其他实验室检查包括血清电解质（表 10-2）、肌酐、钙和尿酸。甲状旁腺激素水平也需要检查。

尿液分析有助于排除单纯的尿路感染。患者可能会出现肉眼血尿，其中约 85% 的患者至少会出现微量血尿。

尿液分析还可以根据尿液中的结晶提供有关结石类型的进一步线索。

表 10-2　代谢性评估

24h 尿液收集	总尿量、pH 值、钙、草酸盐、尿酸、枸橼酸盐、钠、钾、肌酐
血清实验室检查	尿酸、钙、钠、钾、磷、甲状旁腺激素、维生素 D
饮食记录	72 h 饮食回顾记录，在 24 h 尿液采集期间摄入的所有食物
尿液分析	尿液 pH 值
结石分析	将结石送检分析
影像研究	评估结石负荷状况

尿液 pH 值对结石类型的判断有参考价值。如有疑似感染，特别是患者有发热或存在尿素酶分解细菌感染的可能时，尿液培养有助病情诊断与分析。

如果患者能够筛查尿液并取得结石，则应将结石送去分析。这将有助于确定结石的潜在病理生理原因。

复发性结石形成还应进行 24 h 尿液检测，这有助于区分导致结石形成的潜在原因，这些原因与前文所提及的尿路结石风险因素密切相关，但还包括病理性骨折、痛风、发病年龄较小和复发性钙结石的形成。

应评估24 h 尿液收集的总尿量、钙、pH 值、尿酸、草酸盐、枸橼酸盐、钾、钠和肌酐（American Urological Association 2020）。

影像学检查

每个疑似肾结石患者都要进行一次基线成像检查，以便更好地量化潜在的结石负荷和估计代谢情况。90% 的肾结石是不透光的，可以通过影像学检查显示出来。这包括快速筛查试验（KUB）（但可能会漏检许多结石）、超声波或 CT 肾结石检查。如果患者在急诊科就诊，通常需要进行非增强 CT 扫描肾结石检查；这是评估是否存在尿路结石以及详细了解集合系统解剖结构的最准确的检查。肾盂超声检查可确定是否有肾积水，适用于不能接受 CT 扫描的患者。

CT 尿路造影或静脉尿路造影（IVU）可以确定是否存在结石，并提示是否存在梗阻。CT 尿路造影比 IVU 更详细、细致。

应该注意的是，医务人员必须在合理范围内尽量减少患者接受的辐射量（Brisbane et al. 2016）。

治 疗

一旦影像学检查确认存在肾、输尿管结石，就需要考虑是通过手术治疗结石，还是通过药物排石疗法（medical expulsive therapy，MET）治疗结石。手术或 MET 的决定取决于结石的大小和位置，以及外科医生和患者是否一致同意该计划。急诊室通常会为输尿管结石患者开具使用盐酸坦索罗辛的 MET 处方。对于完全性或高位单侧尿路梗阻、双侧尿路梗阻、孤立肾梗阻、感染或脓毒症导致的梗阻、肌酐升高导致的梗阻、无法耐受口服药物或口服药物无法控制疼痛的患者，需要及时进行干预。

对于有梗阻性结石和疑似感染的患者，医务人员必须迅速通过输尿管支架或肾造瘘管来引流尿液，并推迟结石治疗（American Urological Association 2020）。

如果患者无症状，也无结石阻塞，则会对患者进行观察，并鼓励患者增加液体摄入量，以促进结石排出（如果结石直径小于 10 mm）。如果结石位于输尿管远端且体积较小，则更容易排出。大约有 60% 直径小于 5 mm 的结石通常会在症状出现后的 40 天内自行排出。

如果不存在上述情况，应尽快转诊至泌尿外科进行进一步评估。在泌尿外科就诊期间，如果输尿管结石不能通过 MET 排出，就会安排手术治疗。但在开始任何治疗之前，应先治疗尿路感染。盐酸坦索罗辛可降低血压，因此必须告知患者这一风险，并在夜间服药。

如果孕妇患有梗阻性结石或肾结石，医务人员必须与产科医生协调药物治疗方案和手术方案。对于症状受控良好的患者可以继续观察。如果观察期间情况变差，可进行输尿管镜检查。包括输尿管支架和肾造瘘，但需要经常更换支架或肾造瘘管（American Urological Association 2020）。

手术治疗

如果结石无法排出，应安排患者进行输尿管支架或肾造瘘，以缓解梗阻并防止肾脏损伤。肾结石很少采用开放式切除术。通常在 2 周内安排输尿管镜检查并安排支架。手术的详细信息应与患者沟通：一般为门诊手术，患者需要有人接送陪同。关于输尿管支架放置的潜在问题，需要向患者简要说明，告知保持其通畅的意义，以及可能出现的疼痛、排尿困难和血尿等情况都可以通过药物控制。如果输尿管镜检查后没有怀疑输尿管损伤，没有输尿管狭窄或解剖上的结石清除障碍，并且也没有二次手术的计划，在输尿管镜检查后可以不安放输尿管支架（American Urological Association 2020）。

对下极外侧和近端且直径约 1 cm 的结石，体外冲击波碎石术（shockwave lithotripsy，SWL）是最常用的方法。医生需要向患者说明，尽管输尿管镜检查在单次手术中具有最高的结石清除率，但 SWL 是并发症和副作用最低的选择（American Urological Association 2020）。此手术的成功率在 74%~90%。这也是门诊手术，患者需要接受镇静，所以需要有人陪同接送，患者须自行排出结石碎片；术后可服用盐酸坦索罗辛，以促进结石碎片排出。Steinstrasse 等人发现 SWL 后输尿管中出现的梗阻性结石碎片，与结石负荷增加有关。约有 10% 的患者接受 SWL 治疗后出现这种情况（Matlaga and Lingeman 2010）。接受 SWL 的患者不应常规输尿管支架植入（American Urological Association 2020）。

如果患者患有较大的肾下极结石、鹿角状结石或磷酸铵镁结石，建议采用经皮肾镜取石术（percutaneous nephrolithotomy，PCNL）。患者将接受全身麻醉并住院。与所有手术一样，患者可能需要接受实验室检查和其他检查，如胸部 X 线检查和心电图。其他使用率越来越高的治疗方法包括粉碎和气化。粉碎的优点是缩短手术时间、减少输尿管鞘的使用、更容易取出碎石和减少取石篮使用时的并发症。高功率、高频率、长脉冲激光可进行粉碎和气化，产生的结石碎片可自行排出。虽然研究证明这种方法对小到中等大小的结石非常有效，但对大型结石的效果仍不明确（Pietropaolo et al. 2018）。医务人员应在患者接受 PCNL 之前为其安排一次无造影剂 CT 扫描（American Urological Association 2020）。

术后管理

患者术后初次复诊时应予相关健康教育，并提供健康手册。在初次复诊时提供指导并进行复查，可以减少术后电话咨询的次数。出院前需要开具控制疼痛、膀胱痉挛和加速结石排出的药物处方。经验丰富的泌尿外科电话分诊护士对于成功管理肾结石术后患者至关重要。

患者需要接受术后健康教育，包括了解可能出现的血尿以及小血块，如果在输尿管中留置有支架，则可能会出现疼痛、不适，并且需要进行短期的饮食指导，特别是增加液体摄入量以促进结石碎片的排出。具体的指导会因个体差异、手术、结石负担而有所调整。

术后复诊通常在手术后4周进行。在复诊中，医生会检查患者是否需要进行代谢评估。需要提醒每位患者的是，每天饮水量应为2.5~3 L，并遵守低盐、低蛋白饮食，这将成为他们日常生活的重要组成部分。还建议适量摄入钙质，每天800~1200 mg。

表 10-3　长期管理

药物治疗	副作用
噻嗪类利尿剂（氢氯噻嗪）	头晕，视力模糊，剧烈或相对剧烈的瘙痒、胃部不适，腹泻，口渴，复发性钙结石
枸橼酸钾（Urocit-K）	关节疼痛，僵硬，反复出现皮疹，胃部不适，结石，低血糖或恶心，腹泻，嗜睡，血糖相对较低，肝功能检查时尿枸橼酸盐的变化
别嘌呤（Zyloprim）	腹部不适，反复腹泻，恶心、呕吐伴有精神紊乱、焦虑，高尿酸尿症，心律不齐，尿钙异常

结 论

目前缺乏高质量的数据来评估饮食或药物治疗在结石疾病中的效用。不过，还是鼓励患者保持较高的液体摄入量。医务人员应该告知所有结石患者，每天摄入的液体量应足以产生2.5 L以上的尿液量（American Urological

Association 2020）。

对于结石风险较高的患者，应鼓励他们进行代谢评估。如果患者能够参与控制肾结石疾病，他们会更有自信。血清检查包括甲状旁腺激素（PTH）、尿酸、磷、维生素 D 和基础化学检查。24 h 尿检结果有助于调整饮食、药物治疗来控制结石病。建议可以重复 24 h 尿液检查以评估相关措施带来的变化。难以控制的肾结石患者应转诊到肾内科。有些肾内科部门配备了注册营养师，可以帮助患者控制饮食和阅读食品标签。

复发性肾结石患者应每 6 个月或每年就诊一次，并进行相应的影像学检查，例如肾、输尿管及膀胱平片（KUB）、超声或 CT 肾结石检查。在就诊期间，可以完成尿液分析，并对患者的用药依从性进行评估。医务人员应要求患者进行血清检查，以评估患者在药物治疗中是否有不良反应（American Urological Association 2020）。随访的频率也可以根据结石形成的频率来调整。

在偏远地区的高级执业护师可能没有可以提供给患者的手册和宣传材料。美国泌尿外科协会（AUA）和美国泌尿外科护士学会（SUNA）提供了关于泌尿系统问题的具体信息和指南的手册。手册对患者非常有益，具有其他语言版本。它们可以提醒患者注意饮食和提供相关医疗建议。但患者必须认识到，一些针对性的建议可能并不适用于每个人，他们更应该听取医护人员的建议。

临床经验

· 直径小于 5 mm 的结石有 60% 以上机会可自行排出，通常在症状出现后 40 天内排出。

· 对于反复接受 CT 成像检查的患者，如复发性结石患者，医疗人员应注意电离辐射的潜在影响。

· 如果怀疑甲状旁腺功能亢进，应在筛查评估中检测甲状旁腺激素（PTH）水平。

· 对于高风险、反复发作的结石患者、孤立肾患者、有双肾结石和家族史的年轻患者或初次结石的患者，应进行一次或两次 24 h 尿液的代谢检测。

· 如果有条件，肾内科可为结石病难以控制的患者提供帮助。

· 在收集 24 h 尿液进行评估期间，应做 72 h 的饮食记录。

· 液体摄入量应达到每天 2.5 L。

· 限制钠摄入量。

· 钙结石形成者应每天摄入 1000~1200 mg 的膳食钙。女性患者可以继续服用钙补充剂，因为有证据表明钙补充剂不会促进肾结石形成。

· 尿草酸排泄量高的草酸钙结石形成者应限制富含草酸的食物摄入。

· 尿柠檬酸排泄量低的患者应增加水果和蔬菜的摄入，减少不含乳制品的动物蛋白质的摄入。

· 高尿酸者应限制不含乳制品的动物蛋白质的摄入。

· 半胱氨酸石患者应限制钠和蛋白质的摄入。

· 肥胖与结石发病率增加有关，应建议患者减肥。

· 糖摄入量与肾结石的关联性正在研究中。

· 新的治疗开始 6 个月后，应做 24 h 尿液检查。

· 建议每年做一次 24 h 尿液检查。

· 对于正在接受药物治疗的患者，建议进行定期血液检测。

· 重新进行结石成分分析，以确保给予了适当的治疗，或对接受治疗后仍继续形成结石的患者进行检查。

· 对于具有磷铵镁铵结石的患者，应预防感染的来源。

· 偶尔可以通过低剂量 CT、腹部平扫或肾脏超声波等方式进行影像学检查，以评估和发现结石。

参考文献

· American Urological Association (2020). https://www.auanet.org/

· Brisbane W, Bailey MR, Sorensen MD (2016) An overview of kidney stone imaging techniques. Nat Rev Urol 13(11):654 – 662. https://doi.org/10.1038/nrurol.2016.154

· Matlaga B (2014) Economic impact of urinary stones. Transl Androl Urol 3(3):278 – 283. https://doi.org/10.3978/j.issn.2223-4683.2014.01.02

· Matlaga BR, Lingeman JE (2010) Chapter 48. Surgical management of upper urinary tract calculi. In: Wein AJ, Kavoussi LR, Novick AC, Partin AW, Peters CA (eds) Campbell-Walsh urology, vol 2, 10th edn. WB Saunders Elsevier, Philadelphia

· Pietropaolo AK, Jones PK, Whitehurst LK, Somani BK (2018) Role of 'dusting and pop-dusting' using a high-powered (100 W) laser machine in the treatment of large stones (⩾ 15 mm): prospective outcomes over 16 months. Urolithiasis 47(4):391 – 394. https://doi.org/10.1007/s00240-018-1076-4

· Scales CD, Smith AC, Hanley JM, Saigal CS, Urologic Diseases in America Project (2012) Prevalence of kidney stones in the United States. Eur Urol 62(1):160 – 165

第十一章

男性尿道狭窄

Yooni Yi, Silvia S. Maxwell, Richard A. Santucci

概　述..259

解　剖..259

病　因..260

临床表现..261

体格检查..261

辅助检查..262

治　疗..263

参考文献..268

┃ 目　标

（1）定义尿道狭窄，讨论其在美国的发病率。

（2）综述尿道狭窄的体征和症状。

（3）概述手术治疗和术后护理。

▊ 概　述

纤维组织异常 / 病变导致尿道狭窄，从而阻碍了尿液从膀胱流向尿道。外伤、器械损伤、先天性畸形、恶性肿瘤或感染引起的瘢痕组织可导致尿道管腔狭窄。虽然实际发病率尚不清楚，但尿道狭窄给医疗系统带来了巨大的经济负担。根据美国最近一次（2000）评估尿道狭窄就诊情况得知年均费用超过 2 亿美元，诊治超过 150 万次（Barbagli et al. 2014）。与其他一些常见的泌尿系统问题相比，尿道狭窄导致了更多的就诊量和手术量。

女性尿道狭窄是很罕见的，据报道其发病率为 3%~8%。女性尿道狭窄的治疗方法包括尿道扩张和自我导尿。最近在整形中心有使用正式尿道成形术进行治疗的趋势，但仍然缺乏长期的预后证据（Hampson et al. 2019）。鉴于女性尿道狭窄较罕见，本章将重点关注男性尿道狭窄疾病。

▊ 解　剖

男性尿道的长度 20~25 cm，从膀胱颈部延伸至尿道口（Brandes and Morey 2014）。

尿道可以分成不同的部分。

（1）舟状窝：位于阴茎龟头内的一段尿道。

（2）阴茎部尿道：位于舟状窝近侧和球部尿道远侧的一段尿道。

（3）球部尿道：由球海绵体肌组成的一段尿道，尿道在这个位置变大。

（4）膜部尿道：被尿道外括约肌包围的尿道部分。

（5）前列腺部尿道：被前列腺间质包围的一段尿道。

（6）膀胱颈：被膀胱颈肌肉组织包围的尿道部分。

（MmLammon et al. 2016）

另一种描述尿道的方法是将前尿道与后尿道区分开来。前尿道由球部尿道、阴茎部尿道和舟状窝组成[1]。后尿道由膀胱颈、前列腺部尿道和

---

[1]《中国泌尿外科和男科疾病诊断治疗指南》（2022 版）：前尿道包括阴茎部尿道和球部尿道，后尿道包括膜部尿道和前列腺部尿道。

膜部尿道组成。当涉及后尿道狭窄时，通常表现为狭窄或挛缩（Wessells et al. 2017）。

■ 病 因

大多数后天性尿道狭窄是由外伤、医源性损伤或感染引起的，狭窄的结构性原因（不包括骨盆骨折导致的尿道断裂）可能不太重要。无论何种病因，尿道狭窄的症状和治疗方法通常都是相同的（SantumLi et al. 2007）。在至少50%的狭窄患者中，狭窄的原因是完全未知的。

医源性损伤占所有尿道狭窄病因的45%以上。既往经尿道手术如经尿道前列腺切除术（TURP）、肾结石手术，既往尿道扩张和创伤性导尿等均可导致尿道损伤而致狭窄。大多数特发性和炎症性尿道狭窄发生在球部尿道，原因尚不清楚（Siegel et al. 2014）。

导尿术是医疗机构最常见的医疗操作之一，它可能是导致尿道狭窄的一个重要原因，特别是不慎将导尿管的球囊在球部尿道内进行充气时。一些研究人员认为，长时间导尿可引起炎症和尿道缺血，最终导致尿道狭窄（Lumen et al. 2009）。

导致尿道狭窄的其他原因

·淋球菌性或衣原体性尿道炎，可能在最初感染的几年后形成瘢痕，从而导致尿道狭窄。在发展中国家，后尿道炎症仍然是尿道狭窄的常见原因（Lumen et al. 2009）。

·阴茎硬化性苔藓样变（lichen sclerosis, LS）是一种炎症性皮肤疾病，可导致广泛的泌尿生殖系统瘢痕。LS造成的狭窄不仅导致相关并发症，而且可造成疾病复发（Liu et al. 2014）。继发于LS的尿道狭窄通常会影响到尿道口和舟状窝，也可以进一步延伸到尿道内（MmLammon et al. 2016）。

·辐射损伤也可能是造成狭窄的一个重要原因。

·有一类特殊的尿道梗阻，通常被称为"尿道狭窄"，但实际上是由于严重的骨盆骨折创伤造成的尿道完全扭曲、撕裂。这种疾病被命名为男性骨盆骨折后尿道离断（pelvic fracture urethral distraction defects，PFUDD）。由于"骑跨式"损伤造成的骨盆创伤或由于严重创伤（如机动车事故）造成的骨盆骨折可能需要切断部分或完整的后尿道、膜部尿道或球部尿道。

临床表现

根据狭窄的严重程度，患者可能完全无症状，或因膀胱扩张或肾积水而遭受极度疼痛。最常见的症状包括以下几种。

- ·尿流变细。
- ·排尿分散。
- ·尿潴留。
- ·尿频。
- ·遗尿。
- ·复发性尿路感染。
- ·尿滴沥。
- ·尿流中断。
- ·膀胱结石。
- ·排尿费力。
- ·射精力降低。
- ·排尿困难。

病史还应记录患者术前的勃起功能和尿失禁的情况。

体格检查

体检可能会显示以下情况。

- ·尿流变细。
- ·出现尿道分泌物。
- ·膀胱增大或可触及。

·前列腺增大或压痛。

·阴茎下表面由尿道瘢痕导致的硬结。

·阴茎发红或肿胀。

一般情况下，检查不发现异常情况。

如果具有手术指征，必须评估患者下肢的活动能力（尤其对于 PFUDDs 的患者），以判断是否能在手术中保持适合的体位。

▌辅助检查

尿流：一般来说，严重狭窄患者流速降低至小于 10 mL/s 以下。尿流模式是平坦的，而不是钟形曲线（Mundy 2006）（图 11-1）。

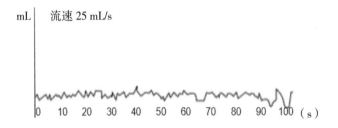

图 11-1　尿道狭窄患者的尿流模式

残余尿（post-void residual，PVR）：确定患者是否有尿液潴留。合理的 PVR 值因患者而异，当 PVR > 200mL 时。一些因长期尿道狭窄而导致膀胱过大、松弛、膨胀的患者，其膀胱容量可能大于 1200 mL，但能够排出最大量的尿液大于 700 mL，残留尿液 PVR 大于 400 mL，却没有表现出症状或问题。

通过轻柔放置 F18 的导尿管，可以快速确定是否存在狭窄。如果导尿管顺利插入膀胱，则不存在明显的狭窄。膀胱镜检查可用于确定是否存在狭窄，但不能明确狭窄长度。男性尿道狭窄的确诊检查是逆行尿道造影（retrograde urethrogram，RUG），它指示狭窄的长度、位置和严重程度。RUG 是准确诊断尿道狭窄的程度和位置的金标准。RUG 是一项利用造影剂和透视检查的技术。患者取仰卧位，通过改变体位可以显示整个尿道在耻骨联合下穿过并进入膀胱的过程。RUG 通常可以和排尿期膀胱尿道造影（VCUG）搭配使用，以更清楚地评估近端和远端解剖结构。

肾脏、膀胱超声检查可显示膀胱壁增厚或因排出障碍而出现的肾积水，但不能诊断尿道狭窄。一些专家能用尿道超声检查来确定尿道狭窄的长度和位置。

▌▎ 治 疗

尿道狭窄是一种解剖学上的异常现象。目前还没有合适的治疗方案。

几个世纪以来，尿道扩张和尿道内切开术一直被用于治疗尿道狭窄。这两种方法都被证实主要具有短期疗效。单次扩张后的狭窄复发率为 88%，初次直视下尿道内切开术（DVIU）后的狭窄复发率约为 50%。只有短段（≤ 1.5 cm）的狭窄才有望通过这两种手术方法治愈（Mundy 2006）。尿道扩张术是治疗尿道狭窄的一种常见方法。它可以使用逐个增大的扩张器来拉伸尿道狭窄并扩大管腔（Mundy 2006）。其他扩张形式包括在直接可视下使用尿道镜或经导丝透视下利用球囊扩张器扩张。尿道扩张在紧急情况下（完全性尿潴留）很有用，但复发率很高，特别是在复发性狭窄中（Mundy 2006）。

DVIU 是另一种治疗狭窄的常用方法。它通过切除瘢痕组织来打开狭窄的区域，而不会产生新的瘢痕。挛缩解除后尿道管腔被扩大。导尿管至少要留置3 天，直到痊愈。一些医生会留置超过 3 天，但目前没有证据表明在 DVIU 后放置超过 72 小时 F16 的导尿管更有益。

重复 DVIU 扩张或在较长的狭窄处进行 DVIU 扩张的成功率非常低，在这种情况下，必须考虑尿道成形术。最近的研究表明，DVIU 的初始成功率可能低至 8%，重复的手术使狭窄越来越严重最终导致 100% 的失败。一些猜测认为，重复手术会促进瘢痕形成，形成更长、更密集的狭窄（SantumLie and Eisenberg 2010）。Anger 等人（2011）说"从长远来看，对尿道狭窄进行反复的尿道切开术或扩张术既不能治愈疾病也不具有性价比"（表 11-1、表 11-2）。

一些不能或不愿意接受尿道成形术的患者会选择间歇性自我导尿，以保持尿道通畅。不幸的是，一旦患者停止自我导尿，狭窄总是会复发（Broghammer et al. 2014）。通常情况下，患者认为间歇性自我导尿是痛苦、麻烦且困难的。

治疗尿道狭窄的另一种选择是耻骨上膀胱造口术。这提供了一种安全的尿液引流方法。此外，耻骨上膀胱造口术可在尿道狭窄评估前让"尿道休息"，以确保准确评估尿道狭窄的范围。

表 11-1　尿道狭窄的并发症

早期（中）	远期（罕见）
下尿路症状；	急性尿潴留；
经常性的尿路感染；	肾衰竭；
需要重复的治疗	尿道癌；
	富尼埃坏疽；
	膀胱衰竭

表 11-2　尿道切开术的术后并发症

并发症	发生率
出血	4%~6%
感染	8%~9%
失禁	1%
阳痿	1%
重复手术后失败	接近 100%

除了尿道扩张、DVIU 和间歇性自我导尿，患者还可以考虑行尿道成形术。对于阴茎尿道狭窄、复发性尿道狭窄或长段尿道狭窄（＞2 cm）的患者，应考虑尿道成形术。尿道成形术有多种技术，有可能需要组织移植。

一些主要的类别包括：阴茎皮瓣尿道成形术、游离黏膜尿道成形术、阴茎皮瓣联合口腔黏膜移植尿道成形术、阴囊中隔皮瓣尿道成形术及组织工程材料的应用。

· 吻合口修复尿道成形术。

· 口腔黏膜移植尿道成形术。

·Johanson 尿道成形术（分阶段法）。

·皮瓣尿道成形术。

·尿道外口切开术（Heineke-Mikulicz 成形术）。

吻合口修复尿道成形术包括完全切除纤维化的尿道狭窄和尿道端 – 端吻合重建。该技术适用于狭窄段< 2 cm 球部尿道狭窄或男性骨盆骨折后尿道损伤（PFUDD）。对炎症性、特发性狭窄的成功率为 90%，对 PFUDD 的成功率略低。吻合口修复确实很受欢迎，尽管最近的数据表明即使是知名专家手术也难以避免出现相关并发症，如阴茎下弯（阴茎的腹侧弯曲）、勃起功能障碍和龟头血流不足（Barbagli et al. 2007）。

口腔黏膜移植尿道成形术可用于尿道的任何部位，是治疗狭窄段大于 2 cm 的首选方法。虽然使用过来自耳后、阴茎头或包皮的不含毛发的组织，但口腔黏膜仍是目前首选的移植物。这种组织对感染和创伤有抵抗力，在放置后能很好地被人体接受，并且富含弹性蛋白，可减少收缩。在切开狭窄处（或腹侧，即最接近皮肤的尿道表面；或背侧，即更接近阴茎的尿道表面）后，再将移植物缝合到尿道黏膜的边缘，形成更大的尿道腔。这种手术的成功率报道不一，一般约 90%（SantumLi et al. 2007）。改良背侧口腔黏膜移植术即使被用于最严重和最长的尿道狭窄，其成功率也能达到 80%（SantumLie and Eisenberg 2010）。

Johanson 尿道成形术通常用于阴茎尿道狭窄，这是儿童时期修复尿道下裂的后遗症。尿道下裂是指尿道没有正常形成，尿道口末端在阴茎体、阴囊或会阴部。尿道不正常发育，血液供应异常，往往需要进行分期手术。Johanson 尿道成形术也可用于其他几种修复术失败后尿道组织广泛受损的患者。第一期包括切开瘢痕组织，将管状尿道转化成平整的 "尿道板"，缝在周围的皮肤上。将游离的口腔黏膜缝入其中。使 "尿道板" 扩大，为第二期管状化手术做准备。第二期包括尿道板管状化，形成正常的尿道外观。通常需要在第一阶段术后完全愈合 5~6 个月后进行（Zimmerman and SantumLi 2011）。

虽然 Johanson 尿道成形术可治愈尿道狭窄，但一些患者只要第一期手术后排尿通畅，即使选择永久坐式排尿也不愿意进行分期手术。一些年老体弱、身体不适或不愿意接受尿道成形术的患者，可以采取尿道会阴造口术的

Johanson 尿道成形术。通过尿道会阴造口术，患者能够毫无困难地坐着排尿。据报道，接受尿道会阴造口术的患者有较高生活质量（Peterson et al. 2004；Barbagli et al. 2009）。

皮瓣尿道成形术是一种可靠但技术要求高的尿道成形术，使用阴茎皮肤（皮肤和皮下组织）皮瓣来扩大尿道，也可使用包皮。该术式在临床上使用较长，但围术期并发症的发生率比其他术式更高。口腔黏膜移植尿道成形术由于具有高成功率和操作简单性，在很大程度上取代了皮瓣尿道成形术（Zimmerman and SantumLi 2011）。

PFUDD 是尿道梗阻的一种特殊病例，它不是真正的尿道狭窄，通常是在撕裂的尿道末端之间形成瘢痕壁。主要的治疗方法是进行吻合口尿道成形术，即切除瘢痕壁，并将两端缝合在一起。该手术的技术要求很高，需要将患者转诊到能执行该手术的优秀医学中心（Burks and SantumLi 2010）。

术后护理

术后随访时间可能因外科医生的习惯而不同。随访时间可为 1~3 周，术后进行逆行尿道造影（RUG）或排泄性尿道造影（VCUG）检查以评估漏尿情况。如果没有液体外渗，可以拔掉 Foley 导尿管。如果看到外渗，则重新插入导尿管，并继续放置 1 周（Hosam et al. 2005）。

术后远期管理也可能因外科医生而异，可包括尿流检查、残余尿（PVR）检查、症状检查、膀胱镜检查，或在第一年内定期地进行 RUG，一年后根据需要进行 RUG。

尿道狭窄的术后护理

1. 疼痛和肿胀

（1）避免直接坐在会阴区。以 45° 角坐在躺椅上是最好的。

（2）为了减少疼痛和肿胀，在手术区（两腿之间）间歇性地放置一个冰袋，持续 24 h。每隔 2 h 放置冰袋 20 min 或 30 min（一袋冷冻豌豆的效果很好，可以在两次使用之间重新冷冻）。

（3）当坐下或躺下时，将一条卷起来的毛巾放在阴囊下，抬高阴囊也有助于减轻疼痛和肿胀。

（4）如果移植物取自脸颊，在最初的 24 h 内，可能需要用冰袋间歇性地敷在脸部。

（5）如果移植物采集自口腔黏膜，可使用漱口水来止痛。

（6）术后6周内不能有性生活。

2. 卫生保健

（1）在24~48 h后，可以拆除伤口敷料和绷带。如果敷料被浸湿或污染，应及时撤去敷料。

（2）去除敷料后即可以淋浴。应尽量保持伤口区域的清洁和干燥。

（3）术后6周内不能在浴缸或游泳池中浸泡伤口。

临床经验

·向患者解释，术后出现一些瘀伤和肿胀是正常的。

·给患者提供紧急联系方式。

·加强术前、术后关于导管和夜间、日间引流袋使用方法的健康教育。

·允许正常活动，但在手术部位愈合前不允许进行如举重等剧烈活动。

间歇性自我导尿

·教导患者如何使用F14或F16的导尿管进行扩张，这能让尿道保持开放。

·充分润滑导尿管。

·允许患者选择导管类型。

·给患者提供不同样式的导尿管样品：润滑型、硅胶型、乳胶型、Coude型。

·协助患者订购所需的用品。

参考文献

· Anger JT, Buckley JC, Santucci RA, Elliott SP, Salgal CS (2011) Trends in stricture management among male Medicare beneficiaries: underuse of urethroplasty? Urology 77(2):481 - 485

· Barbagli G, De Angelis M, Romano G, Lazzeri M (2007) Long—term follow up of bulbar end—toend anastomosis: a retrospective analysis of 153 patients in a single center experience. J Urol 178(6):2470 - 2473. Epub 2007 Oct 15

· Barbagli G, De Angelis M, Romano G, Lazzeri M (2009) Clincial outcome and quality of life assessment in patients treated with perineal urethrostomy for anterior urethral stricture disease. J Urol 182(2):548 - 557

· Barbagli G, Kulkarni S, Fossati N, Larcher A, Sansalone S, Guzzoni G, Lasseri M (2014) Longterm follow up and deterioration rate of anterior substitution urethroplasty. J Urol 192:808 - 813

· Brandes SB, Morey AF (2014) Advanced male urethral and genital reconstructive surgery, 2nd edn. Humana Press, New York

· Broghammer JA, Santucci RA, Schwartz BF (2014) Urethral strictures in males treatment & management. Medscape.com. Accessed 14 Oct 2014

· Burks FN, Santucci RA (2010) Complicated urethroplasty: a guide for surgeons. Nat Rev Urol 7:521 - 528

·Hampson LA, Myers JB, Vanni AJ, Virasoro R, Smith TG III , Capiel L, Chandrapal J, Voelzke BB (2019) Dorsal buccal graft urethroplasty in female urethral stricture disease: a multi—center experience. Transl Androl Urol 8(Suppl 1):S6 - S12

· Hosam HSQ, Cavalcanti A, Santucci RA (2005) Early catheter removal after anterior anastomotic (3 days) and ventral buccal mucosal only (7 days) urethroplasty. Int Braz J Urol 31(5):459 - 464

· Liu JS, Walker K, Stein D, Prabhu S, Hofer MD, Han J, Yang XJ, Gonzalez CM (2014) Lichen sclerosus and isolated bulbar urethral stricture disease. J Urol 192:775 - 779

· Lumen N, Hoebeke P, Williamsen P, De Troyer B, Pieters R, Oosterlinck W

(2009) Etiology of urethral stricture disease in the 21st century. J Urol 182:983 - 987

· McCammon KA, Zuckerman JM, Jordan GH (2016) Campbell-Walsh urology. Surgery of the penis and urethra, 11th edn. Elsevier, Philadelphia, PA

· Mundy AR (2006) Management of urethral strictures. J Postgrad Med 82:489 - 493

·Peterson AC, Palminteri E, Lazzeri M, Guanzoni G, Barbagli G, Webster GD (2004) Heroic measures may not always be justified in extensive urethral stricture due to lichen sclerosus. Urology 64(3):565 - 568

· Santucci R, Geoffry J, Wise M (2007) Male urethral stricture disease. J Urol 177:1667 - 1674

· Santuccie R, Eisenberg L (2010) Urethrotomy has a much lower success rate than previously reported. J Urol 183(5):1859 - 1862

· Siegel J, Tausch TJ, Simhan J, Morey AF (2014) Innovative approaches for complex penile urethral strictures. Transl Androl Urol 3(2):179 - 185

· Wessells H, Angermeier KW, Ellioo SP, Gonzalez CM, Kodama RT, Peterson AC, Reston J, Rourke K, Stoffel JT, Vanni A, Voelzke B, Zhao L, Santucci RA (2017) Male urethral stricture: AUA guideline. J Urol 197(1):182 - 190

· Zimmerman WB, Santucci RA (2011) Buccal mucosa urethroplasty for adult urethral strictures. Indian J Urol 3:364 - 370

第十二章

泌尿生殖器损伤

Anna Faris, Yooni Yi

概　述	273
肾损伤	273
发病率	273
解剖和生理	274
病史和临床表现	275
体格检查	275
辅助检查	275
治　疗	276
随　访	277
输尿管损伤	277
发病率	277
解剖和生理	277
病史和临床表现	278
体格检查	278
辅助检查	278
治　疗	279
随　访	280
膀胱损伤	280
发病率	280
解剖和生理	280
病史和临床表现	280
体格检查	281
辅助检查	281

治　疗 ………………………………………………… 282

并发症 ………………………………………………… 282

随　访 ………………………………………………… 282

尿道损伤 …………………………………………………283

发病率 ………………………………………………… 283

解剖和生理 …………………………………………… 283

病史和临床表现 ……………………………………… 283

体格检查 ……………………………………………… 284

辅助检查 ……………………………………………… 284

治　疗 ………………………………………………… 284

并发症 ………………………………………………… 285

随　访 ………………………………………………… 285

男性外生殖器损伤 ………………………………………285

发病率 ………………………………………………… 285

解剖和生理 …………………………………………… 286

病史和临床表现 ……………………………………… 286

体格检查 ……………………………………………… 287

辅助检查 ……………………………………………… 287

治　疗 ………………………………………………… 288

并发症 ………………………………………………… 288

随　访 ………………………………………………… 288

参考文献 ……………………………………………… 290

目　标

（1）泌尿生殖器外伤，包括肾脏、输尿管、膀胱、尿道和外生殖器外伤。

（2）综述诊断方法和修复目标。

（3）识别创伤处理后的潜在并发症。

（4）讨论患者随访的优先事项。

概　述

与任何解剖系统的损伤一样，泌尿生殖器损伤必须首先按照高级创伤生命支持（Advanced Trauma Life Support，ATLS）指南进行分类和评估。初步检查应遵循"ABCDE"原则——维持气道通畅（airway maintenance）、呼吸和通气（breathing and ventilation）、循环和出血评估（circulation and assessment for bleeding）、残疾（disability and neurological evaluation）和神经系统评估（exposure to scan for further injuries），接受进一步的扫描检查（Galvagno et al. 2019）。一旦完成初步检查，外科医生的决策过程可能主要取决于患者的血流动力学稳定性状况。例如，血压不稳定的人可能不适合进行计算机断层扫描（CT），而可能要尽快进入手术室。此外，临床医生应始终考虑创伤的损伤机制，尽可能发现潜在的其他类型的损伤。

肾损伤

发病率

在所有的创伤患者中，肾损伤的发生率约为 0.3%（Hotaling et al. 2012）。尽管肾脏处于相对较好的保护位置，但它们仍是最常发生创伤的泌尿生殖器。腹部创伤病例中约 24% 为肾损伤，而其余的泌尿生殖器损伤总共只占 14%（Smith et al. 2005）。肾损伤的患者主要是年轻男性，钝性创伤所造成的肾脏损伤大约是穿透性创伤的 2 倍。在选定的研究人群中，最常见的钝性损伤机制是机动车事故（63%），其次是患者跌倒（43%）和运动损伤（11%）。穿透性机制主要包括枪伤（65%）和刺伤（35%）（Voelzke and Leddy 2014）。

循证趋势正在推动泌尿生殖系统（genitourinary，GU）创伤领域走向更保守的治疗。大型人口研究显示，在高容量的一级创伤中心，保守治疗的结果更好，肾脏切除术更少（Hotaling et al. 2012）。因此，门诊护理人员更有可能对非手术治疗的肾损伤患者进行随访。

传统的肾损伤严重程度的分级系统是通过影像学确定的，并与患者预后和治疗建议相关联。许多医生遵循 1989 年创建的 AAST 器官损伤严重程度评分的最新分级系统，该系统旨在制定一个更详细的分类系统（表 12-1）（Buckley and McAninch 2011）。患者可以有多个等级的特征；然而，最终以最高级别的特征来分类。

表 12-1　修订后的损伤分期分类

损伤分级	肾脏系统组成部分	损伤特征
I	实质	包膜下血肿和（或）挫伤
	集合系统	无损伤
II	实质	裂伤深度 < 1 cm 并进入皮质，Gerota 筋膜内有小血肿
	集合系统	无损伤
III	实质	裂伤深度 > 1 cm 并进入髓质，Gerota 筋膜内有小血肿
	集合系统	无损伤
IV	实质	穿过实质并进入肾脏集合系统的裂伤。血管节段性静脉或动脉损伤
	集合系统	肾实质裂伤至集合系统，伴尿外渗。肾盂裂伤、肾盂输尿管完全断裂
V	血管	肾动脉或静脉撕裂或撕脱，肾动脉或静脉血栓形成

改编自 Buckley JC，McAninch JW。目前美国创伤外科协会肾损伤分级系统的修订［J Trauma – Inj Infect Crit Care.2011；70（1）:35-37］。

解剖和生理

肾脏通常位于脊柱两侧的腹膜后。肾脏的后部和上部受到肋骨的保护；下部通常受到脊柱旁肌肉组织的支持。左右肾的解剖学差异包括靠近大血管，左肾更靠近主动脉位置，右肾更靠近腔静脉。右肾毗邻十二指肠和右结肠弯曲，位于肝脏下方。左肾可能与胰腺尾部、左结肠弯曲处重叠，位于脾脏下方（Elkoushy and Andonian 2016）。

病史和临床表现

任何快速减速冲击、背部创伤或穿透性损伤累及腹部、侧腹或下胸部的患者都应考虑肾损伤。还应考虑穿透伤（如子弹）的轨迹（Morey et al. 2014）。

体格检查

医务人员应注意下列症状，如：

· 血尿（肉眼或镜下）。
· 腰部或上腹部的挫伤或撕裂伤。
· 腰痛或肋脊角（CVA）压痛。
· 腹部肿胀（腹膜后出血）。
· 评估肋骨的完整性，因为它们的断裂可能与肾损伤相关。

辅助检查

实验室检查

镜下血尿可以提示创伤性肾损伤，以及从输尿管到尿道的远端解剖学损伤。镜下血尿或肉眼血尿值得进一步排查。

影像学检查

CT 尿路成像是评估创伤后泌尿生殖系统最常用的影像技术。这需要静脉注射造影剂和多阶段成像。早期的动脉节段可以评估肾实质完整性及其血供情况，而"延迟"成像阶段代表排泄期，此时造影剂过渡到集合系统，肾盂或输尿管损伤最容易被发现。对于血流动力学稳定的患者，如果担心泌尿生殖器的创伤，建议做 CT 尿路成像检查（Morey et al. 2014）。影像学应参考 AAST 损伤严重程度表或如上所述的修订版本。

扫描技术，如 CT 血管造影，图像采集的目标是动脉造影后期或静脉充盈早期。如果在最初的扫描中未显示肾脏，可能存在肾动脉血栓或撕脱性损伤。这种扫描很耗时，且不适合血流动力学不稳定的患者。血管造影广泛应用于血管栓塞术等手术中，以控制肾脏血管的早期或晚期出血（Hotaling et al. 2011）。

静脉肾盂造影（intravenous pyelography，IVP），因为它检测肾脏和输尿管损伤的灵敏度较低，所有临床上不常用。但是，对于无法进行术前 CT 扫描的患者，可以通过在静脉内注射造影剂和拍摄延迟的 X 线片来评估肾脏排泄情况。这在危急情况下有很大的作用，可以确认对侧肾脏的存在和基本功能（Morey et al. 2014）。

治 疗

非手术治疗

非手术治疗适合于血流动力学稳定（收缩压＞ 90 mmHg）的低级别钝性肾损伤（Ⅲ级或以下）的患者（Morey et al. 2014）。低级别的穿透性损伤也可以用保守方法处理；然而，必须排除患者的腹部脏器、肾实质或肾门处血管的重大损伤，且没有过度失血。血管栓塞术适合于肾脏血管损伤活动性出血的患者，可以靶向栓塞。这仅限于有经验丰富的介入医生的护理中心（Morey et al. 2014）。

对保守治疗的患者应在创伤后立即随访，检查生命体征、系列临床检查和实验室检查（监测血细胞计数和肾功能）。美国泌尿外科协会（AUA）指南建议，对于高等级损伤（Ⅳ级或Ⅴ级）或临床状态恶化的患者，应在首诊后48 h 内进行 CT 检查（Morey et al. 2014）。

AAST 最近发布了一个图表，通过利用创伤机制（穿透性预测风险较高）、低血压或休克、伴随性损伤、血管造影剂外渗、肾旁血肿和血肿大小等因素，帮助预测个体是否需要进行干预。这个模型能够正确预测他们队列中 83% 的个体出血干预风险（Keihani et al. 2019）。在未来，这种模型可能会继续改进，并客观地指导医务人员的治疗决策。

手术治疗

当出现无法控制的出血，尽管进行了引流，但仍有持续的尿液外渗、肾脏血管受损、孤立肾受损，或肾衰竭时，需要手术治疗。可能的外科手术包括初级手术修复、肾切除和尿液引流。即使经过初步治疗或观察，患者也可能需要后续的干预（Morey et al. 2014）。

伴有腹部弥漫性炎症症状，如发热，肠梗阻，腹部肿胀、扩大的尿性囊肿，疼痛加剧、尿瘘，通常需要手术治疗或引流。引流的方法包括输尿管支架、经皮肾造瘘、导尿管和经皮置引流管。

并发症

大约 20% 的 III 级或 IV 级肾损伤的患者因为尿路感染、肾盂肾炎、血尿和肾衰竭等问题再次入院（Winters et al. 2016）。肾损伤的晚期并发症可能是尿性囊肿或狭窄。尿性囊肿可能会被感染并形成脓肿。除了疼痛和发热之外，脓肿还可能对集合系统产生巨大影响，导致排泄障碍和肾积水。集合系统的瘢痕也可导致狭窄，狭窄后尿液排泄不畅，会增加肾结石和肾盂肾炎的风险。更为罕见的是，肾脏血管受损后可表现为动静脉瘘或肾性高血压。

随　访

如果患者接受了肾切除术，后续肾性高血压和肾功能应由主治医生持续监测。轻度损伤的患者可能不需要后续的影像学检查。III 级或更高级别的肾损伤患者发生并发症和再干预的风险更高，应考虑影像学检查以评估肾功能。

医护人员应监测肾损伤患者是否发热或腹部疼痛加剧。

可通过重复造影观察有无肾周脓肿、迟发性出血或持续尿外渗。

脓肿可能需要经皮引流。如果脓肿是由尿液渗漏引起的，可能需要放置输尿管支架或经皮肾瘘术。迟发性出血可能需要转诊到血管或介入放射科，以确定是否需要血管栓塞。

▊ 输尿管损伤

发病率

继发于外伤的输尿管损伤并不常见，据估计每 10000 例外伤中有 3 例。然而，对于腹部穿透性创伤或快速减速事件，应该考虑到这一点（Siram et al. 2010）。在腹部或盆腔剥离或内镜手术过程中也会发生医源性损伤。

解剖和生理

输尿管在腹膜后从输尿管骨盆（前内侧）进入膀胱（后下方）。它在性腺血管和升降结肠段的下方穿行，穿过髂总血管，并在输精管或子宫动脉下潜行，最终进入膀胱。骨盆作为解剖学上的标志，划分了输尿管的各个部分：近端（上面）、中端（重叠的骨盆）和远端输尿管（下面）（Elkoushy and Andonian 2016）。

病史和临床表现

输尿管损伤没有明确的征象，但输尿管损伤的患者通常是有涉及骨盆、腰椎的快速减速事件或涉及腹膜后的穿透性损伤。输尿管损伤在最初的检查、影像、手术探查中经常被遗漏，因此患者可能在初诊后 7~10 天出现并发症才被发现。先兆症状包括发热、败血症、侧腹痛或腹痛，如果他们因为尿液溢出到腹腔而发展为麻痹性肠梗阻，则可能出现肠功能不全，并伴有恶心、呕吐（Siram et al. 2010）。

体格检查

输尿管损伤的征兆包括：

· 腰痛或瘀斑。

· 肋骨断裂或腰椎骨折。

· 尿外渗引起的腹膜体征，如反跳痛、弥漫性压痛、腹痛或腹胀。

· 继发于输尿管阴道瘘的水样阴道分泌物。

辅助检查

实验室检查

尿液分析：镜下血尿可能提示泌尿生殖系统可能有损伤；但是，没有血尿并不能排除输尿管损伤的可能性（Elliott and McAninch 2003）。

血液生化：血清肌酐水平升高可能是尿液在体内重吸收的征兆。

体液分析：阴道液、皮肤引流液或腹腔液的肌酐检测可确认尿中肌酐含量，因为尿肌酐水平与血清水平相比会明显升高。

影像学检查

就像肾损伤一样，最初的快速创伤 CT 扫描可能无法正确评估泌尿生殖系统。计算机体层成像尿路造影（CTU）对检查输尿管有更好的敏感性。在 CT 扫描中要关注的输尿管创伤的征象包括伴随腰椎骨折、腹膜后或肾旁积液、无法识别输尿管、输尿管扩张或肾积水（Siram et al. 2010）。

输尿管造影：输尿管的透视检查可通过逆行（从输尿管口注入）或顺行（从肾脏通过经皮肾造瘘管）注射造影剂来进行。输尿管重建的手术计划取决于损伤的位置、破裂的长度、撕裂的程度（完全或部分横断）、损伤的程度和肾功能。顺行肾造影和逆行肾造影有助于确定损伤的位置、长度和程度。

术前也可使用放射性核苷酸显像（如巯基乙酰甘油三酯或 MAG-3 激光扫描）。量化测定肾功能水平可能有助于权衡复杂损伤输尿管修复的风险和益处。这些扫描对于了解肾功能至关重要，单纯的实验室检查可能不足以确定肾功能情况。

治　疗

手术治疗

输尿管断裂，特别是在创伤的情况下，很少会优先考虑紧急的修复手术。如果在初次手术探查时发现输尿管损伤，且患者临床情况稳定，最好的治疗方法是修复输尿管。在初次发现时进行修复有助于患者避免后续的手术。输尿管修复通常要放置输尿管支架，以防止输尿管在愈合过程中形成狭窄。在某些情况下，输尿管支架足以处理部分或轻微的输尿管损伤。

对于临床不稳定、输尿管损伤确诊不及时或经受严重输尿管横断的患者，通常推迟修复，用经皮肾造瘘管或输尿管支架暂时引流尿液。输尿管修复技术的不同取决于损伤的程度；然而，对这些技术的深入讨论不属于本章的内容。

并发症

可能的并发症包括尿外渗、尿道狭窄复发或瘘管形成。

尿液渗漏可能导致脓肿或腹膜炎症，并导致肠梗阻或腹膜炎。尿道狭窄复发可能导致腹痛、肾积水，以及肾损伤。瘘管的形成可能导致持续的尿液渗漏，这取决于瘘管的类型。

随 访

如果进行了输尿管修复，医生需要确定取出支架的时间。支架取出后，应在 4~6 周后随访影像学。随访影像学可能包括 Lasix 肾图，可以评估肾功能和引流情况，也可以进行超声检查以评估肾积水的情况。

如果输尿管延迟修复，医生需要进行检查以确定必要的修复类型。如果放置了经皮肾造瘘管，应考虑进行顺行或逆向肾盂造影，确定狭窄的长度和位置，以便制订手术计划。由于轻度的输尿管损伤可以通过单独放置支架来解决，后续的影像学检查有助于确定是否需要进行手术修复。

膀胱损伤

发病率

约有 1.6% 的腹部钝器损伤患者和 3.6% 的骨盆骨折患者发生膀胱损伤。约 70% 的膀胱损伤患者伴有骨盆骨折，这一统计数字进一步证明了膀胱损伤和骨盆骨折之间的关系（McGeady and Breyer 2013）。钝器可使膨胀的膀胱破裂，进入腹腔（腹腔内）或腹腔前的独立空间（腹膜外）。穿透性损伤则不太常见。

解剖和生理

膀胱位于耻骨后面，受到骨盆边缘的保护。膀胱前面是耻骨联合，后面是男性的直肠或女性的阴道和子宫。重要的毗连空间包括腹腔，以腹膜为标志，覆盖在后壁和膀胱穹隆上。前面和侧面是膀胱前部空间。输尿管位于膀胱的后缘和下缘，形成三角形的底部，膀胱颈为前尖。这些标志至关重要，因为受伤的区域决定了治疗建议（Rodriguez and Nakamura 2016；Chung et al. 2016）。

病史和临床表现

外伤性膀胱损伤的典型表现是伴有骨盆骨折。损伤的机制之一是骨质碎片的移位，它可以刺穿膀胱壁。当膀胱充盈时，耻骨上的钝力也会使膀胱破裂。其他原因包括医源性、手术性损伤，例如经尿道内镜手术、妇科手术和疝气修复术。膀胱损伤的患者经常会出现血尿、少尿或排尿困难。当然，任何合并骨盆骨折和严重血尿的患者都需要对膀胱的完整性进行评估（Morey et al. 2014）。

体格检查

膀胱损伤的体征包括：

- 骨盆骨折时在骨盆外侧边缘加压，可能引起疼痛或骨擦音。
- 耻骨上、腹部触痛。
- 急腹症或腹膜炎（如果出现尿漏，则会延迟症状的出现）。
- 血尿或排出血块。
- 尿量减少或排尿困难。
- 置管困难。

辅助检查

实验室检查

尿液分析：血尿不是膀胱损伤所特有的表现，尿路任何部位的损伤都有可能出现血尿。

血清生化：血清肌酐升高可提示漏尿的重吸收。

影像学检查

腹部 X 线检查可能会发现骨盆骨折或继发于膀胱外周血尿溢出的骨盆结构变形或模糊的迹象，这与膀胱壁破裂表现一致。

X 线膀胱造影是将造影剂注入膀胱，在最大充盈量（通常在重力作用下约为 300 mL）时拍片，并在排空后拍片，以识别膀胱内的残留造影剂或外渗，获得多个视图以评估后壁的外渗。

CT 膀胱造影与 X 线膀胱造影类似，也是在扫描前通过导尿管逆行注入造影剂。CT 膀胱造影在检测膀胱损伤方面具有与 X 线膀胱造影相似的敏感性和特异性（Morey et al. 2014）。值得注意的是，因膀胱损伤时不能确保膀胱充盈，

CT 检查中可能无造影剂外溢，不能排除膀胱损伤。

如果临床怀疑有尿道损伤，应考虑进行逆行尿道造影（RUG）（见尿道损伤）。这一点尤其重要，因为在确认没有尿道损伤之前，不应盲目放置 X 线或 CT 膀胱造影所需的导管（Morey et al. 2014）。

治 疗

非手术治疗

治疗的关键决定因素是膀胱损伤的解剖位置。如果裂口在腹膜外（在膀胱前间隙），那么适合简单地放置一根导尿管，让膀胱在充分引流的情况下愈合。这些导尿管通常可以放置 2~3 周。

手术治疗

腹膜内膀胱损伤通常需要手术修复。腹膜内膀胱损伤使尿液渗入腹腔，引起炎症、腹膜炎、肠梗阻，可能导致败血症。

有一些非常特殊的腹膜外膀胱损伤需要手术治疗：骨片残留膀胱内、合并损伤直肠或阴道组织、同时损伤膀胱颈（Morey et al. 2014）。这些情况中的每一种都可能阻碍膀胱自身组织的正常愈合。例如，当直肠或阴道损伤时，即使是少量的尿液也会形成瘘管，影响修复。

并发症

膀胱损伤后不久或手术修复后，可能会出现尿漏的并发症。持续漏尿可能发展成瘘管，形成脓肿，引起腹膜炎，甚至败血症。远期的并发症包括排尿功能障碍和尿失禁。盆腔神经的损伤可以表现为脊髓损伤和神经源性膀胱伴顺应性差、尿潴留。此外，骨盆骨折可能会侵蚀到膀胱。

随 访

为促进膀胱愈合，通常需带导尿管或耻骨上导尿管（SP）出院，以便膀胱保持空虚状态。后续护理的关键是确保导管的正常功能，保持通畅。学习如何用温和的冲洗等技术来解决导尿管的堵管问题，对泌尿外科医生和患者来说都是至关重要的。在拔除导管之前，通常会用 X 线或 CT 膀胱造影对膀胱进行影像学评估。医务人员应继续仔细随访这些患者，检查是否有愈合、感染征兆，以及是否具备正常的泌尿功能和较好的生活质量。

尿道损伤

发病率

尿道损伤仅占所有泌尿生殖系统创伤病例的 4%，且大多数患者为男性（McGeady and Breyer 2013）。男性后尿道的损伤通常是由于骨盆骨折造成的，而骑跨伤（会阴损伤和尿道对耻骨的压迫）与前尿道的损伤有关。阴茎的穿透性损伤，如刺伤、枪伤或动物咬伤，总是需要对尿道进行评估，因为它们可能导致尿道部分或完全中断。

解剖和生理

尿道被分成连续的 2 个部分，即前尿道和后尿道。从尿道口的远端开始，前尿道由舟状窝（在龟头内）、沿阴茎外部长度的阴茎尿道和球状尿道组成。后尿道由膜部尿道（位于尿道外括约肌水平）和前列腺尿道组成，并过渡到膀胱颈。

病史和临床表现

尿道损伤可出现在那些骨盆骨折或特殊的损伤中，如骑跨伤。大多数患者是男性，女性尿道的损伤非常罕见。

尿道口出血是尿道损伤的先兆。这时候，如果在没有进一步评估的情况下，避免盲插导尿管操作。导尿和其他尿道器械有可能加重出血，增加感染的风险，也有可能使部分裂伤成为完全撕裂，使手术方式和恢复变得复杂。患者也可能主诉排尿困难。穿透性损伤并发海绵体损伤时，可能会出现难以控制的阴茎出血。

体格检查

医务人员应评估尿道损伤的迹象，如：

· 尿道口出血。

· 耻骨上压痛。

· 骨盆不稳定（骨盆骨折）。

· 直肠检查时前列腺向上移位（可能是后尿道断裂）。

· 会阴或阴囊出血、瘀血（可能是前尿道损伤）。

辅助检查

实验室检查

尿液分析：大多数尿道损伤中会出现血尿。然而，与其他评估一样，血也可能是来自尿路的其他位置。

影像学检查

逆行尿道造影（RUG）建议用于任何怀疑有尿道损伤的患者。对男性进行尿道造影时，要求患者侧卧，小腿弯曲，大腿伸直，阴茎伸展。检查者可将一根小导管置入舟状窝，然后在堵住尿道口的同时注入造影剂和水的混合物。

这个检查建议在给任何怀疑有尿道损伤的患者放置导尿管之前进行（Morey et al. 2014）。

根据临床情况，膀胱镜检查是一种可选择的评估方法。

治 疗

非手术治疗

在紧急情况下，尿道出血通常可以通过加压来初步控制。如果怀疑有部分损伤或撕裂，可以实验性导尿。一些泌尿外科医生可能会选择用膀胱镜和导丝对尿道进行内镜检查。

手术治疗

如果内镜检查不成功，或者患者有明显的后尿道断裂，应该进行耻骨上膀胱造瘘。这样可以使膀胱减压和尿道修复。这些损伤的手术通常是尿道内瘢痕组织形成后才进行。对于前尿道的穿透性损伤，建议立即进行探查和修复（Morey et al. 2014）。考虑到后期尿失禁并发症的高风险，女性尿道的任何损伤都建议在初诊时进行修复（Perry and Husmann 1992）。

并发症

尿道损伤后的并发症包括尿路感染（UTIs）、尿失禁、尿道狭窄和性功能障碍。更复杂的问题包括瘘管形成或尿道憩室。长期留置导尿管的患者发生尿路感染和尿道糜烂的风险增加。

随 访

在恢复早期，应密切随访带 SP 管或导尿管的患者，以确定何时拔除导尿管。排泄性膀胱尿道造影（VCUG）或 RUG 有助于决定何时拔除导管。留置 SP 管的后尿道损伤患者需要定期更换 SP 管，直到计划行尿道成形术。

专家指南建议，在尿道或膀胱损伤后，泌尿外科医生需继续随访患者至少 1 年，以筛查尿道狭窄、勃起功能障碍和尿失禁（Morey et al. 2014）。尿道狭窄的迹象可以通过询问患者排尿困难或尿流随时间变化的情况来确定。临床评估包括尿流率测定或残余尿检查，以确定尿流和尿潴留。尿流动力学测试有助于评估排尿障碍，特别是当怀疑有继发于外伤的神经损伤时。患者主诉有尿路感染症状，如排尿困难、尿频或尿急，应及时进行尿液分析、尿液培养，并酌情进行抗菌治疗。关于性功能障碍，应告知患者，要达到性功能神经自发恢复的最佳状态可能需要 1~2 年时间。

▋ 男性外生殖器损伤

发病率

人口研究估计，28%~68% 的泌尿生殖系统损伤涉及外生殖器，阴囊和睾丸损伤比阴茎损伤更常见（McGeady and Breyer 2013）。大约 85% 的阴囊损伤是由钝器造成的，而勃起的阴茎受到的钝器创伤可导致阴茎折断。

解剖和生理

男性外生殖器的关键解剖关系包括不同的相连组织层。阴囊皮肤包裹着睾丸，当睾丸在子宫内下降时，剩余的胚层与腹壁相连：精索外筋膜来源于外斜肌，提睾肌来源于内斜肌，而精索内筋膜来源于横纹肌。精索包含性腺血管、输精管和淋巴管。包裹睾丸的最内层是腹膜的衍生层，被称为睾丸鞘膜，通常在上部被覆盖，形成一个不再与腹膜相连的囊袋。睾丸的外层被称为"白膜"。当精子在睾丸内的生精小管中发育时，这些小管最终在附睾（位于睾丸的顶部）中结合在一起，然后汇入输精管。

阴茎的勃起组织包括成对、有大量血管、平行运行的管状结构，称为阴茎海绵体。尿道海绵体位于阴茎海绵体之间，包括尿道，并扩展到阴茎龟头（Kavoussi 2016）。

病史和临床表现

阴囊和睾丸的钝性创伤经常出现在体育事故中，其严重程度从挫伤到睾丸破裂不等。伤害也可能发生在机动车事故或穿透伤害中。由刺伤、枪击、动物或人咬伤引起的穿透性损伤同样会影响到阴茎和尿道。

阴茎折断通常发生在性交过程中勃起的阴茎受到冲击后。勃起的阴茎受到冲击致阴茎体的断裂，血液渗入周围的组织层。患者通常会有听到与突然失去勃起有关的爆裂声，随后出现阴茎疼痛、肿胀和瘀伤。外伤患者中出现的撕脱伤或烧伤也需要评估是否涉及深层结构损伤（表 12-2）。

表 12-2　阴茎折断概述

	病史	体征/症状	评估	治疗性干预措施
阴茎折断	勃起的阴茎脱离了阴道，撞到女性耻骨联合或其他部位，导致阴茎剧烈弯曲；白膜破裂或撕裂；	受伤部位出现瘀斑，可延伸至阴茎大部分区域；可导致阴茎弯曲水肿；疼痛；	阴茎多普勒超声	有必要立即手术修复白膜缺损，最好是在伤后24~36 h，许多患者不在这一时间范围内就诊，原因是感到尴尬或认为受伤不太严重

续表

	病史	体征 / 症状	评估	治疗性干预措施
阴茎折断	患者（及其伴侣）可能主诉感觉或听到"啪"的一声，然后是阴茎疼痛，立即丧失勃起功能，随后阴茎出现瘀斑；也可主诉尿道口有鲜红的血	泌尿功能通常不受影响；沿着尿道损伤所涉及的生殖器筋膜出现瘀斑		如果伤势较轻（没有勃起功能障碍），且血肿局限于阴茎皮肤，可采取支持性措施，如冰敷和非甾体抗炎药；确认（确保）症状会随着时间的推移而改善

体格检查

需要进一步评估的外生殖器检查体征包括：

- 阴囊或会阴部的瘀伤或血肿。
- 弥漫性的阴茎瘀伤和异常弯曲可能提示阴茎折断。
- 尿道口出血或排尿困难，提示尿道受累。
- 提睾肌反射丧失提示睾丸血流受损。

辅助检查

实验室检查

应进行尿液分析，以评估是否有血尿，这可能表明伴有尿道损伤。

影像学检查

多普勒超声是评估外生殖器的一种有价值的检查方法。它可以评估完整性以及血管是否受损。此外，它还可以筛查睾丸破裂，并确定睾丸的血流。

磁共振成像（MRI）也被用来评估初步成像结果不明确的疑似阴茎断裂病例的阴茎完整性（Morey et al. 2014）。

治 疗

非手术治疗

轻微的外生殖器损伤可以通过控制疼痛进行保守治疗。但必须是体检和成像技术显示阴茎结构完整，提示只有表面损伤的情况下。实际上许多外生殖器损伤患者是需要进行手术探查和可能的干预。

手术治疗

由枪伤、撕裂伤或咬伤造成的穿透性创伤需要进行手术探查。应清除异物，并对伤口进行冲洗和清创。咬伤的创面是不规则的，有可能因为感染而导致伤口愈合不良。

大多数阴茎损伤的围手术期需要高度怀疑和通过 RUG 或膀胱镜检查来评估尿道损伤。阴茎或阴囊皮肤的大面积缺失需要进行皮肤移植来覆盖。严重的阴囊皮肤撕脱而没有足够的皮肤覆盖时，需要通过手术将精索和睾丸重新安置在大腿内侧，同时等待愈合和重建。如果睾丸不能被保留，则应进行睾丸切除术。阴茎折断需要紧急手术修复，以避免远期并发症，如性功能障碍和外观（效果）不佳，如阴茎弯曲。可以看到一种罕见但严重的阴茎离断损伤，在这种情况下，应将被截断的组织放在一个生理盐水袋中，然后放在一个冰袋内，这被称为双袋技术。

并发症

外生殖器的创伤会对一个人的生活产生严重的影响。个体可能遭受不育、性功能障碍、激素异常，并可能出现严重的心理问题。

随 访

大多数患者应在生殖器外伤后的几周内避免性行为。这些患者在伤口愈合过程中也应该由临床医生仔细跟踪，以评估组织活力和伤口愈合情况。这些随访对需要延迟愈合或将来要进行皮肤移植的患者来说尤其重要。还应向每个患者提供与任何并发症相应的治疗，如生殖咨询、性健康咨询，以及可能的精神支持。

临床经验

·根据患者主诉或医护人员评估,确认疑似泌尿生殖系统外伤的损伤类型。

·泌尿生殖系统创伤通常发生在多系统创伤的背景下。

·要注意评估是否存在血尿以及血尿的程度。

·上尿路损伤的分期至关重要。

·肾脏是最常受损的泌尿生殖器官。

参考文献

· Buckley JC, McAninch JW (2011) Revision of current American Association for the surgery of trauma renal injury grading system. J Trauma 70(1):35 – 37. https://doi.org/10.1097/TA.0b013e318207ad5a

· Chung BI, Sommer G, Brooks JD (2016) Surgical, radiographic, and endoscopic anatomy of the male pelvis. In: Campbell–Walsh urology, 11th edn. Elsevier, Philadelphia, pp 1611 – 1630

· Elkoushy MA, Andonian S (2016) Surgical, radiologic, and endoscopic anatomy of the kidney and ureter. In: Campbell–Walsh urology, 11th edn. Elsevier, Philadelphia, pp 967 – 977

· Elliott SP, McAninch JW (2003) Ureteral injuries from external violence: the 25–year experience at San Francisco General Hospital. J Urol 170(4):1213 – 1216. https://doi.org/10.1097/01.ju.0000087841.98141.85

· Galvagno SM, Nahmias JT, Young DA (2019) Advanced Trauma Life Support® update 2019: management and applications for adults and special populations. Anesthesiol Clin 37(1):13 – 32. https://doi.org/10.1016/j.anclin.2018.09.009

· Hotaling JM, Sorensen MD, Iii TGS, Rivara FP, Wessells H, Voelzke BB (2011) Analysis of diagnostic angiography and angioembolization in the acute management of renal trauma using a national data set. J Urol 185(4):1316 – 1320. https://doi.org/10.1016/j.juro.2010.12.003

· Hotaling JM, Wang J, Sorensen MD et al (2012) A national study of trauma level designation and renal trauma outcomes. J Urol 187(2):536 – 541. https://doi.org/10.1016/j.juro.2011.09.155

· Kavoussi PK (2016) Surgical, radiographic, and endoscopic anatomy of the male reproductive system. In: Campbell–Walsh urology, 11th edn. Elsevier, Philadelphia, pp 498 – 515

· Keihani S, Rogers DM, Putbrese BE et al (2019) A nomogram predicting the need for bleeding interventions after high–grade renal trauma: results from the American Association for the Surgery of Trauma Multi–institutional Genito–

Urinary Trauma Study (MiGUTS). J Trauma Acute Care Surg 86(5):774 - 782. https://doi.org/10.1097/TA.0000000000002222

· McGeady JB, Breyer BN (2013) Current epidemiology of genitourinary trauma. Urol Clin North Am 40(3):323 - 334. https://doi.org/10.1016/j.ucl.2013.04.001

· Morey AF, Brandes S, Dugi DD et al (2014) Urotrauma: AUA guideline. J Urol 192(2):327 - 335. https://doi.org/10.1016/j.juro.2014.05.004

· Perry MO, Husmann DA (1992) Urethral injuries in female subjects following pelvic fractures. J Urol 147(1):139 - 143. https://doi.org/10.1016/S0022-5347(17)37162-8

· Rodriguez LV, Nakamura LY (2016) Surgical, radiographic, and endoscopic anatomy of the female pelvis. In: Campbell-Walsh urology, 11th edn. Elsevier, Philadelphia, pp 1597 - 1610

· Siram SM, Gerald SZ, Greene WR et al (2010) Ureteral trauma: patterns and mechanisms of injury of an uncommon condition. Am J Surg 199(4):566 - 570. https://doi.org/10.1016/j.amjsurg.2009.11.001

· Smith J, Caldwell E, D'Amours S, Jalaludin B, Sugrue M (2005) Abdominal trauma: a disease in evolution. ANZ J Surg 75(9):790 - 794. https://doi.org/10.1111/j.1445-2197.2005.03524.x

· Voelzke BB, Leddy L (2014) The epidemiology of renal trauma. Transl Androl Urol 3(2):143 - 149. https://doi.org/10.3978/j.issn.2223-4683.2014.04.11

· Winters B, Wessells H, Voelzke BB (2016) Readmission after treatment of Grade 3 and 4 renal injuries at a Level I trauma center: statewide assessment using the Comprehensive Hospital Abstract Reporting System. J Trauma Acute Care Surg 80(3):466 - 471. https://doi.org/10.1097/TA.0000000000000948

第十三章

尿路感染、无症状菌尿和肾盂肾炎

Michelle J. Lajiness, Laura J. Hintz

概　述 295

尿路感染 295

　　发病率和流行病学 295

　　无症状菌尿 296

　　导管相关尿路感染 296

　　病理生理 297

　　分　类 298

　　临床表现 299

　　病史和体格检查 300

　　鉴别诊断 301

　　辅助检查 301

　　风险因素 303

　　治　疗 304

复发性细菌性膀胱炎 307

　　特殊情况 308

肾盂肾炎 309

　　发病率 309

　　临床表现 309

　　分　类 310

　　辅助检查 311

　　并发症 311

泌尿外科护理指南

治 疗 311

临床经验 312

参考文献 314

目 标

（1）定义尿路感染，并区分其在男性和女性中的表现。

（2）辨别肾盂肾炎的病因和临床表现。

（3）讨论无症状菌尿的相关问题。

▌ 概　述

本章目的是帮助执业护士和医生助理，特别是那些泌尿外科专业人员，识别和处理尿路感染。临床上，由于缺乏正确评估尿液标本的知识，以及无法将这些信息与患者的症状和体征联系起来，导致了尿路感染的频繁误诊。此外，当今社会对抗菌药的误用和过度使用也使尿路感染的治疗更加复杂。本章将回顾不同类型的尿路感染、所需的诊断检查，以及针对特定人群的治疗指南。

▌ 尿路感染

尿路感染（urinary tract infection，UTI）是尿路上皮对细菌侵入的炎症反应，通常伴有菌尿和脓尿。与急性膀胱炎这一术语经常被交替使用。

菌尿是指存在细菌的尿液，它可以表现为有症状的，也可以表现为无症状的。

无症状菌尿症（asymptomatic bacteriuria，ASB）是指从尿液中分离出细菌，伴或不伴有脓尿，但没有局部或全身尿路症状（菌落计数 $> 10^5$ CFU/mL）。

脓尿是指尿中存在白细胞。这通常是细菌感染继发的炎症反应。没有菌尿的脓尿需要评估是否有结核病、结石或癌症。有菌尿的脓尿也不一定都有感染。

急性肾盂肾炎是指除了有特定的症状（如发热、寒战、腰痛）外，还伴有菌尿和脓尿，提示肾实质间质性炎症。

发病率和流行病学

尿路感染（UTI）也被称为急性膀胱炎，是最常见的细菌感染，造成 400 万~800 万的门诊量（Hanno 2014）。因此，UTI 成为美国门诊就诊最常见原因。其直接成本每年超过 16 亿美元（Hanno 2014）。Medina 和 CaSTIllo-Pino（2019）指出，成年女性 UTI 的终身发病率为 50%~60%。

UTI 影响范围广。在女性中，年轻人群的发病率较高，通常是发生在性行为开始的时候。与绝经前女性有关的风险因素是杀精子剂的使用和性生活频率。

绝经后，由于阴道组织的变化和雌激素缺乏导致的阴道 pH 值升高，发病率将再次缓慢增加。Medina 和 CaSTIllo-Pino（2019）指出，成年女性 UTI 的终身发生率为 50%~60%。

在报道的数百万例 UTI 中，女性患者约占 85%。11% 的女性在报道任何给定的年份有过尿路感染。女性中每年都有 UTI 的占 11%（Hanno 2014）。而 50% 的女性一生中至少感染一次。1/3 的女性在 24 岁左右有过尿路感染。男性在 50 岁之前的 UTI 不太常见，50 岁以后发病率有所增加，这是由于前列腺增生导致膀胱出口梗阻和尿潴留。

首次尿路感染的女性中，近 30%~44% 的人会复发 UTI，如果在 6 个月内有 2 次 UTI，50% 的人会出现第 3 次 UTI（Brubaker et al. 2018）。无论是不治疗，还是短期、长期治疗或预防性抗菌药治疗，复发的风险都不会改变。因此，在健康人群中，症状发作与其说是一种健康威胁，不如说是一种困扰。

无症状菌尿

在健康的非怀孕成年女性中，无症状菌尿（ASB）的发生率为 1%~8.6%。发病率随着年龄的增长而增加，据报道，70 岁以上的社区女性的发病率为 10.8%~16%，长期护理（LTC）女性的发病率为 25%~50%（Nicolle et al.2019）。在男性中，社区发病率为 3.6%~19%，长期护理发病率为 15%~50%。女性糖尿病患者的发病率为 10.8%~16%，男性糖尿病患者的发病率为 0.7%~11%。大肠埃希菌是从 ASB 患者体内分离出的最常见的微生物（Zalmanovici et al. 2015）。尽管目前有临床指南，但许多患者都常规进行 ASB 的筛查和治疗（Nicolle et al. 2019）。

导管相关尿路感染

在过去的几年里，导管相关尿路感染（catheter-associated urinary tract infection, CAUTI）也成为人们关注的焦点。它们是院内感染最常见的原因（Stamm and Norrby 2001）。最终的结果是老年人跌倒、谵妄和行动不便的风险增加，也增加了卫生保健系统的财政负担。导致 CAUTI 的大多数尿路病原体通过管外（插入时直接接种）或管内（由于未能维持一个封闭系统而导致尿路病原体逆流）进入的。一旦插入导管，细菌就会开始形成被称为生物膜的菌落。这些生物膜是细菌细胞分化后形成的集合体，它们附着在导管、引流袋等医疗设备上。生物膜对抗菌药和宿主免疫反应具有抵抗作用。细菌定植的风险随着导管留置时间延长而增加，在30天内将达到近100%（Hanno 2014）。

UTI 的风险因素包括：

- ·性生活。
- ·过去一年内有新的性伴侣。
- ·使用杀精子剂。
- ·使用避孕套、子宫帽。
- ·雌性激素缺乏。
- ·幼年 UTI 史。
- ·母亲有 UTI 史。
- ·尿潴留。
- ·良性前列腺增生。
- ·类固醇的使用。

UTI 风险增加的亚人群：

- ·孕妇。
- ·老年人。
- ·脊髓损伤。
- ·留置导尿管。
- ·糖尿病。
- ·肌肉硬化症。
- ·获得性免疫缺陷病。
- ·有潜在泌尿系统异常风险的人。

病理生理

非复杂性 UTI 的模式中，细菌毒力超过正常的宿主防御系统是关键（Hanno 2014）。然而，在复杂的 UTI 中，情况是相反的；细菌的毒力不如宿主本身因素那样重要。UTI 通常是由从肠道迁移来的潜在的尿路病原体引起的。在某些情况下，病原体来自阴道菌群，是性活动期间接种的直接结果。然后这些病原体开始与肠道微生物一起在阴道和会阴部定植。当这些微生物移动到尿道黏膜时，它们通过尿道进入膀胱（尿道炎、膀胱炎），在某些情况下通过输尿管进入肾脏（肾盂肾炎）。

大多数女性的感染表现为逆行感染，这种感染过程与女性尿道相对较短有关。UTI 在年轻男性中不太常见，而在老年男性中发病率会增加。男性的尿道比女性的要长得多，这使得逆行感染不太常见。大多数老年男性的 UTI 通常与排尿功能障碍有关，这种障碍会使他们有获得感染的风险（即继发于前列腺增生的尿潴留），或者他们可能在接受某种形式的器械治疗后被感染。

分 类

UTI 可分为几种不同的类型：复杂性 UTI 或非复杂性 UTI，上尿路感染或下尿路感染（LUT），以及首次感染、未解决的菌尿或复发性 UTI。复发性 UTI 可分为"再感染"和"细菌持续存在"。UTI 还可以按病原微生物的类型进行分类。

非复杂性 UTI 是指在功能和结构正常尿路环境下的 UTI，患者通常无发热。这种类型的感染通常发生在女性身上，而且尿路病原体是一种对平价的口服抗菌药治疗很敏感并能被根除的病原体。复杂性 UTI 通常是指肾盂肾炎，特定解剖或功能异常，降低了抗菌治疗的效果。在大多数情况下，复杂性 UTI 是由多重耐药菌引起的感染。导管相关尿路感染（CAUTI）被归类为复杂性的 UTI，细菌的接种率平均每天约为 5%（Nicolle et al. 2019）。

上尿路感染是指肾脏的感染（肾盂肾炎）。下尿路感染（LUT）指的是膀胱（膀胱炎）或尿道（尿道炎）的感染。至于造成感染的病原微生物，可能是细菌、真菌、病毒或寄生虫。

大多数非复杂性 UTI（95%）是单菌性的（只有一种微生物），通常由革兰氏阳性菌引起。据估计，75%~95% 的非复杂性 UTI 是由大肠埃希菌引起的，其次是肺炎克雷伯氏菌、腐生葡萄球菌、粪肠球菌、B 群链球菌和奇异变形杆菌。大肠埃希菌可引起复杂性和非复杂性的 UTI。铜绿假单胞菌、肠球菌和奇异变形杆菌通常出现在复杂性的 UTI 中。解脲支原体是一种典型的出现在与使用导管有关的医院感染中的病原体。

　　被归类为首次感染的 UTI 通常是新发感染或与至少 6 个月前的感染分开的孤立的感染，如"蜜月期 UTI"。在治疗期间发生未解决的菌尿，意味着尿路在治疗期间没有无菌化。复发性 UTI 是指 6 个月内有 2 次急性细菌性膀胱炎发作，或在 12 个月内有 3 次感染。这一定义包括不同性质的发作，以及中间症状缓解期。该定义不包括那些由于初始或经验性治疗不当而需要 1 次以上的治疗或多次抗菌药疗程的患者（Anger et al. 2019）。

临床表现

　　大多数患者的症状和体征包括排尿困难（尿痛）、尿频、尿急、夜尿（夜间排尿）、耻骨上疼痛、肉眼血尿和腰痛。非复杂性的 UTI，发热是不正常的（表13-1）。因此，当患者出现发热、心动过速、肋脊角疼痛时，应考虑急性肾盂肾炎。浑浊的尿液和恶臭的尿液可以表明其他多种情况（如脱水、食物摄入），而不是 UTI 本身特有的标志。UTI 的首要症状是排尿时有烧灼感，这是诊断的关键（Anger et al. 2019）。此外，疑似肾盂肾炎的患者可能表现为身体不适，看起来很难受。

表 13-1　体征和症状对比

非复杂性 UTI	肾盂肾炎
排尿困难	发热（体温 > 38 ℃）
尿急	寒战
尿频（排尿量较小）	恶心
肉眼血尿	呕吐； 侧腹痛； 任何非复杂性 UTI 症状和体征的组合
腰痛	肋脊角压痛
耻骨上疼痛和压痛	

病史和体格检查

患者的病史是诊断非复杂性 UTI 的最重要工具。应对患者目前尿路症状进行评估、了解既往尿路感染史，以及对任何其他尿路问题或情况进行评估，包括排尿困难、尿频、尿急、夜尿、全程血尿和便秘、腹泻或大便失禁。应了解抗菌药的使用情况和使用频率。应评估阴道分泌物和刺激性症状。随后进行常规的家族史和社会史（特别是吸烟史）、脏器脱垂、直肠膨出或萎缩性阴道炎等病史评估。此外，还应该询问患者的性生活史，特别要关注任何已知的性传播感染（STIs）史。最后，在详细了解病史的同时，还应进行有针对性的体格检查和尿液分析。

妇科检查

· 体温。

· 残余尿测定。

· 评估怀孕的可能性和生育史。

· 包括盆腔检查，评估是否存在盆腔感染或尿道炎的情况。

· 检查腰部、腹部和耻骨上区是否有压痛、疼痛或异常。

男性检查

· 体温。

· 残余尿测定。

· 评估前列腺病史。

· 检查生殖器、腰部和腹部是否有触痛、疼痛或异常。

· 检查直肠和前列腺是否有前列腺肿大、增生、炎症或疼痛。

异常结果

· 压迫腰部、腹部或盆骨上方区域时出现疼痛或不适（在非复杂性 UTI 中，10%~20% 的患者有耻骨上压痛）。

· 肋脊角压痛通常提示肾盂肾炎。

· 盆腔或直肠检查时发现增生或异常情况。

· 前列腺肿大或触痛（仅男性）。

· 尿道分泌物。

鉴别诊断

在女性人群中，间质性膀胱炎（interstitial cystitis，IC）和性传播感染（sexually transmitted infections，STIs）是表现出类似症状的常见诊断。排尿困难常见于膀胱炎、尿道炎和阴道炎。然而，当症状和体征还包括尿频、尿急、血尿时，膀胱炎的可能性更大。如果症状严重或突然发生，并且没有阴道刺激、分泌物，那么膀胱炎的可能性也更大。当女性患者有任何一种体征或症状的，急性 UTI 的概率大于 50%。如果有排尿困难和尿频等症状，不伴有阴道刺激或分泌物时，其概率增加到 90% 以上。细菌性膀胱炎的尿培养通常为阳性。

尿道炎通常由沙眼衣原体、淋病奈瑟球菌或单纯疱疹病毒引起。阴道炎是由念珠菌或阴道毛滴虫引起的。脓尿通常见于膀胱炎和尿道炎，但很少见于阴道炎。尿道炎的症状也往往是轻微的，逐渐发生的，包括阴道分泌物。如果存在阴道刺激或分泌物，则提示阴道炎，可将诊断为细菌性膀胱炎的可能性降低 20%。在有细菌性膀胱炎病史的患者中，若尿液培养阳性，并且再次出现类似的症状，则真正感染的可能性接近 90%（Hanno 2014）。

在男性群体中，前列腺炎、附睾炎和性传播疾病是与急性膀胱炎的症状相似最为常见的诊断。然而，对于急性细菌性前列腺炎，除了典型的排尿困难、尿频、尿急和夜尿外，还可能出现其他症状，如发热、寒战和身体不适。患者也可能有会阴部、腰部疼痛的主诉。检查时，前列腺可能肿大和肿胀，伴有急性压痛。附睾炎常见于青少年和老年男性群体，但可影响所有年龄段的男性。在 35 岁以下的男性人群中，传播形式是性传播，通常由沙眼衣原体和淋病奈瑟球菌引起。在老年人群中，大肠埃希菌和假单胞菌是最常见的致病病原体。留置导尿管通过逆行机制导致老年人群附睾炎的发生。在患有附睾炎的患者中，除了附睾肿胀外，可能伴有一侧的阴囊触痛。阴囊可能发热、红肿。也可能出现发热、寒战、排尿困难和同侧腹部放射性疼痛。

辅助检查

实验室检查

美国市面上销售的检测白细胞酯酶（白细胞释放的一种酶）和亚硝酸盐（由某些细菌从硝酸盐还原而来）的试纸是尿液分析和尿液显微镜检查的适当

替代方法，可用于诊断急性非复杂性膀胱炎病例。在获取尿液标本进行评估时，为了避免皮肤菌群的污染，患者应留取中段的清洁尿标本。由于亚硝酸盐和白细胞酯酶是有症状的非复杂性膀胱炎患者最准确的指标，因此尿试纸方便且经济。然而，需要对每个患者的情况进行审慎的评估，因为即使这两项检测结果均为阴性，也不能准确地排除感染。

尿液分析常用于检测 UTI，而白细胞酯酶是检测脓尿的一种快速筛查方法，然而，脓尿的存在是非特异性的，并不一定代表临床 UTI。而且，仅有菌尿而没有症状的情况是非特异性的，不应进行治疗（Nicolle et al. 2019）。

尿路感染的唯一确诊依据是与尿液培养阳性有关的症状。

影像学检查

通常情况下，除了尿液分析和尿培养外，不需要进一步的检查来诊断急性非复杂性膀胱炎。对于那些出现急性非复杂性膀胱炎的不典型症状的患者，那些对初始抗菌治疗无效的患者，那些有复发性 UTI 病史的患者，或者那些疑似肾盂肾炎的患者，可能需要进行影像学检查以排除并发症和其他疾病。

下列情况应考虑进行影像学检查。

·发热感染的女性。

·如果怀疑有尿路梗阻并有以下病史的男性。

（1）结石。

（2）输尿管肿瘤。

（3）输尿管狭窄。

（4）先天性肾盂输尿管交界处梗阻。

（5）既往有过泌尿外科手术或器械治疗。

（6）糖尿病。

（7）经过几天适当的抗菌药物治疗后仍有持续的症状。

（8）有效治疗后迅速复发的感染。

如果有必要，超声检查是推荐的初始筛查工具。它是无创的，成本效益高，没有造影剂反应的风险，也没有辐射暴露的风险。超声检查能够鉴别结石、上尿路梗阻、脓肿和其他先天性异常。肾超声检查是最具成本效益的治疗选择。

静脉肾盂造影（IVP）有助于观察输尿管、肾盂的解剖结构，以及是否存在肾盂扩张、狭窄、结石或梗阻。观察肾盂的细节对于诊断反流性肾病以及肾乳头坏死是必要的。在美国，IVP 通常在手术室进行，需要麻醉。

CT 扫描提供了最好的解剖细节，但其成本原因使其无法用于筛查。它在诊断急性局灶性细菌性肾炎和肾及肾周脓肿方面比超声检查更敏感（它可以显示结石或梗阻）。如果患者的超声检查有异常，它是有用的。

对已知有肾盂肾炎的患者应进行 CT 造影扫描或超声检查，以评估肾皮质中是否有肾盂肾炎病灶或肾皮质或肾周脓肿的存在。在进行 CT 造影扫描后，可以立即获得相当于 IVP 的检查结果，IVP 检查是在患者俯卧位时拍摄 KUB（肾脏、输尿管和膀胱的 X 线）片，当造影剂进入膀胱时，可以观察集合系统和输尿管的解剖结构。

磁共振成像（MRI）与 CT 扫描相比，MRI 在不同软组织之间提供了更大的对比度。它依赖于从体内水中氢原子中的质子的排列和随后的弛豫中获得一个射频（RF）信号。它不应该被用于常规检查或作为一线诊断检查。它通常用于随访，尤其是在已经进行了超声检查但无法完全解决诊断问题时。CT 和 MRI 能提供最好的解剖学数据以及感染的原因和程度。

风险因素

尿路感染的一些风险因素，以及细菌持续存在的原因，还有增加尿路感染并发症风险的因素。

风险因素：

·感染性结石。

·慢性细菌性前列腺炎。

·单侧感染性萎缩性肾脏。

·膀胱阴道瘘。

·肠瘘。

·输尿管畸形。

·感染性憩室。

·异物（支架或导尿管）。

· 感染性脐尿管囊肿。

· 感染性海绵肾。

· 感染性肾乳头坏死。

· 肾切除后的输尿管残端。

增加尿路感染并发症风险的因素：

· 尿路梗阻。

· 尿素分解杆菌感染。

· 糖尿病。

· 肾乳头坏死。

· 神经源性膀胱。

· 妊娠。

· 先天性尿路畸形。

· 患有急性细菌性前列腺炎的老年患者。

· 接受血液透析的晚期肾病患者。

· 肾移植后的免疫抑制。

治 疗

行为改变

大多数行为干预的目的是预防。根据 Smith 等人（2018）的荟萃分析，仅有少数的被推荐的行为干预措施可以减少 UTI 的复发。这些措施包括在性交前后排尿、避免延迟排尿、从前向后擦拭、频繁排尿、冲洗、使用卫生棉条、热水浴或泡泡浴、控制体重指数、使用紧身衣、选择合适的衣服类型、不骑自行车。分析发现，在性活跃的女性中，杀精子剂的使用与是否使用避孕套和复发性 UTI 之间存在关联；Smith 等人（2018）发现，某些预防策略得到了间接的支持数据，如糖尿病患者血糖控制良好；通过避免刺激性清洁剂使阴道 pH 值正常；将抗菌药的使用限制在 5 天以内，并避免使用广谱或不必要的抗菌药。作者认为，虽然没有文献支持，但建议通过以下做法来预防复发性 UTI：保持充足的水分、性交后排尿、避免延迟排尿、避免连续的肛门和阴道性交。

口服补充剂

已经有几项研究着眼于使用蔓越莓汁来预防尿路感染。蔓越莓汁确实能够抑制细菌附着在上皮细胞上。根据 2012 年进行的一项荟萃分析，得出的结论是，定期饮用蔓越莓汁或药丸的成年人出现 UTI 症状的可能性降低 38%。此外，蔓越莓可能通过抑制炎症反应来减轻 UTI 的症状。2012 年的一项 Cochrane 系统评价发现，没有证据表明蔓越莓对预防 UTI 有效。目前仍不清楚蔓越莓产品中的哪些成分可能对整体健康有益。蔓越莓本身是安全和廉价的，被推荐用于预防 UTI。然而，目前不建议用于急性膀胱炎的治疗。

药物治疗

由于耐抗菌药的尿路病原体日益流行，UTI 的治疗变得相当复杂。对大多数 UTI 感染的患者来说，缓解症状是当务之急。通过适当的抗菌药治疗，非复杂性膀胱炎应在 24 h 内得到缓解。在过去，复杂的院内 UTI 是造成抗菌药耐药的主要原因。然而，随着情况的变化，耐药性已经蔓延到非复杂性社区获得性 UTI。尝试和了解自己执业地区的抗菌药耐药率是很重要的。就抗菌药对 UTI 的疗效而言，尿液中的药物浓度水平比血清水平更重要。

根据以下情况选择抗菌药物：

（1）对通常导致尿路感染的肠道细菌的有效性。

（2）用药后，尿液中的抗菌药浓度很高。

（3）不改变肠道或阴道菌群的倾向性。

（4）根据耐药菌选择。

（5）毒性有限。

（6）合理的费用或在保险范畴。

目前使用抗菌药治疗急性非复杂性膀胱炎的指南推荐将呋喃妥因、磷霉素、磺胺甲噁唑和氟喹诺酮类药物作为一线抗菌药。然而，在过去的 10 年里，由于耐药性模式以及副作用（Brubaker et al. 2018），氟喹诺酮类药物更多的是作为二线治疗药物。

表 13-2　非复杂性 UTI 的抗菌药治疗

级别	抗菌药	用量	推荐等级
一线	磷霉素（Monurol）	3 g 单剂量	B
	呋喃妥因（macrocrystals）	100 mg，每日 2 次，连续 5 日	B
	甲氧苄啶（Bactrim）磺胺甲噁唑	160 mg，每日 2 次，连续 3 日	C
	磺胺甲噁唑（Sulfa）	800 mg，每日 2 次，连续 3 日	C
二线	环丙沙星（Cipro）	250 mg，每日 2 次，连续 3 日	C
	环丙沙星缓释（Cipro XR）	500 mg，每日 1 次，连续 3 日	C
	左氧氟沙星（Levaquin）	250 mg，每日 1 次，连续 3 日	C
三线	氧氟沙星	200 mg，每日 1 次，连续 3 日，或 400 mg 单剂量	C
	阿莫西林	500 mg，每日 2 次，连续 7 日	B
	克拉维酸钠（Augmentin）	125 mg，每日 2 次，连续 7 日	B
	头孢地尼（Omnicef）	300 mg，每日 2 次，连续 10 日	B
	头孢泊肟	100 mg，每日 2 次，连续 7 日	B

在撰写本文时，美国传染病协会正在更新他们 2010 年的指南。

　　当使用呋喃妥因或磺胺甲噁唑治疗时，必须仔细监测肾功能受损的患者，特别是老年人（表 13-2）。尽管呋喃妥因符合 BEERS 标准，短期使用并未显示出对患者有什么危害。建议所有 65 岁以上的患者进行肾功能常规监测。呋喃妥因的耐受性好，疗效好，对假单胞菌和变形杆菌确实有效。如果在治疗 2~3 天后症状仍然存在，可以考虑将抗菌药换成更贵的广谱抗菌药。然而，在最初的短疗程治疗后症状的复发表明需要进行细菌培养和敏感性试验，并且应该再治疗 7~10 天。

氟喹诺酮类药物对大多数尿路病原体（包括假单胞菌）具有非常广泛的抗菌活性。然而，不建议使用这类药物来治疗非复杂性 UTI。这类药物对革兰氏阳性菌的活性有限，对肠球菌的治疗效果不佳。氟喹诺酮类药物是非常昂贵的药物，应用于治疗复杂性 UTI、假单胞菌感染或治疗耐药菌。

▉ 复发性细菌性膀胱炎

复发性 UTI 的女性需要完整的病史，包括排尿困难、尿频、尿急、夜尿、尿失禁和血尿等症状，以及任何肠道症状，如腹泻、大便失禁或便秘。注意以前或现在使用的抗菌药、过敏史和以前与抗菌药治疗有关的疾病，如梭状芽孢杆菌。

应注意任何阴道症状，如分泌物或刺激性。注意 UTI 的频率以及与 UTI 相关联的问题，如性交或月经。应注意更年期状态和使用局部雌激素或杀精子剂的情况。获取既往任何泌尿系或盆腔的手术史。注意感染发作时尿急、尿频、夜尿和尿失禁情况。记录患者认为是 UTI 的症状，以及急性诱因与发作的关系。

体检应包括腹部和详细的盆腔检查。

记录过去一年中经培养证明的有症状的非复杂性急性膀胱炎发作情况。正如在非复杂性膀胱炎中所讨论的，排除间质性膀胱炎、膀胱过度活动症、肾或膀胱结石、盆底肌张力过高、细菌或真菌性阴道炎和皮炎。

每次复发都必须在治疗前进行尿培养。当怀疑有污染时，要重新培养。如果无法留取干净的标本，可考虑导尿留取标本。女性的阴道菌群含有许多被认为是尿路病原体的细菌种类（金黄色葡萄球菌、绿葡萄球菌、肠球菌和 B 群链球菌）。因此，不要一开始就对患者进行常规筛查，只有在患者出现症状时才进行筛查。不要治疗无症状菌尿。

多年来，患者还接受了长期预防性使用抗菌药的治疗。这种疗法可使用呋喃妥因（每晚 50~100 mg）或磺胺甲噁唑、甲氧苄啶（每隔一晚半片）。通常在 6~12 个月后，可以停止治疗，希望尿路致病性革兰氏阴性菌的定植问题已经解决。在接下来的 6 个月里，如果患者出现 2~3 次 UTI，那么将开始另一个预防疗程（Anger et al. 2019）。

目前治疗 UTI 的目标是在保持生活质量的同时减少抗菌药的总体使用。一些研究已经着眼于不同的策略来实现这一目标。其中一种策略是"自我启动"策略。这有赖于患者做出 UTI 的临床诊断，这对患者来说并不难，因为既往的感染已被阳性培养所证实。这些患者在症状出现时会得到一份抗菌药的处方（即 TMP-SMZ、头孢菌素或呋喃妥因），服用 2~3 天。如果初始治疗后症状仍然存在或再次发生，则建议到医院进行培养和药敏试验。对于受过良好教育的患者来说，自我启动疗法效果非常好。

特殊情况

在某些人群中，原本非复杂性 UTI 需要更多的关注。妊娠期间发生的一些生理变化对无症状菌尿（ASB）和感染的进展有重要影响。妊娠期间肾脏体积增大、肾功能改变、肾积水、膀胱前上移位。妊娠期女性的肾盂肾炎发生率远高于非妊娠期女性，如果妊娠人群的 ASB 没有得到治疗，其急性肾盂肾炎的发生率会增加 20%~40%（Nicolle et al. 2019）。反过来，它与更高的早产发生率和围产期死亡率有关。对于患有急性非复杂性 UTI 的孕妇，可以考虑使用阿莫西林（250 mg，q8h）、氨苄西林（250 mg，q6h）、呋喃妥因（100 mg，q6h），甚至口服头孢菌素进行治疗。如前所述，由于阿莫西林和氨苄西林能够干扰粪便菌群，所以它们不再是一线推荐用药。

没有并发症风险因素的年轻健康男性可以用 7~10 天的抗菌药治疗。推荐的疗程是 TMP-SMZ（倍剂型，q12h）、甲氧苄啶（100~200 mg，q12h）或氟喹诺酮类药物，建议在这一人群中进行治疗前要进行尿培养和药敏试验。在性活跃的中老年群体中，如果通过抗菌药治疗根治了感染，则不需要进一步的检查。然而，在年轻的、无性生活的人群中，或者临床高度怀疑时，可以做进一步的检查来发现尿路的异常。我们可以通过影像学检查来评估肾脏、输尿管和膀胱，还可以进行膀胱镜检查和残余尿测定。

留置导管的患者，无论是短期还是长期，都有感染的风险。值得注意的是，导管每留置一天，就有 5%~10% 的定植风险（Nicolle et al. 2019）。美国疾病控制与预防中心（CDC）已经完成了对可能使用留置导管的大多数情况的评估研究。这些建议可以在 http://www.cdc.gov/hicpac/pdf/CAUTI/CAUTIguideline2009final.pdf 网站查阅，建议摘要如下：

· 限制长期使用，特别是尿失禁患者，除非伴有三期压疮。

· 限制在疗养院使用，尽可能优先用间歇性导尿或外导尿。

· 仅在必要时用于特定的外科手术，而不在外科手术中常规使用，并在 24 h 内或尽早拔管。

· 只治疗有症状的患者。

· 不做常规尿培养。

此外，美国疾病控制与预防中心（CDC）指南支持在试图促进临终患者和那些将经历长期固定体位的患者（即脊柱手术或创伤，如骨盆骨折）的舒适度和生活质量时使用留置导管。

肾盂肾炎

发病率

急性非复杂性肾盂肾炎比膀胱炎要少见得多。肾盂肾炎与膀胱炎的比例约为 1 : 28，15~34 岁人群中每年每万名女性中有 25 例（Hooten 2012）。

临床表现

肾盂肾炎的典型症状是膀胱炎症状的任何组合，同时伴有菌尿、脓尿、发热、寒战、腰痛、恶心、呕吐。我们应该记住，有腹痛和 UTI 的患者不一定有肾盂肾炎，反之亦然，在没有局部和全身症状的情况下，患者实际上可能患有肾盂肾炎。大多数急性肾盂肾炎患者会出现病态，还可能有其他症状，如乏力或低血压。如果患者有下述所列的任何一个已知的风险因素，就应该引起高度怀疑。

肾盂肾炎的风险因素：

·膀胱输尿管反流。

·尿路梗阻（先天性肾盂输尿管交界处梗阻、结石、妊娠）。

·泌尿生殖道器械治疗。

·糖尿病。

·排尿功能紊乱。

·年龄（肾脏瘢痕很少发生于成年人；这通常与儿童肾脏反流有关）。

·女性。

分　类

肾盂肾炎可能由几种不同的途径引起。

（1）上行：细菌通过乳头尖端的集合管到达肾盂，然后通过集合小管上升。膀胱尿液反流或下尿路梗阻引起的盆腔内压力增加也可引起上尿路感染。

（2）血源性：这往往是金黄色葡萄球菌败血症或血液中念珠菌导致的结果。血源性原因引起的肾盂肾炎并不常见。

（3）淋巴性：这是一种腹膜内感染（即脓肿），由一种不寻常的形式扩展到肾实质引起的。

大多数急性非复杂性肾盂肾炎可以在门诊治疗。但是，如果患者合并有糖尿病、肾结石、血流动力学不稳定或妊娠，那么他们应该住院接受最初 2~3 天的输液治疗。肾盂肾炎可导致败血症、低血压，甚至死亡，特别是如果感染是由被忽略的上尿路梗阻引起的。

腹部压痛是体格检查时的突出表现。此外，感染者尿液沉淀物中含有大量的颗粒或白细胞管型也提示该诊断。80% 的肾盂肾炎是由大肠埃希菌引起的。接受过某种尿路器械治疗的患者，曾经有过留置导尿管的患者，或发生过院内感染的患者，在这些情况下造成感染的微生物通常是假单胞菌、沙雷氏菌、肠杆菌和柠檬酸杆菌。

在结石病患者中，应该怀疑变形杆菌或克雷伯氏菌。这两种微生物都含有尿素酶，它具有分裂尿素的能力，产生氨和碱性环境。这导致了结石（磷酸镁铵）的沉淀，形成支状结石。这些结石在肾结石的缝隙中藏有细菌。这些类型的结石被称为鹿角状结石，可导致慢性肾脏感染。

辅助检查

实验室检查和放射学检查有助于鉴别病因。应该同时进行尿液和血液培养以排除败血症。静脉尿路造影可能显示检查结果正常，也可能显示继发于水肿的肾脏肿大。有必要区分局灶性增大是由肾脏肿块还是脓肿造成的。肾盂造影延迟出现或肾盂造影的减弱可能是由炎症引起的。在评估影像学检查时，最重要的是要排除是否存在梗阻、尿路结石。如果不加以诊断和治疗，这两种情况都可能危及生命。超声检查在某些情况下是有用的；然而，CT 可显示出斑块状增强，提示局灶性肾脏受累。

并发症

肾盂肾炎的异常表现和并发症：

（1）黄色肉芽肿性肾盂肾炎（xanthogranulomatous pyelonephritis，XGP）：肾实质被破坏和慢性肾感染。

（2）慢性肾盂肾炎：在没有潜在的尿路功能或结构异常的情况下很罕见。

（3）肾功能不全：罕见的并发症。

（4）高血压：超过 50% 的患者合并高血压。

（5）肾脓肿：局限在肾实质内的脓性物质。

（6）感染性肾积水：肾积水引起的细菌感染，并常伴有肾实质破坏。

（7）肾周脓肿：通常是由皮质脓肿破裂或由其他感染部位的血源性传播引起的。

（8）气性肾盂肾炎：由尿路产气病原体引起的急性肾实质坏死和肾周感染。

治　疗

在大多数情况下，急性非复杂性肾盂肾炎可以在门诊治疗。但是，在下列情况下，患者应该住院治疗：

· 恶心或呕吐。

· 脱水。

· 妊娠。

·不遵守药物治疗的既往史。

·败血症。

所有疑似肾盂肾炎的病例都应进行尿培养。所有住院患者，应进行血培养和基线实验检查肾功能。15%~20% 的患者血培养结果呈阳性（Bastani 2001）。

非复杂性肾盂肾炎的初始治疗应在培养结果出来之前使用氟喹诺酮类药物。在开始口服抗菌药之前，注射单剂量头孢曲松（1 g）、24 h 巩固剂量的氨基糖苷类药物（即庆大霉素）或氟喹诺酮类药物，这成为一种更普遍的做法（Hanno 2014）。

在门诊，建议使用氟喹诺酮类药物或甲氧苄啶、磺胺甲噁唑进行为期 10 天的抗菌药治疗。如果出现败血症，建议治疗 14 天。根据美国传染病协会（Infections Disease Society of America，IDSA）的建议，建议使用环丙沙星 500 mg，每日 2 次，治疗 7 天，或左氧氟沙星 750 mg，每日 1 次，治疗 5 天（2011）。如果患者在 72 h 内症状有所改善，那么继续口服抗菌药治疗，并在用药第 4 天和停药 10 天后复查尿培养。如果没有改善，那么患者应该住院治疗，并且复查培养和敏感性试验。如果存在梗阻或脓肿，建议治疗、引流病因。需要住院或手术的复杂性肾盂肾炎病例也可能需要长达 3 周的抗生素治疗。

临床经验

·在非复杂性 UTI 中，反复感染与肾脏瘢痕、高血压或肾衰竭之间没有关联。

·乌洛托品可作为尿液防腐剂用于慢性治疗，可以降低抗菌药耐药性的风险，如果选择蔓越莓作为补充剂辅助治疗，可能会提高疗效。在老年人群中，无症状菌尿无需治疗。

·鉴别上、下尿路感染在临床上是一个挑战；然而，大多数情况下是没有必要的，因为治疗是相似的。

·复发性 UTI 往往是生物性的，不一定与个人卫生有关。

·在调查 UTI 时，最好的全面筛查工具仍然是腹膜后超声检查。

·由于使用呋喃妥因有导致肺纤维化的风险，因此不建议将其作为首选的长期预防性抗菌药。然而，它仍然是短期治疗复发性 UTI 的最佳选择。

· 如果一个男性患者没有确诊为尿路感染的病史，那么就不能被诊断为慢性细菌性前列腺炎。

参考文献

· Anger J, Lee U, Ackerman L, Chou R, Chughtai B, Clemens Q et al (2019) Recurrent uncomplicated urinary tract infections in women: AUA/CUA/SUFU Guideline. J Urol 202(2):282‐289.

· Retrieved from: https://www.auanet.org/guidelines/recurrent‐utiBass‐Ware A, Weed D, Johnson T, Spurlock A (2014) Evaluation of the effect of cranberry juice on symptoms associated with a urinary tract infection. Urol Nurs 34(3):121‐127

· Bastani B (2001) Urinary tract infections. In: Noble J, Greene HL II, Levinson W, Modest GA, Mulrow CD, Scherger JE, Young MJ (eds) Textbook of primary care medicine, 3rd edn. Mosby, Inc., Missouri, pp 1364‐1371

· Bernard MS, Hunter KF, Moore KN (2012) A review of strategies to decrease the duration of indwelling urethral catheters and potentially reduce the incidence of catheter‐associated urinary tract infections. Urol Nurs 32(1):29‐37

· Brubaker L, Carberry C, Nardos R, Carter‐Brooks C, Lowder L (2018) American Urogynecologic Society best‐practice statement: recurrent urinary tract infection in women. Female Pelvic Med Reconstr Surg 24(5):321‐323

· Center for Disease Control and Prevention (2005) Urinary tract infections [Disease Listing]. Retrieved from http://www.cdc.gov/ncidod/dbmd/diseaseinfo/ urinarytractinfections_t.htm

· Center for Disease Control and Prevention (2009) Guideline for prevention of catheter associated urinary tract infections 2009. Retrieved from http://www.cdc. gov/hicpac/pdf/CAUTI/CAUTIguideline2009final.pdf

· Colgan R, Williams M (2011) Diagnosis and treatment of acute uncomplicated cystitis. Am Family Phys 84(7):771‐776. Retrieved from http://www.aafp.org/ afp/2011/1001/p771.html

· Ellsworth P, Onion DK (2012) The little black book of urology, 3rd edn. Jones & Bartlett Learning, Sudbury, pp 68‐71

· Goldman HB (2001) Evaluation and management of recurrent urinary‐tract infections. In: Kursch ED, Ulchaker JC (eds) Office urology: the clinician's guide.

Humana Press Inc., Totowa, pp 105 - 111

· Gould CV, Umscheid CA, Agarwal RK, Kuntz G, Pegues DA, Healthcare Infection Control Practices Advisory Committee (HICPAC) (2009) Guideline for catheter associated urinary tract infections 2009. Center for Disease Control and Prevention. Retrieved from http://www.cdc.gov/hicpac/pdf/cauti/cautiguideline2009final.pdf

· Gupta K, Hooton TM, Naber KG, Wullt B, Colgan R, Miller LG, Moran GJ, Nicolle LE, Raz R, Schaeffer AJ, Soper DE (2011) International clinical practice guidelines for the treatment of acute uncomplicated cystitis and pyelonephritis in women: a 2010 update by the Infectious Diseases Society of America and the European Society for Microbiology and Infectious Diseases. Clin Infect Dis 52(5):e103 - e120

· Hanno PM (2014) Lower urinary tract infections in women and pyelonephritis. In: Hanno PM, Guzzo TJ, Malkowicz SB, Wein AJ (eds) Penn clinical manual of urology, 2rd edn. Elsevier Saunders, Philadelphia, pp 110 - 132

· Harlow HF (1983) Fundamentals for preparing psychology journal articles. J Comp Physiol Psychol 55:893 - 896

· Hooten TM (2012) Uncomplicated urinary tract infection. N Engl J Med 366:1028 - 1037. Retrieved from http://www.nejm.org/doi/full/10.1056/NEJMcp1104429

· Jepson RG, Williams G, Craig JC (2012) Cranberries for preventing urinary tract infections. Cochrane Database Syst Rev 10(10):CD001321. https://doi.org/10.1002/14651858.CD001321.pub5

· Macfarlane MT (2013) Urology, 5th edn. Lippincott Williams & Wilkins, Philadelphia, pp 86 - 110

· Medina M, Castillo-Pino E (2019) An introduction to the epidemiology and burden of urinary tract infections. Ther Adv Urol 11:3 - 7. https://doi.org/10.1177/1756287219832172

· Nicolle LE, Gupta K, Bradley S, DeMuri GP, Drekonja D et al (2019) Clinical practice guidelines for the management of asymptomatic bacteriuria: 2019 Update by the Infectious Disease Society of America. Italicized Clin Infectious Dis 68:e83 – e109

· Sandock DS, Kursh ED (1995) Urinary tract infections in adult females. In: Resnick MI, Novick AC (eds) Urology secrets. Hanley & Belfus, Inc., Philadelphia, pp 205 – 207

· Smith AL, Brown J, Wyman JF, Berry A, Newman DK, Stapelton AE (2018) Treatment and prevention of recurrent lower urinary tract infections in women: a rapid review with practice recommendations. J Urol 200(6):1174 – 1191

· Society of Urological Nurses Association (2010) Prevention & control of catheter—associated urinary tract infection (CAUTI) [clinical practice guidelines]. Retrieved from https://www.suna.org/sites/default/files/download/cautiGuideline. pdf

· Stamm WE, Norrby SR (2001) Urinary tract infections: disease panorama and challenges. J Infect Dis 183(Suppl 1):S1 – S4. Retrieved from http://www.ncbi.nlm. nih.gov/pubmed/11171002

· Uphold CR, Graham MV (1998) Clinical guidelines in family practice, 3rd edn. Barmarrae Books, Gainesville, pp 601 – 607

· Zalmanovici TA, Lador A, Sauerbrun—Cutler MT, Leibovici L (2015) Antibiotics for asymptomatic bacteriuria (review). Cochrane Databases Syst Rev 4:1 – 27

第十四章

神经源性膀胱 / 膀胱活动低下

Michelle J. Lajiness

定义、发病率和流行病学..319

病理生理学...319

病　史...322

体格检查...325

辅助检查...326

    尿液细胞学...326

    影像学检查...327

    内镜评估...327

    尿流动力学检查...327

治　疗...328

    行为疗法...328

    尿失禁产品...329

    导尿术...330

    药理治疗...333

    外科治疗...334

    预防和治疗感染...335

参考文献...338

▎目　标

（1）讨论膀胱活动低下的定义和发病率。

（2）描述膀胱活动低下的评估技术。

（3）讨论膀胱活动低下合适的治疗干预措施。

定义、发病率和流行病学

膀胱活动低下（underactive bladder，UAB）是一种慢性的、复杂的、使人衰弱的疾病，尚不广为人知，治疗的选择也很少。UAB 与一个尿流动力学的定义——逼尿肌活动低下（detrusor underactivity，DU）密切相关；然而，临床医生、科学家或研究人员就这个定义尚未达成一致（Chappele et al. 2018）。UAB 更正确的定义是一系列的临床症状或临床综合征，其中包括 DU 的症状和体征。国际尿控协会（The International Continence Society，ICS）将 DU 定义为"收缩强度、持续时间降低，导致膀胱排空时间延长或未能在正常时间内实现完全排空"（Chapple et al. 2018）。UAB 是一种由多因素所致的疾病，可能由肌源性（肌肉去神经支配）、神经源性（神经去神经支配）疾病、衰老和药物副作用引起。Dewulf 及其同事（2017）建议将 UAB 定义为"排尿效率降低，其特点是逼尿肌收缩力下降，尿流减少或无"。

下尿路功能障碍在老年人中尤为普遍。随着人口不断老龄化，受影响的人数和相关费用都将不断增加（Chancellor and Diokno 2014）。可靠的流行病学取决于对所研究疾病正确和清晰的定义；因此，人们认为 UAB 被错误定义了（Chancellor and Diokno 2014）。

UAB 的发病率在不同的临床研究和患者群体中有所不同。Diokno 等人（1986）得出结论，60 岁以上人群中 22% 的男性和 11% 的女性有排空膀胱的困难。Taylor 等人在 2006 年的一项研究中发现，失禁的住院患者中有 2/3 的患者存在逼尿肌活动低下。Valente 等人（2014）做了一项流行病学研究，有 633 名受试者回应了问卷。结果发现，23% 的受访者报告膀胱排空困难，但只有 11% 的受访者听说过 UAB。

病理生理学

UAB 的确切原因并不广为人知。已知的原因包括肌源性、神经源性和药物副作用。已有一些假说被用来解释与 UAB 相关的症状和体征。这些假说包括但不限于膀胱过度活动症（overactive bladder，OAB）到 UAB 模型和膀胱老化模型（Miyazato et al. 2013）。并发疾病也会增加 OAB 的风险。

UAB 的体征、症状：

- 尿踌躇。
- 尿流弱。
- 尿流中断。
- 尿无力。
- 尿不尽感。
- 尿频。
- 泌尿系统感染。
- 夜间遗尿。
- 腹痛（双侧，罕见——与肾积水有关）。
- 尿失禁。
- 尿线细。
- 依靠腹部用力来排尿。

易发生潴留和不完全排空的并发症：

- 前列腺良性增生。
- 认知损害。
- 糖尿病。
- 行动障碍。
- 神经系统疾病。
- 盆底器官脱垂。
- 脊髓损伤。
- 椎管狭窄。
- 脑卒中。
- 尿道狭窄。

DU 的肌源性基础可能是由于肌细胞在没有外部刺激的情况下产生异常的收缩活动，或者可能是细胞外基质的问题，导致收缩能力受损。膀胱出口梗阻（BOO）相关的 DU 已经在许多动物模型中得到了很好的研究，这些模型描述了导致膀胱收缩失调的顺序性变化（Osman et al. 2014）。传出神经的中断可能导致神经肌肉激活的减少，可能表现为逼尿肌收缩的缺失或不佳。这通常见于导致直接神经元损伤的疾病，如多系统萎缩和其他自主神经病变。在非神经源性的 DU 中，传出功能障碍的确切作用尚不清楚。随着年龄的增长，正常人膀胱自主神经的神经支配能力下降，和 BOO 一样，可能导致没有明显的神经系统疾病的人也没有足够的激活力来进行充分的收缩（Osman et al. 2014）。

在 1987 年，由 Resnick 和 Yalla 首次发现，逼尿肌过度活动伴收缩功能受损（DHIC），患者为急迫性尿失禁和膀胱收缩力差相关的残余尿多的女性。当男性患者患有 DHIC 甚至只是单纯的逼尿肌活动不足时，他们的症状可能会被错误地简单归因于单纯的良性前列腺增生，并接受不必要的外科手术以缓解梗阻（Griebling 2015）。

对于治疗 UAB 患者的医务人员来说，神经源性的原因是众所周知的（表14-1）。当传出、传入通路或腰骶部脊髓受损时，会发生神经源性膀胱功能障碍。在储尿和排尿阶段，传入系统对传出系统控制排尿的功能是不可或缺的。传入系统监测着储尿期间的容量以及排尿阶段逼尿肌收缩的幅度。尿道传入系统对流量的反应，对增强逼尿肌收缩很重要。膀胱和尿道传入功能障碍可通过减少或过早结束排尿反射而导致 DU，这可能表现为排尿效率的下降（Osman et al. 2014）。

表 14-1 神经源性膀胱的倾向性、风险因素

神经源性	肌源性
脊髓损伤；	摄入过多的液体而不经常排尿；
脑血管意外；	膀胱出口梗阻；
帕金森病；	膀胱老化；
多发性硬化；	糖尿病
脊柱裂；	
糖尿病性神经病；	
吉兰 - 巴雷综合征；	
多系统萎缩；	
腰椎间盘突出；	
马尾综合征；	

续表

神经源性	肌源性
艾滋病； 神经梅毒； 带状疱疹、单纯疱疹； 盆腔放疗； 骨盆、骶骨骨折； 盆腔手术	

随着时间的推移，OAB 可能会导致 UAB 的发展。Chancellor（2014）认为，OAB 患者的膀胱壁变厚和神经生长因子增加导致了结构变化，从而改变了肌肉和结缔组织的结构和功能，导致收缩力受损。Chapple 及其同事（2018）认为，患者注意到的是在储尿阶段的过度活动和排尿阶段的活动不足。

由于典型的衰老过程而导致的逼尿肌活动不足的原因尚不清楚。尽管患者年龄较大，但膀胱还保持足够的弹性和收缩力，尿失禁不应该被认为是不可避免的或者正常的衰老情况（Griebling 2015）。动物研究表明，随着膀胱的老化，收缩的强度会降低；然而，对一些老年人进行的尿流动力学研究有不同的结论。膀胱会随着年龄出现形态学的变化，包括逼尿肌与胶原蛋白的比例下降，以及 M3 受体的减少。这些都可能导致膀胱的收缩能力下降（Miyazato et al. 2013）。一个简单的事实是，不是每个 70 岁以上的人都会受到 UAB 的影响。微观和细胞的变化与临床典型的膀胱情况之间的真正关系尚不清楚，而衰老与逼尿肌活动不足之间的联系可能是多因素的（Griebling 2015）。

▌▌病 史

准确评估排尿症状对 UAB 来说至关重要。包括症状的发生和持续时间。排尿日记是对患者每日膀胱活动的记录，可客观记录患者的排尿情况、尿失禁发作情况，以及与尿失禁相关的诱发事件，有助于探寻出患者的排尿模式。对于那些急性尿潴留的患者，应尝试获得导致尿潴留的潜在诱发因素。对于那些留置导尿管、进行间歇性导尿、或有明显排尿症状和排尿后残余尿多的人，应尝试查明任何可能导致问题的易感、风险因素，如神经系统疾病，包括脊髓损伤和脑血管意外（表 14-1）。有脊髓损伤病史的患者应评估当前的性功能和生育计划。获取以前与泌尿生殖道有关的外科手术史。获取一份准确的目前用药清单，以评估可能导致逼尿肌无力的药物（表 14-2）。然而，诊断医生也必须意识到，UAB 可能完全无声无息，也就是说，UAB 患者可能完全没有症状（Diokno 2015）。

表 14-2　可导致逼尿肌无力的药物

分类	药物
抗精神失常药 （抗胆碱能作用）	氯丙嗪（Thorazine） 氯氮平（Clozaril） 美索达嗪（Serentil） 奥氮平（Zyprexa） 丙嗪（Sparine） 喹硫平（Seroquel） 硫利达嗪（Mellaril）
抗心律失常药 （抗胆碱能作用）	丙吡胺（Norpace） 普鲁卡因胺（Pronestyl） 硫酸奎尼丁（Quinaglute，Quinidex）
止吐药 （抗胆碱能作用）	茶苯海明（Dramamine） 盐酸美克洛嗪（Antivert，Bonine） 曲美苄胺（Tigan） 丙氯拉嗪（Compazine）
抗组胺药 （抗胆碱能作用）	阿扎他定（Optimine） 扑尔敏（Chlor-Trimeton） 氯马斯汀（Tavist） 苯海拉明（Tylenol PM，Sominex，Benadryl）
羟嗪 （抗胆碱能作用）	安泰乐（Atarax） 异丙嗪（Phenergan）

泌尿外科护理指南

续表

分类	药物
抗帕金森病药 （抗胆碱能作用）	苯托品（Cogentin） 比哌立登（Akineton） 丙环定（Kemadrin） 苯海索（Artane）
解痉药 （抗胆碱能作用）	阿托品（Sal-Tropine） 颠茄生物碱（Donnatal，Bellatal，Barbidonna） 双环胺（Antispas，Bentyl） 黄酮哌酯（Urispas） 莨菪碱（Anaspaz，Levbid，Cystospaz，Levsin/SL） 奥昔布宁（Ditropan） 东莨菪碱 托特罗定（Detrol） 索利那辛琥珀酸盐（VESIcare） 达非那新（Enablex） 曲司氯铵（Sanctura） 非索罗定（Toviaz）
骨骼肌松弛药 （抗胆碱能作用）	卡立普多（Soma） 氯唑沙宗（Parafon，Forte） 环苯扎林（Flexeril） 美索巴莫（Robaxin） 奥芬那君（Norflex）
三环类抗抑郁药	阿米替林（Elavil） 地昔帕明（Norpramin） 多塞平（Sinequan） 丙米嗪（Tofranil） 去甲替林（Aventyl，Pamelor）

续表

分类	药物
阿片类镇痛药	可待因（Atasol，Tylenol 2,3,4）
	吗啡
	美沙酮
	盐酸哌替啶（Demerol）
	氢吗啡酮（稀释剂，Dilaudid）
	羟考酮（Oxycontin，Percocet）
非甾体抗炎药	

体格检查

在对怀疑患有 UAB 的患者进行全面评估时，有重点的体格检查是必不可少的。这应该包括对患者的身体和认知能力的全面评估。包括功能评估和神经学的评估。腹部检查必须包括对耻骨上区域的检查和触诊，以确定膀胱膨胀的迹象。还必须对腰部进行触诊，以确定是否有任何可能表明肾积水的肿块或触痛的证据。

对于怀疑患有 UAB 的患者，必须进行生殖器和会阴部检查。本病患者生殖器和会阴部的皮肤会有明显的受刺激情况，表现为红斑，甚至有抓痕和溃烂，与长期漏尿和穿着内衣、尿布有关。对于男性患者，必须评估阴茎和阴囊及其内容物。直肠指诊应测出肛门括约肌的张力和自主收缩括约肌的能力。触诊前列腺，评估其大小和任何压痛或肿块、结节的情况。必须记住，直肠指诊中前列腺的大小不一定与排尿症状相关。尺寸小的前列腺也可能会出现比直肠指诊中触及的尺寸大的前列腺有更强烈的下尿路症状（Diokno 2015）。

对于女性患者，必须进行阴道检查，包括窥阴器检查和双合诊检查。检查应确定阴道黏膜的健康状况，以确定萎缩的迹象和提示萎缩性阴道炎皮肤刺激的迹象。盆腔器官脱垂可通过目视识别任何突出于阴道口的器官，并通过要求患者用力和咳嗽来确定脱垂的程度。同时，还必须寻找在咳嗽和用力时漏尿的证据。无漏尿者并不能排除尿失禁；但是，在用力或咳嗽时出现漏尿是压力性尿失禁的阳性体征。阴道窥器用于检查宫颈和阴道黏膜，并评估特殊的盆腔器官脱垂情况（如果存在的话）。必须确定脱垂的器官，如膀胱膨出（前部）、直肠前突（后部）、子宫或肠膨出（中央、阴道穹隆）。必须确定脱垂的严重程度 。这一点很重要，因为在严重的阴道脱垂中，盆腔器官脱垂造成的慢性阻塞会导致慢性尿潴留。必须进行直肠指诊，以评估肛门的张力和自主收缩的能力，同时评估直肠阴道壁的状况（Diokno 2015）。

无论男性还是女性，都必须测试会阴部感觉是否有缺陷，即测试对施加在会阴部、鞍区轻度针刺的感知能力。如果不执行此操作，可能会错过会阴部、鞍区的感觉缺失，这可能是唯一的神经系统体征，表明骶尾部脊髓出现病变，从而导致膀胱功能不全（Diokno 2015）。

辅助检查

尿液分析应寻找脓尿和菌尿的迹象，如果怀疑有感染，应进行尿培养和药敏检查。无症状菌尿在这一人群中非常普遍，如果没有感染的症状，就不用培养。尿液分析还应该检查尿中葡萄糖情况，因为这可能与糖尿病及其潜在的后果——糖尿病神经病变相关，并检查尿蛋白以明确肾脏疾病的可能。还应检测尿比重以明确肾脏浓缩尿液的能力。肾性尿崩症引起的过度利尿可导致慢性膀胱过度扩张和 UAB（Diokno 2015）。

尿液细胞学

膀胱原位癌会引起尿频和尿急的症状。与整个临床情况不相符的排尿刺激症状、血尿需要进行尿液细胞学和膀胱镜检查。有助于 UAB 整体评估的血液检查包括肾功能检查（尿素氮、肌酐、肾小球滤过率）、血清蛋白、电解质和葡萄糖、糖化血红蛋白水平。

Almi 及其同事（Alimi et al. 2018）对 220 份记录进行了系统性文献检索，并纳入了 15 项着眼于通过尿液细胞学筛查神经源性膀胱患者的研究。他们认为没有充分的数据来提出建议；然而，尿液细胞学的筛查灵敏度为 71%，优于膀胱镜检查。

影像学检查

便携式膀胱扫描仪更容易快速地测量排尿后残余尿量（PVR）和确定膀胱排空的效率。它还避免了创伤、疼痛的风险，以及使用导管测量残余尿的潜在污染风险（Diokno 2015）。在 UAB 患者的治疗中，对于多少量的 PVR 需要干预没有达成共识。美国泌尿外科协会（2016）白皮书将慢性尿潴留定义为记录到 PVR 大于 300 mL 达到 2 次及以上，持续至少 6 个月。其他可以识别膨胀膀胱的影像学检查技术是腹部、盆腔超声、CT 和 MRI 成像。

内镜评估

膀胱尿道镜检查是一种可选的检查方法，用于确认尿道及膀胱的解剖学异常，包括前列腺增大、膀胱颈挛缩或尿道狭窄。梗阻的存在可能表明 UAB 可能继发于梗阻。膀胱尿道镜检查可以发现膀胱壁小梁，甚至在梗阻病例中可发现憩室的形成。缓解梗阻可使患者自发排尿。然而，如果逼尿肌没有收缩的能力，缓解梗阻可能对患者的排尿能力没有好处。如果研究没有发现任何尿道狭窄的证据，并且前列腺窝是宽大的，特别是既往做了经尿道前列腺切除术（TURP），这时做内镜检查是有帮助的。同样，在非慢性梗阻引起的 UAB 中，膀胱尿道镜检查可能会发现膀胱很大且内壁光滑（Diokno 2015）。

尿流动力学检查

通过测量最大流速或峰值流速、完成排尿所需的时间和平均流速，尿流仪可以提供有用的间接信息，说明逼尿肌收缩的强度。但是，这并不足以确诊 UAB（Diokno 2015；Bok et al. 2018）。

膀胱测压可观察到膀胱容量增大、膀胱膨胀感觉或知觉变差、顺应性异常高，以及逼尿肌收缩力不足，这些提示 UAB。虽然在 UAB 的情况下，排尿后的残余尿量通常会异常升高，但膀胱排空的情况也不能排除 UAB 的可能性（Diokno 2015）。

压力－流率测定是唯一可以合理诊断出逼尿肌活动不足的临床测试，从而根据临床症状确认 UAB（Diokno 2015）。该检查的基本原理是同时测量膀胱内压、腹压、尿道内压、膀胱容积、尿流率和残余尿量。如果操作得当，可以通过从腹腔压力中减去膀胱内压力来确定逼尿肌压力。根据最大尿流率时逼尿肌压力的高值将可以明确是否存在逼尿肌功能不足、过度活跃、阻塞性或正常。

常见的压力－流率测定的诊断原则如下。

·当逼尿肌压力高并伴有尿流率低时，尿路出口受阻。

·当逼尿肌排尿压力异常低或消失，并伴有尿流率低时，膀胱活动不足。

·当检查中在充盈期记录到逼尿肌非随意收缩时，可以诊断为膀胱过度活动症。

·当逼尿肌压力和尿流率在可接受的正常范围内时为正常情况，

但遗憾的是，除了明显的逼尿肌压力高伴流量低或逼尿肌压力极低伴流量极低的极端情况外，还有很多情况是介于两者之间的。这可能与功能障碍的严重程度或检查的技术有关，因为在压力－流率测定腹腔压力时需要非常精细的操作和患者的配合（Diokno 2015）。

Musco 和同事们（2018）筛选了 49 项研究的 5348 份记录，他们确定，与多发性硬化症患者相比，脊髓损伤患者远期发生肾积水的风险更高。他们认为，逼尿肌漏尿点压力和顺应性降低是上尿路疾病的最佳预测因素。

■ 治　疗

治疗 UAB 是为了保护上尿路功能，改善尿失禁和生活质量，并尽可能地改善下尿路功能（Bok et al. 2018）。定时排空膀胱可降低膀胱内压和减少过度膨胀，从而改善膀胱的血流和降低感染的风险（Lapides et al. 1972）。

UAB 保守疗法的目的是维持膀胱低压，保持节制，预防尿失禁，避免肾脏功能恶化，尽量减少并发症，并保持生活质量。UAB 患者的保守治疗包括行为管理、应用尿失禁产品和导尿。

行为疗法

除了讨论导尿和尿失禁产品外，文献中缺乏讨论 UAB 行为疗法的资料。在 PubMed 上，应用关键词"膀胱活动低下（underactive bladder）"进行搜索，近 5 年内共有 126 篇文章可供回顾，应用关键词"行为干预（behavioral interventions）"共有 46707 篇可供回顾，但这些关键词合并搜索只得到了一篇文章。

欧洲泌尿外科协会（EAU）关于神经源性下尿路功能障碍的指南中，很少有前瞻性、随机、对照的研究支持保守治疗。该指南指出，下尿路的康复可能是有益的。康复技术包括提示性排尿、定时排尿（膀胱训练），以及生活方式的改变。EAU 指南不推荐辅助排尿，如 Valsalva 排尿、crede 或 triggered reflux 引发的反流。作者指出，这些方法可能会产生膀胱高压，有潜在的风险。

Tubaro 和同事们（2012）完成了一项关于多发性硬化症患者下尿路症状治疗的系统综述。由于多重和不一致的结果标准，无法进行荟萃分析。作者的结论是，由于膀胱功能障碍的性质和病程导致难以标准化治疗方案或制定指南。

Patil 和同事们（2012）完成了一项对 11 名多发性硬化症（MS）患者的开放式前 – 后对照研究，这些多发性硬化症患者接受了为期 21 天的瑜伽干预，其残余尿量、总排尿量和睡眠质量均有统计学改善。在此之前，McClurg 及其同事（2006）比较了肌电图（EMG）反馈和神经肌肉电刺激，单独应用或与盆底肌肉训练相结合，均能够减少多发性硬化症患者的漏尿量。后来，McClurg 等人（2008）指导 11 名 MS 患者进行了盆底训练，以治疗下尿路功能障碍，发现在完成 9 周的训练课程后，参与者的生活质量得到提高。

行为疗法在膀胱过度活动症人群中进行了广泛的研究，研究者们推断行为疗法对 UAB 人群也有疗效。除了上面讨论的那些，没有临床研究可以确定行为疗法在 UAB 人群中的治疗有效性。

尿失禁产品

尿失禁垫或尿布可能是患者补救遗尿的第一种方法，也可能是最后的手段。这些产品往往是 UAB 患者长期使用的。尿失禁产品的主要目标是尽量减少、掩盖和控制漏尿。从护垫到内衣，有很多种类可选择。患者的喜好、对舒适度的要求、尿失禁的程度、产品的形状和轮廓决定了患者的选择（AUA 2014；Newman and Wein 2009）。应告知患者，使用尿失禁产品是尿失禁管理方法，而不是治疗方案（Blok et al. 2018）。

导尿术

留置导管：治疗神经源性膀胱的最佳治疗方法仍存在争议。清洁间歇导尿（CIC）是由 Lapides 及其同事于 1972 年首次提出。作者认为，CIC 有助于治疗和预防尿路感染。预防是降低膀胱内压和改善膀胱壁血流的直接结果。Tubaro 和同事们（2012）在一项综述中讨论了排空膀胱的重要性，但无法将间歇导尿（IC）与留置导尿对比并做出建议，认为应根据患者的生活方式来选择。

Weld 和 Dmochowski（2000）回顾了 316 名创伤后脊髓损伤患者的医疗记录、上尿路影像和尿流动力学检查视频，观察了这些患者的泌尿系统并发症发生率。对留置导尿、IC、自主排尿和耻骨上膀胱造瘘术进行了对比。结果表明，IC 是脊髓损伤患者最安全的治疗。

Cochrane 系统评价认为临床试验中缺乏令人信服的证据，即不能明确尿路感染的发生率受到使用无菌或清洁技术、有涂层或无涂层导管、单次（无菌）或多次（清洁）使用的导管、自我导尿或由他人导尿，或任何其他方法的影响。

没有证据支持任何一种方法是优于其他方法的；然而，在整个临床试验中都注意到患者的偏好。强烈建议进行更多精心设计的试验，并应包括对成本效益数据的分析，因为使用不同的导管设计、导尿技术和策略可能会有很大的差异（Jamison et al. 2013；Prieto et al. 2014）。循证指南表明，对于有膀胱排空功能障碍的患者，CIC 比留置导尿或耻骨上膀胱造瘘术更合适（AUA 2014）。

留置导尿可短期使用，也可以长期使用；对于 UAB 的患者，只讨论长期使用的情况。留置导尿可以是经尿道或经耻骨上。留置导尿的并发症包括菌尿，导尿管相关的尿路感染（CAUTI），导管相关的生物膜、结壳、尿脓毒血症和尿道损伤（表 14-3）。当存在解剖问题、功能性问题或家庭等因素禁止 IC 时，应考虑留置导尿。耻骨上造瘘管是替代长期使用导尿管的理想选择。耻骨上造瘘管最常用于脊髓损伤和膀胱功能异常的患者。

表 14-3　留置导尿管的并发症

并发症	预防措施
菌尿——大多数长期使用导尿管的患者会出现菌尿。导尿管的留置时间是最重要的风险因素。随着留置时间延长，菌尿的发生率每天增加 3%~8%	（1）确保无菌操作。 （2）保持封闭的引流系统。 （3）仅在有症状时才治疗
导尿管相关的尿路感染（CAUTI）——发病率因所使用的定义而不同。美国疾病控制与预防中心（CDC）提出了新定义以供使用	（1）确保正确的插管技术。 （2）使用无菌操作。 （3）充分的润滑。 （4）无菌插管后，保持封闭的引流系统。 （5）保持尿液引流畅通。 （6）良好的手部卫生
生物膜和结壳——这是尿路病原菌定植的结果，黏附并附着在导管壁上。结壳是由生物膜中的有机物形成的，通常与碱性尿液有关。结壳会导致导尿管堵塞	（1）保持自然的 pH 值。 （2）确保无菌操作。 （3）保持封闭的引流系统。 （4）发生堵塞时更换导管，不建议进行冲洗
尿道损伤——主要发生于男性患者。风险随着导尿时间的延长而增加	（1）确保使用了正确的技术。 （2）确保充分润滑。 （3）确保导管稳妥地固定在腿上。 （4）可在尿道外口使用抗生素软膏

　　截瘫患者和四肢瘫痪患者都能从这种尿流改道的形式中受益。耻骨上管应定期更换，每月 1 次。

　　耻骨上导尿管有许多优点。患者使用耻骨上导尿管，可以避免尿道损伤。不需要拔除导尿管就可以进行多次排尿试验。由于导管是从下腹部而不是会阴区出来，所以对患者更友好。膀胱痉挛发生的频率较低，因为耻骨上造瘘管不像尿道导尿管那样会刺激膀胱三角。

　　长期留置耻骨上造瘘管的潜在并发症与留置导尿的相关并发症类似，包括导尿管周围渗漏、膀胱结石形成、尿路感染和导尿管梗阻（表14-4）。

表14-4　清洁间歇导尿的并发症

并发症	预防措施
出血：更常见于新患者，患病率约为1/3	（1）确保操作正确。 （2）充分的润滑
尿道炎：患病率差异很大，但低于8%	（1）确保操作正确。 （2）更换导管材料
狭窄：发生率随着随访时间的延长而增加，大多数是在治疗5年后发生。患病率约为4%	（1）插入导尿管动作要轻柔。 （2）使用亲水导管可能是有益的
形成假性通道：特别是男性的创伤可以形成假性通道；但罕有发生	（1）确保操作正确。 （2）插入导尿管动作要轻柔
附睾炎和前列腺炎：两者都很罕见，可能与复发性尿路感染有关	（1）确保操作正确。 （2）确保充足的水分摄入。 （3）确保经常排空膀胱，以保持残余尿少于500 mL。 （4）仅在有症状时才治疗
UTI：患病率12%~88%，取决于所使用的定义和患者群体	（1）确保患者使用了正确的技术。 （2）确保充分的水化。 （3）确保经常排空膀胱，以保持残余尿少于500 mL。 （4）仅在有症状时才治疗
膀胱结石：非常罕见，通常与异物进入膀胱有关，如阴毛、脱落在膀胱内的导尿管、膀胱穿孔或坏死	（1）确保操作正确。 （2）确保充足的水分摄入

间歇导尿

间歇导尿（IC）是指插入导尿管以排空膀胱的方法。一旦膀胱排空，就立即拔出导管[1]。除了防止膀胱过度膨胀之外，没有证据来推荐 IC 的频率。根据欧洲泌尿外科协会（EAU）关于神经源性下尿路功能障碍的指南，治疗的金标准是间歇导尿。该指南建议使用 F12~F14 导尿管每天导尿 4~6 次（Stohrer et al. 2009）。清洁间歇导尿（CIC）也是治疗神经源性膀胱的首选方法（Stohrer et al. 2009；Tubaro et al. 2012；Newman and Wilson 2011）。

Newman 和 Wein（2009）指出，CIC 相对于留置导尿的优势包括自我护理和独立性，减少了对设备的需求，对亲密接触和性活动的障碍，以及发生下尿路症状的可能性。

在这一患者群体中，是采用无菌导尿还是清洁导尿仍是一个有争议的话题；然而，专家们一致认为 CIC 适合于大多数患者。对于有免疫抑制、尿路感染风险的患者，以及在急诊或长期护理机构的患者，需要进行无菌导尿（AUA 2014；Stohrer et al. 2009；Newman and Wein 2009）。

导管的重复使用仍然是有争议的。目前的护理标准是，导管仅供一次性使用。一些作者支持这种级别的护理标准（AUA 2014；Stohrer et al. 2009；Jamison et al. 2013）。

指导患者学会 CIC 需要一个具备专业知识的护士并有充分的耐心。

药理治疗

用于治疗 UAB 的药物很少。使用的主要药物是氨甲酰胆碱（乌拉胆碱），一种拟副交感神经药物，直接刺激毒蕈碱受体，以实现逼尿肌更好的收缩。Barendrecht 等人（2007）做了一个系统回顾，确定该药物对大多数被研究的患者没有效果。氯贝胆碱是目前唯一被批准用于治疗 UAB 的药物，必须单独用滴定法测量（每次 5~10 mg，最大剂量 50 mg），每天给予 3~4 次。但 Chancellor 等人（2018）通过荟萃分析的数据显示，氯贝胆碱在治疗 UAB 方面并无优势。

---

[1]《中国泌尿外科和男科疾病诊断治疗指南》（2022 版）：IC 是指不将导尿管留置于膀胱内，仅在需要时插入膀胱，排空后即拔出。

外科治疗

骶神经刺激术

对于一些 UAB 的患者来说，骶神经调节是一种有效的微创干预措施。这在临床上适用于一些非梗阻性尿潴留和膀胱排空不全的患者。该疗法有一些潜在的好处，包括避免多种药物治疗、药物间的相互作用。它也可能对那些不能执行行为治疗或对行为治疗没有反应的患者有益。截至编写本书时，MRI 不相容已经不再是骶神经刺激术的问题。

虽然骶神经调节的确切机制尚不清楚，但其原理是基于 S_{2-4} 神经根为下尿路提供主要的自主神经和躯体神经支配，包括盆底、尿道和膀胱。神经调控的工作原理是，一条神经通路的活动可以影响另一条神经通路的活动。Yoshimura 和 Chancellor（2011）提出，骶神经刺激术会导致脊髓中感觉处理的躯体传入抑制。S_{2-4} 神经根为膀胱、尿道和盆底提供主要的自主神经支配和体感神经支配。因此，骶神经调节通过刺激这些神经根，在某种程度上有助于解决 UAB 的排尿功能障碍。

肉毒毒素

肉毒毒素已被广泛用于神经源性疾病的人群，以防止突发的尿失禁和急迫性尿失禁。UAB 患者主要担心的是，患者几乎总是需要自我间歇导尿，并且必须在治疗前接受教育。

正常情况下，肌肉收缩是在神经肌肉接头处释放乙酰胆碱后发生的。肉毒毒素通过与运动神经或交感神经末梢的激活位点结合，进入神经末梢并抑制乙酰胆碱的释放来阻断神经传导。肉毒杆菌毒素通过与运动神经或交感神经末梢的激活位点结合，进入神经末梢并抑制乙酰胆碱的释放来阻断神经传递。没有乙酰胆碱的释放，肌肉就无法收缩（AHFS Drug Information 2009）。这种抑制的发生是由于神经毒素裂解了一种蛋白质（SNAP-25），这种蛋白质是将乙酰胆碱从神经末梢内的囊泡中对接和释放所必需的。因此，肉毒毒素作为一种临时的生化神经调质，意味着肌肉收缩将在药效消失后恢复（通常是 3~6 个月）（Chancellor 2009）。

预防和治疗感染

由于储存和排尿功能受损，UAB 患者经常发生尿路感染（UTI）。UTI 是这些患者发生败血症的主要原因，并与死亡率显著增加相关（Pannek 2011）。有症状的 UTI 往往使患者感到困扰，导致患者的生活质量下降。由于 UTI 经常反复发作，而且细菌菌株对抗生素治疗逐渐产生耐药性，因此 UTI 对患者和照顾者来说都是一个挑战。

欧洲泌尿外科协会（EAU）（Bok et al. 2018）和美国泌尿外科协会（AUA）白皮书（2014）指南均指出，不建议对 UAB 患者的无症状 UTI 进行筛查和治疗（Bok et al. 2018）。患者只有在出现症状、菌尿和脓尿等情况时才应接受治疗。

根据患者的感染情况确定症状，由于症状的重叠，可能具有挑战性。如果确定需要治疗，具体治疗方法见第十二章。在这类患者群体中，如果决定进行治疗，应始终要求进行尿液培养。可以根据药敏结果来调整或继续使用合适的抗生素。预防 UAB 患者的感染必须是患者健康教育的一部分。

·与 UTI 相关的体征和症状：

（1）其他症状学无法解释的新发或恶化的发热。

（2）寒战。

（3）无法用其他病理学解释的精神状态改变（如脱水）。

（4）没有其他明确原因的虚弱或嗜睡。

（5）腰疼。

（6）肋椎角压痛。

（7）急性血尿。

（8）盆腔不适。

（9）在脊髓损伤的患者中：①痉挛增加；②自主神经反射异常。

·脓尿不能诊断导尿患者有 UTI；然而，在有症状的患者中没有脓尿，则提示有 UTI 以外的诊断。

·无臭尿或混浊的尿液不应用于诊断 UTI。

预防导尿的患者发生尿路感染的有关建议：

（1）只治疗有症状的尿路感染。

（2）不常规做尿液分析或培养。

（3）保持良好的卫生习惯。

（4）保持足够的水分。

（5）不常规冲洗。

（6）确保膀胱的充分排空：①在 CIC 导尿时，维持膀胱内 500 mL 或更少。②将留置导尿管固定在腿上，确保管子不打结或脱落。

（7）尽管有争议，但使用蔓越莓药片来酸化尿液已被证明有助于预防 UTI。蔓越莓药片不能用于抗凝治疗的患者。

（8）根据患者的耐受性更换导尿管。

临床经验

·老年患者的残余尿（PVR）容积是否正常没有一个明确的衡量数值；仅仅是 PVR 容积升高应该谨慎处理。对每个患者的情况都要单独考虑：他们是否有干扰的症状，他们的肌酐是否升高了？

如果答案是否定的，考虑先观察，而不是干预。

·许多患者对保守治疗，如定时如厕、提示性排尿或其他治疗措施，反应良好，特别是当他们需要时有护理人员的协助。二次排尿，即在排尿后进行短暂等待后再次排尿，可以帮助一些患者更好地排空膀胱。

·当影像科医生发现并报告膀胱膨大时，必须和患者沟通确认他是否在检查前排过尿。此外，应在排尿后进行膀胱扫描，以确认有无 PVR。

·逼尿肌活动不足对老年患者的影响可以很轻微也可以很严重。烦人的夜尿可以通过在睡觉前几小时减少液体的摄入来改善。

·下肢坠积性水肿或有充血性心力衰竭的患者，在晚上睡觉前将腿抬高一段时间，可能会受益。使用利尿剂的时间很重要，这些药物应该在早晨或下午早些时候服用，而不是接近睡觉时间。

·止痛药导致的尿潴留的风险比活化时间较长的止痛药更高。同样地，全身麻醉剂会促进平滑肌松弛，并可能导致术后尿潴留。在那些接受硬膜外疼痛治疗的患者中，尿潴留风险甚至更高。

·UAB 患者的无症状 UTI 不应该被治疗。如果尿检时白细胞没有超过正常上限，而且患者没有出现症状，就不要给予抗生素。

·在进行 SP 管更换时，测量从皮肤到导管末端的距离，并在新的导管上使用相同的距离是有帮助的。

参考文献

· AHFS Drug Information (2009) BOTOX®. Retrieved 2 Sep 2009, from http://ashp.org/ahfs/index.cfm

· Alimi Q, Hascoet J, Manunta A, Kammerer-Jacquet S, Verhoest G, Brochard C et al (2018) Reliability of urinary cytology and cystoscopy for the screening and diagnosis of bladder cancer in patients with neurogenic bladder: a systematic review. Neurourol Urodyn 37:916 - 925. https://doi.org/10.1002/nau.23395

· American Urological Association (2014) White paper on catheter-associated urinary tract infections: definitions and significance in the urologic patient 2014. Downloaded from https://www.aua-net.org/common/pdf/education/clinical-guidance/Catheter-Associated-Urinary-TractInfections-WhitePaper.pdf. On 29 June 2015

· American Urological Association (2016) White paper on Non-neurogenic chronic urinary retention: consensus definition, management strategies, and future opportunities.

· Barendrecht MM, Oelke M, Laguna MP, Micheal MC (2007) Is the use of parasympathomimetics for treating an underactive bladder evidence based? BJU Int 99:749 - 752

· Bok B, Pannek J, Castro-Diaz D, Del Popolo G, Groen J, Hamid R, Karesenty G, et al (2018) EAU guidelines on neuro-urology. Retrieved from http://www.uroweb.org/guideline/neurourology/

· Chancellor M (2009) Ten years single surgeon experience with botulinum toxin in the urinary tract: clinical observations and research discovery. Int Urol Nephrol J 42(2):383 - 391

· Chancellor M (2014) The overactive bladder progression to underactive bladder hypothesis. Int Urol Nephrol 46(Suppl 1):523 - 527

· Chancellor M, Diokno AC (2014) CURE-UAB shedding light on the underactive bladder syndrome. Int Urol Nephrol 46(Suppl 1):S1

· Chancellor MB, Bartolone SN, DeVries EM, Diokno AC, Gibbons M, Jankowski

R et al (2018) New technology assessment and current and upcoming therapies for underactive bladder. Neurourol Urodyn 37:2932 – 2937

·Chapple CR, Osman NI, Birder L, Dmochowski R, Drake MJ, van Koeveringe G, Abrams P et al (2018) Terminology report from the international continence society (ICS) working group on underactive bladder (UAB). Neurourol Urodyn 37:2928 – 2931

· Dewulf K, Abrham N, Lamb LE, Griebling TL, Youshimura N, Tyagi P, Chancellor MB et al (2017). Addressing challanges in underactive bladder: recommendations and insights from the Congress on Underactive Bladder (CURE– UAB2). Int Urol Nephrol J 49(5):777 – 785

· Diokno A (2015) Evaluation and diagnosis of underactive bladder in The Underactive Bladder. In: Chancellor M, Diokino A (Eds), pp 13 – 24

· Diokno AC, Brock BM, Brown MB, Herzog AR (1986) Prevalence of urinary incontinence and other urological symptoms in the noninstitutionalized elderly. J Urol 136:1022 – 1025

· Griebling T (2015) Geriatric urology and underactive bladder in The Underactive Bladder. In: Chancellor M, Diokno A (Eds). Springer, Basel, pp 177 – 188

· Jamison J, Maquire S, Mcann J (2013) Catheter policies for management of long term voiding problems in adults with neurogenic bladder disorders (Review). Cochrane Libr 11:1 – 59

· Lapides J, Diokno A, Silber S, Lowe B (1972) Clean intermittent self– catheterization in the treatment of urinary tract disease. J Urol 107(3):458 – 4613

· McClurg D, Ashe RG, Marshall K, Lowe–Strong AS (2006) Comparison of pelvic floor muscle training, electromyography biofeedback and neuromuscular electrical stimulation for bladder dysfunction in people with multiple sclerosis: a randomized pilot study. Neurourol Urodyn 25:337 – 348

· McClurg D, Ashe RG, Lowe–Strong AS (2008) Neuromuscular electrical stimulation and the treatment of lower urinary tract dysfunction in multiple sclerosis–a double blind, placebo controlled, randomised clinical trial. Neurourol

Urodyn 27:231 – 237

· Miyazato M, Yoshimura N, Chancellor M (2013) The other bladder syndrome: underactive bladder. Rev Urol 15(1):11 – 22

· Musco S, Padilla−Fernández B, Del Popolo G, Bonifazi M, Blok M, Groen J et al (2018) Value of urodynamic findings in predicting upper urinary tract damage in neuro−urological patients: a systematic review. Neurourol Urodyn 37:1522 – 1540. https://doi.org/10.1002/nau.23501

· Newman D, Wein A (2009) Managing and treating urinary incontinence, 2nd edn. Health Professions Press, Baltimore, pp 365 – 483

· Newman D, Wilson M (2011) Review of intermittent catheterization and current best practices. Urol Nurs 31(1):12 – 28

· Osman N et al (2014) Detrusor underactivity and the underactive bladder: a new clinical entity? A review of current terminology, definitions, epidemiology aetiology and diagnosis. Eur Urol 65(2):389 – 398

· Pannek J (2011) Treatment of urinary tract infection in persons with spinal cord injury: guidelines, evidence, and clinical practice. A questionnaire based survey and review of the literature. J Spinal Cord Med 34(1):11 – 15

· Patil NJ, Nagaratna R, Garner C, Raghurman NV (2012) Effect of integrated yoga on neurogenic bladder dysfunction in patients with multiple sclerosis—a prospective observational series. Compliment Ther Med 20:424 – 430

· Prieto J, Murphy CL, Moore KN, Fader M (2014) Catheterisation for long term bladder management (Review). Cochrane Libr 9:1 – 97

·Stohrer M, Blok B, Castro−Diaz D, Chartier−Kastler E, Del Popolo G, Kramer G, Pannek J, Piotr R, Wyandaele J (2009) EAU guidelines on neurogenic lower urinary tract dysfunction. Eur Urol 56:81 – 88

· Taylor JA, Kuchel GA (2006) Detrusor underactivity: clinical freatures and pathogenisis of an underdiagnosed geriatric condition. J Am Geriatr Soc 54(12):1920 – 1932

· Tubaro A, Puccini F, De Nunzio C, Diggesu GA, Elneil S, Gobbi C, Khullar

V (2012) The treatment of lower urinary tract symptoms in patients with multiple sclerosis: a systemic review. Curr Urol Rep 13:335 - 342

· Valente S, Du Beau C, Chancellor D et al (2014) Epidemiology and demographics of the underactive bladder: a cross sectional survey. Int Urol Nephrol 46(Suppl):S7 - S10

· Weld K, Dmochowski R (2000) Effect of bladder management on urological complications in spinal cord injured patients. J Urol 163:768 - 772

· Yoshimura N, Chancellor MB (2011) Physiology and pharmacology of the bladder and urethra. In: Wein AJ, Kavoussi LR, Novick AC, Partin AW, Peters CA (eds) Campbells urology, 10th edn. Elsevier, Philadelphia

第十五章

压力性尿失禁

Natalie Gaines, John E. Lavin, Jason P. Gilleran

发病率...345

解剖和生理...345

病理生理学...346

病　史...346

体格检查...351

辅助检查...352

管　理...353

结　论...357

参考文献...359

目　标

（1）讨论压力性尿失禁的发生率和定义。

（2）回顾并提供评估压力性尿失禁的提示。

（3）讨论压力性尿失禁的管理。

发病率

压力性尿失禁（stress urinary incontinence，SUI）是指在进行任何增加腹压的活动时，如咳嗽、大笑、打喷嚏，甚至从坐姿移到站姿时，都会出现不自主的漏尿。SUI 是一个非常普遍的问题，影响着 15%~80% 的女性。就经济负担而言，在美国，所有类型的尿失禁估计每年花费总计超过 195 亿美元（Hu et al. 2004）。

不幸的是，许多人认为尿失禁是正常、不可逆转的衰老现象。由于照顾者的负担过重，无法在家中照顾患者，因此尿失禁大大增加了患者住院的风险。由于存在与卫生相关的病耻感，尿失禁常常被患者忽视；还有一些患者不主诉，将症状最小化，因为他们觉得尿失禁不是一个真正意义上的医学问题。这些社会认知上的障碍使得只有 1/4~1/2 的尿失禁患者得到适当的处理。

解剖和生理

女性尿道从膀胱颈到尿道口大约长 4 cm。为了保持尿道的可控性，尿道在休息时必须保持关闭，在任何可能增加腹压的活动中，如咳嗽、俯卧或打喷嚏，也必须保持关闭。

要实现尿道闭合，需要三个结构。首先，尿道黏膜和黏膜下层必须有良好的血管供应以帮助形成一个防水的密闭结构。这受到雌激素的影响。其次，横纹泌尿生殖括约肌，也被称为横纹括约肌，它环绕着尿路并使其处于静止状态。最后，肌肉和筋膜组织构成支撑上、中尿路的吊床。最大的结缔组织成分是盆腔内筋膜，它有两个重要的连接，形成耻骨和尿盆韧带，将尿路与耻骨和骨盆中其他坚固的组织连接起来。肛提肌是一组作为骨盆支撑结构的骨骼肌，耻骨尿道肌是肛提肌的一部分，以"吊索"的形式排列在尿道近端。阴部肛提肌复合体还包括耻骨直肠肌和耻骨尾骨肌；这个盆底肌肉组织不仅在支持盆腔器官方面有重要作用，而且还支持腹部内容物的重量。在这些肌肉的中线内有一个出口孔，称为"尿道裂孔"，尿道和阴道在这里离开盆腔。这些肌肉群主要是通过耻骨神经束来完成神经支配的。

病理生理学

女性的 SUI 可由两种主要机制造成。最常见的病因是尿道过度活动（UH），80%~90% 的病例由此造成。在正常解剖学中，盆腔内筋膜和盆底肌肉（肛提肌）将尿道固定在骨盆内。这种支持使尿道紧贴阴道后部，在腹腔内压力增加时压迫尿道。

这个"吊床理论"是由 DeLancey 在 1994 年提出的（DeLancey 1994）。

在患有尿道过度活动的女性中，支撑结构在压力作用下不再将尿道维持在正常的解剖位置，这就会出现膀胱颈和近端尿道的自由运动。因此，腹部压力不均匀地分布在尿路上，当膀胱压力大于尿路闭合压力时，就会发生漏尿。

尿道过度活动的常见原因包括分娩、支撑尿道的筋膜部分拉伸，以及支撑子宫的结构损伤，导致尿道向下拉并远离耻骨。这些情况会随着年龄和激素的变化而恶化。

固有括约肌缺陷（ISD）是导致压力性尿失禁的一个不太常见的原因，发生在 10%~20% 的 SUI 患者中。对于 ISD 患者，尽管有足够的阴道支持，但尿道黏膜和黏膜下层的结合力很差。这可能是由于既往多次手术、阴部神经损伤（导致尿道抗渗漏能力下降）、辐射或盆腔或阴道手术后的血液供应损伤引起的。ISD 通常见于尿道过度活动的情况下，但也可以作为一个孤立的发现而发生，特别是在老年人群中，或在以前接受过尿道支持手术的女性中。

病 史

准确识别患者尿失禁的类型是具有挑战性的，需要详细的病史。相关的要点包括，何时开始漏尿、什么情况或运动会加剧渗漏，以及整体的严重程度——患者是只漏了几滴还是排空整个膀胱？在咳嗽、打喷嚏、站立或用力排便后发生的渗漏是尿失禁的特征，而患者感到强烈的尿意后出现的漏尿则是急迫性尿失禁的特征。然而，患者可能主诉不知在什么情境下发生了漏尿，这被归类为不知情的尿失禁。在这些情况下，尿失禁可能与重复小量尿液流失的压力动作有关；同样，老年患者可能不再有伴随膀胱过度活动的紧迫感。老年医学、流行病学和社会学调查问卷（MESA）（图 15-1）可以用来帮助量化症状，并确定患者是否同时患有压力性和急迫性尿失禁，称为混合性尿失禁。

MESA 尿失禁调查问卷（UIQ）

名称：_____ 日期：_____

请勾选相应的方框。

1. 在过去的 12 个月里，你是否有无法控制的漏尿现象？

　□是　　□否

2. 您的漏尿现象是在多久前开始的？

　_____ 年 _____ 个月 _____ 天

3. 漏尿通常发生在什么时候？

　□仅限白天　　□仅限夜间　　□白天和夜间

4. 你是否使用过任何东西来防止漏尿？

　□是的　　　　□不是（跳过下一个问题）

5. 平均而言，你会使用其中的一种来保护自己吗？（请写下使用的数字，并检查每天或每周）。

	使用数量		
卫生巾	_____	□每天	□每周
类似放在家具上的吸水垫（尿垫）	_____	□每天	□每周
成人纸尿裤	_____	□每天	□每周
卫生纸或餐巾纸	_____	□每天	□每周
其他一些（请列出）	_____	□每天	□每周

6. 在清醒的时候，有漏尿问题时，您认为每次无法控制流失的尿液有多少？

　□滴几滴至小于1/2茶匙

　□1/2茶匙到不到2汤匙

　□2汤匙到1/2杯

　□1/2杯或更多的杯子

7. 当你发生漏尿，通常是哪种情况？

　□只是一点湿/潮

　□内裤湿了

　□尿液流到你的大腿上

　□尿湿地板

8. 一般来说，从你醒来到睡觉前，通常会小便几次？_____次。

9. 一般来说，你通常会在晚上睡觉后小便多少次？_____次

急迫性尿失禁的问题

1.有些人在无预兆的情况下，突然出现漏尿。你经常遇到这种情况吗？

□经常（3）　　　□有时（2）　　　□很少（1）　　　□从不（0）

2.如果你找不到厕所，或者找到厕所但有人占用，而你却有小便的冲动，你有多少次会漏尿并弄湿自己的衣裤？

□经常（3）　　　□有时（2）　　　□很少（1）　　　□从不（0）

3.当你突然感到膀胱已经满了时，你会漏尿吗？

□经常（3）　　　□有时（2）　　　□很少（1）　　　□从不（0）

4.洗手会导致你漏尿吗？

□经常（3）　　　□有时（2）　　　□很少（1）　　　□从不（0）

5.寒冷的天气会导致你漏尿吗？

□经常（3）　　　□有时（2）　　　□很少（1）　　　□从不（0）

6.喝冷饮会导致你漏尿吗？

□经常（3）　　　□有时（2）　　　□很少（1）　　　□从不（0）

总分 =____/18

急迫症状指数查找表

1/18 = 6%	5/18 = 28%	9/18 = 50%	13/18 = 72%	17/18 = 94%
2/18 = 11%	6/18 = 33%	10/18 = 56%	14/18 = 78%	18/18 = 100%
3/18 = 17%	7/18 = 39%	11/18 = 61%	15/18 = 83%	
4/18 = 22%	8/18 = 44%	12/18 = 67%	16/18 = 89%	

压力性尿失禁问题

1.轻微的咳嗽会导致你漏尿吗？

□经常（3）　　　□有时（2）　　　□很少（1）　　　□从不（0）

2.用力咳嗽会导致你漏尿吗？

□经常（3）　　　□有时（2）　　　□很少（1）　　　□从不（0）

3.打喷嚏会导致你漏尿吗？

□经常（3）　　　□有时（2）　　　□很少（1）　　　□从不（0）

4.提东西会导致你漏尿吗？

□经常（3）　　　□有时（2）　　　□很少（1）　　　□从不（0）

5. 弯腰会导致你漏尿吗？
　　□经常（3）　　　□有时（2）　　　□很少（1）　　　□从不（0）
6. 大笑会导致你漏尿吗？
　　□经常（3）　　　□有时（2）　　　□很少（1）　　　□从不（0）
7. 快步走路会导致你漏尿吗？
　　□经常（3）　　　□有时（2）　　　□很少（1）　　　□从不（0）
8. 如果你便秘了，用力排便会导致你漏尿吗？
　　□经常（3）　　　□有时（2）　　　□很少（1）　　　□从不（0）
9. 从坐起来到站起来会导致你漏尿吗？
　　□经常（3）　　　□有时（2）　　　□很少（1）　　　□从不（0）
　　总分 =＿＿＿/27

压力症状指数查找表

1/27=4%	5/27=19%	9/27=33%	13/27=48%	17/27=63%	21/27=78%	25/27=93%
2/27=7%	6/27=22%	10/27=37%	14/27=52%	18/27=67%	22/27=81%	26/27=96%
3/27=11%	7/27=26%	11/27=41%	15/27=56%	19/27=70%	23/27=85%	27/27=100%
4/27=15%	8/27=30%	12/27=44%	16/27=59%	20/27=74%	24/27=89%	

图 15-1　MESA 尿失禁调查问卷（Diokno et al. 2002）

　　识别 SUI 严重程度的一种方法是量化患者每天使用的卫生垫数量，但卫生垫的数量和类型可能会产生误导。因此，医生不仅要确定患者使用的是薄尿垫还是厚尿垫，还要确定她更换时的湿润程度。有些患者只漏了几滴就换卫生垫，而有些患者则是在尿布完全湿透后才换。此外，应该询问患者的总体排尿习惯，以评估是否有任何伴随的排尿或肠道功能障碍。是否有日间尿频和尿急、夜间尿频或睡觉时漏尿（夜尿症）、任何血尿或排尿困难的病史、排尿紧张或排尿后滴尿（排完尿后有尿液滴出）的情况。便秘经常会导致漏尿，因此确保漏尿的患者是否有柔软、成形的大便是非常重要的。吸烟者的血尿或排尿困难可能是膀胱或输尿管移行细胞癌的征象，进行全面的血尿检查是非常必要的。排尿日记对有尿频和夜尿的女性很有帮助，这为液体摄入量提供依据，因为液体摄入过多会加重尿失禁。

尿失禁往往可以伴随着盆腔器官脱垂（POP），而且追问病史患者常主诉有肿块从阴道膨出。由于骨盆结构松弛导致的尿失禁，更严重的病例可发生脱垂。对于伴有膀胱膨出或直肠膨出的女性，她可能会意识到需要"夹板"，即在阴道内放置一个手指以帮助排空膀胱或肠道。有必要知道的是，患有恶化的 POP 的女性通常没有 SUI，因为这可能被尿道外的膨出所"掩盖"。在这种情况下，女性患者可能主诉曾经有过 SUI，但在她们的盆腔器官脱垂情况恶化后症状消失了。

病史的其他相关方面包括完整的病史，既往手术史和当前的用药记录。一些药物可使患者的 SUI 恶化，如 α-肾上腺素能拮抗剂，如多沙唑嗪（见表 15-1）。当前或既往吸烟史可导致慢性咳嗽，肺部疾病如哮喘或慢性阻塞性肺疾病也可导致慢性咳嗽。虽然慢性咳嗽是血管紧张素转换药物罕见的副作用。

表 15-1 引起短暂性尿失禁的药物使用情况

药物	对泌尿系统的影响
α-肾上腺素能受体拮抗剂	膀胱颈和尿道平滑肌松弛引起 SUI（主要为女性）
α-肾上腺素能受体激动剂	抗胆碱能作用和 α-肾上腺素能受体激动剂作用导致尿后滴沥、用力、尿流迟缓甚至尿潴留
精神药物	可能减少传入输入，导致膀胱收缩力下降。可在老年人体内累积造成混乱，导致功能性尿失禁
胆碱酯酶抑制剂	增加膀胱收缩力，并可能导致尿失禁
麻醉止痛剂，阿片类药物	降低膀胱收缩力，减少传入输入。抑制中枢神经系统，造成镇静、混乱，导致尿潴留和尿失禁
钙通道阻滞剂	损害膀胱收缩力，导致尿失禁
利尿剂	摄入后 6 h 内迅速产生的尿液淹没膀胱
甲基黄嘌呤类药物	多尿、膀胱刺激征

依据 Ouslander（2004）

血管紧张素转换酶抑制剂的情况很少见，但应在患者的用药史中注明。肥胖也可以是导致 SUI 的一个因素，体重减轻 10% 通常可以纠正尿失禁。慢性咳嗽的治疗本身就可以缓解 SUI，应该在治疗 SUI 之前或与任何治疗同时进行，因为如果这一症状没有得到充分解决，治疗成功的可能性较小。最后，应记录完整的妇科病史，包括妊娠、胎次状态，阴道分娩、剖宫产，以及妊娠的并发症。围绝经期状况和使用任何类型的激素替代物也很重要，尽管激素替代疗法对 SUI 的女性可能只有很小的帮助。

体格检查

适当的体格检查目标是重现患者所报告的漏尿情况，同时找出可能导致尿失禁的解剖学异常情况。膀胱充盈的检查对评估 SUI 至关重要。然而，一些患者可能会在膀胱空虚的情况下发生漏尿，这需要通过仰卧空膀胱压力测试（SEBST）来评估。在进行盆腔检查时，咳嗽或 Valsalva 动作（瓦尔萨尔瓦动作）时从尿道口处发生漏尿。2010 年，Nager 等人报告说，与 SEBST 阴性的患者相比，SEBST 阳性的患者的尿垫重量和每天的漏尿次数都有所增加，也就是说，SEBST 阳性高度提示了严重的压力性尿失禁。检查时尿道过度活动是指在腹压增加的情况下，尿道快速向上移动至少 30°。一种测量尿道的活动度的方法是通过"棉签试验"，即把一根无菌棉签插入尿道到达膀胱颈的水平。女性被要求咳嗽或 Valsalva，并测量旋转的程度，大于 30° 则被认为是活动度过高。然而，由于尿道不适，这种测试在临床上并不经常使用。

如果压力测试显示有漏尿，则被认为是阳性；然而，没有漏尿并不意味着患者没有 SUI。34% 患有 SUI 的女性的压力测试是阴性的，这可能是位置问题或由于膀胱充盈不足（Nager et al. 2010）。如果结果为阴性，则重新评估患者站立时的情况。在出现 SUI 时，尿道没有移动，即"固定"的尿道，这一点很重要，因为最常用的 SUI 手术，即尿道中段吊带，在这些患者中失败率较高。这一发现在老年女性中更为常见，她们往往合并萎缩性阴道炎。

在检查中需要注意的其他发现包括是否有尿道憩室的迹象。尿道憩室是指位于尿道周围的与尿道相通的囊性病变，触诊时可见液体自尿道口流出。特别是发生感染后，这些憩室会变得很柔软。患有尿道憩室的患者通常会出现排尿后滴沥、SUI，甚至是持续性尿失禁的症状。检查患者的盆底，同时要求患者做凯格尔动作——绕着你的手指向下挤压，评估她的盆底肌肉组织的强度，这非常有帮助。盆底松弛和尿失禁的女性可能会从盆底物理治疗中明显受益。

盆腔检查还必须确定是否存在盆腔器官脱垂及其严重程度。这对于以前有主诉SUI的患者来说尤其重要，这种情况会随着阴道隆起膨出的加重而消失。部分患者因膨出加重而造成尿道扭曲。

一个罕见的尿失禁原因是异位输尿管，特别是在年轻的未分娩女性中存在，尿液可以直接流入阴道。通常情况下，患者出现持续与活动无关的尿失禁。最后，应该进行一般的神经系统检查来评估是否有完整的感觉，以及是否存在任何缺陷。

辅助检查

根据美国泌尿外科协会（AUA）的指导原则，临床上要求对每一位 SUI 患者进行尿液分析，寻找镜下血尿，以促使尿路感染能在进一步检查前治疗。

测量残余尿（PVR）也是 SUI 基本评估的一部分，特别是对计划手术干预的患者。尿不尽或尿潴留的定义可能有所不同，但一般认为 PVR > 150 mL，可识别手术后可能存在膀胱排空问题的患者。PVR 升高可能与神经功能障碍或巨大的膀胱膨出有关，这可能需要同时进行修复。这些患者完全有必要进行进一步的检查，特别是在没有晚期盆腔器官脱垂的情况下。

尿流动力学检查（UDT）是一种常规的门诊诊断检查，旨在再现症状，同时评估下尿路的其他功能异常。对于仅有 SUI 的女性，UDT 不是常规指征。尿流动力学评价的价值（Value）研究是一项比较随机的试验，比较了 SUI 手术前仅进行门诊评估与门诊评估加尿流动力学（Nager et al. 2012）。这项大型的多中心研究显示，在 97% 的患者中，尿流动力学检查只是确认了门诊评估；也就是说，在绝大多数患者中，尿流动力学检查对于做出正确的诊断是不必要的。在 1 年的随访中，这些患者的结果相似。Value 研究中纳入标准为以压力为主的尿失禁、残余尿小于 150 mL、尿分析或尿培养阴性、检查时尿道运动过度、应激试验为阳性的女性。那么，哪些患者应该进行尿流动力学测试？

（1）任何主诉 SUI 的患者，在手术干预之前，在检查中不能证明其在站立姿势下膀胱充盈。

（2）任何担心或证实有神经性疾病的患者——这种患者的漏尿可能是由于膀胱顺应性改变和神经性逼尿肌过度活动造成的。考虑采用视频尿流动力学检查，在较高的逼尿肌压力下寻找膀胱输尿管反流。这最终会导致上尿路（肾脏）的恶化。

（3）任何曾经接受过抗失禁手术的患者，并且有持续或复发性失禁。UDT 可以帮助评估之前的手术是否造成尿道梗阻。

（4）没有 SUI 的重度盆腔器官脱垂患者可能存在隐性压力性尿失禁，在 UDT 中可以被"揭露"。

（5）混合性尿失禁患者，如果同时有 SUI 和尿急、尿频和急迫性尿失禁，应该接受 UDT，以帮助临床医生决定应该首先进行哪些治疗。

美国泌尿外科协会（AUA）和尿流动力学、女性盆腔医学和泌尿生殖器重建协会（SUFU）于 2012 年发布了指南，以帮助临床医生确定哪些患者可能从进一步的尿流动力学测试中受益（Winters et al. 2012）。对于简单的 SUI，不需要进行常规影像学检查。

■ 管　理

由于 SUI 是一种影响生活质量的疾病，治疗取决于患者的困扰。请记住，有些患者并不为你可能认为的严重症状所困扰，并选择不进行任何治疗。保守的一线治疗包括盆底物理治疗和行为改变（表 15-2）。教患者做凯格尔运动可以在门诊进行，或转诊给专门从事盆底治疗的物理治疗师（PT）。在将患者转介给盆底治疗师时，物理治疗师会使用一些方式来针对提肛肌群，包括阴道内肌肉强化练习、生物反馈和电刺激。行为治疗对于主诉液体摄入过多（［每日总量＞ 28.35 g（100 盎司）］或因延迟排尿而导致尿失禁的患者是有帮助的，这种情况下，由于过度充盈而发生漏尿。解决任何导致慢性咳嗽或用力的原因可以解决许多女性的 SUI。咳嗽是血管紧张素转换酶（ACE）抑制剂（如赖诺普利）对某些个体的已知副作用。适当地将慢性咳嗽转诊到耳鼻喉科，甚至与他们的主治医生讨论调整药物，都是有帮助的。

表 15-2　减少 SUI 的行为

行为	干预措施
液体摄入量	每天应摄取 6~8 杯 236.6 mL（8 盎司）的液体
肠道功能	调节肠道功能以避免用力排便和便秘
戒烟	戒烟以缓解吸烟引起的慢性咳嗽
肥胖	减肥以降低对括约肌的压力

凯格尔运动练习说明：

（1）识别盆底肌肉。

（2）收缩并保持达 10 s。

（3）每次收缩后放松 10 s（放松与收缩同样重要）。

（4）不要用腹部、臀部或大腿肌肉参与运动。

（5）每天在坐姿、站姿和躺姿上各做 10 组。

（6）过多的练习会使肌肉疲劳。

对于那些仅患有情境性尿失禁的患者（即仅在某些运动活动中发生）的患者，可使用尿道插入物来"堵塞"尿道口并减少漏尿。FemSoft 是一种柔软的塑料插件，可暂时留在尿道内。另外，据报道，在年轻女性中，使用阴道卫生棉条可以减少渗漏。在括约肌损伤最严重的情况下，或在体弱的老年人中，导尿管放置可以作为一个短期甚至长期的选择，但有一些风险，包括尿道损伤、血尿和尿路感染。

对于那些对物理治疗不感兴趣或不适合物理治疗的患者，或在物理治疗后症状没有完全解决的患者，下一个选择是手术，因为目前还没有食品药品监督管理局批准的治疗 SUI 的药物。目前最常见的 SUI 手术是尿道中段吊带术（MUS）。MUS 的概念最初被描述为一种无张力的阴道带，由 Ulmsten 在 1996 年首次描述（Ulmsten et al. 1996）。2013 年发表的一项对 90 名女性的 17 年随访报告显示，客观治愈率超过 90%（Nilsson et al. 2013）。

手术方法包括一个小的阴道切口，以允许使用套管或一个薄的金属载体通过闭孔管并通过腹股沟（经闭孔吊衣），或在耻骨后通过耻骨上区（耻骨后吊带）取出一条薄的合成网片。一旦愈合到位，网片就会在尿道中间的下方，在腹腔内压力增加时，帮助尿道吻合以防止漏尿。

尿道中段吊带试验（TOMUS）研究评估了耻骨后和经尿道方法之间的结果差异。在 24 个月的随访中，发现两组的满意率都很高。发现耻骨后吊带的客观成功率略高，但需要手术的排尿功能障碍（3%：0%，$p = 0.002$）和尿路感染的发生率也较高（Nilsson et al. 2013）。经尿道吊带由于穿过闭孔窝，可能会对闭孔神经造成损伤；因此，这些患者的神经系统症状发生率较高。

MUS 最常见的并发症包括尿路梗阻、膀胱或尿道损伤、肠道或血管结构损伤，以及网片侵蚀。患者可以主诉尿路梗阻，并应在术后最初几周内及时处理。许多患者主诉尿流变慢；然而，任何不能排尿或需要导尿的患者都需要手术医生及时评估。手术后，网状物尚未经历最大限度的组织生长，因此可以在手术室或门诊进行吊带松解。阴道切口被打开，吊带被抓住并向下拉动以松开。大约 3 周后，周围的盆腔组织已经开始向网片中生长，患者可能需要进行吊带切开，必须在手术室中切断吊带。如果不解决梗阻问题，膀胱会因高排尿压力而受损，最终会导致肌源性衰竭（无法正常收缩）或膀胱壁增厚，从而对膀胱充盈产生不利影响。

膀胱和尿道损伤通常通过术中膀胱镜诊断。已有 3.5%~6.6% 的病例报告被套管穿孔；处理方法包括移除套管和重新通过，以及暂时性的导尿，持续时间由执行手术的医师决定。在套管只通过膀胱一次的情况下，有些外科医师觉得也可以不留导尿管；在其他情况下，如果有多次通过（偶尔会发生在解剖异常的患者身上），导尿管必须保留 1~7 天。网片侵蚀到尿道或膀胱是晚期并发症，患者可能会出现严重的血尿、下尿路症状，如尿频、尿急、复发性尿路感染。侵蚀到尿路的网片必须被完全切除。是切除旧吊带同时再用另一种吊带修复，还是选择分期处理，由外科医生根据情况决定。但在这些修复病例中再使用网片还是要慎重。

网片侵蚀或暴露在 MUS 后是一种罕见的情况，但这种情况可能表现为阴道分泌物增多或出血，尤其是在性交或伴侣不舒服时。患者自己可能会感觉到阴道内有可触及的网片或其他材料，但这最常在盆腔检查时被临床医生看到。如果暴露很少或患者没有症状，可以观察糜烂情况，患者可以使用外用雌激素药膏。这在没有性生活的女性中最常见。如果患者有症状，有几种处理方案，包括切除暴露部分，在暴露部分上重新贴上阴道上皮，或甚至切除整个网状吊带。完全切除可能会导致患者尿失禁的复发。应该注意的是，吊带不一定是全层暴露才会引起不适，如果在吊带位置发现了术前没有的触痛，在某些情况下可能需要切除部分或全部吊带。

肠道损伤极为罕见，但是在后盆腔吊带放置过程中，套管通过 Retzius 间隙时，会发生肠道损伤。这种情况多发生在以前有腹部或盆腔手术史或有腹部疝气的女性。肠道损伤在耻骨后伴有腹膜刺激征——严重或持续的腹痛、僵硬、发热，或从腹部切口处流出粪便。通过口服造影剂的 CT 扫描可以确定诊断。这是一种外科急症，需要及时治疗。

第二种方法可以追溯到 20 世纪初，但至今仍被广泛使用，那就是耻骨阴道筋膜吊带术。这一手术在几个重要方面与 MUS 不同。首先，解剖位置比 MUS 更近——吊带本身被放置在膀胱颈部。这些吊带在历史上被认为至少具有部分阻塞性，可用于内在括约肌缺乏的患者，或用于以前 MUS 失败的患者。使用的不是一块网片，而是组织，通常是自体组织，取自患者大腿的筋膜或腹壁的直肠筋膜。做一个阴道切口，就像在 MUS 中一样，但要暴露膀胱颈，并进行侧向剥离以进入耻骨后空间。接下来，做一个腹部切口，通常是普芬南施蒂尔（Pfannenstiel）切口，如果使用直肠筋膜，则进行收割。进行这种手术所需的组织片通常为长 6~10 cm，宽 1~2 cm。永久性缝合用于固定两端的筋膜，使其与腹腔筋膜形成张力。在指尖的引导下，在尿道两侧通过一个结扎器，从腹部到阴道切口向下。抓住并提起缝合线，使筋膜平整地放置于尿道处，然后观察并调整吊带松紧度。这种手术需要更长的时间，可能会有更多的失血，并且患者通常需要在医院过夜，而 MUS 则允许患者当天出院。其并发症与 MUS 相似，包括肠道、膀胱、尿道或血管结构的损伤或尿路梗阻，但由于患者没有放置网片，而且组织是自己的，所以暴露率相当低。然而，由于筋膜吊带比 MUS 的阻塞性要大得多，许多患者会出现新发的尿急、排尿功能障碍，并需要进行导尿。如果筋膜吊带过于紧张，可以将其松开，但这总是在手术室（而不是门诊）进行，而且比松开网状吊带的范围更大。

阴道侧穹隆筋膜髂耻韧带悬吊术（Burch 阴道悬吊术）与吊带不同，因为该手术是通过腹部切口进行的，它将阴道前壁固定在阴道口水平。使用 2~4 条永久性缝合线将膀胱颈与髂胸线（库珀韧带）连接起来。这种手术最常与腹部子宫切除术同时进行。在 SUI 手术治疗效果试验（SISTEr）中，Burch 阴道悬吊术与之前讨论的吊带术进行了比较（Albo et al. 2007）。在 24 个月的随访中，这项多中心试验显示，筋膜吊带的总体成功率高于 Burch 阴道悬吊术，更多接受过 Burch 阴道悬吊术的患者需要进行第二次手术来纠正他们的 SUI。然而，筋膜吊带的成功被其较高的并发症率所抵消，包括尿路感染、急迫性尿失禁，以及需要手术治疗来控制排尿。

在有固定尿道的患者中，筋膜吊带可能是有效的，但一个创伤较小、障碍较少的方法是使用膨体剂，如羟基磷灰石钙（Coaptite）或硅弹性材料（Macroplastique）。交联的胶原蛋白在过去被广泛使用，但现在市场上已经没有了。使用膀胱镜通过尿道中段壁注射填充剂，以"填充"尿道括约肌，使尿道壁结合在一起，减少 SUI。应该劝告患者，用这种技术"治愈"漏尿的情况并不常见，但可以期望通过 1~2 次注射症状得到明显改善。治疗相关并发症的风险很低，可能包括短暂的尿潴留（1~3 天）、泌尿系统感染，以及极少数情况下的尿道炎和排尿困难。

目前正在进行关于使用自体肌肉细胞注射到尿道来"再生"尿道括约肌的研究。例如，通过大腿肌肉的活检来获取肌肉细胞，并在重新注射前在外部实验室中生长数周。早期的研究是有希望的，这种治疗方法显示出前景，并可能在不久的将来投入商业使用。

▌▌结　论

SUI 是一个非常容易纠正的问题，MUS 已经成为本病一种侵入性较小的治疗方法，有良好的长期随访和几项设计良好的研究证明了其有效性。获得全面和适当的病史，进行有针对性的体格检查，评估尿液和排尿功能，对于为每个患者制订治疗方案至关重要。仔细评估患者的想法，然后就非手术和手术选择提供适当的咨询，是确保每个患者得到所期望结果的必要条件。

临床经验

·对于轻度 SUI 的年轻患者或手术修复的高风险患者而言，保守疗法是首选途径。

·对于病情不复杂的 SUI 女性，尿流动力学检查不适用。

·美国食品药品监督管理局（FDA）提出警告，最近停止使用阴道脱垂的网片"套件"。尿道中段网状吊带是研究最多的抗尿失禁产品。

迄今为止，MUS 是一种安全、可行的选择，适用于符合条件的 SUI 女性。

内在括约肌缺乏症的治疗仍然是有限的，而且在严重的情况下可能是困难的。对于轻度到中度的病例，膨胀剂是一种有效的微创选择，发病率低，但必须对患者进行适当的咨询，使其了解，该治疗仅能改善症状，而不是治愈。

参考文献

· Albo ME, Richter HE, Brubaker L et al (2007) Burch colposuspension versus fascial sling to reduce urinary stress incontinence. N Engl J Med 356 (21) : 2143 - 2155

· DeLancey JO (1994) Structural support of the urethra as it relates to stress urinary incontinence:the hammock hypothesis. Am J Obstet Gynecol 170 (6) : 1713 - 1720; discussion 1713 - 1720

· Diokno AC, Catipay JR, Steinert BW (2002) Office assessment of patient outcome of pharmaco-logic therapy for urge incontinence. Int Urogynecol J Pelvic Floor Dysfunct 13 (5) : 334 - 338

· Hu TW, Wagner TH, Bentkover JD, Leblanc K, Zhou SZ, Hunt T (2004) Costs of urinary incontinence and overactive bladder in the United States: a comparative study. Urology 63 (3) : 461 - 465

· Nager CW, Kraus SR, Kenton K et al (2010) Urodynamics, the supine empty bladder stress test, and incontinence severity. Neurourol Urodyn 29 (7) : 1306 - 1311

· Nager CW, Brubaker L, Litman HJ et al (2012) A randomized trial of urodynamic testing beforestress-incontinence surgery. N Engl J Med 366 (21) : 1987 - 1997

· Nilsson CG, Palva K, Aarnio R, Morcos E, Falconer C (2013) Seventeen years' follow-up of thetension-free vaginal tape procedure for female stress urinary incontinence. Int Urogynecol J24 (8) : 1265 - 1269

· Ouslander JG (2004) Management of overactive bladder. New Engl J Med 350 : 786 - 799

· Ulmsten U, Henriksson L, Johnson P, Varhos G (1996) An ambulatory surgical procedure underlocal anesthesia for treatment of female urinary incontinence. Int Urogynecol J Pelvic FloorDysfunct 7 (2) : 81 - 85; discussion 85 - 86

· Winters JC, Dmochowski RR, Goldman HB et al (2012) Urodynamic studies in adults: AUA/SUFU guideline. J Urol 188 (6 Suppl) : 2464 - 2472

第十六章

膀胱过度活动症

Jennifer L. Mosher, Leslie Saltzstein Wooldridge

概　述..363

定　义..363

发病率和流行病学...364

风险因素..364

治疗原则..365

病史与体格检查...366

　　女性患者体格检查... 369

　　男性患者体格检查... 369

　　所有患者体格检查... 369

辅助检查..370

治　疗..370

　　一线治疗：行为治疗... 370

　　二线治疗：药物治疗... 375

　　三线治疗：神经调节和肉毒杆菌毒素..................... 376

参考文献..383

目　标

（1）讨论膀胱过度活动症的诊断、发病率和评估。

（2）介绍膀胱过度活动症的详细治疗。

（3）描述膀胱过度活动症对患者生活质量的影响。

概　述

本章介绍膀胱过度活动症（overactive bladder, OAB）的相关内容，旨在指导执业护士对患者进行适当的线性治疗。在此过程中，将说明 OAB 在北美的发病率和流行率。还将介绍相关的病史和体格检查以确定 OAB 的诊断。最后，将对美国泌尿外科协会（AUA）和尿流动力学、女性盆底医学和泌尿生殖道重建学会（SUFU）指南所确定的 OAB 处理和治疗方法进行讨论（Gormley et al. 2012–2015；Lightner et al. 2019）。

定　义

OAB 的定义是由国际尿控协会（ICS）确定的（Haylen et al. 2010）。

OAB 是一种排除感染及其他明显病理学改变等原因，以尿急（urgency）症状为特征的综合征，常伴有尿频和夜尿症状，伴或不伴有急迫性尿失禁。

日间排尿次数是指白天的排尿次数（清醒时间包括入睡前的最后一次排尿，以及醒来和起床后的第一次排尿）。

24 h 排尿次数是指在特定的 24 h 内白天排尿和夜间排尿的总次数。

日间尿频是指清醒时排尿次数多于以往界定的正常值。一般认为，日间排尿正常值的上限是 7 次，但在某些人群中可能更高。

夜尿是指因排尿需要而中断睡眠 1 次或以上，每次排尿前后都有睡眠。

尿急是指一种突发、强烈，且很难被延迟的排尿欲望。

急迫性尿失禁是指伴有突然的强烈排尿欲望的非自主性漏尿。

"湿性"OAB 是指伴有急迫性尿失禁的 OAB。

"干性"OAB 是指不伴急迫性尿失禁的 OAB。

预警时间是指从第一次感受到急迫感到排尿的时间。

难治性 OAB 是指行为治疗失败，单用 M 受体拮抗剂等药物治疗 6~12 周后疗效未达预期（Gormley et al. 2012）。

发病率和流行病学

由于对 OAB 的定义和诊断存在差别，因此很难确定 OAB 患病率。Powell 等人的综述（2018）确定了在美国进行三项关于 OAB 的评估（National Overactive Bladder Evaluation）研究发现，OAB 在非住院成年人中的患病率为16.5%（约 3300 万人）。在 65 岁以上的人群中，患病率增加到 30% 以上，男女患病率相当。2007 年，下尿路症状流行病学（EpiLUTS）研究估计，40 岁及以上成年人的患病率为 18.5%（约 4220 万人）。2010 年的最新研究关于生理和职业限制的 OAB（OAB-POLL）显示，总患病率为 23.2%，女性患病人数约为男性的 2 倍。

据估计，美国因 OAB 造成的国家总经济负担从每年 126 亿（平均每人每年约 2000 美元）到每年 659 亿（平均每人每年约 2007 美元）（Durden et al. 2018）。Powell 等人（2018）的最新研究认为经济负担高了很多，一年超过1000 亿。他们发现，比同年龄、性别的非 OAB 患者，OAB 患者的医疗费用高出 1.4~2 倍。

2013 年，Coyne 等人根据 OAB-POLL 的结果发现，18~70 岁人群 OAB 患病率较高，不同人种、民族群体之间存在显著差异。非裔美国人的 OAB 患病率最高（男性 20% 和女性 33%）。在美国男性人群中，西班牙裔（18%）和白人（15%）紧随其后，而在美国女性人群中，西班牙裔和白人的患病率相当（29%）。尽管非裔美国人和西班牙裔美国人自我报告的共病和与 OAB 相关的风险因素均较低，但他们患 OAB 的可能性却明显更高。McKellar 等人（2019）发现，在不同的人种、民族之间，OAB 的药物治疗使用没有明显差异。

风险因素

OAB 可能是特发性的，也可能是经年累月形成的。衰老是最常见的风险因素。与年龄相关的膀胱和盆底组织的变化，以及神经系统的变化，导致老年女性 OAB 患病率较高。随着更年期雌激素水平的降低，下尿路和盆底组织的萎缩也可能引发尿路症状。在 60 岁或以上的男性中，良性前列腺增生的患病率较高，可导致膀胱出口梗阻和 OAB。

　　研究显示，肥胖也会导致更高的 OAB 发病率。体重指数（BMI）的升高会导致腹压升高、膀胱内压升高，从而导致阴部神经拉伸，并可能导致盆底功能障碍。在男性中，BMI 的升高也与前列腺体积增大有关，这增加了因膀胱出口梗阻而发生 OAB 的风险。大量研究表明，摄入咖啡因和碳酸饮料等已知膀胱刺激物相关的 OAB 的患病率较高（Reisch et al. 2018）。虽然吸烟和酗酒在一般情况下都会造成严重的疾病负担，但尚无证据表明它们与 OAB 的患病率高有显著关联（Zhu et al. 2019）。

▓ 治疗原则

　　OAB 治疗指南的制定和发布旨在为评估和治疗 OAB 的各类医务人员提供参考（Gormley et al. 2012, 2015 and Lightner et al. 2019）。该项目是医疗保健研究与质量机构（AHRQ）证据报告——《女性膀胱过度活动症的治疗》的一部分。对 1966~2008 年、2008~2011 年、2014~2019 年的文献进行了检索。第一份指南最初于 2012 年 5 月在美国泌尿外科协会（AUA）年会上发布，并随着新信息的出现不断更新。

表 16-1　OAB 治疗方案

一线治疗	二线治疗	三线治疗	四线治疗	附加治疗
行为治疗：液体管理；盆底治疗；如厕时间表。联合药物治疗可能会有更好的效果	药物治疗：抗胆碱药；抗毒蕈碱药；β-3 肾上腺素受体激动剂；联合使用抗胆碱能和 β-3 受体激动剂。如仍不能达到治疗目标，可考虑进一步治疗	神经调节：经皮胫神经刺激（PTNS）；骶神经调节（SNS）。A 型肉毒毒素（Botox）	手术：膀胱扩大成形术；尿流改道术	不建议将留置导管（包括经尿道、耻骨上膀胱造瘘等）作为 OAB 的常规管理策略，除非是特殊患者的最后处理手段

▌▌ 病史与体格检查

病史是诊断 OAB 最重要的部分之一。了解起病时间、持续时间、主诉特点，以及是否曾进行过盆腔手术非常有帮助。病史应包括患者尿急、尿频和急迫性尿失禁的次数。除了排尿情况以外，评估液体摄入情况也同样重要，包括液体的类型和量。膀胱症状对患者造成的困扰程度也应评估。如果患者没有因为自己的症状而感到明显的困扰，那么不需要进行积极的治疗。

例如，如果一个人由于睡前摄入液体而每晚醒来排尿 2 次，但他并不为此感到烦恼，尽管根据定义这属于夜尿症，也可能不需要治疗。同样重要的是，要确定膀胱问题是否由任何特定事件引发或与之相关（Abrams 2010）。

最客观的记录形式是使用排尿日记（表 16-1）。

开始使用前，请仔细阅读本说明。

·请连续记录 3 天，每 24 h 使用一张新表格。

·记下每次排尿或遗尿的时间，无论是计划内的还是意外的。

·测量尿量，或估计总排尿量。

其他注意事项：

·用最左边的一栏（没有编号）标出您早上起床和晚上上床的时间。

·第 1 栏：每次您有意地小便时，请在对应的大致时间行内记录下排尿次数。如果您每小时上厕所超过 1 次，请在空格内写上 2 次的尿量，并用斜线标出：400/100 mL 或中等量 / 大量。

·第 2 栏：任何时候发生意外遗尿，请在对应的大致时间行上打钩。如果 1 h 内发生 2 次，则打 2 个钩。

·第 3 栏：每次在第 2 栏打钩时，在第 3 栏中估算漏尿量。由于您无法测量漏尿量，请使用最能说明情况的数字（1~4）。

·第 4 栏：为提供有关意外遗尿的更多细节，请使用字母 "S" "U" 或 "B" 来分别描述不同事件。

·第 5 栏：如果该事件对您造成困扰，请写 "是"，如果没有，请写 "否"。

·第 6 栏：每次饮用液体时，请记录液体的量和类型。例如，1 杯果汁、咖啡或水。

下次就诊时请携带这 3 份排尿日记。同时，切记不要在就诊前排空膀胱。

表 16-2　排尿日记（Adapted from the University of Michigan 2012）

早上起床的时间和晚上上床的时间	时间	第1栏 国际排尿量 S-M-L （少量-中量-大量） 或测量	第2栏 意外遗尿 （打钩）	第3栏 漏尿量 S-M-L （少量-中量-大量）	第4栏 遗尿时的活动情况	第5栏 困扰吗？ 是/否	第6栏 液体的量和类型
	12 pm						
	1 am						
	2 am						
	3 am						
	4 am						
	5 am						
	6 am						
	7 am						
	8 am						
	9 am						
	10 am						
	11 am						
	12 am						
	1 pm						
	2 pm						
	3 pm						
	4 pm						
	5 pm						
	6 pm						
	7 pm						
	8 pm						
	9 pm						
	10 pm						
	11 pm						
总计							

该记录可显示患者何时以及多久排尿一次，是否有尿意以及尿意的急迫程度。同样重要的是，要注意患者对排尿需求的看法。患者知道自己的膀胱什么时候是满的吗？是否会在察觉后立即排尿？是否在意识到后 1~2 min 才漏尿？如果发生漏尿，还应记录漏尿的发生时间和活动情况。在 24 h 内更换了多少块尿垫？也应记录患者当天喝的所有液体情况，包括时间、液体类型和量。在制订护理计划时可将所有这些参数联系起来。最近，电子日记被引入临床试验中，与纸质日记相比，电子日记在临床试验中使用还不多。Abrams 等人（2016）发现，电子日记可提高患者的依从性并改善数据质量。基于这项研究，为提高准确性和可靠性，目前建议最好使用电子日记，并记录 7 天，最少也要 3 天。至少使用 3 天日记。

排除会引起 OAB 的所有短暂原因，包括：

· 尿路感染。

· 萎缩性阴道炎。

· 良性前列腺肥大。

· 流量过大（充血性心力衰竭、糖尿病、利尿剂）。

· 活动能力受限。

· 确定新药或现有药物是否有导致 OAB 的任何可能原因。

· 膀胱癌。

病史中其他有价值的部分包括 OAB 的既往治疗，以及对这些治疗的反应。确认与 OAB 相关的并发症，包括神经系统疾病（如脑卒中、多发性硬化症、脊髓损伤），行动障碍，病情复杂、控制不佳的糖尿病，排便异常（大便失禁、便秘），慢性盆腔痛，尿路感染复发性病史，严重血尿，既往盆腔、阴道手术（尿失禁、阴道脱垂手术），或目前有严重脱垂，盆腔癌症（膀胱癌、结肠癌、宫颈癌、子宫癌、前列腺癌）和盆腔放射治疗（Gormley et al. 2012）。这些问题通常在生理学中与 OAB 有内在关联。

还必须询问环境相关因素。患者到浴室的距离、活动能力和生活方式等因素都可能导致 OAB 加重。

检查目前所用的药物，包括处方药和非处方药。查找可能含有酒精或咖啡因的药物。某些用于治疗高血压或外周水肿的药物，包括与多尿症相关的利尿剂，可导致尿急、尿频和尿失禁。

有针对性的体格检查是重要的，以排除任何身体异常，并为临床医生提供了指导患者凯格尔运动的机会。

女性患者体格检查

阴道检查，包括对会阴、阴唇、阴道组织、尿道进行检查，以及检查是否有脱垂。同时检查有无阴道痉挛、疼痛或触痛，并注意阴道的位置。此时应指导正确的凯格尔运动技巧，并确定盆底肌的力量。通过垫片压力试验或 Q-tip 试验排除膀胱颈过度活动。尿道过度活动是指最大拉伸角度大于或等于水平面以上 30°（Robinson et al. 2012）。

直肠检查以排除便秘、便血或脱肛。

男性患者体格检查

检查生殖器，排除任何可能引起疼痛或紧迫感的异常情况，检查包皮状况，尿道分泌物，阴茎、睾丸大小，异常病变或肿块。

直肠检查，以确定前列腺有无异常，有无疼痛或炎症，便秘、便血、肛裂、痔疮。

指导凯格尔运动。记录收缩强度，注意阴茎尖端的上升，这表明收缩的方法正确。

所有患者体格检查

应进行腹部检查，以评估有无瘢痕、肿块、疝气和压痛区域，以及可能提示尿潴留的耻骨上胀痛。

尿液分析，以排除尿路感染、血尿、糖尿。在没有发现感染迹象时尿培养不是必需的，应由临床医生酌情决定是否进行尿培养。如果有感染迹象，应进行尿培养，对感染进行适当治疗，在感染清除后，应重新评估患者的症状。如果在没有感染的情况下发现血尿，则应根据美国泌尿外科协会（AUA）指南开始检查（Gormley et al. 2012）。

· 检查排尿后残余尿量以排除充溢性尿失禁（> 300 mL）。

· 活动能力，患者行走时是否需要辅助，是否影响他们如厕的能力。是否需使用轮椅、助行器或拐杖。他们能否自行穿脱衣服。

　·疼痛可能会限制他们如厕的欲望。

　·注意患者的认知能力，患者是否有意识、定向力。能否识别厕所和（或）排尿冲动，能否听从指示。可对有认知障碍风险的患者进行简易精神状态检查（MMSE）。

　·检查下肢神经传导的情况。在下肢骨突处用音叉确定神经通路完整性。

　·下肢水肿是否加重了夜尿。

　·会阴部感觉（肛门反射或球海绵体反射）。

　·注意实验室检查的异常，如血糖或血钙升高。

■ 辅助检查

患者入院时应检查排尿后残余尿。残余量达到 150 mL 或以上就表明膀胱排空不完全，这会引起持续的尿急。排尿后残余尿测定应在排尿后 10 min 内进行。任何异常残余尿在确认其意义之前都需要证实。

尿流动力学检查也可以确定是否存在以逼尿肌过度活动形式出现的 OAB，但不能确定其频率。并非人人都需要进行该检查，但当患者难以表达其症状或漏尿情况而导致无法明确诊断时，或因体格检查无法明确地区分急迫性尿失禁与压力性尿失禁时，该检查会有所帮助。尿流动力学检查不是诊断 OAB 的必要条件，不应在初始的筛查过程中使用。

■ 治　疗

一线治疗：行为治疗

消除膀胱刺激物是 OAB 的首要治疗方法。常见的刺激物包括咖啡因、人造甜味剂、酒精、葡萄柚汁、西红柿、香料、柑橘和过量牛奶。在确定患者可摄入膀胱刺激物的数量时，应帮助他们逐渐将摄入量降至最低。您也可以让他们在喝咖啡或其他饮料时同时喝水，或在他们喜欢的饮料中加入水，以帮助稀释刺激物。教会患者了解自己身体对膀胱刺激物的耐受力。应减少进食或饮水量，直到尿急、尿频和尿失禁得到控制。每天的液体摄入量减少 25% 与 OAB 症状改善显著相关（Gormley et al. 2012）。

无论是否存在 OAB，液体管理都是一个关键问题（Wyman et al. 2009）。患者需要知道，每天饮用6~8 杯液体是正常的摄入量。总摄入量的一半应为水。每进行 30 min 剧烈运动，摄入量就应至少增加一杯水。一天中都应找到恰当的时机摄入水分。啜饮，不要狼吞虎咽。患者应在睡前 2~3 h 停止饮水。如果他们感到口渴，每次吮吸一个冰块会有所帮助。下午 3 点后应避免咖啡因饮料，以帮助夜间拥有良好的睡眠。

盆底治疗有多种方法。简单的凯格尔运动、生物反馈或盆底肌电刺激都是盆底治疗的组成部分。

在进行凯格尔运动时，正确的技巧是单独地进行盆底肌肉练习，特别是提肛肌，这是有助于控制尿漏的肌肉。大多数女性认为这种凯格尔运动很难掌握。然而，通过适当的指导和练习，能控制逼尿肌收缩、增加尿道压力和控制漏尿（Reisch 2020）。为了取得积极的结果，正确的动作技巧是非常重要的。在阴道检查中很容易指导患者练习，将手指放入阴道，让患者挤压并将手指拉入阴道，但不要移动身体的其他部分。

凯格尔运动练习说明：

（1）识别盆底肌肉。

（2）收缩并保持 10 s。

（3）每次收缩后放松 10 s（放松与收缩同样重要）。

（4）不要使用腹部、臀部或大腿肌肉参与运动。

（5）每天以坐姿、站姿和躺姿各做 10 组。

（6）过多的练习会使肌肉疲劳。

盆底肌肉是一组横纹肌和骨骼肌。盆底肌肉中有两种不同类型的肌肉纤维：慢缩型肌纤维（Ⅰ型）和快缩型肌纤维（Ⅱ型）。这些纤维控制着力量和耐力。提肛肌主要由慢缩型肌纤维组成，可维持正常的静息状态并有助于提高耐力。快缩型肌纤维（Ⅱ型）有助于强而有力的收缩。它们会更快地疲劳。为了改善这些肌肉纤维，做一组凯格尔运动 5 次快速收缩并在中间休息 10 s，可以帮助增强这些肌肉，并在有强烈尿意时帮助这些肌肉收缩。快速收缩动作有助于减少尿意。这些动作也应每天进行，以坐姿、站姿和躺姿各 2~3 次为一组。

为了正确地进行盆底肌肉锻炼，患者的认知功能必须完好。对于那些认知功能不全的患者，可以使用一个直径 15.24 cm（6 英寸）的球放在膝盖之间，保持坐姿，脚趾向内，挤压球，保持 10 s，然后放松（Hulme 1998）。

生物反馈是一种帮助患者提高盆底肌肉力量的教学技术，可以让患者学习这些肌肉如何正确地工作，从而帮助患者学会控制排尿、应对尿急或放松盆底肌肉。将特殊的传感器或电极放置在有助于控制排尿的盆底肌肉附近。有 2 种"传感器"可以选择。第一种是有点像卫生棉条的阴道探针或直肠探针。另一种是表面电极。先在肛门周围放置 2 个电极。在大腿上放置另一个电极，还有一个电极放在腹部。这些电极都通过导线连接到计算机。这些肌肉的活动在计算机上以线条的形式显示出来。患者根据信号的提示来调整肌肉活动。生物反馈治疗师的工作是解释这些活动，并指导患者提高盆底肌的力量和耐力。在练习过程中可以通过生物反馈的显示来观察练习的差异和变化。在家进行这些练习是必不可少的，这样才能在控制排尿，在应对尿急和放松肌肉方面看到效果。通过练习实践，患者会更加了解自己的盆底肌肉情况，并最终学会在不依赖生物反馈的情况下使用这些肌肉。

生物反馈用于治疗压力性或急迫性尿失禁（Voorham et al. 2017）。它还可用于治疗其他盆底疾病、膀胱控制问题或手术前后。这种疗法没有副作用或疼痛。它通常与行为疗法结合使用，有时也与药物治疗结合使用。虽然治疗疗程各不相同，但通常开始时是每周一次。随着症状的改善，治疗间隔时间会延长。有一些计算机程序可用于生物反馈，有专门针对压力性尿失禁、急迫性尿失禁及放松肌肉的程序。

电刺激是第三种盆底治疗方法。它是通过阴道或直肠对盆底和膀胱的神经及肌肉进行少量的、有控制的刺激。刺激通过放置在阴道或直肠内的探针或表面电极产生。治疗的目的是放松膀胱肌肉，减少不必要的膀胱收缩。根据每位患者的具体情况，确定所需的治疗次数。

抑制尿意技术是利用盆底肌抑制逼尿肌收缩以避免漏尿的方法。

抑制尿意技术：

（1）当您有强烈的尿意时，请停止正在做的事情。

（2）深呼吸，做几个快速的凯格尔运动。

（3）转移注意力。

（4）如果这个冲动消失了，慢慢地走向浴室。

（5）如果冲动再次出现，重复上述步骤。

（6）控制尿意的关键是不要急于上厕所。虽然总是会导致漏尿。

在患者、护理人员的积极配合下，如厕计划是非常有效的（表16-3）。

表 16-3　如厕计划

习惯训练	膀胱训练	智促排尿
根据自己的时间表排尿； 将排尿日记作为指导方针	使用凯格尔运动、抑制尿意技术和计划表来训练膀胱如何逐渐容纳更多的尿液	依赖于照护人员；明确的行为方案，定时安排如厕； 根据排尿日记的结果确定排尿时间
对排尿无感觉或很少有感觉的人也有帮助； 针对忘记排尿者的预防技术	目的是抑制排尿的冲动	在指定时间检查患者，防止尿失禁； 每2 h指导（提示）如厕
	通过使用放松和减少冲动技巧，逐渐延长排尿间隔时间	如有要求，可提供如厕协助； 如果患者尿湿，根据需要更换衣物、护垫，并询问患者是否需要如厕； 涉及社会互动和口头反馈
	尝试再坚持15 min，逐渐延长排尿间隔时间	
目标是保持膀胱低压并防止漏尿		不要训斥患者
	可能需要6~8周才能实现成功	必要时协助患者； 耐心是成功的关键； 与患者接触时，态度要积极

控制夜尿对于帮助患者获得良好睡眠非常重要。夜尿指南被隐藏在更广泛的下尿路症状指南中，因为夜间多尿主要与 OAB 相关（Everaert et al. 2019）。对于老年人来说，5 h 不间断睡眠是正常的。夜间醒来排尿一次对老年人来说也是正常的。这些策略有助于解决漏尿问题：

· 晚饭后不要喝水。口渴时可吮吸冰块。

· 除非助眠药，晚间服药时间不得晚于 19 点。服药时可喝口水。

· 将双腿抬高 45°（在下午或傍晚，保持双腿高于腰部或抬高 45~60 min）。一个简单的方法是躺在沙发上，用 2~3 个枕头垫高双腿。

· 将利尿剂的给药时间改为午后（不晚于 15 点）。

· 尽可能迟睡，以提高睡眠质量。

· 必要时提供床边便器、尿壶，以确保安全。

· 膀胱和盆底肌肉训练。

· 如果体重质量（BMI）升高，则减轻体重。

· 酌情限制盐和蛋白质摄入。

· 养成良好的睡眠卫生习惯。

· 对睡眠呼吸暂停进行评估也很有用。

通过液体、运动、增加天然纤维（人造纤维可能导致过量排气）或药物治疗来管理便秘。结肠胀满容易压迫膀胱，引起尿急、漏尿。

子宫托适用于盆腔器官脱垂。给患者安装子宫托可能有助于缓解膀胱脱垂的压力造成的尿急。子宫托应由有治疗经验的训练有素的专业人员安装和护理。有多种不同的类型和尺寸，每种类型和尺寸都用于解决不同的问题。

在使用失禁产品控制尿液时，请确保产品合适，并且患者正在使用的尿垫应具有相应吸收能力来解决其问题。切勿使用卫生巾隔离尿液。这些产品的纤维较粗，可能会造成刺激和皮肤破损。此外，请勿使用面巾纸、卫生纸或纸巾控制渗漏，因为这也可能导致皮肤破损。只能使用市场上销售的尿失禁辅助产品。

缓解膀胱急症的其他策略：

（1）减肥。肥胖与 OAB 症状的发病风险有关。

（2）谨慎使用利尿剂，睡前不要使用。

（3）方便如厕。床边便器或尿壶；睡前使用外导尿装置。

（4）考虑环境。寒冷和流水声是导致排尿的诱因。

（5）戒烟。尼古丁是一种膀胱刺激物。

二线治疗：药物治疗

目前用于治疗 OAB 的药物有两大类：抗毒蕈碱药和 β-3 肾上腺素受体激动剂。抗毒蕈碱药包括奥昔布宁、托特罗定、索利那新、达非那新、非索罗定和曲司氯铵，且作用机制都是相似的。这些药物在排尿周期的充盈、储尿阶段发挥作用，可通过抑制来自膀胱的传入（感觉）输入，以及直接作用于平滑肌以降低收缩力（有关这些药物的详细信息，请参阅图表）。胃肠蠕动缓慢、闭角型青光眼和严重肝肾功能损害患者禁用此类药物。主要副作用包括便秘、口干和视物模糊。老年人应慎用本类药物（Fick et al. 2019）。

治疗 OAB 的第二种主要药物是米拉贝隆。它是 β-3 肾上腺素受体激动剂。它在膀胱充盈—排空周期的储尿阶段激动逼尿肌平滑肌细胞上的 β-3 肾上腺素受体，诱导膀胱逼尿肌松弛，从而增加膀胱容量。2019 年更新的美国泌尿外科协会（AUA）指南目前包括使用抗毒蕈碱药和 β-3 肾上腺素受体激动剂治疗 OAB 的联合疗法，联合用药似乎不会对药代动力学产生明显影响。研究还显示，与单药治疗相比，联合用药可提高疗效，但对安全性无明显影响。

还有研究表明，阴道雌激素霜对绝经后女性的膀胱紧迫感有一定影响（Weber et al. 2015）。阴道组织的雌激素化可通过多种不同的药剂来实现，包括阴道雌激素霜、环、胚珠和片剂。请按照产品标签上的剂量建议使用。

关于药物治疗的一般意见

·不要对闭角型青光眼、严重的膀胱流出梗阻、泌尿系统梗阻性疾病或肝肾功能障碍的患者使用这些药物。

·所有信息均来自包装插页或公司宣传资料。

·所有药物的疗效相似。

·这些药物均不得咀嚼、分割或压碎。

·由于药物的不良反应而中断治疗的情况很常见

·总的来说，建议老年人避免服用所有具有抗胆碱能特性的药物。应首先尝试行为治疗。

三线治疗：神经调节和肉毒杆菌毒素

三线治疗适用于难治性 OAB 患者，难治性 OAB 定义为：应用与症状适宜的行为疗法效果不佳，且时间足够长以评估潜在疗效；单用抗毒蕈碱等药物治疗 6~12 周后疗效未达预期（AUA/SUFU guide-lines 2013）。参见三线疗法比较列表。

经皮胫神经刺激（percutaneous tibial nerve stimulation，PTNS）是一种微创疗法，可在诊室内进行，治疗时间约 30 min。PTNS 需要进行 12 次的系列治疗，通常每周一次。这是一种非手术、非药物治疗方法。该疗法已被批准用于不想用药、不能耐受药物、保守疗法（包括两种 OAB 药物）失败的尿急、尿频和急迫性尿失禁患者。PTNS 是通过一种称为紧急 PC 或美敦力 NURO™ 系统的设备，连同一根连接刺激器的导线和一个表面电极提供的。刺激通过插入大约 5.08 cm（2 英寸）的 34 号针电极进行。位置在内踝上方，一指宽，与腿后方成 60° 角。测试患者对来自足跟、足部、足趾振动或足趾屈曲的刺激是否有正确的反应。所有这些反应都应注意探针的适当位置。如果患者抱怨进针部位周围不适或有"嗡嗡"声，则可能是进针深度不够。如果刺激让患者非常不舒服，针头可能太靠近胫神经（de Wall and Heesakkers 2017）。脉冲沿着胫神经的传入纤维到达骶神经丛。该疗法旨在改变异常的膀胱信号，副作用很小，主要与针头插入、瘀伤、不适和轻微出血有关（de Wall and Heesakkers 2017）。PTNS 不适用于使用心脏起搏器或植入式除颤器的患者、易出血过多的患者、可能影响经皮胫神经或盆底功能的神经损伤的患者、妊娠或计划妊娠的患者。如果使用区域的皮肤破损，请勿使用。心脏病患者慎用（Medtronic 2018a, b, c）。一般患者在 5~6 次治疗后出现反应，并在第 12 次治疗和持续的维持治疗后持续出现反应（MacDiarmid et al. 2010）。还有一些新的治疗方法即将推出。与标准 PTNS 系统相比，刺激胫神经的新型植入式 eCoin™ 和 BlueWind RENOVA™ 装置显示出可重复性和良好的临床效果。目前，美国食品药品监督管理局（FDA）正在对这些设备进行试验，以评估其长期疗效（Yamashiro et al. 2019）。

骶神经刺激（sacral nerve stimulation，SNS）是一种植入式系统，可刺激骶神经，调节影响膀胱、括约肌和盆底的神经反射。SNS 适用于治疗尿潴留、大便失禁，以及一、二线治疗失败后出现的中度至重度 OAB 症状，包括尿急、尿频和急迫性尿失禁。SNS 还被批准用于治疗大便失禁和尿潴留。

SNS 作用机制理论是，通过调节，使逼尿肌行为更加正常，并有助于减少逼尿肌和盆底肌肉痉挛。治疗分为 3 个阶段。测试刺激期允许患者和医生在知情的情况下根据效果选择是否继续植入内部装置。接受 SNS 治疗的患者必须具有良好的认知能力，以便使用远程设备来进行最大限度的治疗。患者还必须知道，使用美敦力 InterStim 系统的患者是禁止进行磁共振成像检查的，但使用 Axonics 系统的患者进行全身 1.5T MRI 是安全的。美敦力已向美国食品药品监督管理局（FDA）提交了一份上市前审批补充文件，申请批准其 InterStim Micro 神经刺激器和配套的 InterStim SureScan MRI 导线（Medtronic 2019），SNS 可能会影响其他植入设备，如起搏器或除颤器，因此，涉及这两种设备的情况，临床医生应在手术前讨论可能的相互作用。为尽量减少或防止有害影响，应将这些设备植入到身体相反的两侧。然而，对于妊娠，儿童（18 岁以下），患有进行性、系统性神经疾病或双侧刺激的患者，该疗法的安全性和有效性尚未得到证实（Medtronic 2018a, b, c）。

在膀胱壁内注射的 BTX-A 是一种乙酰胆碱释放抑制剂和神经肌肉阻断剂。它被美国食品药品监督管理局（FDA）批准用于治疗与神经系统疾病（如脊髓损伤、多发性硬化症）相关的逼尿肌过度活动引起的尿失禁，以及治疗特发性逼尿肌过度活动并伴有急迫性尿失禁、尿急、尿频的一线和二线治疗失败的患者。剂量为 100 单位，以 0.5 mL（5 单位）的剂量注射到逼尿肌的 20 个部位。治疗与神经性疾病有关的逼尿肌过度活动时不应超过 200 单位。12 周后可重复治疗。OAB 的平均重复治疗时间为 24 周，神经源性膀胱的平均重复治疗时间为 42~48 周。不良反应包括尿路感染、尿潴留、排尿困难和血尿（表 16-4）。

Sandip Vasavada 博士建议，当三线疗法均无效时，可使用 A 型肉毒毒素（BOTOX），因为大多数研究都是针对中度至重度急迫性尿失禁患者进行的。Steven Siegel 博士主张在最后一次注射肉毒杆菌素失败后，应经过 6~9 个月的等待期，再进行骶神经调节，以防止假阳性、阴性测试。Kenneth Peters 博士更主张采用阴蒂途径。目前，该途径尚未获得美国食品药品监督管理局（FDA）批准。根据 Peters 博士的经验，他认为导丝位置稍有不同就可能会有更好的疗效，因为在他的 10 年数据中，"80% 的患者认为阴部神经调节（PNM）比骶神经调节（SNM）更成功"。Stephen Krauss 博士认为，数据表明增强术、转流术的持久成功率大于 75%。然而，由于其侵入性，这些手术并不常见（Freilich 2015）。

临床经验

· OAB 的一线治疗没有风险，应提供给所有患者。

· 患者的治疗目标应切合实际。OAB 是一种慢性综合征，很难治疗。

· 治疗有认知障碍的 OAB 患者：①治疗所有导致 OAB 的内科疾病或一过性因素。②避免环境变化。③确定浴室位置。④耐心，避免指责、责骂。这会引发破坏性行为。⑤注意患者需要如厕的非语言线索。⑥提示排尿。使用积极的陈述而不是提问，例如"跟我来，我带你去厕所。"这样的表达比"你一定要去浴室吗？"或"你想去厕所吗？"更好。

· 治疗有行动障碍的 OAB 患者：①为了让患者按时上厕所，疼痛控制是必需的。考虑制订好计划和突破疼痛控制。②安全第一：确保患者根据需要使用辅助设备。③如厕辅助设备可能会有帮助，如坐便器、尿壶或外导尿装置。

· 治疗老年 OAB 患者，应了解影响膀胱和骨盆底的正常衰老变化，包括是否有以下情况：①膀胱收缩力下降。②出现无抑制收缩。③膀胱容量减少。④夜间尿量增加。⑤萎缩性阴道炎。⑥良性前列腺肥大。

· 认识到 OAB 是一种慢性综合征，没有理想的治疗方法，任何治疗方法都无法治愈大多数患者的病情。

· 准备好在不同治疗水平的过渡期管理。

· 患者可以选择不接受任何治疗。

· 权衡所有治疗方法的益处与风险。包括潜在不良反应的持续时间，不良反应的可逆性。

· OAB 可能会影响患者的生活质量，但不影响生存。

表 16-4　OAB 的三线治疗方案

	经皮胫神经刺激（PTNS）	肉毒杆菌毒素	骶神经调节（SNS）
服务地点	诊所	诊所或医院	诊所和医院
操作者	护士	医生	护士和医生
适应证	尿急、尿频、急迫性尿失禁	膀胱过度活动导致的尿失禁，以及对药物无效的尿急、尿频患者	尿急、尿频、急迫性尿失禁，非梗阻性尿潴留，急迫性大便失禁
禁忌证	使用除颤器、心脏起搏器、妊娠或计划妊娠，以及双下肢神经损伤的患者	尿路梗阻，频繁尿路感染，对肉毒杆菌过敏者	MRI、热疗，以及有植入式设备（起搏器、除颤器）、妊娠的患者
疗程	12 次治疗，每次 30 min；无需麻醉	膀胱和尿道局部麻醉，手术前 45~60 min 使用镇静剂；通过膀胱镜在膀胱壁上注射 20 次；12 周后可重复治疗，一般每 6~8 个月重复治疗一次	在诊室进行第一阶段测试约 30min；局部麻醉，单线刺激下背部；在手术室麻醉下进行植入手术
并发症	罕见，刺激部位出血，刺激时有疼痛感，但不影响治疗	尿路感染、无法排尿或无法排空（需要自行导尿）、血尿	感染、植入部位疼痛、电极移位、大小便问题、需要翻修
治疗后注意事项	无限制	患者在离开诊所或医院前应排空尿液	术后 3~6 周限制活动；电池根据使用情况每 5~7 年更换一次
改善率和治愈率	59%~88%	50%~70%	37%~79%
参考文献	MacDiarmid et al.（2010）MacDiarmid（2015）	Botox（2014）	Medtronic（2018a）

表 16-5 治疗 OAB 的药物

药物治疗	剂量	不良事件（>5%）	药物相互作用	半衰期	说明
Detrol LA 托特罗定	每天 2 mg，立即服用，也可 4 mg，每天 2 次	口干 23%，头痛 6%，便秘 6%	无	8 h	老年人无需调整剂量（Zinner et al. 2002）
Ditropan XL（奥昔布宁）	每天 5 mg，10 mg 或 15 mg，或糖浆	口干 29%，腹泻 7%，便秘 7%，头痛 6%	未进行研究	12 h	通过血脑屏障可能对认知产生重大影响（Kay and Granville 2005）
Enablex b（达非那新）	每天 7.5 mg 或 15 mg	便秘 20.9%，口干 18.7%，头痛 6.7%	地高辛、酮康唑、伊曲康唑、利托那韦、奈法唑酮、克拉霉素、奈法唑酮（详见包装说明书）	13~19 h	在所有同类药物中便秘发生率最高；考虑到患者可能同时伴有大便失禁，数据表明，这对老年人是安全的
Oxytrol（奥昔布宁）	3.9 mg 贴片，每周更换 2 次（每 3~4 天）	局部瘙痒 14%，局部红斑 8.3%	未进行研究	7~8 h	老年人效果与年轻人无异；最初的研究中 49% 的患者年龄大于 65 岁；可通过血脑屏障；更方便的给药方式，更少的消化道副作用
Sanctura（曲司氯铵）	20 mg，每天 2 次	口干 20.1%，便秘 9.6%	无	20 h	需空腹或饭前 1 h 服用；对于年龄大于 75 岁的患者，剂量可减至 20 mg；根据耐受性确定是否每日 1 次

续表

药物治疗	剂量	不良事件（>5%）	药物相互作用	半衰期	说明
Toviaz（富马酸非索罗定）	本品为缓释剂，4 mg 或 8 mg	口干 17%（4 mg）、35%（8 mg），便秘 4%（4 mg）、6%（8 mg）	服用强效 CYP3A4 抑制剂的患者不推荐剂量大于 4 mg	7 h	高温环境慎用；对于每日尿失禁发作大于 2~3 次的患者，本品是比 Sanctura 更好的选择
Vesicare（索利那新）	每天 5 mg 或 10 mg	口干 10.9%（5 mg）、27.6%（10 mg），便秘 5.4%（5 mg）、13.4%（10 mg）	无	45~68 h	无中枢神经系统副作用；良好的耐受性；对于每日尿失禁发作大于 2~3 次的患者，本品是比 Sanctura 更好的选择
Myrbetriq（米拉贝隆）	每天 25~50 mg	高血压、鼻咽炎、尿路感染、头痛（<2% 和 > 安慰剂）	需要对 CYP2D6（美托洛尔和地昔帕明）和华法林代谢的药物进行监测。地高辛：从最低剂量的地高辛开始并监测血清水平	50 h	建议试用 8 周以确定疗效；老年人无需调整剂量

一般意见

·不要对闭角型青光眼、严重的膀胱流出梗阻、泌尿系统梗阻性疾病或肝肾功能障碍的患者使用这些药物。

·所有信息均来自包装插页或公司宣传资料。

·所有药物的疗效相似。

·这些药物均不得咀嚼、分割或压碎。

·由于药物的不良反应而中断治疗的情况很常见。

·总的来说,建议老年人避免服用所有具有抗胆碱能特性的药物。应首先尝试行为治疗(Fick et al. 2019)。

参考文献

· Abrams P, Andersson KE, Birder L et al (2010) Fourth international consultation on incontinence recommendations of the international scientific committee: evaluation and treatment of urinary incontinence, pelvic organ prolapse, and fecal incontinence. Neurourol Urodyn 29 (1) : 213 – 240

· Abrams P, Paty J, Martina R et al (2016) Electronic bladder diaries of differing durations versus a paper diary for data collection in overactive bladder. Neurourol Urodyn 35 (6) : 743 – 749. https://doi.org/10.1002/nau.22800

· BOTOX® (2014) Best practices for the treatment of overactive bladder patients. Allergan, Inc., Irvine

· Coyne KS, Sexton CC, Bell JA et al (2013) The prevalence of lower urinary tract symptoms (LUTS) and overactive bladder (OAB) by racial/ethnic group and age: results from OAB–POLL. Neurourol Urodyn 32 (3) : 230 – 237. https://doi.org/10.1002/nau.22295

· de Wall LL, Heesakkers JP (2017) Effectiveness of percutaneous tibial nerve stimulation in the treatment of overactive bladder syndrome. Res Rep Urol 2017 (9) : 145 – 157. https://doi.org/10.2147/RRU.S124981

· Durden E, Walker D, Gray S et al (2018) The economic burden of overactive bladder (OAB) and its effects on the costs associated with other chronic, agerelated comorbidities in the United States. Neurourol Urodyn 37: 1641 – 1649. https://doi.org/10.1002/nau.2351315

· Elterman DS (2018) The novel Axonics® rechargeable sacral neuromodulation system: proce–dural and technical impressions from an initial North American experience. Neurourol Urodyn 37: S1 – S8. https://doi.org/10.1002/nau.23482

· Everaert K, Hervé F, Bosch R et al (2019) International Continence Society consensus on the diagnosis and treatment of nocturia. Neurourol Urodyn 38 (2) : 478 – 498. https://doi.org/10.1002/nau.23939

· Fick DM, Semla TP, Steinman M et al (2019) American Geriatrics Society 2019 updated AGS

· Beers Criteria for potentially inappropriate medication use in older adults. J Am Geriatr Soc 67 (4) : 674 - 694. https://doi.org/10.1111/jgs.15767

· Freilich D (2015) Panel: management of refractory overactive bladder: what to do when third line therapies fail—session highlights. Retrieved from www.UroToday. com

· Gormley EA, Lightner DJ, Burgio KL, Chai TC, Clemens JQ, Culkin DJ, Das AK, Foster HE Jr, Scarpero HM, Tessier CD, Vasavada SP (2012) American Urological Association; Society of Urodynamics, Female Pelvic Medicine & Urogenital Reconstruction. Diagnosis and treatment of overactive bladder (non-neurogenic) in adults: AUA/SUFU guideline. J Urol 188 (6Suppl) : 2455 - 2463. https://doi.org/10.1016/j.juro.2012.09.079. Epub 2012 Oct 24

· Gormley EA, Lightner DJ, Faraday M, Vasavada SP (2015) American Urological Association; Society of Urodynamics, Female Pelvic Medicine. Diagnosis and treatment of overactive bladder (non-neurogenic) in adults: AUA/SUFU guideline amendment. J Urol 193 (5) : 1572 - 1580. https://doi.org/10.1016/j.juro.2015.01.087. Epub 2015 Jan 23. Review

· Haylen BT, de Ridder D, Freeman RM et al (2010) An International Urogynecological Association (IUGA)/International Contienence Society (ICS) joint report on the terminology for femalepelvic floor dysfunction. Neurourol Urodyn 29:4 - 20. https://doi.org/10.1002/nau Hulme JA (1998) Beyond Kegels Book II: a clinician's guide to treatment algorithms and special populations. Phoenix Publishing, Missoula

· Kay GG, Granville LJ (2005) Antimuscarinic agents: implications and concerns in the manage-ment of overactive bladder in the elderly. Clin Ther 27 (1) : 127 - 138; quiz 139 - 140. Review

· Lightner DJ, Gomelsky A, Souter L et al (2019) Diagnosis and treatment of overactive bladder (non-neurogenic) in adults: AUA/SUFU guideline amendment 2019. Neurourol Urodyn202 (3) : 558 - 563. https://doi.org/10.1097/JU.0000000000000309

· MacDiarmid S (2015) PTNS for overactive bladder: patient selection and technique. Urol Times Feb 1, 2015. Available at http://urologytimes.modernmedicine.com/urology−times/news/ptns−overactive−bladder−patient−selection−and−technique

· MacDiarmid SA, Peters KM, Shobeiri SA, Wooldridge LS, Rovner ES, Leong FC et al (2010) Long−term durability of percutaneous tibial nerve stimulation for the treatment of overactivebladder. J Urol 183 (1) : 234–240

· Mckellar K, Bellin E, Schoenbaum E et al (2019) Prevalence, risk factors, and treatment for overactive bladder in a racially diverse population. Urology 126: 70–75. https://doi.org/10.1016/j.urology.2018.12.021

· Medtronic (2018a) Information for prescribers Medtronic InterStim™ System. http://manuals.medtronic.com/content/dam/emanuals/neuro/M976705A_a_001_view.pdf. Accessed 20Jan 2020

· Medtronic (2018b) Indications insert Medtronic InterStim® Therapy. http://manuals.medtronic.com/content/dam/emanuals/neuro/CONTRIB_087797.pdf. Accessed 20 Jan 2020

· Medtronic (2018c) PTNM guidebook. https://www.medtronic.com/content/dam/medtronic−com/us−en/patients/treatments−therapies/bladder/documents/ptnm−nuro−system−patient−guidebook.pdf. Accessed 20 Jan 2020

· Medtronic (2019) Medtronic announces FDA submission for InterStim™ Micro Neurostimulator and SureScan™ MRI Leads. http://newsroom.medtronic.com/news−releases/news−release−details/medtronic−announces−fda−submission−interstimtm−micro. Accessed 20 Jan 2020

· Powell LC, Szabo SM, Walker D et al (2018) The economic burden of overactive bladder in the United States: a systematic literature review. Neurourol Urodyn 37 (4) : 1241–1249. https://doi.org/10.1002/nau.23477

· Reisch R (2020) Interventions for overactive bladder: review of pelvic floor muscle training and urgency. J Womens Health Phys Therap 44 (1) : 19–25. https://doi.org/10.1097/JWH.0000000000000148

· Reisch R, Rutt R, Dockter M et al (2018) Overactive bladder symptoms in female health profession students: bladder diary characteristics and impact of symptoms on health-related quality of life. J Womens Health 27 (2) : 156 - 161. https://doi.org/10.1089/jwh.2016.6181

· Robinson BL, Geller EJ, Parnell BA et al (2012) Diagnostic accuracy of visual urethral mobility exam versus Q-Tip test: a randomized crossover trial. Am J Obstet Gynecol 206 (6) : 528.e1 - 528.e6. https://doi.org/10.1016/j.ajog.2012.02.015

· University of Michigan, A (2012) Voiding diary: what it's for, how to fill it out. J Fam Pract 61 (9) : 547 - 548

· Voorham JC, De Wachter S, Van den Bos TW et al (2017) The effect of EMG biofeedback assisted pelvic floor muscle therapy on symptoms of the overactive bladder syndrome in women: arandomized controlled trial. Neurourol Urodyn 36 (7) : 1796 - 1803. https://doi.org/10.1002/nau.23180

Weber MA, Kleijn MH, Langendam M (2015) Local oestrogen for pelvic floor disorders: a systemic review. PLoS One 10 (9) : e0136265. https://doi.org/10.1371/journal.pone.0136265

· Wyman JF, Burgio KL, Newman DK (2009) Practical aspects of lifestyle modifications and behavioral interventions in the treatment of overactive bladder and urgency urinary incontinence. IntJ Clin Pract 63 (8) : 1177 - 1191

· Yamashiro J, de Riese W, de Riese C (2019) New implantable tibial nerve stimulation devices:review of published clinical results in comparison to established neuromodulation devices. ResRep Urol 11:351 - 357

· Zhu J, Hu X, Dong X et al (2019) Associations between risk factors and overactive bladder: ameta-analysis. Female Pelvic Med Reconstr Surg 25 (3) : 238 - 246. https://doi.org/10.1097/SPV.0000000000000531

· Zinner NR, Mattiasson A, Stanton SL (2002) Efficacy, safety, and tolerability of extended-releaseonce-daily tolterodine treatment for overactive bladder in older versus younger patients. J AmGeriatr Soc 50 (5) : 799 - 807

17

女性泌尿外科问题：间质性膀胱炎 / 膀胱疼痛综合征、盆腔器官脱垂和盆底疾病

Giulia I. Lane、Lindsey Cox

概　述 389

间质性膀胱炎 / 膀胱疼痛综合征 389

　　流行病学 391

　　风险因素 391

　　解剖与生理 392

　　病　史 394

　　体格检查 396

　　辅助检查 398

　　治　疗 399

盆腔器官脱垂和盆底疾病 406

　　流行病学 407

　　解剖与生理 407

　　病　史 409

　　体格检查 410

　　辅助检查 412

　　程　序 413

　　治　疗 413

　　体　检 414

　　外　科 414

　　手术标准 416

术后管理 417

近期并发症 417

远期并发症 418

参考文献 420

目　标

（1）为治疗泌尿外科女性患者的医务人员提供资源，帮助诊断和处理复杂性盆腔疼痛，包括间质性膀胱炎 / 膀胱疼痛综合征。

（2）回顾其他的女性盆底疾病，包括盆腔器官脱垂。

（3）在众多鉴别诊断中进行区分，以排除盆腔疼痛的其他病因。

（4）根据美国泌尿外科协会指南识别和处理膀胱疼痛综合征。

（5）概述盆底疾病（如盆腔器官脱垂）的评估、非手术治疗和手术治疗步骤。

概　述

泌尿外科专业历来以男性泌尿生殖系统疾病为重点。最近，致力于治疗女性疾病或"女性泌尿外科"的泌尿外科医生与妇产科医生联合成立了一个新的医学专科，称为女性盆底医学和重建专科（Female Pelvic Medicine and Reconstructive Surgery，FPMRS）。接受过 FPMRS 培训的泌尿外科医生可以治疗包括女性患者在内的各种泌尿外科良性疾病，包括尿失禁、膀胱过度活动症、神经源性膀胱，以及本章的主题——间质性膀胱炎／膀胱疼痛综合征、盆底疾病。因为患者的临床表现和症状可能会重叠，所以这些主题是相互关联的，但每个主题的管理和治疗方法都截然不同，需要针对性处理，因此将分别介绍。

本章介绍了用于间质性膀胱炎／膀胱疼痛综合征的药物和设备的试验性和非标签用途；作者敦促医务人员遵守相应的协议、预防措施、警告、适应证和禁忌证。

间质性膀胱炎／膀胱疼痛综合征

间质性膀胱炎／膀胱疼痛综合征（IC/BPS）是一种慢性疾病，诊断和治疗都很困难。描述这种病症的术语有很多，包括疼痛性膀胱综合征（PBS）、慢性盆腔疼痛综合征（CPPS）和间质性膀胱炎。IC/BPS 和 Ⅲ 型前列腺炎[1]都属于泌尿系慢性盆腔疼痛综合征（UCPPS）这一大类（Clemens et al. 2014; 2019）。男性 Ⅲ 型前列腺炎患者应进行 IC/BPS 评估（Hanno et al. 2015）。本章将重点讨论女性患者和 IC/BPS，以便与美国泌尿外科协会（AUA）和尿流动力学、女性盆腔医学和泌尿生殖系统重建学会（SUFU）指南保持一致。AUA/SUFU 关于 IC/BPS 的指南采用了 2009 年 SUFU 对 IC/BPS 的定义："排除了感染或其他可识别原因，是一种与膀胱有关的不愉快感觉（疼痛、压迫感、不适），并伴有持续 6 周以上的下尿路症状"（Hanno et al. 2015）。

---

［1］英文原书描述为"chronic prostatitis/chronic pelvic pain syndrome, CP/CPPS"，即"慢性前列腺炎／慢性盆腔疼痛综合征"，现主张用"Ⅲ型前列腺炎"替代，故本书统一为"Ⅲ型前列腺炎"。

顾名思义，IC/BPS 是一种排除性诊断，其症状以慢性盆腔疼痛为主要表现。该病为非感染性、非恶性的慢性疾病。在研究定义中，发病时间在 6 周到 6 个月之间，临床上，患者的症状会随着时间的推移而波动，但很少能完全缓解。IC/BPS 复发的情况非常常见（53% 的患者报告在 11 个月内有大于 2 次复发），盆腔疼痛严重的患病女性在复发时疼痛会更甚（Kessler 2019; Sutcliffe et al. 2019）。

根据是否存在 Hunner's 病变，IC/BPS 又可分为洪纳（Hunner's）病变和非 Hunner's 病变 IC/BPS（Han et al. 2018）。Hunner's 病变可在膀胱镜检查中发现，由膀胱黏膜上的局限性红斑斑块组成，小血管向中央瘢痕放射（Han et al. 2018）（图 17–1）。

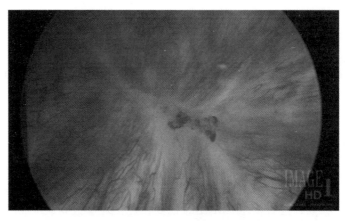

图 17–1　Hunner's 病变的图像
（Dr. Anne Cameron 提供，University of Michigan）

尽管人们对 IC/BPS 这一主题进行了大量研究，但目前尚无明确的病理病因学或具体明确的诊断性检查；即使是以已诊断的 IC/PBS 病例为研究目标的流行病学研究，也无法找到既敏感又有特异性的单一定义（Berry et al. 2010）。至少有七种关于 IC/BPS 诊断和治疗的指南，其意见各不相同（Malde et al. 2018）。所有指南的核心都有一个共同的前提，即 IC/BPS 的诊断主要依赖于患者报告的症状，并仔细排除其他可能引起盆腔疼痛的原因。美国国立卫生研究院（National Institutes of Health，NIH）下属的美国卫生署糖尿病消化系肾脏研究中心（National Institute of Diabetes and Digestive and Kidney Diseases，NIDDK）正在资助"多学科方法系统研究慢性盆腔疼痛（Multidisciplinary

Approach to the Study of Chronic Pelvic Pain，MAPP）"疾病网络，研究包括 IC/BPS 在内的盆腔疼痛障碍的范围（Clemens et al. 2014）。

IC/BPS 除了有诊断方面的挑战，治疗也不是普遍有效，而且目前尚无根治性的医学疗法。一些研究表明，与非溃疡性患者相比，膀胱镜检查发现特征性 Hunner's 病变的患者具有不同的症状和治疗反应；这可能是由于 Hunner's 病变与非 Hunner's 病变 IC/BPS 的病因不同（Chennamsetty et al. 2015；Han et al. 2018）。Hunner's 病变 IC 源于原发性膀胱病因，而非 Hunner's 病变 IC/BPS 则代表肌筋膜疼痛和盆底功能障碍（Han et al. 2018）。

美国泌尿外科协会（AUA）的 IC/BPS 指南是目前诊断和治疗 IC/BPS 患者的最佳实践指南之一（Hanno et al. 2011，2015；Malde et al. 2018）。指南从初步诊断，到症状严重、难治且多种治疗方法均无效的患者的护理，都为医务人员提供了参考。

这些治疗方法将在本章 "管理"部分中详细讨论。辅助决策工具包含 AUA IC/BPS 治疗方法，也可以帮助解释基于证据而升级的治疗方法，患者可能会从中受益。

流行病学

男性和女性均会发生 IC/BPS。先前的研究表明，IC/BPS 患者中女性与男性的比例约为 5∶1，但最近的证据表明，可能还有大量男性符合流行病学的定义，但未被诊断出来（Suskind et al. 2012）。由于 IC/BPS 的定义随着时间的推移而变化，因此估算 IC/BPS 的患病率具有挑战性。最新的一项基于调查的研究估计，美国有 330 万 ~790 万名 18 岁或 18 岁以上的女性患有 IC/BPS，但只有 9.7% 的受访女性经过临床诊断（Berry et al. 2011）。

风险因素

MAPP 网络的研究发现，终生压力（如早期的不良生活事件）、应对能力差和社会心理等问题，与包括 IC/BPS 在内的泌尿系慢性盆腔疼痛综合征（UCPPS）有关（Clemens et al. 2019；Naliboff et al. 2015）。具体而言，与健康的对照组人群相比，IC/BPS 患者的焦虑、抑郁、负面情绪、灾难化思维和神经质水平更高（Afari et al. 2019）。研究显示，IC/BPS 与其他非膀胱慢性疾病存在关联，包括纤维肌痛、慢性疲劳综合征、肠易激综合征、过敏、哮喘、偏头痛、焦虑、抑郁、外阴痛、背痛等（Warren et al. 2011）。伴有相关疾病（特别是纤维肌痛、慢性疲劳综合征、肠易激综合征）的 IC/BPS 患者的健康相关生活质量评分低于无相关疾病的患者（Suskind et al. 2013）。

来自 MAPP 网络的新证据表明，IC/BPS 很可能是由中枢介导的（Clemens et al. 2019）。具体而言，功能磁共振成像发现，与膀胱和骨盆底相关的感觉和运动信号在大脑层面出现紊乱，导致 UCPPS 患者的大脑结构和功能发生变化（Asavasopon et al. 2014；Clemens et al. 2019；Rana et al. 2015）。定量感觉测试显示，IC/BPS 患者对不愉快的刺激具有全面的超敏反应，这也与 IC/BPS 是一种中枢介导的疼痛综合征的理论相一致（Clemens et al. 2019）。

解剖与生理

熟悉骨盆解剖结构（图 17-2），包括外生殖器，对于 IC/BPS 的诊断和治

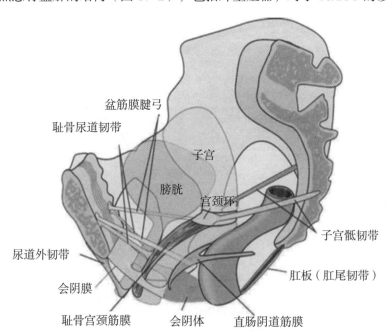

图 17-2　女性盆腔解剖结构和结缔组织

结缔组织层次——这是骨盆主要结缔组织结构的三维矢状切面示意图，显示其与盆腔器官和骨骼的关系。

疗是十分必要的。本章将重点讨论女性骨盆解剖，但必须认识到 IC/BPS 也可发生在男性身上。

正常女性外生殖器包括大阴唇、小阴唇、阴蒂头和阴蒂体、阴道前庭，以及双侧 Skene's 腺体和导管（位于尿道外侧）和 Bartholin's 腺体和导管（位于阴道口后方和外侧）。检查者应能熟练地识别处女膜环，这是盆腔器官脱垂患者盆腔器官下降程度分级的标志。

女性的盆底是由相互关联的肌肉及其附件共同组成，它们支撑着骨盆器官（图 17-3 和图 17-4）。盆底的开口用于排尿、分娩和排便。如下图所示，盆底肌肉包括尾骨肌和提肛肌群（耻骨尾骨肌、回肠尾骨肌、耻骨直肠肌）。阴道检查时可触及这些肌肉。

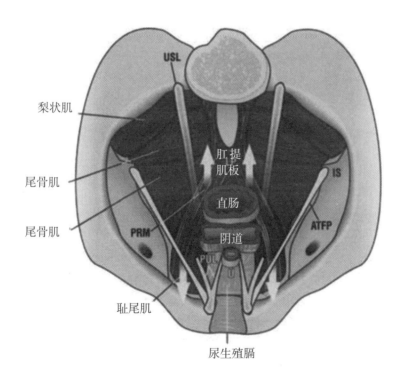

图 17-3　盆底上层肌肉（after Netter 1989）
盆筋膜腱弓（ATFP）、坐骨棘（IS）、肛提肌板（LP）、耻骨尾骨肌（PCM）、耻骨直肠肌（PRM）、耻骨尿道韧带（PUL）、尿道（U）、子宫骶韧带（USL）

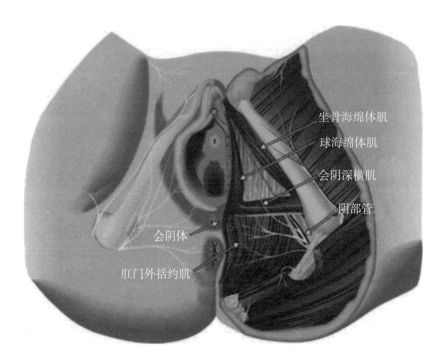

坐骨海绵体肌

球海绵体肌

会阴深横肌

阴部管

会阴体

肛门外括约肌

图 17-4　盆底下层肌肉在远端固定器官（after Netter 1989）

　　正常排尿的生理过程需要协调多个步骤，才能在社交场合适舒适地储存尿液，并且能自主地进行完整而有效的排尿。膀胱肌肉有多个输入神经和输出神经，必须由更高的神经中枢进行协调。

　　在静息状态下，膀胱执行其存储功能；放松膀胱逼尿肌的信号通过自主神经系统传递。当膀胱充盈时，副交感神经输入不足和交感神经活动都会使膀胱逼尿肌放松。在膀胱储尿期尿道括约肌会收缩或关闭。当自愿排尿被确定为合适时，神经系统向盆底和尿路括约肌发出放松信号，膀胱颈打开，逼尿肌收缩。IC/BPS 患者的这种生理功能在多个层面上发生了改变，包括对充盈敏感性的改变、储尿期间的过度活动（可有非自主性膀胱收缩导致尿失禁）、排尿疼痛、排尿困难、排空效率低下。IC/BPS 发生这些变化的原因尚不清楚。

病　史

　　IC/BPS 患者一般以疼痛为主诉。他们通常会描述一个诱发事件，或是症状出现前的一个事件。这一事件可能是急性细菌性膀胱炎的发作，或者是被迫长时间憋尿的情况。有些患者没有描述任何明显的诱发事件，而是一个症状隐匿又逐渐恶化的病程，同时，患者描述的症状发作和缓解也很典型。症状发作的表现、严重程度和持续时间各不相同，而且可能无法预测（Clemens et al. 2019；Sutcliffe et al. 2019）

病史采集中应重点考虑的因素包括全面的病史（含其他慢性疼痛疾病、神经系统疾病、自身免疫疾病、风湿疾病、内分泌疾病）和一般疾病情况。详尽的妇产科病史，包括月经状况、详细的妊娠史和妊娠结果、性传播疾病史、性功能史、早期不良生活事件史（死亡、离婚、暴力、性虐待、疾病）、任何异常子宫颈抹片检查史和治疗史、任何妇科疾病史或泌尿系统疾病史（包括泌尿系统结石）、任何泌尿系统癌症或妇科癌症史（包括手术、化疗、放疗等治疗），以及这些疾病的现状。此外，还建议使用排尿日记（Hanno et al. 2011）。对患者排便习惯的描述可为排便功能障碍或便秘的辅助治疗提供干预点。

患者可能具有其他疼痛和非疼痛综合征的特征或诊断，包括纤维肌痛、子宫内膜异位症、外阴疼痛、前庭疼痛、偏头痛、慢性背痛、肠易激综合征、慢性疲劳综合征、抑郁症或焦虑症。患者通常不会因为盆腔疼痛或其他与疼痛相关的主诉而到泌尿外科门诊首次就诊。一些研究显示，IC/BPS 患者的临床表现复杂且与其他综合征有重叠，这些因素很可能导致其诊断延迟（Chrysanthopoulou and Doumouchtsis 2013）。必须详细记录既往的评估、治疗及其效果，以及患者感受到的疼痛程度。在这一阶段倾听患者的意见有助于形成全面的鉴别诊断，避免重复之前的检查和治疗，并让医务人员了解患者的心理社会状况、偏好和价值观，这些因素可能会影响未来的治疗决策。如果患者已经被诊断出患有 IC/BPS，这一点就尤为重要，可以避免忽视可能与 IC/BPS 同时存在或单独存在的潜在的可治疗疾病。

在进行鉴别诊断时，可通过病史发现其他疾病的"危险信号"。有神经系统症状的患者可能需要进一步检查，以排除多发性硬化、阴部神经痛或脊柱病变（如马尾综合征）。肌肉骨骼症状可能是外伤或炎症所致；妇科症状（外阴疼痛、阴道分泌物增多、痛经）可能是感染或子宫内膜异位症所致；血尿、腹部绞痛、腹股沟痛等泌尿系统症状则提示应针对嗜酸性膀胱炎、狼疮性膀胱炎、尿路上皮原位癌、非典型感染、尿路结石等疾病进行检查。

全面细致地描述疼痛的特征是非常重要的，这样才能了解令患者最烦恼和最受限制的情况，同时还能深入了解其他（潜在的未确诊的）情况。应在基线和后续就诊时进行尿路症状和疼痛症状的问卷调查，以评估患者对治疗的反应（Hanno et al. 2011）。

在描述疼痛特征时，重要的是要引出：

（1）疼痛部位。疼痛通常起源于耻骨上区，但对于一些患者，疼痛描述成源于尿道或阴道。疼痛可放射至整个骨盆，包括下腹部、侧腹和腰部，疼痛可放射至阴道或直肠。患者常会描述一种令人烦恼的持续不断的膀胱意识。有些患者会使用"压迫感"或"不适感"等词汇，但实际上是否认有明显的"疼痛感"。

（2）疼痛时间。IC/BPS 患者可能会描述疼痛在夜间加剧，一些患者会描述疼痛发作与月经周期相关，也经常会描述疼痛发作与心理社会压力相关。

（3）疼痛与泌尿系统症状的关系。患者常会说，膀胱充盈时疼痛加剧，排尿后疼痛缓解，一些患者还会说，排尿困难是疼痛发作的特征，对于少数患者来说，这是 IC/BPS 的最初症状。

（4）加重和减轻疼痛的因素。患者通常会意识到一些饮食因素会加重 IC/BPS 引起的疼痛，如典型的酸性或辛辣食物。患者的体位会对由阴部神经痛引起的盆腔疼痛产生影响，这种疼痛通常会在久坐时加重，而站立或坐在马桶上则会有所改善。

体格检查

首先要进行一般检查，注意患者的外观和情绪。此外，还需进行神经系统检查、四肢检查、腹部检查、侧腹检查以确定是否有肋背角压痛，以及详细的盆腔检查。患者可能曾经在骨盆检查时感到剧烈的疼痛或有过不好的检查经历，因此必须向患者充分解释检查内容，并按照她们的节奏完成检查。检查过程中陪护人员是很有帮助的，既能帮助医务人员快速完成检查，又能在检查过程中为患者提供支持。

有限的神经系统检查应包括精神状态、步态和平衡、会阴和盆底的感觉、肌张力方面的任何异常。肌肉骨骼、腹部检查可能会发现压痛点，Carnett's试验对Carnett's征进行评估是有帮助的。要求患者抬起头部和肩膀，或双腿直膝抬高，如果绷紧腹部后腹痛加剧，检查者可确认Carnett's征阳性，这表明疼痛来源不太可能是腹腔内脏器。Carnett's征阳性表明可能存在神经卡压（特别是既往手术史）、肌筋膜疼痛或疼痛扳机点。

盆腔检查首先要检查皮肤是否有异常，包括与单纯疱疹或其他感染（包括酵母菌）相一致的皮损。检查者还应熟悉其他慢性外阴皮肤病，如硬化性苔藓和扁平苔藓。可以用棉签拭子检查外阴和阴道前庭，绘制轻触感、麻木感或疼痛区域图。应仔细检查阴道前庭和阴道内口，并注意阴道上皮的质量——萎缩迹象、酵母菌迹象、接触性皮炎迹象、易碎组织、炎症，以及阴道分泌物等情况。还应注意巴氏腺、尿道旁腺、导管囊肿等异常情况。

尿道检查从尿道外口开始。应注意尿道口狭窄、尿道脱垂、尿道肉阜或尿道憩室的迹象，包括阴道前壁的任何肿块。应注意任何手术瘢痕，并确认是否存在可见或可触及的网片或缝线。应评估盆底肌肉的压痛、痉挛或张力增加，并评估盆底肌肉收缩和放松的自主控制能力。

应使用"分体式"窥阴器观察宫颈或阴道袖状瘢痕；应检查阴道上皮是否有瘘管、肉芽组织或其他病变的迹象，还应评估宫颈压痛。双合诊检查可能会发现阴道壁肿块、附件触痛或肿块、子宫大小或位置异常，或IC/BPS患者的标志性发现之一——经阴道和耻骨上触诊膀胱压痛。尝试将检查结果与患者的疼痛描述联系起来是非常有帮助的。

还应该报告盆腔器官脱垂，并对患者进行全面的Valsalva动作（瓦尔萨尔瓦动作），以确定是否存在脱垂。本章稍后将讨论盆腔器官脱垂的全面评估。如果膀胱相对充盈，检查者还可以通过咳嗽和Valsalva动作来评估压力性尿失禁。如果患者主诉感觉排空不完全、尿流微弱或排尿费力，检查者可选择直接进行导尿以确定排尿后残余尿；如果感染性原因尚未彻底排除，则可通过获取导尿取得无菌尿以进一步检查。

辅助检查

实验室检查

初步的实验室评估应包括尿液检查和尿培养。这些检查的目的是排除感染并筛查其他异常情况。如果尿液分析出现异常，应进行尿液显微镜检查，并遵循镜下血尿检查指南。若发现不常见的无菌性脓尿也应进行检查。尿液还可送去进行特殊检测，以检测可引起尿道炎的非典型微生物，即解脲支原体、细小脲支原体，以及生殖器支原体、人支原体（Crescenze et al. 2018）。生殖器支原体检测呈阳性的患者应被告知这是一种性传播感染（STI），他们应接受其他性传播感染的筛查，并且应向他们（及其伴侣）提供有关预防和治疗这种感染的信息（Jensen et al. 2016）。

如果患者报告有相关的外阴和阴道症状，或者检查结果显示有酵母菌感染，那么就有必要将拭子送去做酵母菌培养，因为有些酵母菌株对常用的非处方药和处方药有抗药性。出现阴道分泌物时应排除其他性传播感染（淋病、衣原体和滴虫、生殖支原体），以及细菌性阴道病。作为 IC/BPS 诊断的辅助手段，尿液生物标志物已被广泛研究；在研究环境之外通常不使用这些检测方法，而且临床上也没有可用的尿液标志物检测方法，美国泌尿外科学会（AUA）的 IC/BPS 指南也没有推荐使用这些检测方法。

影像学检查

在 IC/BPS 的基本诊断原则中，没有推荐进行影像学检查。如果怀疑有其他疾病，可考虑进行影像学检查。如果确诊为镜下血尿、肉眼血尿或伴有先天性异常（如输尿管异位），则应进行 CT 尿路造影检查。泌尿系统结石病史、绞痛，尤其是向腹股沟或侧腹放射的疼痛，也提示应进行输尿管远端结石的 CT 评估。

盆腔超声检查有助于评估异常盆腔检查结果，尤其是附件包块。经阴道超声检查可显示曾接受过盆腔手术的患者是否存在网片以及网片的位置，但并非必需。如果担心尿道憩室或阴道前壁的检查结果不明确，可以进行盆腔 MRI 检查。

程　序

作为基本评估的一部分，建议对所有患者进行超声波或导尿以检测排尿后残余尿（Hanno et al. 2011）。如果进行了导尿检查，且高度怀疑有 IC/BPS，那么可在检查时一次性灌注 40 mL 2% 利多卡因，这有助于确定灌注疗法是不是未来治疗的可行方案。

当诊断不明确时，膀胱镜检查可帮助诊断复杂病例，如考虑膀胱癌或症状的先天性原因时（Hanno et al. 2015）。然而，有些人主张即使是不复杂的病例也应早期进行膀胱镜检查，以确定是否有 Hunner's 病变并指导围绕 Hunner's 病变 IC/BPS 的治疗（Han et al. 2018）。阴道镜检查可用于评估阴道瘢痕、隔膜、瘘管或其他无法解释的体格检查结果。

还可以考虑进行尿流动力学检查，包括简单的尿流率测定，以筛查功能性或结构性梗阻或逼尿肌活动不足，或更复杂的膀胱造影和压力流量研究，以评估复杂性排尿困难或排尿功能障碍。

治 疗

行为疗法、保守疗法、补充治疗和替代医疗

美国泌尿外科协会（AUA）指南建议对所有患者开展行为调整、液体管理、饮食改变、运动和减压方面的健康教育，以帮助他们应对 IC/PBS 诊断和症状（Hanno et al. 2015）。在间质性膀胱炎协会网站上，患者可查阅使用排除饮食法排除膀胱刺激物的具体饮食教育材料。饮食改变、纤维补充剂和软便剂有助于避免便秘，而便秘可能会加重 IC/BPS。医务人员不应低估健康教育、自我护理、压力管理和行为疗法在 IC/BPS 治疗中的作用

对 IC/BPS 有一定疗效的口服补充和替代疗法包括尿碱化剂、甘油磷酸钙（Prelief®）、多制剂补充剂（CystoProtek®）（Atchley et al. 2015）。甘油磷酸钙补充剂（Prelief®；AkPharma，Pleasantville，NJ，USA）可在摄入诱发食物前使用（Atchley et al. 2015）。CystoProtek®（硫酸软骨素 150 mg、槲皮素 150 mg、芦丁 20 mg、硫酸氨基葡萄糖 120 mg、透明质酸钠 10 mg、45% 橄榄核提取物）（Tischon Corporation，Westbury，NY for Alaven Pharmaceutical，LLC，Marietta，GA，USA）被认为有助于重建膀胱表面的糖胺聚糖。非处方的非那吡啶和芦荟补充剂也有助于在疾病发作时控制症状，特别是与 IC/BPS 相关的排尿困难。

IC/BPS 患者可从更多的多学科会诊中获益。有骨盆外疼痛或疼痛难以控制的患者可转诊至麻醉师或物理医学和康复科的疼痛治疗专家进行治疗。如果患者认为疼痛对自己的心理造成了严重的影响，可将其转诊给疼痛心理学家进行咨询。对性功能有影响的患者可转诊去接受性健康咨询。如果出现包括便秘在内的难治性肠道症状，通常需要转诊至消化内科；如果出现激素敏感的 IC/BPS 症状，也需转诊至妇科，讨论子宫内膜异位症、痛经或口服避孕药、激素治疗等方法。

盆底物理治疗（PFPT）是治疗盆底肌肉触痛和 IC/BPS 患者的重要方法。根据强烈推荐的证据，盆底物理治疗是治疗 IC/BPS 的二线疗法（Hanno et al. 2015）。最近的一项随机临床试验显示，与接受盆底肌肉按摩的患者（26%）相比，10 次 60 min 的肌筋膜物理治疗可使更多患者（59%）报告病情得到中度或明显改善（Fitzgerald et al. 2012）。

口服 IC/BPS 药物

根据美国泌尿外科协会（AUA）指南（Hanno et al. 2015），有几种口服药物可用于二线治疗。这里按照指南中列出的首字母顺序介绍这些药物。

阿米替林是一种三环类抗抑郁药，用于治疗多种慢性疼痛病症。阿米替林的副作用发生率较高，最常见的是镇静（嗜睡）和恶心；对于因症状而难以入睡的患者，可以利用其镇静作用，而抗胆碱能作用则有助于放松膀胱。一般从每天 25 mg 开始，然后增加到每天 100 mg；如果由于副作用而不能耐受药物，可以从较小的剂量开始逐渐增加。药物剂量可在几周内逐渐增加。研究表明，与安慰剂相比，达到每日 50 mg 剂量的患者在症状评分或症状的总体反应方面有明显改善（Van Ophoven et al. 2004；Foster et al. 2010）。这些剂量低于通常用于抗抑郁治疗的剂量。

西咪替丁是一种组胺 H_2 受体阻断剂，尚未获得美国食品药品监督管理局（FDA）批准用于 IC/ BPS，但在小型研究中已被证明有效且副作用小。研究中使用的剂量从每天 3 次每次 200 mg、每天 2 次每次 300 mg 到每天 2 次每次 400 mg 不等（Hanno et al. 2011）。

羟嗪（氨基甲酸酯或盐酸盐）是第一代抗组胺药，在某些情况下还具有抗焦虑作用。副作用通常较小，包括初次使用时的镇静作用。研究中使用的剂量从每天 10 mg 逐渐增加到 50 mg 或是在几周内由每天 25 mg 逐渐增加到 75 mg。治疗 IC/BPS 的普遍证据尚不明确，但专家推测羟嗪可能对部分全身过敏的 IC/BPS 患者有益（Sant et al. 2003）。

戊聚糖多硫酸酯（Pentosan Polysulfate）是美国食品药品监督管理局（FDA）批准用于治疗 IC/BPS 的唯一口服药物。这种多糖类药物被建议用于改善膀胱内膜的氨基糖层。在随机、安慰剂对照试验中，关于戊聚糖多硫酸酯的表现有相互矛盾的报道，但有汇总分析。Dimitrakov 等人（2007）的研究表明，戊聚糖多硫酸酯对患者症状的改善有一定帮助，因此美国泌尿外科协会（AUA）指南小组的专家建议将戊聚糖多硫酸酯作为二线治疗药物。最常见的不良反应是腹泻、腹痛和直肠出血。2018 年，Pearce 等人报告了 6 名患者因长期使用戊聚糖多硫酸酯而出现不可逆色素性黄斑病变的情况（中位累积暴露量为 2263 g，使用时间为 186 个月）。在为黄斑疾病患者开具戊聚糖多硫酸酯时应谨慎，对于目前或曾经使用戊聚糖多硫酸酯且视力发生变化的患者，建议转诊眼科检查（Ferguson et al. 2019）。

口服环孢素 A 进行免疫调节是美国泌尿外科协会（AUA）推荐的五线治疗药物。有几项研究表明，这对小部分有难治性 IC/BPS 症状的患者有疗效。环孢素 A 似乎对溃疡性 IC/BPS 患者最为有效。最常见的不良反应是血清肌酐升高和血压升高，因此必须对患者进行密切监测（Hanno et al. 2011；Hanno et al. 2015）。

在一些小型试验和病例报告中，既往广泛用于治疗神经性疼痛的口服抗惊厥药物（普瑞巴林和加巴喷丁）被用于治疗男性盆腔疼痛（慢性前列腺炎）和女性 IC/BPS（Vas et al. 2014；Pontari et al. 2010），但这些药物的疗效尚不明确。

下尿路症状也可按常规途径治疗，但需要注意的是，患者可能无法体验到非 IC/BPS 下尿路症状患者的预期反应。有明显排尿踌躇症状的患者可试用 α 受体阻滞剂，有尿频和尿急症状的患者可试用抗毒蕈素和米拉贝隆。

美国泌尿外科协会（AUA）指南特别建议不要长期使用抗生素和全身使用糖皮质激素。阿片类药物用于治疗 IC/BPS 存在争议；患者调查报告称阿片类药物疗效很好，但 IC/BPS 的医疗专家认为长期使用麻醉剂并无益处（Gupta et al. 2015；Lusty et al. 2018）。在美国泌尿外科协会（AUA）指南中，麻醉剂被描述为多模式疗法的一部分，应谨慎使用（Hanno et al. 2015）。

含有各种药物的外用软膏对伴有外阴疼痛或外阴炎的患者很有用；最常用的是 5% 利多卡因软膏。这些软膏的载体基质、有效成分浓度和组合方式各不相同；许多复合药物还添加了神经通路药物、三环类抗抑郁剂、解痉剂，以及其他麻醉剂（Haefner et al. 2005）。

膀胱灌注

使用导尿管以逆向方式将药物直接灌入膀胱是 IC/BPS 患者常用的治疗方法，通常称为膀胱灌注或膀胱内灌注疗法。患者可能会因担心导管插入导致疼痛而不愿接受治疗；多咨询或有一个熟悉 IC/BPS 患者情况的护理人员都可以帮助患者更好地接受治疗。一篇关于各种灌注药物的证据综述对这些药物进行了很好的总结（Colaco and Evans 2013）。Cochrane 系统评价也早于 AUA 指南，该综述发现，树脂干扰素并没有显示出有效性，而其他疗法也都没有明确的总结性证据（Dawson and Jamison 2007）。膀胱灌注被 AUA 推荐为二线疗法。下文按英文首字母顺序介绍。

二甲基亚砜（Dimethyl sulfoxide，DMSO）是一种有机硫化合物，数 10 年来一直被用作 IC/BPS 的膀胱内治疗方法，有 2 项随机交叉试验显示了其疗效。虽然在灌注量、停留时间和间隔时间上存在一些差异，但指南报告了单独使用 DMSO 的成功治疗方案，即使用 50 mL 的 50% DMSO，停留时间为 15 min，每周或每 2 周 1 次，每疗程 4~6 次（Hanno et al. 2011）。值得注意的是，DMSO 会被膀胱吸收，如果停留时间过长，可能会引起疼痛。不良反应是多种多样的，包括大蒜味、膀胱刺激和头痛，但总体来说并不严重。

众所周知，肝素是一种抗凝剂，但从结构上讲，它是一种糖胺聚糖，由于有理论认为 IC/BPS 的糖胺聚糖层不足或被破坏，因此它也被广泛用作 IC/BPS 的膀胱灌注。用量 10000~40000 IU，加入 3~10 mL 无菌水或蒸馏水中，每周给药 1~3 次，停留时间不超过 1 h。肝素的疗效已在观察性研究中得到证实，在最近的研究中，肝素与碱化利多卡因联合使用（利用利多卡因的短期疗效）取得了良好的效果（Hanno et al. 2011）。

利多卡因是一种局部麻醉剂，在几项研究中已被证明在减少 IC/BPS 症状方面具有短期疗效，这些研究大多是观察性的（Hanno et al. 2011）。在这些研究方案中，通常将 8~20 mL 1%~2% 的利多卡因与碳酸氢盐混合，碱化药物并增加药物的渗透力，每天至每周灌注 1 次，停留时间最多 1 h。一种名为 LiRIS（利多卡因膀胱内释放系统，Allergan）的椒盐脆饼形状的膀胱内装置可将利多卡因持续释放到膀胱中，目前正在进行临床试验（NCT02395042），并显示出良好的效果（Nickel et al. 2012）。然而，最近的报告发现这种疗法的发展已经停止（Osborne 2019）。

其他药物与上述药物联合使用或单独使用的情况文献中也有报告。在临床实践中，各种化合物被添加到"鸡尾酒"中，这些"鸡尾酒"是由医疗机构特制的，包含布比卡因、庆大霉素、聚硫酸戊聚糖、其他糖胺聚糖（透明质酸和硫酸软骨素），以及各种糖皮质激素（曲安奈德或氢化可的松）。由于 DMSO 会被膀胱吸收并可能影响其他药物的吸收，因此使用 DMSO 作为"鸡尾酒"的一部分时应谨慎。AUA 建议不要膀胱灌注卡介苗（一种常用的膀胱癌治疗药物）。

确定膀胱灌注有效后，医疗人员可继续安排患者到诊所进行后续治疗，或者教会患者和家属自我导尿，并预先开具药物和用品处方，让他们在家自行灌注。这种方法需要患者具有积极性以及对医疗服务的高级配合，以克服一些具体障碍，如保险责任范围、需要专业药房配制复合药剂以及维持"鸡尾酒"稳定性等问题，但是这样有利于患者独立地进行症状管理。

神经调控治疗

骶神经调节疗法（SNM）被认为是 IC/BPS 的四线治疗方法，但尚未被美国食品药品监督管理局（FDA）批准。SNM 被批准用于尿频和尿急，这些症状往往与 IC/BPS 症状重叠。患者先接受神经刺激试验，在植入骶骨刺激器导线后，如果患者报告症状成功缓解、排尿日记显示有所改善，则会通过手术植入装置。一项针对阴部神经进行刺激的类似技术也在小范围的患者群中进行了研究，结果发现该技术可有效缓解疼痛和排尿症状（Peters et al. 2007）。植入神经刺激器的患者应注意电池有寿命的限制（约 5 年），以及限制进行脊柱 MRI。

经皮胫神经刺激疗法（PTNS）是另一种神经调节疗法，已被批准用于缓解膀胱过度活动综合征继发的泌尿系统症状。在这种疗法中，医生会沿着踝关节内侧的胫神经走向放置一根细针。针头连接到提供电刺激的装置上，这无需永久植入。已有少量研究表明，PTNS 可降低 IC/BPS 患者的疼痛强度，但仍需更大规模和更长期的研究去验证（Gokyildiz et al. 2012）。

尿道内肉毒杆菌素注射

向膀胱逼尿肌注射肉毒杆菌毒素的膀胱镜检查是 PDA 批准的一种治疗神经源性（200 U）和非神经源性（100 U）逼尿肌过度活动的方法。自 2004年以来，该疗法一直被用于难治性 IC/BPS。AUA 指南最初建议将其作为五线治疗方法，部分原因是其不良反应，以及应用 200 U 注射后患者可能因无法排尿而需要导尿。2014 年 AUA 指南修正案将肉毒杆菌毒素注射列为四线治疗方法（Hanno et al. 2015）。指南小组注意到，大多数证据，即使是较新的研究，也是观察性研究，而不是安慰剂组对照研究的，并且有将肉毒杆菌毒素与膀胱镜下水扩张手术相结合的队列，这使得肉毒杆菌毒素注射在 IC/BPS 中的总体效果难以确定。最近对在 IC/BPS 中使用肉毒杆菌毒素的证据综述显示，使用100 U 剂量和重复注射的方案是一种趋势（Jhang et al. 2014）。肉毒杆菌毒素注射可能导致患者排空障碍，因此，患者必须愿意接受导尿，不能耐受导尿的患者不适合接受这种治疗。

其他疼痛治疗

一些治疗复杂性盆腔疼痛的医疗机构也会根据临床评估的结果提供扳机点注射、阴部神经阻滞治疗（Gupta et al. 2015; Han et al. 2018）。这系列治疗包括 3 次注射（每 6~8 周注射 1 次），经阴道途径注射罗哌卡因、利多卡因和曲安奈德的混合药剂（Han et al. 2018）。骶管硬膜外注射和其他更复杂的局部疼痛手术应由包括疼痛治疗专家在内的多学科专家团队进行。

高压氧

高压氧疗法是另一种正在研究的治疗方法，由于它可用于其他类型的膀胱炎，因此少量的研究中显示出它在治疗 IC/BPS 方面的潜在效果，但它目前还不是一种已获批准或常用的疗法（Tanaka et al. 2011;Van Ophoven et al. 2006）。

外科手术

IC/BPS 最常见的外科手术是膀胱镜检查和水扩张手术，以及膀胱镜 Hunner's 溃疡治疗（活检、电灼、曲安奈德注射）（Gupta et al. 2015; Han et al. 2018）。

外科手术的标准

保守治疗失败的患者可以选择接受膀胱造影和膀胱镜下水扩张术，作为辅助诊断和治疗手段。这是 AUA 推荐的三线治疗方法（Hanno et al. 2015）。如果出现特征性检查结果（瘀斑、肾小球、Hunner's 病变），就可以为 IC/BPS 的诊断提供证据，同时可治疗 Hunner's 病变，而麻醉下膀胱容量的测定可识别 IC/BPS 患者的严重程度。有些患者不会有特征性的检查结果，但会有发作的特征性表现，在治疗后数周至数月症状会有所改善。如果诊断不明确，膀胱水扩张术也有助于 IC/BPS 的诊断。这种对症状缓解的长期疗效各不相同，但在观察性研究中，通常会在数月内下降。目前还没有假性、安慰剂对照研究来确定膀胱水扩张术的疗效，也没有确定哪类患者特别有可能从治疗中获益。

只有极少数患者符合进行 IC/BPS 大手术治疗的标准。对于顽固性疼痛、膀胱极小、膀胱挛缩的患者，可采用开放性手术方式进行治疗，包括膀胱扩大成形术、膀胱替代成形术、尿流改道术（包括或不包括膀胱切除术）。必须告知患者，这些手术都是不可逆的大手术，并发症发生率很高，而且不能保证减轻所有疼痛（Andersen et al. 2012；Rössberger et al. 2007；Peters et al. 2013）。

手术前准备

术前注意事项与任何小型内镜手术前注意事项类似；任何接受全身麻醉的患者都应遵守指南的要求，包括在操作前进行尿液培养和尿液消毒处理。

药　物

通常情况下，手术是在全身麻醉的情况下进行的，但由于术前疼痛程度较高，患者在术中还需要使用 2% 的利多卡因凝胶，并在水扩张术结束时注入 40 mL 2% 的利多卡因。在全身麻醉后，还可以使用颠茄和鸦片栓剂来预防术后膀胱痉挛，并为患者开具处方来控制术后常见的疼痛情况。曲安奈德是一种皮质类固醇，指南规定，使用内镜针头将 10 mL 的曲安奈德（剂型 40 mg/mL）按 0.5 mL 每份注射到 Hunner's 溃疡中心和外围黏膜下间隙，总注射的最大剂量为 60 mL（Hanno et al. 2011）。

教学要点

膀胱镜检查和水扩张术的报告通常会描述麻醉状态下的膀胱容量，以及膀胱充盈前后膀胱黏膜的外观。肾积水可导致与 IC/BPS 一致的结果，包括膀胱、肾盂或肾小球引流后出现终末血尿。膀胱镜检查可能没有异常发现，这也不能排除 IC/BPS。Hunner's 溃疡是典型的红斑性溃疡，可出现在膀胱黏膜的任何部位，甚至在膀胱水扩张之前就已存在。在对病变进行任何充填或注射治疗之前，应对可疑病变进行活检。

术后处理及近期并发症

应告知患者，在水扩张后的最初几天到一周内，IC/BPS 症状可能会在改善前有明显发作。在手术前应和患者沟通他的预期，这是至关重要的，同时，应告知患者术后可能会出现尿频和排尿困难。术后疼痛管理应按规范逐步升级，可从布洛芬、苯唑吡啶开始，必要时可使用短效阿片类药物（短效麻醉剂使用少于 3 天）（Dowell et al. 2016）。应指导患者识别尿潴留和尿路感染的体征和症状，并指导患者出现这些症状时通知医护人员。

膀胱穿孔是任何膀胱镜手术（无论是否进行膀胱水扩张、是否治疗 Hunner's 病变）中极为罕见但严重的术中并发症。膀胱在膀胱拉伸过程可能会撕裂或破裂，这将导致患者需要长时间留置导尿，或在极端情况下进行术中开放手术以修复膀胱。AUA 指南提出，不应进行高压、长时间的膀胱水扩张。

远期并发症

膀胱水扩张术引起的远期并发症并不常见。多次重复水扩张可能会导致膀胱的瘢痕形成和容量减少，但一般仅在膀胱过度扩张的情况下出现。

盆腔器官脱垂和盆底疾病

盆腔器官脱垂（POP）是指女性盆腔器官从正常位置下降到阴道内或穿过阴道的整体状况。国际泌尿妇科协会 / 国际尿控协会（IUGA/ICS）的术语委员会将 POP 定义为"阴道前壁、阴道后壁、子宫（宫颈）或阴道顶端（阴道穹隆或子宫切除术后的袖带瘢痕）中的一个或多个器官下垂"（Haylen et al. 2010）。AUA 协会于 2017 年制定了一份关于女性 POP 评估和咨询的最佳实践声明（Carberry et al. 2017）。

盆腔器官脱垂分级描述也已标准化，根据观察到的阴道脱垂部分进行描述。"膀胱脱垂"一词通常用于观察到的阴道前壁脱垂，因为阴道前壁的隆起最常见于膀胱突入阴道，但也可能包含小肠（肠脱垂）或子宫，因此使用"阴道前壁脱垂"一词更为恰当。子宫或宫颈脱垂是指子宫或宫颈下降到阴道口。肠膨出可发生在阴道前壁、阴道后壁或阴道顶端。阴道穹隆或阴道袖带状脱垂是指子宫切除术后阴道上部脱垂、子宫脱垂，阴道穹隆脱垂也被称为阴道顶端脱垂。阴道后壁邻近直肠的隆起称为"直肠前突"。这不能与"直肠脱垂"混淆，后者是指直肠黏膜通过肛门口脱垂。会阴疝是指会阴体缺损导致会阴下坠而引起的隆起。

流行病学

若患者年龄达到 80 岁时，接受 POP 或尿失禁手术的风险为 11%（Fialkow et al. 2008），预计到 2050 年，美国将有多达 920 万女性患上 POP（Wu et al. 2009）（图 17-5）。众所周知，盆腔脏器脱垂对女性的生活质量、性健康和身体形象有重大影响（Lowder et al. 2011）

解剖与生理

上文介绍了女性骨盆的结构和功能。骨盆底必须支撑泌尿生殖器官和胃肠道器官，同时使它们能够完成排尿、分娩和排便的功能。骨盆器官的正常支撑本身就很复杂，而将这些器官固定在骨盆内的肌肉、韧带和筋膜的功能障碍并不完全清楚。盆腔器官本身的正常支撑就很复杂，而将这些器官固定在骨盆内的肌肉、韧带和筋膜的功能障碍也还没有完全地研究清楚。目前正在利用先进的计算机建模技术来了解 POP 发展过程中所涉及的动态力量（Chen et al. 2013；Jing et al. 2012）。

泌尿外科护理指南

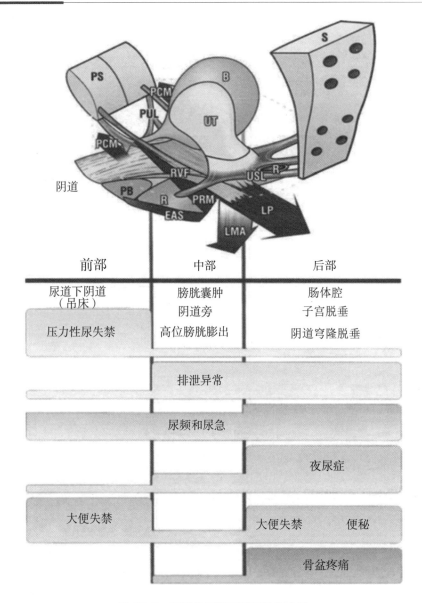

图 17-5　图解盆腔器官脱垂诊断方法

耻骨联合（PS）、耻骨尾骨肌（PCM）、直肠（R）、肛门外括约肌（EAS）、肛门纵肌（LMA）、耻骨直肠肌（PRM）、肛提肌板（LP）、耻骨尾骨肌（PCM）、膀胱（U）、子宫（UT）、耻骨（S）。

该方法总结了三个区域的结构性损伤（脱垂）与功能（症状）之间的关系。条形图的大小大致显示了症状的发生率（概率）。可修复的松弛：耻骨尿道韧带（PUL）、尿道外韧带（EUL）、耻骨宫颈筋膜（PCF）、子宫颈环/子宫主韧带、盆筋膜腱弓（ATFP）、子宫骶韧带（USL）、直肠阴道筋膜（RVF）、会阴体（PB）。

病　史

令人不安的阴道口有"块物"脱出是 POP 最典型的症状（Carberry et al. 2017）。患者可以将其描述为疼痛，也可以描述为骨盆或阴道有"牵拉感"或"沉重感"（Haylen et al. 2010）。患者通常会说感觉像自己坐在一个小球或其他物体上。

无症状的患者来就诊时，可能曾被其他医务人员告知患有子宫脱垂、膀胱囊肿或某个盆腔器官"下垂"。特别重要的是要告知这些患者，脱垂本身并不是一种危险或危及生命的疾病，性活动也不会对他们造成伤害。还应告知患者，无症状的脱垂不需要治疗，可以定期观察或保守治疗（Carberry et al. 2017）。

盆底功能障碍女性患者病史采集的注意事项与 IC/BPS 类似，详细的性生活史、妇产科史，包括并发症和分娩细节。由于治疗 POP 的手术方案不同，而且 POP 会对性健康造成不利影响，因此必须询问患者是否有性生活或是否希望将来进行阴道性交，以及她们的 POP 症状是否会影响性功能（Carberry et al. 2017）。

应对脱垂症状，以及肠道、膀胱功能进行全面评估，并使用有效问卷进行评估。前壁脱垂（膀胱阴道脱垂）会导致膀胱出口阻力增大，导致排尿踌躇、排尿不尽，还会掩盖压力性尿失禁。因此，应特别询问患者在发生脱垂之前是否存在压力性尿失禁症状——是否有排尿踌躇、膀胱排空不完全的感觉、体位依赖性排尿和用力排尿。患者可能会说，为了方便排尿或排便，患者会用手来减少阴道或会阴部的脱垂，即所谓的"夹板"。应检查大便失禁、胀气性尿失禁、排便费力、排便不尽感、便秘和其他相关的肛门直肠功能障碍的症状。性功能障碍的症状包括性交疼痛（性交困难）、性交障碍和阴道松弛（Haylen et al. 2010）。

检查人员还应详细询问手术史，如可能应查看记录。患者很难回忆起远期手术或在子宫切除术时发生的并发症。确定患者是否接受过卵巢切除术非常有用，但有些患者可能不知道这一信息，因此应努力确认其状况。此外，如果患者近几年有接受过盆腔手术，如需再次手术，了解抗失禁手术或重建手术使用的具体材料也很有必要。

导致 POP 的最大风险因素是阴道分娩对提肛肌造成的创伤（DeLancey et al. 2007；Morgan et al. 2011）。最近的研究还发现 POP 与重体力劳动、肥胖、排便功能障碍等因素有关（Dumoulin et al. 2016）。

体格检查

具体操作

在进行盆腔检查之前，最好先询问患者脱垂物最大时的外观、感觉，以初步了解脱垂的大小。这将有助于检查者确认他们在检查时是否看到了脱垂的全部范围。通常情况下，患者需要特定的指导才能达到脱垂的最大程度（图 17-6）。一个有用的方法是指导患者深吸一口气并屏住不呼气，同时向下用力，做一个完整的 Valsalva 动作（瓦尔萨尔瓦动作）。当脱垂达到最大程度时，阴道皱襞会变得平滑。患者应能表现出盆底的控制能力和盆底收缩力的情况。

盆腔检查的形式与上文 IC/BPS 部分所述的相同，但也应包括使用盆腔器官脱垂量化测量表（POP-Q；表 17-1）进行脱垂评估。POP-Q 是一个基于固定的参考点来描述盆腔器官脱垂的测量系统（处女膜残留）（表 17-3）。

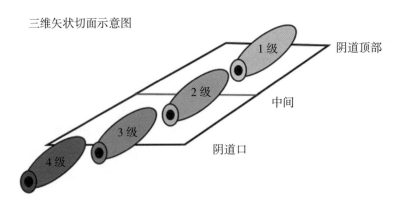

三维矢状切面示意图

图 17-6　盆腔脏器脱垂分级

Halfway Classification System. 中途分级系统。透视法：三维矢状切面示意图。Halfway Classification System. 中途分级系统适用于 1~4 级脱垂。 脱垂分级的评估最好在轻柔牵引下进行（最好在手术室内）：1 级＝脱垂至一半的位置；2 级＝脱垂在中点和阴道口之间，但不超过中点；3 级＝脱垂超过阴道口；4 级＝在牵引下子宫或阴道穹隆完全外翻。

表 17-1　盆腔器官脱垂评估指示点（POP-Q）

指示点	内容描述	范围 /cm
Aa	阴道前壁中线距处女膜缘 3 cm	−3~3
Ba	阴道前壁脱垂的最远端	−3~+TVL
C	宫颈外口或阴道顶端	—
D	（未切除子宫者的）后穹隆	—
Ap	阴道后壁中线距离处女膜缘 3 cm	−3~3
Bp	阴道后壁脱垂的最远端	−3~+TVL
gh	尿道外口中线到处女膜后缘	—
pb	处女膜后缘到肛门中点	—
TVL	当 C 点或 D 点在正常位置时阴道总长度（处女膜缘至阴道后穹隆的位置	—

表 17-2　采用 POP-Q 分度法分级盆腔器官脱垂

0 级	1 级	2 级	3 级	4 级
Aa=−3cm	Aa=−2cm	Aa=−1~+1	Aa=+2~+3	Aa=+3 或更多
Ba=−3cm	Ba=−2cm	Ba=−1~+1	Ba=+2 但 <（+TVL−2）	Ba=+3 或更多
Ap=−3cm	Ap=−2cm	Ap=−1~+1	Ap=+2~+3	Ap=+TVL 总长
Bp=−3cm	Bp=−2cm	Bp=−1~+1	Bp=+2 但 <（+TVL−2）	Bp=+TVL−1~−2
C=−（<TVL−2）	C=−2~−（TVL−3）	C=−1~+1	C=+2 但 <（+TVL−2）	C=+TVL 总长
D=−（<TVL−2）	D=−2~−（TVL−3）	D=−1~+1	D=+2 但 <（+TVL−2）	D=+TVL−1 或 −2

注意：分期以最严重的脱垂器官来评估。测量值是四舍五入到最近数值。TVL 表示测量的阴道长度。

由 Ananias Diokno 医学博士提供。经许可使用。

表 17-3　盆腔器官脱垂分期系统（POP-Q 分期）

分期	描述
0	无脱垂
I	脱垂最远端在处女膜水平的上方 >1 cm 处
II	脱垂的最远端位于处女膜水平内外 <1 cm
III	脱垂的最远端突出在处女膜水平以下超过 1 cm，但比阴道总长度小 2 cm［<（TVL-2）cm］（并非所有阴道都脱垂）
IV	全部脱出，脱垂的最远端超过处女膜缘至少 2 cm［宫颈最远端≥（TVL-2）cm］

开发该系统的目的是帮助研究人员和临床医生对每个患者的脱垂情况进行标准化描述，以便对脱垂进行分期，并可以进行患者间的比对。POP-Q 在文献中有详细的描述（Haylen et al. 2010），但最好向有经验的医生学习。

在评估肠道情况时，应评估肛门的位置并进行肛门指诊，注意肛门括约肌张力、缩肛压力和感受施加在手指上的压力。直肠阴道检查可以显示肠组织的质量和直肠阴道畸形的程度，直肠穹隆中的硬便提示功能性肠道问题。

异常发现

如上所述，应进行彻底的盆腔检查，并应注意组织质量、任何皮肤异常，以及任何触痛或疼痛部位。盆腔检查中出现的其他异常情况可能与既往手术有关，应详细记录在案，包括是否有网片或缝线，以及瘢痕或绷带。

此外，对于有手术史、有易发生瘘管的疾病或难产的患者，应高度警惕膀胱阴道瘘、直肠阴道瘘、尿道阴道瘘、腹膜阴道瘘或输尿管阴道瘘。应检查肛门情况，如有不对称则表明有肌肉损伤或无力。应描述直肠脱垂的情况，并注意是否有瘘管或慢性或愈合不良的产伤。

辅助检查

在评估 POP 时，没有必要性的诊断性检查。因此，应根据患者的症状或临床假设进行诊断性检查，以鉴别诊断（Carberry et al. 2017）。

实验室检查

对于有下尿路症状（LUTS）的女性，应进行尿液分析和尿培养（Carberry

et al. 2017）。此外，还建议计划进行手术的患者进行尿路器械检查。

影像学检查

动态磁共振成像、三维超声检查和其他复杂的成像检查经常用于 POP 的研究，但不建议将其作为标准评估的一部分。盆腔检查发现异常时，如担心有瘘管或尿道憩室，或有尿路功能障碍或有胃肠道（排粪造影术）功能障碍时，可进行造影检查（Carberry et al. 2017）。

程　序

残余尿量可通过超声波膀胱扫描或导尿术获得。在膀胱充盈的情况下（通过自然充盈或使用导尿管逆行充盈），对患者进行全膀胱压力测试，可有助于判断是否存在压力性尿失禁。如果患者考虑进行子宫脱垂修复术，也可以在子宫脱垂缩小的情况下进行膀胱充盈压力测试，测试时可以在阴道内放置子宫托或窥阴器，以证明在子宫脱垂缩小的情况下可能出现的压力性尿失禁（隐匿性压力性尿失禁）。更复杂的排尿功能障碍可通过简单的膀胱测压检查或尿流动力学检查进行评估。排便功能障碍可通过排便造影或直肠肛门测压法进行评估（Carberry et al. 2017）。

治　疗

在讨论 POP 的治疗时，必须了解患者的偏好、价值观和护理目标。

行为医学、保守医学、补充治疗和替代医疗

应告知患者治疗的安全性、对性功能和身体形象的影响等情况（Lowder et al. 2011）。对许多患者来说，在进行预期治疗的同时进行健康教育，并向他们保证 POP 并不危及生命，是一种合理的治疗方案。

通常建议脱垂患者采取的物理干预措施是盆底物理治疗。针对 POP 患者的盆底物理治疗侧重于盆底肌肉训练和强化，而不是 IC/BPS 患者的肌肉放松。一项随机对照试验报告，一对一个性化的盆底物理治疗可改善患者自我报告的 POP 症状（Hagen et al. 2014）。这种疗法可作为低风险干预措施提供给患者（Hagen and Stark 2011）。

几个世纪以来，阴道子宫托一直是治疗盆腔器官脱垂的机械干预手段。现代阴道子宫托是由医用硅胶制成，可设计成各种形状和大小的以用于治疗任何大小或类型的脱垂。需要选择合适的尺寸和形状的子宫托，以舒适地减轻女性的脱垂。在试戴过程中，应在诊室进行 Valsalva 动作（瓦尔萨尔瓦动作）和排尿试验有助于确保子宫托的大小合适（过小的子宫托可能会通过这些动作排出，过大的子宫托可能会感觉不舒服）。子宫托治疗有一定的脱落率，但证据的回顾研究表明，研究中坚持使用 1 年的患者达到 50%~80%，中期患者的满意度很高（Lamers et al. 2011）。子宫托的维护是由患者和（或）医务人员根据患者的能力来决定不同的维护方式。理想情况下，患者经过学习可在家自行清洁子宫托。这些患者可以通过每年一次的内镜检查进行监测，以确保阴道组织不受损伤。其他不具备取出和清洁栓塞能力的患者，医务人员协助定期取出和清洁子宫托。对于取出和清洗子宫托的间隔时间没有严格的规定，但专家们建议在放置子宫托 2~4 周后进行首次阴道检查，之后大约每 3 个月由医务人员取出和清洗一次子宫托（Carberry et al. 2017）。使用子宫托最常见的副作用是阴道分泌物、异味、出血疼痛和便秘（Lamers et al. 2011）。随访失败或疏忽后残留的子宫托可能会导致严重的并发症，但这种情况极为罕见。

体 检

目前基本上没有治疗 POP 的药物。外用雌激素乳膏可以帮助改善阴道组织和一些相关的刺激性排尿症状，以及与萎缩有关的性交困难，并可能帮助子宫托的使用更舒适，但不会改善脱垂。

外 科

POP 的手术治疗可分为闭塞式和重建式 2 种方法（Carberry et al. 2017）。只有确信将来不会有阴道性交需求的女性才能考虑闭式手术（Carberry et al. 2017）。阴道封闭术（Colpocleisis）是一种闭塞性手术，它是一种经阴道手术，通过缩短和缩小阴道来减少脱垂的器官，通俗地说就是"关闭"阴道。阴道封闭术通常与会阴修补术同时进行，以缩小生殖器裂孔的大小（Abbasy and Kenton 2010）。阴道封闭术可在子宫完好的情况下进行，称为 Le Fort 阴道封闭术，也可在既往子宫切除的患者中进行（Carberry et al. 2017）。在不进行子宫切除的情况下，阴道封闭术是一种安全且并发症发生率相当低的手术，可在局部麻醉（脊髓麻醉）下进行（Carberry et al. 2017）。近期一个关于阴道封闭术的大型病例系列研究报告，患者的满意度和手术成功率都非常高，其中，310 名老年女性的满意度超过 92%，并发症发生率为 15.2%，死亡率为 1.3%（Zebede et al. 2013）。

重建手术可包括单个或多个手术，旨在恢复脱垂器官的解剖结构和功能。这些手术通常按其所针对的腔室和手术路径来描述。

子宫脱垂、阴道前壁脱垂、阴道穹隆脱垂可以经腹或经阴道修复，这 2 种方法都是通过将阴道固定在骨盆内的结构上以获得支撑，从而使阴道重新悬吊起来。经腹骶骨阴道固定术是将阴道顶端通过加固的移植物（通常是合成的聚丙烯网片）连接到骶骨前纵韧带上（Nygaard et al. 2013）。这种手术可以在子宫切除术后进行，也可以在进行子宫全切除术或宫颈上子宫切除术的同时进行，可以是开腹手术，也可以是腹腔镜手术或机器人手术。经阴道修复脱垂组织，并通过将阴道顶端缝合到骶棘韧带或子宫骶骨韧带上，使阴道顶端悬吊起来，通常会同时进行子宫切除术，但也有人描述了保留子宫的方法（子宫固定术）（Bradley et al. 2018）。经阴道网片治疗脏器脱垂法使用经阴道放置的网片使阴道顶端重新悬吊，通常是通过与骶棘韧带相连来实现。不过，目前美国还没有经阴道网片治疗脏器脱垂的网片产品上市（详见下文）。阴道脱垂修复术的选择通常取决于外科医生，应根据个体情况讨论修复术的风险和益处。

阴道前壁缺损的重建手术通常被称为"阴道前壁修补术"或"阴道前壁修复术"，患者通常会将其描述为"膀胱提高术""膀胱吊带术""膀胱悬吊术"，因此必须取得患者的既往手术记录。前壁修补术多为经阴道手术，包括原生组织修补术，即使用折叠缝合法（前壁修补术）缩小膀胱膨出部分；或经阴道网片修补术，即使用聚丙烯网片作为移植物加固阴道壁。2019 年 4 月，美国食品药品监督管理局（FDA）"命令所有用于经阴道治疗阴道前壁脱垂的手术网片（市场上唯一的经阴道网片）制造商立即停止销售和分销其产品"。这一决定是在确定制造商没有证明"这些设备的安全性和有效性的合理保证"之后做出的（Center for Devices & Radiological Health，2019）。值得注意的是，该命令不适用于尿道中段吊带手术中使用的网片，也不适用于经腹腔网片治疗POP（如骶结肠重建术）。

后壁缺损的手术修复包括直肠阴道修补术（"后阴道修补术"或"后阴道修复术"）和会阴修补术。这些手术通常经阴道完成，无需任何移植材料，因为目前没有证据表明任何类型的移植物可改善后壁缺损的治疗效果（Gomelsky et al. 2011）。

手术标准

对于考虑进行脱垂修复术的患者，术前最重要的考虑因素是POP手术是选择性的手术。应为患者提供详细的咨询，包括手术的风险和益处、手术的远期效果和成功率以及手术的替代方案等内容。由于患者对手术的准备程度与他们对手术结果的满意度有关，因此，事实证明这种咨询非常重要（Kenton et al. 2007）。患者必须符合全身麻醉的标准，但阴道封闭术除外，该手术可在脊髓麻醉下进行。

术前准备

POP患者多为中老年患者，可能有严重的共病。任何接受全身麻醉患者的术前检查都应遵循指南。如果担心患者会发生尿路感染，或将接受大量的尿路器械检查，则还应进行术前尿液培养。对于正在考虑手术治疗的患者，美国外科协会国家手术质量改进计划（American College of Surgeons National Surgery Quality Improvement Program）的手术风险计算方法有助于估计围手术期的并发症发生率和死亡率（ACS Risk Calculator – Patient Information n.d.；Carberry et al. 2017）。

药　物

应遵循围手术期预防性使用抗生素的指导原则。术前多模式止痛药物的使用可促进患者的术后康复（Carter–Brooks et al. 2018）。术前可服用非那吡啶，以帮助确定输尿管的流出物。手术中使用的药物包括血管升压素或用于水分离术的局部麻醉剂与肾上腺素。亚甲蓝或靛蓝胭脂也有助于在膀胱镜检查中确认输尿管流出情况，但由于副作用和药品的短缺，近年来这些药物已不常用。阴道填充物（无论是否浸泡在药物中）的使用取决于外科医生，而且差别很大。

教学要点

子宫脱垂修复术是一个充满活力的外科领域，也是 FPMRS 专业的一个活跃研究领域。在判断脱垂手术成功与否时，解剖学上的成功并不是唯一重要的因素，因为无症状（阴道膨出）与术后患者主观感受的总体改善程度密切相关（Barber et al. 2009）。由于对成功定义不同，所以文献统计出的失败率差异很大，但大多数研究表明，当有合理的机会时患者会接受第 2 次脱垂修复手术，这使得复杂的再次手术对于医生来说并不罕见，因此必须向患者说明再次进行修复手术的风险。

在手术过程中，外科医生必须认识到，麻醉状态下的患者会出现盆底肌肉松弛，而这些肌肉会在术后恢复正常的张力。制订手术计划时应考虑患者的术前检查、症状、个性化目标和麻醉状态下的检查结果。

术后管理

手术后，接受 POP 修复术的患者可以当天出院，也可以观察 23 h 后出院，具体视临床病程而定（Carter-Brooks et al. 2018）。患者在手术过程中经常会接受导尿，出院前需要拔除导尿管并进行排尿试验。如果放置了阴道填充物，则需要在试排尿前移除。如果患者无法排尿，可以教他们如何在每次排尿后进行间歇性导尿，以促进恢复正常排尿。自主性排尿通常会在术后几天到几周内恢复。如果患者无法自我导尿，可以让她留置导尿管回家休息一段时间（通常5~7 天）。

术后疼痛控制应从术前开始，向患者提供预期疼痛方面的咨询，并实施多模式术前疼痛药物治疗（Carter-Brooks et al. 2018）。建议在术后按计划服用对乙酰氨基酚和 NSAIDs 等非麻醉性药物。术后麻醉性止痛药的短期疗程可遵照最新指南进行，对于类似的盆腔手术（阴道子宫切除术），建议使用 0~15片 5 mg 的羟考酮片（Dowell et al. 2016）。

近期并发症

POP 手术的近期并发症与任何外科手术的并发症相同。在微创或开腹手术中，腹腔内创面感染、切口部位并发症或血管、泌尿生殖系统或胃肠道损伤并发症的风险较小。一项关于骶骨固定术并发症发生率的荟萃分析显示，伤口感染率为 2.4%，膀胱切开率为 2.8%（Hudson et al. 2014）。在进行 POP 手术时患者会被安置为截石位，这种体位方式有可能导致腓肠肌、闭孔肌、股外侧神经和坐骨神经损伤，因为这些神经会受到手术台、脚蹬杆、过度伸展或屈曲的压迫（Warner et al. 2000），因此术中体位管理至关重要。

经阴道手术也有术后出血的风险，包括阴道、阴道旁和腹腔内出血，应特别注意骶棘韧带悬吊缝合后腹膜后出血。腹腔内出血或肠道并发症（梗阻或损伤）可能发生在经腹腔的阴道子宫切除术或肠疝修补术中，也可能发生在使用网片套件套管时（尽管这些套管已不再销售）。438 例经阴道原生组织修复术的系列病例研究报告也显示并发症发生率非常低，膀胱切开率为 0.2%，因出血再次手术率为 0.9%，与骶棘韧带悬吊术或子宫切除术患者的严重并发症发生率没有差异（Mothes et al. 2014）。无论何种途径的子宫切除术和阴道前壁顶部脱垂修补术以及网片（尽管这些网片已不再销售）修补手术，都存在膀胱或输尿管损伤的风险，因此需要高度重视，并推荐常规膀胱镜检查。

阴道切口感染的情况很少见，但阴道切口出血或裂开的情况较常见。肉芽组织可能会在阴道切口位置处形成，这通常可以在诊室内进行治疗，或作为门诊手术来处理。无论手术类型如何，都可能发生尿路感染，因此，应告知患者这种相对常见并发症的症状和体征。

远期并发症

脱垂修复手术的远期并发症包括小肠梗阻（如经腹手术）、性交障碍、下尿路功能障碍、网片相关的并发症（暴露、侵蚀、疼痛）、修复失败或复发性脱垂。在脱垂手术后，约有 12% 的女性会出现新的尿频和尿急，9% 的女性会出现排尿功能障碍（Maher et al. 2013）。脱垂手术后，约有 12% 的女性会再次出现尿频和尿急，9% 的女性会出现排尿功能障碍（Maher et al. 2013）。对使用网片移植进行脱垂手术患者的随访显示，经阴道网片的暴露率为 7.3%~18%（Gomelsky et al. 2011；Maher et al. 2013）。一项关于经腹骶骨阴道固定术的长期研究显示，10.5% 的患者在 7 年的随访中会出现网片或缝线侵蚀（Nygaard et al. 2013）。在所有研究中，阴道内的网片暴露通常都采取保守治疗。

临床总结

·在进行这些检查和手术时，应注意与性别有关的文化（宗教）因素。

·治疗便秘是治疗脏器脱垂和 IC/BPS 的关键。

·目前的 AUA 指南建议不要长期使用抗生素和全身性糖皮质激素治疗 IC/BPS。

·不愿意进行 ISC 或缺乏 ISC 所需的手部灵活性的患者不适合进行膀胱注射肉毒杆菌毒素。

·健康教育、自我护理和行为调整是成功治疗 IC/BPS 的关键。

·如果要对泌尿系统进行大范围的器械操作，一定要对这些患者进行术前尿液培养。

参考文献

·Abbasy S, Kenton K (2010) Obliterative procedures for pelvic organ prolapse. Clin Obstet Gynecol53 (1) : 86 - 98. https://doi.org/10.1097/GRF.0b013e3181cd4252

· ACS Risk Calculator — Patient Information (n.d.) Retrieved December 2, 2019, from http://riskcal-culator.facs.org/RiskCalculator/PatientInfo. jsp

· Afari N, Buchwald D, Clauw D, Hong B, Hou X, Krieger JN et al (2019) A MAPP network case-control study of urologic chronic pelvic pain compared with non-urologic pain conditions. ClinJ Pain 36 (1) : 8 - 15. https://doi.org/10.1097/AJP.0000000000000769

· Andersen AV, Granlund P, Schultz A, Talseth T, Hedlund H, Frich L (2012) Long-term experience with surgical treatment of selected patients with bladder pain syndrome/interstitial cystitis. Scand J Urol Nephrol 46 : 284 - 289. https://doi.org/10.3109/00365599.2012.669789

· Asavasopon S, Rana M, Kirages DJ, Yani MS, Fisher BE, Hwang DH et al (2014) Cortical activation associated with muscle synergies of the human male pelvic floor. J Neurosci 34 (41) : 13811 - 13818. https://doi.org/10.1523/JNEUROSCI.2073-14.2014

· Atchley MD, Shah NM, Whitmore KE (2015) Complementary and alternative medical therapies for interstitial cystitis: an update from the United States. Transl Androl Urol 4 (6) : 662 - 667. https://doi.org/10.3978/j.issn.2223-4683.2015.08.08

· Barber MD, Brubaker L, Nygaard I et al (2009) Defining success after surgery for pelvic organ prolapse. Obstet Gynecol 114 (3) : 600 - 609. https://doi.org/10.1097/AOG.0b013e3181b2b1ae

· Berry SH, Bogart LM, Pham C et al (2010) Development, validation and testing of an epidemiological case definition of interstitial cystitis/painful bladder syndrome. J Urol 183(5):1848 - 1852.https://doi.org/10.1016/j.juro.2009.12.103

· Berry SH, Elliott MN, Suttorp M et al (2011) Prevalence of symptoms of bladder pain syndrome/interstitial cystitis among adult females in the United States. J Urol 186(2):540 - 544. https://doi.org/10.1016/j.juro.2011.03.132

· Bradley S, Gutman RE, Richter LA (2018) Hysteropexy: an option for the repair of pelvic organprolapse. Curr Urol Rep 19(2):15. https://doi.org/10.1007/s11934-018-0765-4

· Carberry CL, Tulikangas PK, Ridgeway BM, Collins SA, Adam ARA (2017) American Urogynecologic Society best practice statement: evaluation and counseling of patients with pelvic organ prolapse. Female Pelvic Med Reconstr Surg 23(5):281 - 287. https://doi.org/10.1097/SPV.0000000000000424

· Carrico DJ, Peters KM (2011) Vaginal diazepam use with urogenital pain/pelvic floor dysfunction:serum diazepam levels and efficacy data. Urol Nurs 31(5):279 - 284, 299. http://www.ncbi.nlm.nih.gov/pubmed/22073898

· Carter-Brooks CM, Du AL, Ruppert KM, Romanova AL, Zyczynski HM (2018) Implementation of a urogynecology-specific enhanced recovery after surgery (ERAS) pathway. Am J Obstet Gynecol 219(5):495.e1 - 495.e10. https://doi.org/10.1016/j.ajog.2018.06.009

· Center for Devices, & Radiological Health (2019) Urogynecologic surgical mesh implants. Retrieved December 2, 2019, from U.S. Food and Drug Administration website: http://www.fda.gov/medical-devices/implants-and-prosthetics/urogynecologic-surgical-mesh-implants

· Chen L, Ramanah R, Hsu Y, Ashton-Miller JA, Delancey JOL (2013) Cardinal and deep uterosacral ligament lines of action: MRI based 3D technique development and preliminary findings in normal women. Int Urogynecol J Pelvic Floor Dysfunct 24:37 - 45. https://doi.org/10.1007/s00192-012-1801-4

· Chennamsetty A, Ehlert MJ, Peters KM, Killinger KA (2015) Advances in diagnosis and treatment of interstitial cystitis/painful bladder syndrome. Curr Infect Dis Rep 17(1):454. https://doi.org/10.1007/s11908-014-0454-5

· Chrysanthopoulou EL, Doumouchtsis SK (2013) Challenges and current evidence on the management of bladder pain syndrome. Neurourol Urodyn 30:169 - 173. https://doi.org/10.1002/nau.22475

· Clemens JQ, Mullins C, Kusek JW, Kirkali Z, Mayer EA, Rodríguez LV et al

(2014) The MAPP research network: a novel study of urologic chronic pelvic pain syndromes. BMC Urol 14:57.https://doi.org/10.1186/1471−2490−14−57

· Clemens JQ, Mullins C, Ackerman AL, Bavendam T, van Bokhoven A, Ellingson BM et al (2019) Urologic chronic pelvic pain syndrome: insights from the MAPP Research Network. Nat RevUrol 16(3):187 – 200. https://doi.org/10.1038/s41585−018−0135−5

· Colaco MA, Evans RJ (2013) Current recommendations for bladder instillation therapy in the treatment of interstitial cystitis/bladder pain syndrome. Curr Urol Rep 14(5):442 – 447. https://doi.org/10.1007/s11934−013−0369−y

· Crescenze I, Shah P, Adams G, Cameron AP, Stoffel J, Romo PB et al (2018) MP15−05 Treatment Outcomes Of Ureaplasma And Mycoplasma Species Isolated From Patients With Pain And Lower Urinary Tract SympTOMS. J Urol 199(4S):e190. Retrieved from https://www.auajour−nals.org/doi/abs/10.1016/j.juro.2018.02.518

· Crisp CC, Vaccaro CM, Estanol MV et al (2013) Intravaginal diazepam for high−tone pelvic floor dysfunction: a randomized placebo−controlled trial. Int Urogynecol J Pelvic Floor Dysfunct 24:1915 – 1923. https://doi.org/10.1007/s00192−013−2108−9

· Dawson TE, Jamison J (2007) Intravesical treatments for painful bladder syndrome/interstitial cystitis. Cochrane Database Syst Rev 4:2007 – 2009. https://doi.org/10.1002/14651858. CD006113.pub2

· DeLancey JOL, Morgan DM, Fenner DE et al (2007) Comparison of levator ani muscle defects and function in women with and without pelvic organ prolapse. Obstet Gynecol 109:295 – 302.https://doi.org/10.1097/01.AOG.0000250901.57095.ba

· Dimitrakov J, Kroenke K, Steers WD et al (2007) Pharmacologic management of painful bladder syndrome/interstitial cystitis: a systematic review. Arch Intern Med 167(18):1922 – 1929.https://doi.org/10.1001/archinte.167.22.2452

· Dowell D, Haegerich TM, Chou R (2016) CDC guideline for prescribing opioids for chronicpain − United States, 2016. MMWR Recomm Rep 65(1):1 –

49. https://doi.org/10.15585/mmwr.rr6501e1

·Dumoulin C, Hunter KF, Moore K, Bradley CS, Burgio KL, Hagen S et al (2016) Conservative management for female urinary incontinence and pelvic organ prolapse review 2013: summary of the 5th international consultation on incontinence. Neurourol Urodyn 35(1):15 – 20. https://doi.org/10.1002/nau.22677

· Educational Materials – Urology Care Foundation (n.d.) Retrieved November 29, 2019, from https://www.urologyhealth.org/Documents/Product%20Store/IC_PatientGuide.pdf

· Ferguson TJ, Geraets RL, Barker MA (2019) Review of Chronic use of pentosan polysulfate sodium associated with risk of vision-threatening disease. Int Urogynecol J 30(3):337 – 338.https://doi.org/10.1007/s00192-018-3850-9

· Fialkow MF, Newton KM, Lentz GM, Weiss NS (2008) Lifetime risk of surgical management for pelvic organ prolapse or urinary incontinence. Int Urogynecol J Pelvic Floor Dysfunct 19:437 – 440. https://doi.org/10.1007/s00192-007-0459-9

· Fitzgerald MP, Payne CK, Lukacz ES et al (2012) Randomized multicenter clinical trial of myofascial physical therapy in women with interstitial cystitis/painful bladder syndrome and pelvic floor tenderness. J Urol 187(6):2113 – 2118. https://doi.org/10.1016/j.juro.2012.01.123

· Forrest JB, Payne CK, Erickson DR (2012) Cyclosporine A for refractory interstitial cystitis/bladder pain syndrome: experience of 3 tertiary centers. J Urol 188:1186 – 1191. https://doi.org/10.1016/j.juro.2012.06.023

· Foster HE, Hanno PM, Nickel JC et al (2010) Effect of amitriptyline on symptoms in treatment nave patients with interstitial cystitis/painful bladder syndrome. J Urol 183(5):1853 – 1858.https://doi.org/10.1016/j.juro.2009.12.106

· Gokyildiz S, Kizilkaya Beji N, Yalcin O, Istek A (2012) Effects of percutaneous tibial nerve stimulation therapy on chronic pelvic pain. Gynecol Obstet Invest 73:99 – 105. https://doi.org/10.1159/000328447

· Gomelsky A, Penson DF, Dmochowski RR (2011) Pelvic organ prolapse (POP) surgery: the evidence for the repairs. Br J Urol 107(11):1704 – 1719. https://doi.

org/10.1111/j.1464−410X.2011.10123.x

· Gupta P, Gaines N, Sirls LT, Peters KM (2015) A multidisciplinary approach to the evaluationand management of interstitial cystitis/bladder pain syndrome: an ideal model of care. Transl Androl Urol 4(6):611 – 619. https://doi.org/10.3978/j.issn.2223−4683.2015.10.10

· Haefner HK, Collins ME, Davis GD et al (2005) The vulvodynia guideline. J Low Genit Tract Dis 9:40 – 51. https://doi.org/10.1097/00128360−200501000−00009

· Hagen S, Stark D (2011) Conservative prevention and management of pelvic organ prolapsein women. Cochrane Database Syst Rev 12:CD003882. https://doi.org/10.1002/14651858. CD003882.pub4.Copyright

· Hagen S, Stark D, Glazener C et al (2014) Individualised pelvic floor muscle training in women with pelvic organ prolapse (POPPY): a multicentre randomised controlled trial. Lancet 383:796 – 806. https://doi.org/10.1016/S0140−6736(13)61977−7

· Han E, Nguyen L, Sirls L, Peters K (2018) Current best practice management of interstitial cystitis/bladder pain syndrome. Ther Adv Urol 10(7):197 – 211. https://doi.org/10.1177/1756287218761574

· Hanno P, Dmochowski R (2009) Status of international consensus on interstitial cystitis/bladder pain syndrome/painful bladder syndrome: 2008 snapshot. Neurourol Urodyn 28(4):274 – 286.https://doi.org/10.1002/nau.20687

· Hanno PM, Burks DA, Clemens JQ, Dmochowski RR, Erickson D, Fitzgerald MP et al (2011)AUA guideline for the diagnosis and treatment of interstitial cystitis/bladder pain syndrome. J Urol 185(6):2162 – 2170. https://doi.org/10.1016/j.juro.2011.03.064

· Hanno PM, Erickson D, Moldwin R, Faraday MM, American Urological Association (2015) Diagnosis and treatment of interstitial cystitis/bladder pain syndrome: AUA guideline amendment. J Urol 193(5):1545 – 1553. https://doi.org/10.1016/j.juro.2015.01.086

· Haylen BT, De Ridder D, Freeman RM et al (2010) An International Urogynecological Association (IUGA)/International Continence Society (ICS) joint report on the terminology for Female Pelvic Floor Dysfunction. Neurourol Urodyn 29:4 - 20. https://doi.org/10.1002/nau.20798

· Home (n.d.) Retrieved December 2, 2019, from Michigan OPEN website: https://michigan-open.org/

· Hudson CO, Northington GM, Lyles RH, Karp DR (2014) Outcomes of robotic sacrocolpopexy: asystematic review and meta-analysis. Female Pelvic Med Reconstr 20:252 - 260. http://journals.lww.com/jpelvicsurgery/Abstract/2011/11000/Bladder_Pain_Syndrome__A_Review.4.aspx

· Jensen JS, Cusini M, Gomberg M, Moi H (2016) 2016 European guideline on Mycoplasma genitalium infections. J Eur Acad Dermatol Venereol 30(10):1650 - 1656. https://doi.org/10.1111/jdv.13849

· Jhang JF, Jiang YH, Kuo HC (2014) Potential therapeutic effect of intravesical botulinum toxin type A on bladder pain syndrome/interstitial cystitis. Int J Urol 21(Suppl 1):49 - 55. https://doi.org/10.1111/iju.12317

· Jing D, Ashton-Miller JA, DeLancey JOL (2012) A subject-specific anisotropic visco-hyperelastic finite element model of female pelvic floor stress and strain during the second stage of labor. J Biomech 45:455 - 460. https://doi.org/10.1016/j.jbiomech.2011.12.002

· Kenton K, Pham T, Mueller E, Brubaker L (2007) Patient preparedness: an important predictor of surgical outcome. Am J Obstet Gynecol 197(6):654.e1 - 654.e6. https://doi.org/10.1016/j. ajog.2007.08.059

· Kessler TM (2019) Flares of chronic pelvic pain syndrome: lessons learned from the MAPP Research Network. BJU Int 124(3):360 - 361. https://doi.org/10.1111/bju.14843

· Lamers BHC, Broekman BMW, Milani AL (2011) Pessary treatment for pelvic organ prolapse and health-related quality of life: a review. Int Urogynecol J 22:637 - 644. https://doi.org/10.1007/s00192-011-1390-7

· Loss of Bladder Control – Bladder Prolapse – Urology Care Foundation (n.d.) Retrieved December 2, 2019, from https://www.urologyhealth.org/educational-materials/loss-of-bladder-control-bladder-prolapse

· Lowder JL, Ghetti C, Nikolajski C, Oliphant SS, Zyczynski HM (2011) Body image perceptions in women with pelvic organ prolapse: a qualitative study. Am J Obstet Gynecol 204(5):441. e1 – 441.e5. https://doi.org/10.1016/j.ajog.2010.12.024

· Lusty A, Kavaler E, Zakariasen K, Tolls V, Nickel JC (2018) Treatment effectiveness in interstitial cystitis/bladder pain syndrome: Do patient perceptions align with efficacy-based guidelines? Can Urol Assoc J 12(1):E1 – E5. https://doi.org/10.5489/cuaj.4505

· Maher C, Feiner B, Baessler K, Schmid C (2013) Surgical management of pelvic organ prolapse in women. Cochrane Database Syst Rev 4:CD004014. https://doi.org/10.1002/14651858. CD004014.pub5

· Malde S, Palmisani S, Al-Kaisy A, Sahai A (2018) Guideline of guidelines: bladder pain syndrome. BJU Int 122(5):729 – 743. https://doi.org/10.1111/bju.14399

· Morgan DM, Larson K, Lewicky-Gaupp C, Fenner DE, DeLancey JOL (2011) Vaginal support as determined by levator ani defect status 6 weeks after primary surgery for pelvic organ prolapse. Int J Gynaecol Obstet 114(2):141 – 144. https://doi.org/10.1016/j.ijgo.2011.02.020

· Mothes AR, Mothes HK, Radosa MP, Runnebaum IB (2014) Systematic assessment of surgical complications in 438 cases of vaginal native tissue repair for pelvic organ prolapse adopting Clavien – Dindo classification. Arch Gynecol Obstet 291(6):1297 – 1301. https://doi.org/10.1007/s00404-014-3549-1

· Naliboff BD, Stephens AJ, Afari N, Lai H, Krieger JN, Hong B et al (2015) Widespread psychosocial difficulties in men and women with urologic chronic pelvic pain syndromes: case-control findings from the multidisciplinary approach to the study of chronic pelvic pain research net-work. Urology 85(6):1319 – 1327. https://doi.org/10.1016/j.urology.2015.02.047

· Netter FH, Colacino S. Atlas of human anatomy. Elsevier-health sciences division; 1989. 01 - 01.

· Nickel JC, Jain P, Shore N, Anderson J, Giesing D, Lee H et al (2012) Continuous intravesical lidocaine treatment for interstitial cystitis/bladder pain syndrome: safety and efficacy of a new drug delivery device. Sci Transl Med. 4(143):143ra100. https://doi.org/10.1126/scitranslmed.3003804

· Nygaard I, Brubaker L, Zyczynski HM et al (2013) Long-term outcomes following abdominal sacrocolpopexy for pelvic organ prolapse. JAMA 309(19):2016 - 2024. https://doi.org/10.1001/jama.2013.4919

· Osborne J (2019) LiRIS device for interstitial cystitis & Hunner's lesions DEPRIORITIZED by Allergan - Interstitial Cystitis Network. Retrieved December 1, 2019, from Interstitial Cystitis Network website: https://www.ic-network.com/liris-device-for-interstitial-cystitis-hunners-lesions-deprioritized-by-allergan/Patient Fact Sheets - Healthcare Providers | AUGS (n.d.) Retrieved December 2, 2019, from https://www.augs.org/patient-fact-sheets/

· Pearce WA, Chen R, Jain N (2018) Pigmentary maculopathy associated with chronic exposure to pentosan polysulfate sodium. Ophthalmology 125(11):1793 - 1802. https://doi.org/10.1016/j.ophtha.2018.04.026

· Peters KM, Feber KM, Bennett RC (2007) A prospective, single-blind, randomized crossover trial of sacral vs pudendal nerve stimulation for interstitial cystitis. BJU Int 100:835 - 839. https://doi.org/10.1111/j.1464-410X.2007.07082.x

· Peters KM, Jaeger C, Killinger KA, Rosenberg B, Boura JA (2013) Cystectomy for ulcerative interstitial cystitis: sequelae and patients' perceptions of improvement. Urology 82(4):829 - 833.https://doi.org/10.1016/j.urology.2013.06.043

· Pontari MA, Krieger JN, Litwin MS et al (2010) Pregabalin for the treatment of men with chronic prostatitis/chronic pelvic pain syndrome: a randomized controlled trial. Arch Intern Med 170:1586 - 1593. https://doi.org/10.1001/archinternmed.2010.319

· Prescribing Recommendations (n.d.) Retrieved December 2, 2019, from Michigan OPEN website:https://michigan-open.org/prescribing-recommendations/

· Rana M, Yani MS, Asavasopon S, Fisher BE, Kutch JJ (2015) Brain connectivity associated with muscle synergies in humans. J Neurosci 35(44):14708 – 14716. https://doi.org/10.1523/JNEUROSCI.1971−15.2015

· R ssberger J, Fall M, Jonsson O, Peeker R (2007) Long−term results of reconstructive surgery in patients with bladder pain syndrome/interstitial cystitis: subtyping is imperative. Urology 70:638 – 642. https://doi.org/10.1016/j.urology.2007.05.028

· Sant GR, Propert KJ, Hanno PM et al (2003) A pilot clinical trial of oral pentosan polysulfate and oral hydroxyzine in patients with interstitial cystitis. J Urol 170(3):810 – 815. https://doi.org/10.1097/01.ju.0000083020.06212.3d

· Suskind AM, Berry SH, Ewing BA, Elliott MN, Suttorp MJ, Clemens JQ (2012) The prevalence of interstitial cystitis/bladder pain syndrome (Ic/Bps) and chronic prostatitis/chronic pelvic pain syndrome (Cp/Cpps) in men; results of the rand interstitial cystitis epidemiology (Rice) male study. J Urol 187:e29 – e30. https://doi.org/10.1016/j.juro.2012.02.115

· Suskind AM, Berry SH, Suttorp MJ et al (2013) Health−related quality of life in patients with interstitial cystitis/bladder pain syndrome and frequently associated comorbidities. Qual Life Res 22:1537 – 1541. https://doi.org/10.1007/s11136−012−0285−5

· Sutcliffe S, Gallop R, Henry Lai HH, Andriole GL, Bradley CS, Chelimsky G et al (2019) A longitudinal analysis of urological chronic pelvic pain syndrome flares in the Multidisciplinary Approach to the Study of Chronic Pelvic Pain (MAPP) Research Network. BJU Int 124(3):522 – 531. https://doi.org/10.1111/bju.14783

· Tanaka T, Nitta Y, Morimoto K et al (2011) Hyperbaric oxygen therapy for painful bladder syndrome/interstitial cystitis resistant to conventional treatments: long−term results of a case seriesin Japan. BMC Urol 11:11. https://doi.org/10.1186/1471−2490−11−11

· Van Ophoven A, Pokupic S, Heinecke A, Hertle L (2004) A prospective, randomized, placebocontrolled, double−blind study of amitriptyline for the

treatment of interstitial cystitis. J Urol 172(2):533－536. https://doi.org/10.1097/01.
ju.0000132388.54703.4d

· Van Ophoven A, Rossbach G, Pajonk F, Hertle L (2006) Safety and efficacy of
hyperbaric oxygen therapy for the treatment of interstitial cystitis: a randomized,
sham controlled, double－blind trial. J Urol 176:1442－1446. https://doi.
org/10.1016/j.juro.2006.06.065

· Vas L, Pattanik M, Titarmore V (2014) Treatment of interstitial cystitis/painful
bladder syndrome as a neuropathic pain condition. Indian J Urol 30(3):350－353.
https://doi.org/10.4103/0970－1591.128513

· Warner MA, Warner DO, Harper CM, Schroeder DR, Maxson PM (2000)
Lower extremity neuropathies associated with lithotomy positions. Anesthesiology
93(4):938－942. https://doi.org/10.1097/00000542－200010000－00010

· Warren JW, Van De Merwe JP, Nickel JC (2011) Interstitial cystitis/bladder pain
syndrome and nonbladder syndromes: facts and hypotheses. Urology 78:727－732.
https://doi.org/10.1016/j.urology.2011.06.014

· Wu JM, Hundley AF, Fulton RG, Myers ER (2009) Forecasting the prevalence
of pelvic floor disorders in U.S. Women: 2010 to 2050. Obstet Gynecol
114(6):1278－1283. https://doi.org/10.1097/AOG.0b013e3181c2ce96

· Zebede S, Smith AL, Plowright LN, Hegde A, Aguilar VC, Davila GW (2013)
Obliterative LeFort colpocleisis in a large group of elderly women. Obstet Gynecol
121(2):279－284. https://doi.org/10.1097/AOG.0b013e31827d8fdb

第十八章

局限性前列腺癌

Brett Watson, Pamela Jones, Jason Hafron

概　述 433

发病率和流行病学 433

病史和临床表现 434

风险因素 434

体格检查 435

辅助检查 436

    实验室检查 436

    影像学检查 437

    活　检 438

分　级 439

治　疗 441

手　术 443

参考文献 446

┃ 目　标

（1）探讨局限性前列腺癌的诊断和发病率。

（2）回顾前列腺癌的筛查和分期。

（3）讨论局限性前列腺癌的治疗方案。

概　述

前列腺是一个环绕着尿道起始段的小而光滑的外分泌腺。它位于膀胱的下方、尿生殖膈上方。前列腺的作用是分泌前列腺液，以保护精子在生殖过程中免受阴道酸性物质的影响。

血清前列腺特异性抗原（PSA）检测是一种用于筛查前列腺癌和其他前列腺异常的血清试验。PSA 是一种由前列腺产生的用来液化精液的蛋白质酶。前列腺健康的男性 PSA 水平较低。

Gleason 评分（GS）是基于从前列腺活检或前列腺手术中获得的病理组织评估的前列腺癌的标准分级系统。根据显微镜下的腺体结构或形态对组织进行分级。将 2 种最常见的形态分级（主要模式为原发性）相加，即可得出Gleason 评分（总分）。

发病率和流行病学

前列腺癌是美国男性中最常见的非皮肤癌（Cooperberg et al. 2013）。大约 1/9 的男性这一生中会被诊断为前列腺癌。美国癌症协会（ACS）预计每年将有 19.2 万名男性被诊断为前列腺癌。前列腺癌是仅次于肺癌的美国男性癌症相关死亡的主要原因，预计 2020 年将有超过 3.3 万人死于前列腺癌。尽管前列腺癌的发病率很高，但每 41 名男性中只有 1 人死于前列腺癌 （ACS 2020）。由于多种因素，包括筛查增加、早期诊断、治疗的进步，以及许多前列腺癌的惰性，前列腺癌的诊断数量远远超过了死亡数量。在 65 岁及以上的男性中，被诊断为前列腺癌的风险随着年龄的增长而增加到约 60%。

前列腺根据解剖分为 3 个不同的区域：外周带、中央带和移行带。外周带包含 70% 的腺体组织，是前列腺癌最常见的部位。这是在直肠指诊（DRE）中触诊到的区域。中央带包含射精管，约占腺体组织的 25%，这是前列腺癌的一个不常见的部位。移行带包含了剩下的 5% 的腺体组织，但约占前列腺癌的15%。移行带是良性前列腺增生（BPH）的典型发展区域 （Kampel 2013）。大多数前列腺癌是多灶性的，累及前列腺的多个区域。

当细胞分裂和细胞死亡的比率不再相等时，前列腺癌就会发展，导致肿瘤不受控制地生长。在最初的转化事件之后，许多基因的进一步突变，包括肿瘤抑制因子 PTEN、p53 及雄激素受体，可以导致肿瘤的进展和转移。大多数前列腺癌（95%）是腺癌。

病史和临床表现

由于 PSA 筛查和 DRE 的普遍使用，大多数早期前列腺癌是在无症状患者中发现的。泌尿生殖系统症状如尿频、尿急、夜尿、尿不尽和排尿踌躇更常与 BPH、前列腺炎等良性疾病有关；这些症状很少由局部前列腺癌生长到尿道或膀胱引起。BPH 和前列腺癌同时发生也很常见。对于出现泌尿系统症状的老年男性来说，除非另有证明，前列腺癌仍是诊断的鉴别标准之一。

PSA 筛查是在 20 世纪 80 年代发展起来的，在整个 90 年代检测量不断增加，在过去十年有所下降。PSA 筛查是有争议的，因为虽然它有助于检测大量的前列腺癌患者，但很多检出的前列腺癌是"无临床意义"的。对这些低级别癌症的广泛筛查和治疗是否真的能降低死亡率尚不确定。许多组织已经发布了在前列腺癌筛查中使用 PSA 筛查的指导方针。这些指导方针不断发展，将在本章后面讨论。其他的生物标志物已经被开发出来，但在检测前列腺癌方面没有一种优于 PSA，而 PSA 目前仍然是筛查的主要手段。

风险因素

前列腺癌的病因尚不清楚。然而，也有多种风险因素与之相关。主要的风险因素是年龄、种族和家族史。饮食、环境、遗传和激素相关因素也被报道会增加患前列腺癌的风险，并有不同程度的证据报告。年龄是前列腺癌发展的一个重要风险因素。尸检研究显示，从 30 岁和 40 岁开始，恶性前病变（高级别上皮内瘤变，HGPIN）和恶性肿瘤（大多为低危型前列腺癌）的患病率就很高，此后稳步增加（Sakr and Partin 2001）。前列腺癌的发病率从 50 岁开始显著增加，在 60~69 岁的年龄组中，携带偶发癌的概率为 1/3，70~81 岁的男性中有 46%

患有前列腺癌（Yin et al. 2008）。

　　非洲裔美国人的前列腺癌患病率仍然明显高于美国白人，而西班牙裔美国人的患病率与美国白人相似。亚洲裔美国人的患病率低于美国白人。尽管美国白人和非洲裔美国人的死亡率继续下降，但非洲裔美国人的死亡率仍然是其他任何种族的 2 倍多。前列腺癌死亡率的显著差异可能有其病因。一些数据显示，非洲裔美国人往往在较年轻时出现前列腺癌，前列腺癌分级较高，分期更晚。因此，较高的死亡率可能是由于诊断时疾病更晚期，即分期迁移（Zagars et al. 1998）。种族分期迁移的解释包括社会经济地位的差异导致获得医疗保健和 PSA 筛查的机会较少，以及肿瘤生物学上的种族差异，可能是由于饮食、激素或分子因素的不同导致了更具侵袭性的肿瘤（Morton 1994；Powell 1998）。

　　前列腺癌家族史是这种疾病的遗传风险因素。在一个或多个一级亲属中，有前列腺癌家族史的男性患前列腺癌的风险更高，而且也可能提早6~7年出现。遗传学研究表明，强烈的家族性易感性可能导致多达 5%~10% 的前列腺癌病例。一些报告表明，前列腺癌有共同的家族风险（遗传风险或环境风险）。BRCA-2 突变增加了在更年轻的年龄发生更具侵袭性的前列腺癌的风险（ACS 2020；Taylor et al. 2019）。

体格检查

　　完整的病史、体格检查（直肠指诊，DRE）是评估潜在前列腺癌患者必不可少的。当进行 DRE 时，所使用的技巧和患者的舒适性对于从检查中获得最佳的结果很重要。

　　在准备检查时，应允许患者排尿，然后正确摆放体位。患者应弯腰，肘部（前臂）放在检查台上，双脚与肩同宽。检查台上的侧卧位也是 DRE 的常用体位。检查医生应该准备好一双手套、润滑剂和纸巾来进行清理。

直肠指诊

- 润滑检查惯用手的示指。
- 将臀部分开，目视检查臀侧褶皱、肛门和会阴部。
- 打开肛门前要提前告知患者，并且动作要轻柔。

·手指通过括约肌慢慢地进入直肠。

·从前列腺顶部向底端开始触诊，同时包括外侧沟，手指从一侧扫到另一侧，检查整个前列腺。

·脱去检查手指的手套前，记录下任何血迹。

结果显示了健康状况和异常的发现，这表明需要进一步的评估。异常的DRE 表现，如前列腺坚韧（坚硬）和异常肿大、硬化和结节，可能是前列腺癌的征兆（Ball et al. 2019）。除了上述检查结果外，如果 DRE 检查出现异常，包括疼痛、检查时触痛、前列腺肿大或直肠内异常，则需要进行进一步的评估。对于在病史或体格检查中发现的肿胀、淋巴结肿大、背痛、可触及的骨痛、虚弱、疲劳或食欲减退，也应给予考虑和适当的转诊。这些体征和症状也可能提示局部晚期前列腺癌或其他恶性肿瘤。

■ 辅助检查

实验室检查

前列腺癌对 PSA 筛查的建议在不同的组织中有所不同，并且自 1986 年美国食品药品监督管理局（FDA）批准以来发生了显著变化。围绕该检查的争议源于这样一个事实：尽管该测试可以帮助检测出大量前列腺癌，但这些癌症中的大多数风险较低，没有临床意义，可能导致过度诊断和过度治疗。尽管过去在筛查建议上存在分歧，但两个主要组织，美国泌尿外科协会（AUA）和美国预防服务工作组（USPSTF）现在有非常相似的指导方针（AUA 2018；USPSTF 2019）。

在 55~69 岁的男性中，接受 PSA 筛查的决定应该由个人决定，是基于患者和医护人员之间的共同决策。这个讨论应该包括已知的风险因素，对筛查的风险和优点的讨论，以及患者自己的偏好。AUA 提供了一个共享的决策工具来帮助医护人员实现此标准。

不建议对年龄 40~55 岁且有一般风险的男性进行常规筛查。然而，由于种族或有强烈的致命或转移性癌症家族史而导致风险升高的男性，可以在与医护人员进行彻底讨论后考虑筛查。

不建议对 40 岁以下的男性、70 岁及以上的男性，以及预期寿命小于 10 岁的男性进行筛查。

PSA 测试可作为进一步评估泌尿系统疾病或 DRE 异常临床表现的诊断工具。如果怀疑前列腺癌，正常的 PSA 结果不应该是阴性的。PSA 结果低于 2.5 ng/mL 被认为是正常的，然而 PSA 水平的范围是一个连续的风险，前列腺癌可以出现在低或正常的 PSA 水平。此外，年轻男性的 PSA 水平往往低于老年男性。PSA 4~10 ng/mL 对前列腺癌的阳性预测值（PPV）为 20%~30%，PSA > 10 ng/mL 的 PPV 为 74%（Kampel 2013）。从本质上说，PSA 越高，患前列腺癌的风险就越高。

除了 PSA 检测，还有许多产品可以帮助识别临床有意义的前列腺癌的高风险患者。MDx 和 ExoDx 是基于尿液的检测，它们分析特定的基因产物，并提供一个评分，表明临床显著前列腺癌的风险。4K 评分是一种基于血液的测试，它分析 PSA 分子的亚型、hk2 生物标志物和临床因素，以提供风险评分。

影像学检查

多种影像学检查可以用来辅助前列腺显像和确定前列腺癌的分期。从这些检查中获得的信息对确定治疗方案是有益的。影像学研究也可用于确定前列腺癌的前列腺外扩散和评估临床症状。在这里将简要讨论具体的影像学检查和使用它们的理由。

经直肠超声（TRUS）是一种常用于指导前列腺活检的超声检查。前列腺在 TRUS 上很容易看到，并可以引导活检针放置到前列腺的每个区域。TRUS 也被用于确定前列腺的大小和体积。如果它能够检测到不可触及的病变，则其可视化有助于前列腺癌的分期和诊断。

计算机断层扫描（CT）横断面成像可能有助于揭示腹部和骨盆的器官、骨骼和软组织的细节。更具体地说，CT 扫描可以识别前列腺的大块或肿块、膀胱受累或淋巴结转移。除非有特定患者的禁忌，CT 扫描采用静脉造影检测。通常，在局限性前列腺癌患者中，CT 成像保留用于高危病例（PSA > 20 和（或）Gleason 评分 > 8 和（或）DRE 提示为 T_3），以排除转移性疾病。如果患者选择接受放射治疗，CT 扫描也可用于治疗计划。

核磁共振成像（MRI）是利用射频磁场产生的。在对软组织、前列腺包膜和淋巴结进行成像时，MRI优于CT扫描。多参数MRI已被越来越多地用于检测前列腺的病变。使用一种名为前列腺影像报告和数据系统（PI-RADS），前列腺内的病变能够根据临床显著癌症的风险进行分组。评分范围从PI-RADS 1（临床显著癌症的风险非常低）到PI-RADS 5（临床显著癌症的风险非常高）（Weinreb et al. 2016）。一种名为MRI融合的技术允许在活检过程中将MRI图像与实时TRUS图像叠加。这种技术允许在活检时在MRI上看到的可疑病变被精确定位。

骨扫描，这种核医学成像是用来识别已扩散到骨骼的疾病。当前列腺癌转移时，最常见的扩散部位为骨。通常，在局限性前列腺癌患者中，骨扫描成像用于高危患者（PSA > 20和（或）Gleason评分> 8和（或）DRE提示为T_3）或局部晚期前列腺癌，以排除转移性疾病。当患者出现与前列腺本身无关的疼痛时，也可以要求进行骨骼扫描。

前列腺癌转移的常见部位：

· 骨。

· 淋巴结。

· 肺。

· 肝。

· 中枢神经系统（脑）。

正电子发射断层扫描（PET），使用放射性示踪剂来显示体内代谢活动增加的区域。根据所使用的特定示踪剂，PET扫描可用于检测和定位癌细胞的区域。

活　检

前列腺穿刺活检是确诊前列腺癌的必要手段。它通常在经直肠超声（TRUS）引导和局部麻醉下在门诊进行，无论是诊所或手术中心。在活检前，通常建议进行灌肠。超声探头插入直肠后，可以看到前列腺，并进行系统活检，通常是取12个样本。

活检针穿过直肠壁进入前列腺。最近，多参数MRI的应用产生了一种被称为 MRI- 融合活检的新技术。在这种技术中，计算机软件将 MRI 图像叠加在实时的 TRUS 图像上。这使得外科医生可以精确地取样在 MRI 上看到的任何可疑病变。

2016 年，Liss 等人回顾了与前列腺活检相关的并发症和风险。教育患者了解该手术的副作用和潜在的并发症是很重要的（表 18-1）。患者应在活检前停止抗凝治疗和非甾体抗炎药物。在活检手术前后都需要进行抗生素治疗。AUA 建议使用氟喹诺酮类或头孢菌素进行预防。然而，当地实践和菌群的方案应指导抗生素治疗的选择（Liss et al. 2016；AUA 2019）。患者还应意识到潜在的并发症（表 18-1）。

表 18-1　前列腺活检的并发症

疼痛或不适	泌尿道感染，风险小
血尿	直肠出血，风险小
血精症	术后立即晕厥（血管迷走神经反应）
尿潴留	脓毒症（罕见）
发热	

前列腺活检的另一种方法，经会阴方法，正被越来越广泛地采用。超声探头仍通过直肠插入以显示前列腺，但活检针通过会阴穿刺。这就避免了穿刺直肠壁。研究表明，该技术可降低脓毒症的发生率（Borghesi et al. 2017）。

分　级

当前列腺癌的活检结果为阳性时，将使用该病理、组织学，以及 PSA、DRE、影像学结果来确定癌症的分级和分期。这些信息对于识别扩散（转移）的风险是必要的。如本章前面提到的，大多数前列腺癌组织学类型是腺癌，更具体地说是腺泡型腺癌。

前列腺癌通过 Gleason 评分或总和（GS）进行分级。它是根据一个系统进行评分的，1 分表示分化良好，5 分表示分化较差。评分越高，肿瘤扩散的可能性就越大。无论如何对患者进行治疗，GS 与分期、预后都有很好的相关性

（Albala et al. 2011）。

前列腺癌的分期是通过使用美国癌症分期联合委员会（AJCC）的 TNM 系统来确定的。T（原发肿瘤）、N（淋巴结）和 M（转移性疾病）由临床和/或病理结果决定。

表 18-2　前列腺癌 TNM 分期（第 8 版，2017 年）

T	N	M	PSA（ng/mL）	G	分期
cT1a~c,cT2a	N0	M0	<10	1	Ⅰ
pT2	N0	M0	<10	1	Ⅰ
cT1a~c,cT2a	N0	M0	10 ≤ PSA<20	1	Ⅱ A
cT2b~c	N0	M0	<20	1	Ⅱ A
T1~2	N0	M0	<20	2	Ⅱ B
T1~2	N0	M0	<20	3	Ⅱ C
T1~2	N0	M0	<20	4	Ⅱ C
T1~2	N0	M0	≥ 20	1~4	Ⅲ A
T3~4	N0	M0	任何 PSA	1~4	Ⅲ B
任何 T	N0	M0	任何 PSA	5	Ⅲ C
任何 T	N1	M0	任何 PSA	任何	Ⅳ A
任何 T	任何 N	M1	任何 PSA	任何	Ⅳ B

注意：当 PSA 或等级组不可用时，应根据 T 类别和（或）PSA 或等级组进行分组。

分期帮助确定癌症是局限性、局部晚期，还是扩散到身体的其他部位。TNM 分期不包括肿瘤分级或 PSA 水平。

Gleason 分级分组是另一种更简单的对患者风险分层的方法。根据 Gleason 评分，患者被分配到一个 Gleason 分级组（GG）。Gleason 评分为 6，对应于 GG1。Gleason 评分为 3+4=7，对应于 GG2。Gleason 评分 4+3=7，对应于 GG3。Gleason 评分为 8 分，前列腺癌被划分为 GG4。任何一个 Gleason 评分为

9 分或 10 分的前列腺癌都被划分为 GG5。可能需要将图 18-1 与 Gleason 分数和评分组相互参照使用。

▌ 治 疗

对于新诊断的局限性前列腺癌患者，有多种治疗方案可选择。临床情况和病理特征是影响预后的重要因素，在决定管理和治疗方案时必须加以考虑。在决定治疗方案时，这些特征可用于确定个体患者疾病进展的相对风险。多种风险评估工具可用于前列腺癌。本章将以前列腺癌治疗中常用的前列腺癌预后风险分组（D-Amico 量表）（1998）为例进行说明。

·低危：PSA ≤ 10 ng/mL，Gleason ≤ 6，T1 或 T2a 期。

·中危：PSA 10~20 ng/mL，Gleason 7，或临床分期 T2b。

·高危：PSA>20 ng/mL，Gleason 8~10，或临床分期 T2c 或 T3a。

局部前列腺癌的治疗选择可从保守到积极。应向每位前列腺癌患者明确告知最佳治疗方案。这将需要咨询其他临床专家，包括肿瘤放射科医生和肿瘤内科医生。在某些情况下，前列腺癌的治疗可能涉及多种治疗方式。

等待观察是最保守的选择，即患者在诊断为前列腺癌时就决定放弃最终治疗。因并发症和（或）预期寿命有限而面临严重健康风险的患者可考虑采用这种方案。该方案可以不进行常规随访。

在确诊时暂不接受明确治疗的情况下，主动监测是另一种选择。某些低风险和中风险的前列腺癌患者通常会考虑这种方案。根据临床指南和方案，对这些患者进行积极和全面的随访，包括 PSA 检测、DRE 和活体组织检查。当这些患者出现病情进展的迹象时，他们会接受相应的治疗。虽然有 20%~41% 的患者在确诊后 3~5 年可能需要接受这种治疗方案，但对大多数患者来说，在病情发展时接受治疗的效果似乎与确诊时接受治疗的效果相同（Cooperberg et al. 2013）。

对于考虑接受主动监测或已经接受主动监测方案的患者，有几种分子检测可以帮助指导治疗决策。Oncotype Dx、Prolaris 和 Decipher 是在活检后对前列腺癌组织进行的基因检测。这些检测有助于确定癌症的侵袭性，以及癌症进展或转移的可能性。根据结果，患者可以选择更积极或更保守的治疗方案。

放射治疗（RT）是门诊治疗前列腺癌的最终选择。与外科手术一样，放射治疗也有多种技术，并且经过多年的发展，放射治疗的技术水平不断提高。放射治疗是治疗局限性前列腺癌的常用方法。每种放射方案都有其临床适应证。并发症和副作用是放射线对治疗区域内正常组织产生毒性作用的结果。放射治疗的急性期并发症通常发生在开始治疗疗程的 2~3 周后，但也可能更早。放射治疗的远期并发症至少会在治疗结束后 3 个月出现。这些远期并发症可能会在疗程结束后数年甚至数十年出现。

外放射治疗（EBRT）是前列腺癌治疗中侵袭性最小的放射治疗方式。适用于低、中、高危人群（Hansen and Roach 2007）。EBRT 是通过 X 射线以光子能量或最近的质子能量进行传输的。改进的治疗计划和成像包括三维适形放疗（3D-CRT）和调强放疗。这些技术可以提高精准度和修正靶区，从而允许在保护周围组织的情况下，向前列腺提供更高剂量的放疗，以减少急性期和远期并发症。超分割放疗的分次（治疗次数）较多，每次分次的剂量较低；低分割放疗的分次较少，每次分次的剂量较高。EBRT 通常在一小时计划疗程（模拟）后一周开始，每周 5 天，每天分次进行，最长可持续约 9 周，具体取决于选择的剂量或超分割还是低分割。

近距离放射治疗是一种间质放射治疗技术，在 TRUS 的引导下，将放射性粒子直接植入前列腺。放射性粒子通过一个预先装有微型导管的机械设备放置到组织中。患者在近距离放射治疗结束后没有放射性。有低剂量率（LDR）和高剂量率（HDR）近距离放射治疗技术。HDR 技术将是本节的重点。这是一种微创治疗，需要脊髓麻醉，可能需要住院。HDR 近距离放射治疗（单一疗法）或与 EBRT 联合使用是 2 种常用的近距离放射治疗方式。HDR 单独放疗适用于低风险组和中风险组。它可以分 2 次植入，每次间隔 1 周，每次治疗 2 次，也可以 1 次植入，每次治疗 2 次。目前正在研究单次分量 HDR 近距离放射治疗。

HDR/EBRT 联合治疗适用于中、高危组。每部分的 HDR 剂量小于单药治疗。接受这种治疗方案的患者需要接受 2 次植入治疗，每次间隔 1 周，并进行 2 次 HDR 治疗，同时接受为期 4~5 周的 EBRT 疗程（表 18-3）。

表 18-3　具有急性期（远期）并发症的放射治疗方式

模式	急性期并发症	远期并发症
EBRT	尿频、夜尿、尿急、排尿困难、腹泻、里急后重、尿潴留（罕见）、疲劳	排尿困难、尿频、尿急、血尿、放射性膀胱炎、尿道狭窄、腹泻、里急后重、直肠出血、直肠炎、5 年逐渐阳痿（>30%）
近距放射治疗/HDR	尿频、尿急、排尿困难、尿潴留、腹泻、里急后重、痉挛、会阴血肿	尿道狭窄、尿潴留、尿失禁、膀胱炎、直肠炎、5 年逐渐阳痿（40%）
联合 EBRT/HDR	没有明显的变化，因为并发症与单一模式相似	没有明显的变化，因为并发症与单一模式相似

▌手　术

前列腺癌的手术包括切除整个前列腺和精囊。只有在术前淋巴转移的风险高到需要手术切除时，盆腔淋巴结才会被切除。术前风险是基于术前 Briganti 列线图或已公布的风险表。手术切除的目的是切除所有的前列腺癌，同时避免对尿道括约肌（保留尿控）和海绵体神经（保留勃起功能）的损伤。决定是否进行手术是基于患者的总体预期寿命、并发症、前列腺癌风险和既往手术史。一般来说，外科手术只针对 70 岁以下、整体健康状况良好的男性。目前切除前列腺的技术包括开放根治性耻骨后前列腺切除术、腹腔镜根治性前列腺切除术、机器人辅助腹腔镜根治性前列腺切除术和经会阴根治性前列腺切除术。决定使用这些技术是基于患者的身体体质、手术史和外科医生的经验。

开放性根治性耻骨后前列腺切除术是切除前列腺的传统方法。该手术是在全身或脊髓麻醉下通过脐下中线切口进行的。该手术过程通常需要 3~4 h，需要住院 1~2 天。患者需留置导尿管 7~14 天。该手术的常见副作用包括尿失禁、勃起功能障碍和出血。

机器人辅助腹腔镜根治性前列腺切除术是一种通过小切口进行的微创手术，外科医生在手术室内控制手术机器人的机械臂进行手术。机器人手术为外科医生提供了出色的手术视觉和更精确的手术动作。与开放式手术相比，患者由于切口较小，腹部创伤更少，大多数患者的疼痛也更少。此外，机器人手术的失血量更少。患者需要全身麻醉，手术通常需要 3~4 h。大多数人需要住院 1 晚，需要留置导尿管约 1 周。在美国，绝大多数的前列腺切除术都是用这种技术进行的。副作用可包括尿失禁、勃起功能障碍和尿道狭窄。

腹腔镜根治性前列腺切除术也是一种微创手术技术，是机器人辅助前列腺切除术的前身。方法和手术步骤本质上是相同的，但患者和外科医生之间没有机器人连接。这种手术在很大程度上已经被机器人前列腺切除术所取代，而且在美国并不常见。其结果和副作用与机器人辅助腹腔镜根治性前列腺切除术相似。

经会阴根治性前列腺切除术包括通过会阴做的切口切除前列腺。手术后的恢复时间可能比开放根治性耻骨后入路更短。除了能保留勃起功能外，结果和副作用与其他方法相似。但会阴前列腺切除术后勃起功能的维持是有限的。

冷冻手术包括将整个前列腺（有时只是病灶区域）冷冻到对癌细胞致命的温度。该手术通常使用小探针，在经直肠超声引导下通过会阴进入前列腺。在治疗期间，外科医生可以监测冷冻范围，以确保它包含整个前列腺。常见的副作用包括泌尿系统症状、血尿、勃起功能障碍和直肠损伤（很少有）。

高强度聚焦超声（HIFU）是另一种治疗局限性前列腺癌的技术。HIFU 利用直肠超声探头产生高频超声波，可以导致癌细胞的破坏，同时保留周围的结构（Chaussy 2017）。值得注意的是，冷冻手术和 HIFU 目前都不是 AUA 认为的标准治疗选择。

所有手术的随访都需要定期进行 PSA 筛查，一般每 6 个月一次。手术后，PSA 有望恢复到零。如果 PSA 没有恢复到零或高于零，则应怀疑未完全切除前列腺癌或有复发的情况。然而，在放疗或冷冻手术后，PSA 将达到一个零以上的最低点。在这些患者中，PSA 最低点的显著升高表明前列腺癌复发。通常，泌尿外科医生会进行骨骼扫描、CT 扫描或 PET 扫描成像，并考虑前列腺活检以确定复发前列腺癌的位置。

此外，在任何治疗后，患者勃起功能和尿控的恢复应被密切监测。如果患者在手术前勃起功能良好，并接受了保留神经的手术，阴茎康复计划是有帮助的。通常情况下，这些计划通过药物治疗和设备治疗来鼓励性活动。患者经常会按计划剂量服用磷酸二酯酶抑制剂。最后，我们鼓励患者进行凯格尔运动，并推荐定期进行盆底物理治疗，以帮助改善排尿功能。对患者的支持和鼓励是至关重要的，特别是在康复的早期阶段。如果上述方案已充分应用，但性功能和尿控无法恢复，则可以进行相应的外科手术。

临床总结

·在前列腺切除术后移除导管前使用抗生素可能会有帮助。

·关于术中和术后情况的健康教育资料有助于缓解焦虑。健康教育包括手术时间、住院时间、导管移除时间、随访日期、术后常规处方药（pd-5 抑制剂），以及凯格尔运动练习方法和练习时间。

参考文献

· Albala DM, Morey AF, Gomella LG, Stein JP (2011) Oxford American handbook of urology. Oxford University Press, New York, pp 190‑221. Print

· American Cancer Society (2020) Cancer facts & figures for prostate cancer. American Cancer Society, Atlanta. Web

· American Urological Association (2018) Clinical guideline on early detection of prostate cancer.

· American Urological Association Education and Research, Linthicum American Urological Association (2019) Best practice statement. Urologic procedures and anti‑microbial prophylaxis. American Urological Association Education and Research, Linthicum

· Ball JW et al (2019) Seidel's guide to physical examination: an interprofessional approach, 9th edn. Elsevier, St Louis, pp 507‑522. Print

· Borghesi et al (2017) Complications after systematic, random, and image‑guided prostate biopsy. Eur Urol 71 (3) : 353‑365

· Chaussy CG (2017) High‑intensity focused ultrasound for the treatment of prostate cancer: a review. J Endourol 31 (S1) : S30‑S37

· Cooperberg MR et al (2013) Neoplasms of the prostate gland. In: McAninch JW, Lue TF (eds) Smith & Tanagho's general urology, 18th edn. McGraw‑Hill Co., New York, pp 357‑370

· D'Amico AV et al (1998) Biochemical outcome after radical prostatectomy, external beam radiation therapy, or interstitial radiation therapy for clinically localized prostate cancer. JAMA 280(1998):969‑974. Web

· Hansen EK, Roach M (2007) Handbook of evidence‑based radiation oncology. Springer,New York, pp 293‑311. Print

· Kampel LJ (2013) Dx/Rx: prostate cancer, 2nd edn. Jones & Bartlett Learning, Burlington, pp 3‑134. Print

· Li R, Ravizzini GC, Gorin MA et al (2018) The use of PET/CT in prostate cancer. Prostate Cancer Prostatic Dis 21:4‑21

· Liss MA et al (2016) AUA white paper. The prevention and treatment of the more common complications related to prostate biopsy update. American Urological Association, Linthicum

· Morton RA (1994) Racial differences in adenocarcinoma of the prostate in North American men. Urology 44:637 - 645. Print

· Powell IJ (1998) Prostate cancer in the African American: is this a different disease? Semin Urol Oncol 16:221 - 226. Print

· Sakr W, Partin AW (2001) Histological markers of risk and the role of high-grade prostatic intraepithelial neoplasia. Urology 57(1):115 - 120. Print

· Taylor RA, Fraser M, Rebello RJ et al (2019) The influence of BRCA2 mutation on localized prostate cancer. Nat Rev Urol 16:281 - 290. Web

· USPSTF (2019) Final update summary: prostate cancer: screening. U.S. Preventive Services Task Force, Rockvile. web

· Weinreb JC, Barentsz JO, Choyke PL et al (2016) PI-RADS prostate imaging—reporting and data system: 2015, version 2. Eur Urol 69(1):16 - 40

· Yin MI, Bastacky S, Chandran U, Becich MJ, Dhir R (2008) Prevalence of incidental prostate cancer in the general population: a study of healthy organ donors. J Urol 179(3):892 - 895. Web

· Zagars GK, Pollack A, Pettaway CA (1998) Prostate cancer in African-American men: outcome following radiation therapy with or without adjuvant androgen ablation. Int J Radiat Oncol Biol Phys 42(5):17 - 523. Print

膀胱癌和尿路上皮癌

Anne Lizardi-Calvaresi, Staci Mitchell, Julie Derossett

概　述..451

发生率..451

　　膀胱癌..451

　　上尿路尿路上皮癌..452

　　尿道癌..452

解剖和生理..452

风险因素..454

病　史..455

体格检查..457

诊　断..457

尿路上皮癌的分期..458

辅助检查..459

　　实验室检查..459

　　影像学检查..460

治　疗..462

　　尿路上皮癌..462

　　膀胱尿路上皮癌..463

　　肾盂和输尿管尿路上皮癌 467

尿道尿路上皮癌的治疗..467

　　尿路上皮癌术前教育 468

尿路上皮癌的监测建议 469

参考文献...471

目　标

（1）解释尿路上皮癌的诊断、评估和治疗。

（2）确定膀胱癌、输尿管癌和尿道癌的发病率、风险因素，以及相关症状和体征。

（3）讨论尿路上皮癌的病理、分期和诊断评估。

（4）回顾尿路上皮癌的治疗方法。

概　述

尿路上皮癌（urothelial carcinoma，UC）是指肾盂、膀胱、输尿管和尿道的组织层或尿路上皮内细胞的异常分裂。膀胱癌、输尿管癌和尿道癌常被误诊为尿路感染或肾结石。患者在接受多个疗程的抗生素和 / 或止痛药治疗后，症状并未得到缓解。疾病的诊断和治疗被延误，有可能导致病情恶化。

发生率

膀胱癌

2019 年全球新发膀胱癌病例约 8 万例，死亡约 1.76 万例（Surveillance，Epidemiology，and End Results［SEER］2020）。膀胱癌占美国所有新发病例的 4.5%。2016 年，美国约有 699450 人罹患膀胱癌。膀胱癌是第二常见的泌尿系统癌症，也是复发率最高的癌症。随着年龄的增长，膀胱癌的发病率越来越高，而且男性多于女性，平均年龄在 73 岁之前。膀胱癌最常见于 75~84 岁人群，该年龄组的死亡率也最高。

在美国，膀胱癌死亡率居恶性肿瘤的第 6 位。45~54 岁人群的死亡率为 3.2%，55~64 岁人群的死亡率为 11.4%，65~74 岁人群的死亡率为 21.9%，75~84 岁人群的死亡率为 31.9%，80 岁以上人群的死亡率为 31.0%（SEER 2020）。平均死亡年龄为 79 岁。2016 年，膀胱癌患者 5 年存活率为 78.3%。在过去的 30 年里，5 年的相对存活率有所增加。1975 年，膀胱癌患者的 5 年存活率为 71.5%，而 2006 年为 80.6%。5 年生存率还取决于确诊时的癌症分期或疾病程度。与局限性膀胱癌（69.5%）相比，膀胱原发层细胞癌或原位癌患者 5 年生存率最高（95.8%）。当膀胱癌扩散到膀胱外的区域淋巴结时，5 年生存率降至 36.3%，而当癌症分期为远期或转移到其他器官时，5 年生存率则急剧下降至 4.6%。

上尿路尿路上皮癌

上尿路（肾盂和输尿管）癌症的发病率要低得多，常见于 65 岁以上人群，占所有肾癌和上尿路癌症的比例不到 5%。根据美国癌症协会发布的癌症监测报告（Cancer Statistics 2019），2019 年美国估计有 3000 人被诊断为输尿管癌，其中男性 2600 人，女性 1300 人（Cancer Statistics 2019）。

成人最常见的肾癌是肾细胞癌（RCC）（85%）。上尿路尿路上皮癌（UTUC）是肾盂和输尿管最常见的癌症类型。上尿路癌的预后与确诊时的分期直接相关。肾盂癌或输尿管癌治疗后膀胱癌复发率为 15%~50%（Azemar et al. 2011）。

尿道癌

原发性尿道癌极为罕见，报告病例不足 2000 例，占恶性肿瘤总发病率不到 1%（Guidos 2018）。确诊时，通常已到晚期，因此很难区分原发性尿道癌和膀胱局部晚期尿路上皮癌。

非洲裔美国人罹患原发性尿道癌的概率是白种人的两倍。SEER 数据库报告称，大多数原发性尿道癌（55%~77.6%）为尿路上皮癌。其他组织学类型包括鳞状细胞癌（11.9%~21.5%）、腺癌（5%~16.4%）和罕见的黑色素瘤。尿道癌的发病率随年龄增长而增加，大多数病例在 75 岁或以上确诊（Swartz et al. 2006）。

■■ 解剖和生理

膀胱壁主要有 4 层。最内层由尿路上皮或移行细胞组成，称为尿路上皮或移行上皮。尿路上皮下面是一层薄薄的结缔组织、血管和神经，即固有层。固有层外是膀胱肌肉，即固有肌层。最外层是脂肪结缔组织，将膀胱与其他器官隔开。

膀胱癌的类型是根据癌细胞的起源层或细胞层，以及浸润深度来确定的。尿路上皮癌（UC）是最常见的膀胱癌类型，起源于膀胱最内层。尿路上皮细胞癌的外观与膀胱内壁的尿路上皮细胞相似；肾盂、输尿管和尿道也有尿路上皮细胞，这意味着尿路上皮细胞癌可能发生在输尿管或肾盂的任何部位。尿路上皮癌根据侵犯深度和亚型进一步分类（表 19-1）。

表 19-1　膀胱癌的分类

类型		说明
尿路上皮癌（UC）	最常见的膀胱癌起源于膀胱最内层；尿路上皮细胞分布于肾盂、输尿管和尿道；UC 也可发生在这些器官	非侵入性：保留在内层（移行上皮）。 浸润性：侵犯固有层或肌层。 浅表性或非肌层浸润性：指非浸润性肿瘤以及侵犯固有层但未侵犯肌层的浸润性肿瘤。 乳头状癌：在膀胱中央呈茎状生长。看起来像菜花的茎，但不会延伸到深层，称为非浸润性乳头状癌。 低度恶性潜能的乳头状尿路上皮肿瘤（PUNLUMP）：级别很低，无侵袭性；出现在膀胱侧后壁和输尿管口。很少伴有侵犯或转移，预后良好。 扁平癌：不向膀胱中心生长，停留在内层。也称为非浸润性扁平癌或原位扁平癌（CIS）
鳞状细胞癌（SCC）		1%~2% 的膀胱癌为鳞状细胞癌，几乎全部为浸润性癌，与鳞状化生有关，可发生在膀胱的多个部位；最常见于侧壁和三角区膀胱镜下，肿瘤呈结节状，表面呈不规则的斑块状，大多数肿瘤较大、外生、坏死并向膀胱腔内隆起，膀胱憩室可能会增加罹患 SCC 的概率
腺癌		罕见。 占所有膀胱癌的 0.5%~2%。 与尿路上皮癌相比，膀胱外病变的发生率较高。 肿瘤通常为单发病灶，有局部浸润倾向，症状出现较晚
小细胞癌		侵袭性、低分化的神经内分泌肿瘤，类似于肺小细胞癌。 罕见，每年新增病例小于 500 例。 可累及膀胱的任何部位，最常见的部位是侧壁和膀胱顶部
肉瘤		罕见的恶性间质肿瘤。 50% 的膀胱肉瘤为平滑肌肉瘤，约 20% 为横纹肌肉瘤。 可发生在膀胱的任何部位，但最常见的是在三角区或膀胱底部

泌尿外科护理指南

续表

类型	说明
癌肉瘤和肉瘤样癌	罕见且极具侵袭性。 膀胱肉瘤样癌主要是具有上皮分化的梭形细胞肿瘤，最常见的是尿道上皮性肉瘤
淋巴上皮癌	以淋巴浸润为特征的罕见上皮肿瘤，提示淋巴瘤。 诊断时的典型症状是肌肉侵润。 与其他原发性膀胱癌相比，预后较好

　　非尿路上皮性膀胱癌比较罕见，而且比 UC 更具侵袭性。非尿路上皮性膀胱癌的症状出现较晚，往往预示着癌症晚期、预后较差。非上皮性膀胱癌又分为上皮性和非上皮性两种。根据 Hayes 和 Gilligan（2014）的研究，这些癌症中约有 90% 起源于上皮，包括鳞状细胞癌（SCC）、腺癌和小细胞（神经性）肿瘤。非上皮性癌症比较罕见，包括肉瘤、癌肉瘤、肉瘤样癌、副神经节瘤、嗜铬细胞瘤、原发性膀胱黑色素瘤和淋巴瘤。黑色素瘤和淋巴瘤是最常见的转移到膀胱的癌症。结肠癌、直肠癌、前列腺癌或子宫癌可直接转移到膀胱。

▌▌ 风险因素

　　尿路上皮癌与以下几个因素有关：吸烟、环境（化工产品）暴露和慢性尿路感染。吸烟是主要的风险因素，曾经吸烟者患膀胱癌的概率是从不吸烟者的 2 倍，而正在吸烟者患移行细胞肾癌和输尿管癌的概率是不吸烟者的 4 倍 ［National Institutes of Health（NIH）2014］。

　　工作场所暴露也会增加患病风险。芳香胺、联苯胺、β‐萘胺等工业化学品，以及橡胶、皮革、纺织品和油漆产品都与尿路上皮癌有关。美发师、油漆工、机械师、印刷工、卡车司机（柴油烟雾）和消防员（化学 / 泡沫阻燃剂）等从业人员因在工作中接触化学物质而面临患病风险。在工厂、化工厂和高度工业化地区附近居住的人群中也常发现尿路上皮癌。长期过度使用镇痛药物（镇痛药性肾病）也与上尿路上皮癌有关。

　　细菌感染、异物（复发性膀胱结石、导尿管）等慢性尿路刺激物和慢性尿路出口梗阻与尿路上皮癌的高发病率有关。脊髓损伤患者长期使用留置导尿管与尿路上皮恶性肿瘤有关。West 等人（1999）对脊髓损伤患者进行的一项基于人群的回顾性分析得出结论，在使用留置尿道导尿管和耻骨上导尿管的脊髓损伤患者中，鳞状细胞癌的发病率（42%）高于使用清洁间歇导尿管、避孕套导尿管或自行排尿的脊髓损伤患者（19%）。

还有研究提到了尿道癌的其他病因。Wiener 等人（1992）证实 14 例原发性尿道癌中有 4 例（29%）存在人乳头状瘤病毒（HPV）DNA。Kaplan 等人（1967）发现，37% 的男性尿道癌患者有性病史。

需要评估的具体风险因素

·吸烟：评估使用的烟草类型，香烟、雪茄、电子烟、咀嚼烟草、鼻烟，以及烟龄、每天吸烟量、戒烟日期。

·工作场所的化学品：评估目前和以前居住地的环境接触情况；居住在高度工业化地区的人风险更高。

·患过膀胱癌的人再次患病的风险更大。

·林奇综合征家族史。

·55 岁及以上人群高发。

·男性发病率高于女性。

·终身膀胱刺激和感染：多次膀胱感染的人患膀胱癌的风险更大。包括需要留置导尿管或需要间歇性自我导尿的尿潴留病史。

·液体摄入过少可能会增加患病风险。

·砷是一种毒物，会增加罹患膀胱癌的风险。在世界某些地方，饮用水中的砷含量可能很高。

病 史

完整详尽的病史对诊断尿路上皮癌至关重要。确定风险因素以及评估症状和体征将有助于指导和鉴别诊断。

完整的病史是评估药物、辅助诊断和治疗计划的必要条件。尤其需要注意，了解患者腹部和骨盆是否曾接受过放射治疗。

　　了解既往手术和（或）手术史，尤其是泌尿系统、腹部和骨盆手术史将有助于制订治疗计划。

　　了解患者全面的用药史是评估药物相互作用的必要条件，有助于鉴别诊断。尤其注意了解抗凝血药物、尼古丁口香糖（贴片）、男性睾酮替代品的使用情况，以及既往抗生素的使用情况。同时，要注意抗生素和静脉注射造影剂的过敏情况。

　　完整的社会史应包括饮酒情况（数量和类型）、非法药物使用情况（数量和类型）、支持系统和家庭环境。性功能基线也很重要。

　　对每种症状的评估应包括持续时间、频率、严重程度、间歇性或慢性，以及使用过的治疗方法。尿路上皮癌可能与其他疾病的症状表现相似，需注意鉴别（表19-2）。

表 19-2　尿路上皮癌相关症状评估

可能与尿路上皮癌有关的体征和症状	可能与原发尿路上皮癌有关的体征和症状尿道	晚期（转移性）疾病的症状
发热、寒战、出汗、恶心（呕吐）； 肉眼血尿（尿中可见血）是最常见的症状，通常无痛，切勿忽视； 尿液中有血块和（或）组织； 镜下血尿； 下尿路症状（LUTS）：尿频、尿急、夜尿和排尿困难（疼痛或烧灼感）； 膀胱排空不完全； 尿失禁； 腰部（侧腹）疼痛（上尿路癌）； 腹部（盆腔）疼痛； 尿道分泌物	尿流减少，排尿费力； 尿频、夜尿、瘙痒、排尿困难（最常见于原位癌）； 进行性尿道狭窄引起的尿潴留； 血尿、尿道或阴道滴状出血； 脓性、恶臭或水样分泌物； 血精； 会阴、耻骨上或尿道疼痛； 性交疼痛； 肿胀； 里急后重； 阴茎异常勃起； 除体检发现会阴部、阴唇或阴茎根部有硬结外，无其他症状	不明原因的体重减轻； 食欲不振； 疲劳； 新的骨骼疼痛； 胸痛（气短）； 恶病质

体格检查

应进行从头到脚的全面体格检查。腹部检查的重点是脾脏或肝脏的潜在肿大、肿块、触痛和 / 或耻骨上疼痛。女性需要进行盆腔和直肠检查，以评估肿块及其饱满度。男性需要进行全面的泌尿生殖系统检查，包括阴茎、肉阜、阴囊、睾丸、附睾，以及包括前列腺在内的直肠检查，以评估前列腺是否有结节和直肠壁肿块（饱满）。男性和女性都应触诊腹股沟侧淋巴结，并直接触诊骨骼疼痛部位。

还可以使用美国东部肿瘤协作组（ECOG）性能状态测量法（Oken et al. 1982）等工具对基线性能状态进行评估。这将有助于评估患者的疾病进展情况，评估疾病对患者日常生活能力的影响，并确定适当的治疗和预后（表 19–3）。

表 19-3　体检线索

可能与尿路上皮癌及其转移相关的异常体检结果	
消瘦，尤其是短时间内的； 认知、情绪和情感发生变化； 颈部、锁骨上淋巴结和（或）腹股沟淋巴结明显肿大，椎体、双侧肋骨、骨盆、双侧臀部和大腿触痛； 可触及腹部肿块	可触及的盆腔（直肠）充盈（肿块）； 可触及尿道肿块； 下肢水肿可作为深静脉血栓形成（DVT）的指标，单侧水肿可能是转移性疾病的指标； 性功能下降，尤其是急剧下降； 男性可触及前列腺结节（可能是前列腺癌）、阴囊（睾丸）肿块

诊　断

也有其他诊断可能与膀胱癌相似（表 19-4）。肉眼血尿或镜下血尿通常被当作尿路感染或肾结石来治疗；在没有对尿路上皮癌进行全面评估的情况下，可能会预先服用多个疗程的抗生素或止痛药。千万不要认为血尿就是尿路感染。肾盂和输尿管尿路上皮癌是最常见的上尿路癌症。鳞状细胞癌约占10%。膀胱内的原发性肿瘤可累及输尿管口并延伸至输尿管。

表 19-4　可能与尿路上皮癌相似的诊断

尿路感染（UTI）

肾结石

出血性膀胱炎：非感染性（盆腔放射史）

肾细胞癌

膀胱过度活动症

良性狭窄疾病（膀胱出口梗阻、充溢性尿失禁）

良性前列腺增生（BPH）

妇科病因

尿道外伤

抗凝药物

膀胱癌经过明确治疗后，上尿路上皮癌的复发率很高。有 30%~50% 的上尿路癌症患者患有膀胱癌。

输尿管尿路上皮癌：男性和女性之间具有独特的解剖和组织学差异。男性尿道平均长 21 cm，分为前尿道和后尿道。女性尿道较短，约 4 cm，解剖结构较简单。尿道黏膜的组织学形态都是从移行上皮向远端发展为鳞状上皮。尿道黏膜细胞更新换代的速度很快，可能导致发育异常和瘤变；这些黏膜细胞在组织学上可将尿道癌归类为移行细胞癌（TCC）或继发于化生的腺癌（Guidos et al. 2018）。炎症、感染和刺激也会阻碍尿道黏膜细胞的天然 DNA 修复机制（Guidos et al. 2018）。

女性最常见的肿瘤侵犯部位是阴唇、阴道和膀胱颈。男性最常见的侵犯部位是阴茎体和尿道周围组织的血管间隙、会阴部深层组织、泌尿生殖膈、前列腺，以及阴茎和阴囊皮肤，在这些部位，肿瘤可引起脓肿和瘘管（Guidos et al. 2018）。尿道肿瘤通常侵犯局部，并延伸至邻近软组织。在确诊时，肿瘤通常为局部晚期，预后较差。

▌▌尿路上皮癌的分期

尿路上皮癌的治疗取决于癌症的分期和分级。分期是基于 2016 年美国癌症联合委员会（AJCC）TNM 指南。T 分期指根据诊断检测结果进行的临床分期。P 分期是通过切除膀胱、输尿管或尿道的组织进行病理检查确定的。例如 Ta 是非浸润性乳头状癌的临床分期，pTa 是非浸润性乳头状癌的病理分期。

辅助检查

实验室检查

评估电解质失衡、肝功能，以及最重要的基线肾功能：肌酐、尿素氮、肾小球滤过率（GFR）。评估基线肾功能是为了确定患者是否适合进行造影检查。如果肌酐为 2.0 mg/dL 或更高，则不宜进行 CT 造影。

全血细胞检查：评估白细胞计数（WBC）是否升高，以确定是否存在感染；评估基线血红蛋白和血细胞比容。

凝血检查（PT、PTT、INR）：评估出血性疾病的可能性、基线 INR（尤其是在服用抗凝药物的情况下）。

尿液分析：一定要将尿液标本送到实验室进行宏观和微观分析。尿液宏观分析可确定是否存在细菌和红细胞（RBC）。切勿依赖诊室尿液分析，这只能提供硝酸盐和（或）血液存在的初步数据，而完整的实验室检查对鉴别诊断非常重要。

尿液培养和药敏：尽管有尿液宏观和微观分析的结果，将尿液送去进行培养和药敏试验仍是一个谨慎的选择，尤其是在患者有症状的情况下。尿培养可确定存在的细菌类型，药敏试验可确定适合的抗生素进行治疗。

尿液细胞学检查：是诊断膀胱癌最有价值、最可靠的检查。将排出的尿液样本送去实验室进行检查，以确定是否存在癌细胞。结果可能是阴性、阳性或不典型；不典型尿液细胞学检查并不一定能确定是否有癌细胞的存在。建议根据风险因素、症状、体征进行进一步评估。尿液细胞学检查最有助于诊断高级别肿瘤和原位癌（CIS）。常规细胞学分析可能会漏诊低级别非侵袭性肿瘤。尿液细胞学检查还可用于膀胱癌初次治疗后的监测，以确定是否复发。

尿液荧光原位杂交（FISH）：是一种基于尿液的基因检测方法，用于发现和诊断膀胱癌。该方法使用荧光 DNA 探针结合 3 号、7 号和 17 号染色体，以及 9p21 上的区域，检测尿液中尿路上皮细胞的基因改变（Riesz et al. 2007）。阳性检测结果将确定样本中阳性细胞的数量。

影像学检查

由于尿路上皮癌（UC）的表现形式千变万化，而且分期对制订治疗计划至关重要，因此可以使用多种诊断方法（表 19-5）。超声残余尿测定（PVR）是一种无创、省时的检查，可在诊室完成。患者自主排尿后，立即使用便携式超声膀胱扫描仪扫描膀胱。测量膀胱中的残余尿量。

肾积水或肾脏排空不全可通过 CT、MRI 或肾脏超声检查确定，是尿液从肾脏通过输尿管进入膀胱受阻的指标。这可能预示着输尿管内、输尿管口处的肿瘤、膀胱内肿瘤负担过重和（或）转移性疾病。

表 19-5　评估 UC 的影像检查

检查	讨论
超声	腹部或肾脏超声检查是评估腹部（腰部）疼痛、恶心（呕吐）和血尿的合适的初步检查
胸部成像（X 线和胸部 CT）	基线胸部 X 线检查包括正侧位，有助于评估肺部和心脏疾病，以及结节或肿块。 可考虑进行肺结节胸部 CT 检查，以进一步评估 X 线片上出现的问题区域和（或）转移性疾病
计算机断层扫描（CT）；尿路造影	对血尿病例应始终考虑： 评估是否对静脉注射造影剂过敏。 可全面评估上尿路（肾脏、输尿管）和膀胱的 CT 扫描，通常包括腹部和盆腔。 有助于识别泌尿系统、其他器官，以及腹部和盆腔内的肿瘤。 对淋巴结病变（肿大淋巴结的大小、位置、数量）也要进行评估。 还可以识别和测量膀胱壁厚度，这与是否存在膀胱壁肿瘤有关
结石 CT 扫描	评估作为疼痛（血尿）潜在原因的肾结石，通常无需造影剂

续表

检查	讨论
静脉肾盂造影 （IVP）	肾脏、膀胱、输尿管和尿道的 X 线检查。 评估是否对静脉注射造影剂过敏。 显示尿路的大小、形状、位置，了解肾的排泄功能。 静脉注射造影剂后，按时间间隔拍摄一系列 X 线片。 与泌尿系疾病相鉴别，如肾结石、肿瘤、感染。 与先天性尿路缺陷相鉴别
逆行肾盂造影	可观察膀胱、输尿管、肾盂的 X 线片。 通过尿道插入导管，进入膀胱和（或）输尿管；通过导管注入造影剂，使尿路显影。 识别充盈缺损（如结石或肿瘤）。 由于肾脏疾病或对静脉注射的造影剂过敏而无法进行静脉代谢检查（静脉注射造影剂或 CT 造影）时的选择。 相对禁忌证包括尿液感染、妊娠和造影剂过敏
磁共振成像 （MRI）	对转移性疾病的诊断敏感性强。 MRI 尿路造影与 CT 尿路造影类似，可全面评估上尿路和膀胱。 可能不适合有金属植入物、心脏起搏器（除颤器）和严重幽闭恐惧症的患者
骨扫描（全身）	评估骨骼系统转移性疾病的重要检查
利尿肾动态显像 （DRS）	进一步评估肾脏的外观、功能和是否存在梗阻（肾积水）。 肾功能评价是综合注射呋塞米前后的有效肾血流量和分析每个肾的排泄情况。 明确肾是否有梗阻（上尿路通畅的情况）和肾功能状态也称为利尿肾动态显像或肾图

　　膀胱镜检查是评估膀胱和尿道癌的黄金标准。膀胱镜检查通常要在门诊完成，但需要进行膀胱活检时也可在手术室进行。在门诊，患者使用局部麻醉剂（通常是利多卡因凝胶）进行预处理。膀胱镜通过尿道轻轻进入膀胱。膀胱

镜上有一个端口，用于向膀胱内注入生理盐水，以改善对膀胱壁和双侧输尿管口的观察。这也有助于收集尿液样本。还可观察尿道内壁并评估是否有异常区域。出血或碎屑会降低膀胱镜可视度，尿路上皮原位癌（CIS）等扁平尿路上皮病变可能难以与正常膀胱组织区分开来。如果膀胱镜检查结果为阴性，而尿液细胞学检查结果为阳性，则需要对上尿路进行进一步的评估。

膀胱活检是使用膀胱镜从膀胱内壁提取组织样本。组织样本会被送往病理科进行检查，是获得组织诊断的关键。这些样本可提供组织学、分级和浸润深度等信息。膀胱活检后，患者可能会出现肉眼血尿、排出血块、排尿困难、尿急和尿频，这些症状通常是自限性的，并在 2~3 天内缓解。在此期间，短期服非那吡啶（pyridium）有助于缓解症状。

输尿管镜活检是一种在麻醉状态下在手术室完成的上尿路内镜检查，由泌尿科医生进行。输尿管镜通过尿道插入右侧和（或）左侧输尿管。对输尿管内壁和输尿管口进行检查，并对任何肉眼可见的异常部位进行活检。

尿道镜检查是对尿道内壁的内镜检查，在膀胱镜检查时完成。如果门诊膀胱镜检查发现异常，患者将被送往手术室进行组织活检。

淋巴结活检可通过细针穿刺（FNA）或在 CT 引导下对肿大的淋巴结进行活检，以识别和确认转移性疾病。

▌ 治　疗

尿路上皮癌

尿路上皮癌的治疗对患者来说是相当具有挑战性的。在治疗前对致病风险因素进行评估和改变，可以改善患者在治疗期间和治疗后的效果。

戒烟：最重要的任务是戒烟。许多患者无法接受吸烟与尿路上皮癌的诊断有直接关系。

化学物质和环境暴露：减少与化学品的接触将进一步降低风险，并提醒患者在处理化学品时要遵守所有安全准则。

身体健康：在开始治疗前，鼓励患者进行日常活动，如散步、轻柔的力量练习（如果适合患者的话）、骑自行车、游泳，这将有助于增强患者的力量和耐力，可促进康复并改善治疗效果。

营养：在治疗期间和治疗后保持适当的营养至关重要。全身化疗的副作用会改变患者的食欲和进食能力。根治性手术切除后，患者体重减轻 6.8~9.1 kg（15~20 磅）是很常见的。推荐营养咨询有助于为每位患者制订适当的膳食计划。

补充水分：保持良好的水合作用可保持泌尿道健康。脱水会导致电解质失衡，损害肾功能；指导患者避免食用含酒精、咖啡因和苏打水等刺激膀胱的食物。

社会心理支持：在治疗、康复和监测过程中提供持续的社会心理支持将改善患者的预后并减少痛苦。转诊到肿瘤心理学项目或社会工作机构不仅可以帮助患者，还可以帮助照顾者解决焦虑和抑郁问题。社会工作还可以帮助照顾者和患者解决经济、交通、饮食和家务方面的问题。

化并发症的处理方案：在治疗前优化并发症的处理将改善治疗效果；控制好糖尿病、高血压和慢性阻塞性肺疾病（COPD）将最大限度地促进康复。

膀胱尿路上皮癌

膀胱灌注免疫治疗和化疗

膀胱灌注是治疗非肌层浸润性（Ta）或微小膀胱癌的重要方法。它可以治疗持续存在的微小肿瘤，防止肿瘤再植、新肿瘤形成，以及可能出现的肿瘤分级和分期进展。膀胱灌注是通过导管经尿道直接进入膀胱，通常在经尿道切除术（TURBT）后 2~4 周开始。最初的诱导疗程为每周一次，连续 6 周，然后在 4~6 周后进行膀胱镜检查和（或）膀胱活检。根据反映情况，患者可继续接受膀胱灌注免疫治疗或化疗。膀胱灌注免疫治疗是指在经尿道膀胱肿瘤切除术后，通过灌注药物来激发人体的免疫反应，从而消灭可能存在于膀胱内的癌细胞。膀胱灌注化疗是通过灌注化疗药物来抑制或减缓癌细胞的生成。

卡介苗（Bacillus Calmette-Guerin，BCG）是牛分枝杆菌的减毒活株，最初用作结核病疫苗，自 20 世纪 70 年代以来一直用于膀胱灌注免疫治疗。其作用机制是辅助性 T 细胞介导的免疫反应，被认为是治疗非肌层浸润性膀胱癌的一线治疗方法。

干扰素是一种免疫治疗药物，可作为单一疗法或与卡介苗联合使用。其作用机制是激活淋巴细胞，并增强辅助性 T 细胞介导的免疫反应。

丝裂霉素 C（MMC）是治疗非肌层浸润性膀胱癌最常用的膀胱灌注化疗药物。它是一种抗生素，可抑制 DNA 合成；可用于诱导和维持治疗。MMC 也可在经尿道切除术（TURBT）的围手术期使用。围手术期用药的原理是破坏经尿道膀胱肿瘤电切术部位残留的微小肿瘤和循环细胞，从而防止经尿道膀胱肿瘤电切术时肿瘤再次种植。

吉西他滨是一种膀胱内化疗药物，已被用于治疗非肌肉浸润性膀胱癌。这种药物可用在中危患者中作为 MMC 的替代品，在高危、卡介苗难治性的患者中，可有效减少肿瘤复发。

多西他赛是一种膀胱内化疗药物，已被用于治疗非肌层浸润性膀胱癌。这种药物可用于中危患者，与吉西他滨联用，作为 MMC 的替代药物，也可用于高危、卡介苗难治性的患者，可有效减少肿瘤复发（Thomas et al. 2019）。

戊柔比星是一种膀胱内化疗药物，已被用于治疗非肌层浸润性膀胱癌。这种药物可用于卡介苗难治性患者，并能有效减少肿瘤复发（Cookson et al. 2014）。

卡介苗短缺时建议改变治疗药物和疗程。建议包括以下内容。

（1）低风险非肌层浸润性膀胱癌（NMIBC）患者不要使用卡介苗。使用膀胱内化疗，如丝裂霉素。

（2）考虑使用其他膀胱内药物进行二线治疗（卡介苗难治性病例）。

（3）高风险 NMIBC（包括高级别 T1 和 CIS）应优先使用全效卡介苗。如果没有，可考虑 1/2 或 1/3 剂量。

（4）使用 1/3 剂量卡介苗维持治疗，疗程限制为 1 年。

（5）优先处理 / 治疗卡介苗无效的患者。

（6）如果没有卡介苗，可考虑使用其他药物，包括丝裂霉素、吉西他滨（与或不与多西他赛或丝裂霉素序贯使用）、戊柔比星。

（7）具有高风险特征且适合手术的患者应接受根治性膀胱切除术（BCG Shortage Information 2019）

膀胱灌注治疗的副作用：膀胱灌注会对膀胱尿路上皮细胞产生局部反应，在治疗期间会引起明显的症状。最常见的副作用是出现刺激性排尿症状（排尿困难、尿频、尿急）、膀胱疼痛、肉眼血尿。这些副作用通常发生在治疗后24~48 h 内。如果症状持续存在，应进行尿培养排除细菌性尿路感染。如果尿培养呈阴性，则可使用抗胆碱能药、局部抗痉挛药（非那吡啶）、镇痛药和非甾体抗炎药等来缓解症状。

如果尿液培养呈阳性，则应进行膀胱内治疗，并根据药敏试验选择合适的抗生素对患者进行治疗。在抗生素治疗后 2~3 天进行尿培养，以确认感染已消除，然后再继续治疗。如果患者排尿困难、尿频且尿量减少、尿流减弱，则应在恢复治疗前进行超声评估。

长期膀胱内治疗的副作用会越来越严重，剂量可能会减少 1/2 或 1/3。在某些情况下，患者无法耐受后续治疗，治疗就会中止。有些患者会出现严重的化学性膀胱炎，尤其是使用 MMC 时，可往膀胱内注射二甲基亚砜（DMSO 包括甲泼尼龙、二甲基亚砜、2% 盐酸利多卡因、碳酸氢钠），每周 1 次，持续 6 周。还可使用抗组胺药、长效抗胆碱能药和口服泼尼松。

手术治疗

经尿道膀胱肿瘤切除术（TURBT）具有诊断和治疗双重作用，可用于非肌层浸润性（Ta）疾病和复发性 Ta 疾病的初期治疗。TURBT 检查时要注意肿瘤的形态（扁平、无梗或乳头状）、位置（三角区、基底、穹隆或侧壁）、大小（cm）和数量。这些特征为治疗提供了重要的分期信息。如果膀胱颈部或前列腺尿道内存在肿瘤，则在进行 TURBT 时应进行活检或切除前列腺尿道。对低风险和高风险非肌层浸润性尿路上皮癌患者进行 TURBT 术后立即给予单剂量 MMC 可降低复发风险。潜在并发症包括刺激性下尿路症状、出血、膀胱穿孔、尿道狭窄，以及可能导致肾脏梗阻的输尿管口瘢痕。

根治性膀胱切除术是浸润性尿路上皮癌的标准治疗方法，适用于无转移证据的肌层浸润性膀胱癌或小体积区域性转移（T2~T3b 期）、无法进行膀胱镜切除的广泛性疾病、浸润性前列腺尿道受累，或膀胱内免疫治疗或化疗难治的低级别疾病。可能影响膀胱切除术的情况包括：出血症状、无法切除的严重转移性疾病（除非是为了缓解症状），以及无法进行手术干预的内科并发症，如晚期心脏病和肺功能不佳。T2a 疾病行根治性膀胱切除术加盆腔淋巴结清扫术，淋巴结病理结果阴性的患者，术后五年生存率为 85%~100%，但淋巴结病理结果阳性患者为 10%~30%。

肌层浸润性膀胱癌计划行膀胱切除术的患者应考虑新辅助化疗。有足够的证据表明，膀胱切除术后采用顺铂为基础的新辅助化疗，可减轻肿瘤负荷、减少微转移性疾病、提高癌症生存率（Patel and Campbell 2009）。即使生存率有所提高，新辅助化疗的使用仍然严重不足，接受根治性膀胱切除术的患者中只有不到 20% 接受了新辅助化疗（Porter et al. 2011）。非顺铂为基础的化疗方案在这一患者群体中并未显示出更好的疗效（Advanced Bladder Cancer Meta-analysis Collaboration 2003）。最新数据表明，不符合顺铂治疗条件的患者接受新辅助抗程序性细胞死亡（PD）1/ 配体 I（PD -L1）药物治疗后，疗效有所改善。这些药物被称为检查点抑制剂。迄今为止的研究已经检查了帕博利珠单抗（pembrolizumab）和阿特利珠单抗（atezolizumab）的使用情况。这两种药物都显示出较高的病理应答率，目前正在进行更大规模的研究（Necchi et al. 2018）。

对于男性，要进行膀胱前列腺切除术，包括双侧淋巴结、膀胱、腹膜覆盖物、膀胱周围脂肪、远端输尿管、前列腺、精囊和输精管切除。膀胱底部或前列腺没有肿瘤的男性可考虑进行保留神经的手术。对于女性，则需要完成根治性手术（双侧盆腔淋巴结切除术、膀胱切除术、子宫切除术、输卵管 - 卵巢切除术、前阴道部分切除术）。

膀胱切除术可完成多种类型的尿路改道手术。在考虑尿流改道时，与患者讨论其意愿以及每种尿流改道的手术标准至关重要。对于回肠膀胱术，患者必须愿意接受造口，将尿液持续引流到外部装置。对于持续性经皮尿流改道术，患者必须愿意并能够至少每 3 h 通过外部造口导尿一次。对于原位新膀胱，患者必须明白，最初训练新膀胱是需要投入大量精力的。患者还必须愿意并能够在必要时进行间歇性导尿；新膀胱患者还必须了解他们可能会出现尿失禁或尿潴留的情况。

肾盂和输尿管尿路上皮癌

局部上尿路移行细胞癌的治疗方法是手术和药物治疗。肾输尿管切除术是上尿路疾病的标准治疗方法，适用于肾盂尿路上皮癌、区域性广泛病变、高级别或高分期病变的患者。肾输尿管切除术可通过开放或腹腔镜进行。肾脏、输尿管和膀胱袖状切除。如果上尿路病变仅限于输尿管远端，则可完成远端肾切除术，并重新植入近端输尿管。全肾切除术后分期的 5 年生存率在 Tis、Ta、T1 期为 91%，N3（M1）期为 0%。

与膀胱癌患者一样，计划接受肾输尿管切除术的上尿路上皮癌患者也应考虑接受新辅助化疗。初步证据表明，采用顺铂新辅助化疗可提高生存率，减少残留癌。这是由膀胱切除术前接受新辅助化疗的患者疗效更好的证据推断出来的。此外，由于顺铂化疗需要完整的肾功能，因此最适合在手术切除肾脏之前进行。尽管如此，支持术前使用顺铂化疗的客观证据仍然有限（Grossman et al. 2003）。

上尿路上皮肿瘤的药物治疗包括化疗药物丝裂霉素 C 或免疫疗法卡介苗的灌注。这些药物可通过经皮输尿管导管（经皮肾造瘘管）注入或从膀胱输尿管反流患者的膀胱内注入。这种方法最适合患有多发性浅表疾病或原位癌患者。

尿道尿路上皮癌的治疗

尿道尿路上皮癌的治疗因病变的分期和部位而异。尿道远端肿瘤通常发现较早，处于低分期。尿道近端肿瘤通常处于临床晚期。浅表小肿瘤的手术治疗包括：激光切除术、经尿道切除术、电灼手术和莫氏手术。大肿瘤或侵犯其他结构或组织的肿瘤需要进行根治性切除。尿道切除术的适应证包括肿瘤位于前尿道，前列腺基质侵犯与原发部位不毗连，根治性膀胱切除术中尿道边缘阳性，膀胱、前列腺导管或前列腺尿道弥漫性尿路上皮原位癌。

男性和女性尿道远端肿瘤的治疗方法不同。对于女性的浅表肿瘤，治疗方法可包括经尿道切除术、电切术、电灼手术、激光手术伴或不伴有外照射的近距离放射治疗。对于女性的浸润性肿瘤，治疗方法可包括前腹腔廓清术，伴或不伴淋巴结切除。男性浅表肿瘤的治疗可包括经尿道切除术、电切术和电灼或激光手术。位于阴茎头附近的肿瘤可进行阴茎部分切除术，伴或不伴淋巴结切除。位于尿道远端（但不在阴茎头）的非侵袭性肿瘤，可进行尿道部分切除术，伴或不伴淋巴结切除。男性侵袭性尿道肿瘤可能需要进行根治性阴茎切除术，合并或不合并淋巴结切除术；治疗方式包括放疗加或不加化疗。

对于涉及近端尿道的癌症，男性和女性的治疗方法也有所不同。对于肿瘤较小的女性，可进行放射治疗和（或）手术（前腹腔廓清术、淋巴结清扫术、尿流改道术）。对于男性，治疗可能包括放射治疗或放射治疗和化疗，然后进行手术（膀胱前列腺切除术、阴茎切除术、淋巴结清扫术、尿流改道术）。

尿路上皮癌术前教育

手术前，患者将与肠造口治疗师会面，接受宣教并进行造口位置的标记。教育内容包括造口生活的策略、获取造口用品的资源、造口周围皮肤护理，以及正确佩戴造口袋。患者可以考虑让家人或朋友协助进行造口护理。目标是让患者在护理造口和使用造口袋时变得自信和独立。

新膀胱训练包括达到最佳功能的训练方案。具体包括：利用挤压手法排尿，定时、定量、定时排尿，逐渐增加排尿间隔，间歇性自我导尿和冲洗，以及盆底治疗。

术后处理：膀胱切除术后初期可能会出现多种并发症。最常见的可能需要再次入院治疗的并发症是营养不良。患者在家中难以恢复，无法维持适当的营养和水分，导致虚弱和电解质失衡。可考虑在门诊进行间歇性静脉补液，并进行实验室检查，包括全面的全血细胞计数和全血细胞计数加血小板计数和差值。如果病情继续恶化，可考虑再次入院进行支持性治疗。

膀胱切除术后还可能出现伤口感染和（或）裂开。腹部切口处可能会出现红斑、发红、渗液或疼痛。可考虑在门诊口服抗生素，如头孢氨苄（Keflex）。如果病情发展到发热、寒战、恶臭、白细胞计数升高，患者可能需要再次入院接受静脉注射抗生素治疗，和（或）进行手术伤口冲洗和清创，然后换药。膀胱切除术后，患者出院需要使用腹带帮助支撑切口。如果伤口下方的筋膜完好，则可在门诊进行干湿敷料更换。这需要对患者和护理人员进行伤口管理和感染迹象（症状）方面的教育。如果下筋膜受损，则可考虑手术修复。

肠道的改变可能会导致术后肠道并发症，包括术后肠梗阻或胃肠动力低下。肠梗阻的症状可能包括中度弥漫性腹部不适、便秘、腹胀、恶心和呕吐、呕吐胆汁、排便不畅和（或）胀气，以及过度嗳气。这种情况可能需要再次入院补充水分和肠道修复。

手术后也可能发生尿路感染或肾盂肾炎。如果怀疑是尿路感染，应将尿液标本送去进行培养和药敏试验。大多数非复杂性尿路感染可在门诊通过口服抗生素和增加液体摄入量来治疗。有时，尿毒症可能会发展为肾盂肾炎，需要再次入院并静脉注射抗生素和补充水分。严重的肾盂肾炎会导致败血症，需要在重症监护室积极治疗。

尿路上皮癌的监测建议

非肌层浸润性尿路上皮癌：局部复发的频率和分期进展的可能性，尤其是那些高风险疾病患者，需要终身警惕监测。根据美国国家综合癌症网络（NCCN）（2014 年）指南，临床随访包括适当的患者病史（包括排尿症状和血尿）、尿液分析、膀胱镜检查和尿液细胞学检查。这包括前 2 年每隔 3~6 个月进行一次膀胱镜检查和尿液细胞学检查，此后根据临床需要增加检查间隔。对于高级别肿瘤，应考虑每 1~2 年进行一次上尿路造影检查。

膀胱切除术和尿路改道术后的肌层浸润性尿路上皮癌：美国国家综合癌症网络（NCCN）（2014 年 2 版）关于膀胱切除术后监测的指南包括根据复发风险，在 2 年内每 3~6 个月对胸部、上腹、腹部和盆腔进行影像学检查，然后根据临床指征进行检查。每 3~6 个月进行一次尿液细胞学检查和全血细胞计数检查，持续 2 年，然后视临床情况而定。此外，还应每年进行一次维生素 B_{12} 和叶酸检测。此外，建议每 6~12 个月进行一次尿道冲洗。尿道冲洗主要用于男性膀胱切除术后回肠膀胱患者，以检测尿道内的异常细胞。

临床经验

·吸烟是尿路上皮癌的主要风险因素。

·对症状进行全面评估至关重要，因为尿路上皮癌可能与其他疾病相似，如尿路感染和肾结石。千万不要认为血尿就是尿路感染。

·始终完成 B 超残余尿测定，以评估尿潴留情况。

·切勿忽视血尿。所有血尿都必须通过尿液分析（显微镜和肉眼观察）、尿液培养和药敏试验、尿液细胞学、CT尿路造影和膀胱镜检查进行进一步评估。

·影像中出现肾积水是一个重要发现，必须进一步评估和治疗。

·CT尿路造影是全面评估膀胱和上尿路情况的重要诊断工具。

·膀胱灌注治疗的副作用通常发生在治疗后的24~48 h内。

·膀胱灌注的副作用会随着后续治疗而变得越来越严重。

·回肠尿流改道患者必须接受肠造口咨询和随访。

·保持良好的排尿习惯对维护新膀胱健康至关重要。

·对尿路上皮癌患者局部复发的频率和分期进展的可能性要求进行终身监测。

·越来越多的证据表明，在这类患者中使用新的全身化疗和免疫疗法可改善疗效。

参考文献

· Advanced Bladder Cancer Meta-analysis Collaboration (2003) Neoadjuvant chemotherapy in invasive bladder cancer: a systemic review and meta-analysis. Lancet 361(9373):1927 – 1934

· Azemar MD, Comperat E, Richard F, Cussenot O, Roupret M (2011) Bladder recurrence after surgery for upper urinary tract urothelial cell carcinoma; frequency, risk factors, and surveillance.Urol Oncol 29(2):130 – 136

· BCG Shortage Information (2019) American Urological Association. https://www.auanet.org/about-us/bcg-shortage-info Cancer Statistics (2019) American Cancer Society. https://acsjournals.onlinelibrary.wiley.com/doi/full/10.3322/caac.21551. Accessed 23 Jan 2020

· Cookson MS, Chang SS, Lihou C, Li T, Harper SQ, Lang Z, Tutrone RF (2014) Use of intravesical valrubicin in clinical practice for treatment of nonmuscle-invasive bladder cancer, including carcinoma in situ of the bladder. Ther Adv Urol 6(5):181 – 191

· Grossman HB, Natale RB, Tangen CM (2003) Neoadjuvant chemotherapy plus cystectomy compared with cystectomy alone for locally advanced bladder cancer. N Engl J Med 349(9):859 – 866. [Medline]

· Guidos J, Powell C, Donohoe J, et al (2018) Urethral cancer. Medscape. https://emedicine.med-scape.com/article/451496-overview

· Hayes J, Gilligan T (2014) Nonurothelial bladder cancer. UpToDate. http://www.uptodate.com/contents/nonurothelial-bladder-cancer

· Kaplan GW, Bulkey GJ, Grayhack JT (1967) Carcinoma of the male urethra. J Urol 98(3):365 – 371.[Medline]

· National Comprehensive Cancer Network (2014) NCCN clinical practice guidelines in oncology (NCCN guidelines). Bladder Cancer (Version 2). http://www.tri-kobe.org/nccn/guideline/uro-logical/english/bladder.pdf

· National Institutes of Health (2014) Smoking and Bladder Cancer. http://www.nih.gov/research-matters/august2011/08292011cancer.htm

· Necchi A, Anichini A, Raggi D, Briganti A, Massa S, Luciano R (2018) Pembrolizumab as neoadjuvant therapy before radical cystectomy in patients with muscleinvasive urothelial bladder carcinoma (PURE−01): an open−label, single− arm, phase Ⅱ study. J Clin Oncol 36(34):3353 – 3360

· Oken MM, Creech RH, Tormey DC, Horton J, Davis TE, McFadden ET, Carbone PP (1982) Toxicity and response criteria of the Eastern Cooperative Oncology Group. Am J Clin Oncol 5:649 – 655. Eastern Cooperative Oncology Group, Robert Comis M.D., Group Chair The ECOG Performance Status is in the public domain therefore available for public use

· Patel A, Campbell S (2009) Current trends in the management of bladder cancer. J Wound Ostomy Continence Nurs 31(3):91 – 93

· Porter MP, Kerrigan MC, Donato BM, Ramsey SD (2011) Patterns of use of systemic chemotherapy for Medicare beneficiaries with urothelial bladder cancer. Urol Oncol 29(3):252 – 258

· Riesz P, Lotz G, Páska C, Szendr i A, Majoros A, Németh Z, T rzs k P, Szarvas T, Kovalszky I, Schaff Z, Romics I, Kiss A (2007) Detection of bladder cancer from the urine using fluores−cence in situ hybridization technique. Pathol Oncol Res 13(3):187 – 194. Epub 2007 Oct 7

· SEER Cancer Statistics Factsheets: Bladder Cancer (2020) SEER survival monograph: cancer survival among adults: US SEER program, 1988−2001, patient and tumor characteristics. SEER program. NIH Pub. No. 07−6215. National Cancer Institute, Bethesda. http://seer.cancer.gov/statfacts/html/urinb.html. Accessed 23 Jan 2020

· Swartz MA, Porter MP, Lin DW, Weiss NS (2006) Incidence of primary urethral carcinoma in the United States. Urology 68(6):1164 – 1168

· Thomas L, Steinberg R, Gerard Nepple K, O'Donnell MA (2019) Sequential intravesical gemcitabine and docetaxel in the treatment of BCG−na ve patients with non−muscle invasive bladder cancer. J Clin Oncol 37(7):469

· Valerio M, Lhermitte B, Bauer J, Jichlinski P (2011) Metastatic primary adenocarcinoma of the bladder in a twenty-five years old woman. Rare Tumors 3(1):e9

· West DA, Cummings JM, Longo WE, Virgo KS, Johnson FE, Parra RO (1999) Role of chronic catheterization in the development of bladder cancer in patients with spinal cord injury.Urology 53(2):292 – 297

· Wiener JS, Liu ET, Walther PJ (1992) Oncogenic human papillomavirus type 16 is associated with squamous cell cancer of the male urethra. Cancer Res 52(18):5018 – 5023

第二十章

肾肿瘤

Brian Odom，Luke Edwards，Jason Hafron

概　　述..477

定　　义..477

发病率..477

解剖和病理..478

　　良性肾肿瘤..479

　　肾脏囊性疾病... 479

病史和临床表现..480

风险因素...481

体格检查...481

辅助检查...482

　　实验室检查... 482

　　影像学检查... 482

　　经皮穿刺活检.. 483

处　　理...483

监　　测...484

手　　术...485

　　根治性肾切除术.. 485

　　肾部分切除术... 485

　　热消融.. 486

随　　访...486

参考文献...488

目 标

（1）为医务人员提供有关肾肿瘤，特别是肾细胞癌的基础知识。

（2）讨论泌尿系统会诊的常见原因——肾囊性病。

（3）回顾常见的良性肾肿瘤。

（4）重点关注肾恶性肿瘤的诊断、检查和治疗。

▌ 概　述

本章旨在为泌尿外科专业临床医生提供有关肾肿瘤，尤其是肾细胞癌的基础知识。将讨论经常引起泌尿外科会诊的囊性病变，以及一些更常见的良性肾肿瘤。本章将主要关注恶性肾肿瘤的诊断、检查和管理，并根据每个患者的肾功能、并发症，以及肿块本身的特点来制订相应的治疗方案。

▌ 定　义

透明细胞癌是肾细胞癌（renal cell carcinoma，RCC）最常见的类型。

乳头状癌是第二常见的肾细胞癌类型，进一步的分类为 Ⅰ 型（侵袭性较低）和 Ⅱ 型（侵润性较高）。

嫌色性肾细胞癌是第三常见的肾细胞癌类型，通常比其他亚型侵袭性低。

Fuhman 分级系统一种基于细胞核特征预测肿瘤行为的分级系统。它用于透明细胞癌和乳头状癌，但不用于其他不太常见的亚型[1]。

经皮肾脏活组织检查术指通过皮肤穿刺活检，获得肾组织以进行组织学诊断。在超声或 CT 引导下进行。

副瘤综合征是与肾细胞癌相关的全身症状和实验室检查结果异常，可随着肿瘤切除而缓解。

Bosniak 分类一种基于 CT 或 MRI 影像表现对囊性肾疾病进行风险分层的分类系统。

▌ 发病率

肾细胞癌是最常见的恶性肾癌，在美国，每年新发病例约 73820 例，每年约有 13000 的死亡病例（Siegel et al. 2019）。被确诊为肾细胞癌的患者多为

---

[1] 自 2021 年起，欧洲泌尿外科协会（EAU）指南已主张采用最新的 4 级 WHO/SUP 核分级系统替代原有的 Fuhman 分级系统，用于评估各类肾细胞癌。

六七十岁，男性占多数（Siegel et al. 2019）。在过去的 30 年里，肾细胞癌的发病率一直在增加，许多人将其归因于横断面影像学检查技术的使用率增加（Hock et al. 2002）。

解剖和病理

大多数肾细胞癌被认为起源于近曲小管的上皮细胞。这些肿块虽然起始于肾皮质，但通常会向肾周脂肪隆起，这有助于在造影检查中看到它们。此外，它们还表现出通过直接侵犯或肿瘤血栓累及肾静脉的倾向。从历史上看，近 30% 的患者在发病时就已出现远处转移灶，最常见的部位是肺部，其次是骨骼和区域淋巴结。通过血行转移和淋巴转移扩散发生。转移灶的发病率与肿瘤大小呈非线性 s 形相关（Nguyen and Gill 2009）（表 20-1）。

表 20-1　基于肿瘤大小的转移灶的发生率

原发肿瘤大小 /cm	诊断时发生转移的风险 /%
≤ 3	< 4
3~4	7
4~7	16
7~10	30
> 10	43

并不是所有的肾细胞癌都相同，它们在转移风险和复发方面有不同的表现。基于 Fuhman 分级系统，该分级从核的大小、轮廓和核仁将它们分为 Ⅰ~Ⅳ级。等级越高，恶性程度就越高，预后就越差。

肾细胞癌有多种亚型，其中有一些是值得一提的。迄今为止，最常见的肾细胞癌类型是透明细胞肾细胞癌，这个名字是由于在肿瘤标本的组织学检查中可见丰富的透明细胞质。透明细胞占所有肾细胞癌的 70%~80%。第二种最常见的亚型是乳头状肾细胞癌。这在终末期肾病患者中更为常见。乳头状肾细胞癌有 2 种亚型，Ⅰ 型和 Ⅱ 型。这一区别在预后和复发方面很重要，因为 Ⅱ 型乳头状病变已被证明更具侵袭性，而 Ⅰ 型病变则被认为更具惰性。第三种肾细胞癌最常见的亚型是嫌色性肾细胞癌，与 Ⅰ 型乳头状病变一样，侵袭性较低。

良性肾肿瘤

两种最常见的良性肾肿瘤是嗜酸细胞瘤和血管平滑肌脂肪瘤。估计有 3%~5% 的实性肾肿物是嗜酸细胞瘤（Romis et al. 2004）。目前还没有一种影像学方式可以可靠地区分嗜酸细胞瘤和恶性肿瘤，因此需要通过经皮活检或手术切除进行诊断。

血管平滑肌脂肪癌是一种良性肿瘤，具有三种主要的组织学成分：脂肪细胞、平滑肌和血管。与嗜酸细胞瘤不同，血管平滑肌脂肪癌可以仅通过影像学检查就可以诊断。在 CT 成像上看见脂肪块即可诊断。虽然血管平滑肌脂肪癌是良性的，但它们存在自发性出血而危及生命的风险，而且这种风险随着肿瘤的增大而增加。对于直径大于 4 cm 的肿瘤，考虑到这种潜在风险，首选进行治疗。选择性肾动脉栓塞（SAE）是一种安全的替代手术干预的方法。在 10 年的随访中，94.1% 的患者无需再接受手术治疗，虽然它具有较高的免手术率和肾脏保护率，但其再栓塞率可能高达 41%。较小的血管平滑肌脂肪癌可以通过定期的影像学检查来监视其变化情况。

肾脏囊性疾病

通常情况下，患者可能会根据肾脏超声检查结果转诊到泌尿外科，这些检查结果显示有囊性肿块。这些病变，除了可以通过超声可靠诊断的简单囊肿外，通常应以 CT 的形式进行进一步影像学检查，以更好地阐明其性质。已经开发出一种有用的肾囊性肿物分类系统，该系统通常用于临床决策，即 Bosniak 分类（表 20-2）。不同类别的恶性风险差异很大（Israel and Bosniak 2005），因此在临床管理方面存在重要差异。简而言之，Ⅰ级和Ⅱ级被认为是良性的，不需要进一步的影像学检查。Ⅱ F 级是指病变可能是良性的，但应该考虑通过定期的影像学检查来监视其变化情况。Ⅲ级和Ⅳ级被认为可能是恶性的，是唯二有增强特征的类别，这是其他类别所没有的。因此，Ⅲ级和Ⅳ级病变需通过手术干预进行治疗。这种分类最近提出了更新，纳入了 MRI，为模糊的放射学术语确定定义，并减少对肾囊性病变的过度治疗，但该分类法仍有待验证（Silverman et al. 2019）。

表 20-2　肾囊肿 Bosniak 分类

分类	特点	恶性风险	管理
Ⅰ级	囊液均质，光滑，无间隔、钙化或增强	无	无需干预／无需随访（复查）
Ⅱ级	壁薄，细小钙化，无增强	极小	无需干预／无需随访（复查）
Ⅱ F级	高密度，多个薄隔膜，可能有厚钙化，但没有增强	3%~5%	定期复查
Ⅲ级	增厚的壁或隔膜，其中存在强化	50%	外科手术
Ⅳ级	与Ⅲ级相同，具有额外的明显强化结节	75%~90%	外科手术

病史和临床表现

腹痛、可触及的肿块和血尿被描述为肾细胞癌的经典三联征，但随着横断面影像学检查的广泛应用，这种三联征在今天的临床实践中已很少出现。患者可能出现的其他症状包括高血压、高钙血症，以及发热、盗汗、不适和体重减轻等症状。出现这些症状应及时进行全身影像学检查。

肾细胞癌的副瘤综合征是比较常见的，这种综合征可在局限性肾细胞癌的情况下发生。这些症状包括高钙血症、高血压、贫血或红细胞增多症，以及在没有转移灶的情况下被称为 Stauffer 综合征的肝功能障碍。10%~40% 的肾细胞癌病例中可观察到副瘤综合征，并且通常在肿瘤切除后缓解。若手术后这些异常情况持续存在则可能提示存在未被发现的转移灶，并预示着更差的预后（Hanash 1982）。

幸运的是，目前临床上很多患者都没有症状，只是因为其他原因在影像学检查中发现了肿块，现在超过一半的肾细胞癌病例都是偶然发现的（Pantuck et al. 2000）。研究表明，尽管很难充分考虑各方因素，但与已出现症状的患者相比，偶然发现肿块的患者生存率可能更高（Gudbjartsson et al. 2005）。

2016 年监测、流行病学和最终结果数据（SEER）的回顾研究表明，在此期间诊断的 65% 的患者患有局限性肾细胞癌（SEER Database）。

风险因素

肾细胞癌的病因尚不清楚，大多数病例都是散发性的。吸烟已被证明是一个中度风险因素。一些研究表明，有吸烟的患者患肾细胞癌的相对风险大约增加一倍。最近，肥胖被确定为罹患肾细胞癌的一个独立风险因素。而体重指数（BMI）大于 25 的患者到 60 岁时患病风险会增加 2.3 倍（Chiu et al. 2006）。这可能部分解释了本病在北美有比全球其他地区更高发病率的原因。

肾细胞癌有多种遗传形式，然而这些类型的肾细胞癌仅占目前诊断的所有肾细胞癌的 2%~3%。希佩尔 – 林道病（脑视网膜血管瘤病）是一种著名的常染色体显性遗传疾病，患者的肾细胞癌发病率为 50%。这些患者的肾细胞癌常为多灶性和双侧性，复发风险较高。因此，治疗中对肾功能的保护尤为重要。值得注意的是，这些患者也有患非肾癌的风险，如小脑血管母细胞瘤、视网膜血管瘤和嗜铬细胞瘤等。这类患者一旦确诊，应转诊进行遗传咨询。

体格检查

体格检查可以提供与肾细胞癌相关的体征和症状的更多信息。对疑似恶性肿瘤或已知肿瘤的患者进行的体格检查应始终包括血压测量和彻底的淋巴结检查。应进行腹部检查，以确定肾脏肿块是否可触及。腹部或侧面检查时很少能摸到巨大的肿块。此外，男性出现不消退的精索静脉曲张，尤其是右侧，可能表明存在腹膜后肿块。单侧下肢水肿可能是静脉压迫的结果，但与大多数由肾水肿引起的体格检查结果一样，这意味着疾病晚期。应记录脊柱是否有压痛，因为脊柱最常发生骨转移。高血压可能继发于肾素分泌增加，并可通过手术切除肿瘤来改善。

▌▌ 辅助检查

实验室检查

实验室检查的目的是排除副瘤综合征，确定潜在的转移部位，并确定患者的整体健康状况。肾脏肿瘤患者的实验室分析应包括尿素氮和肌酐测定的肾功能、血清钙水平、全血细胞计数、肝功能、碱性磷酸酶和尿液分析。

影像学检查

所有可疑恶性肾肿瘤的最低标准影像学检查应包括腹部和盆腔 CT 或 MRI 静脉造影和胸部 X 光片。

超声检查是一种有用的影像学检查方式。它的优点是无辐射，足以诊断良性单纯性囊肿。此外，它还具有患者耐受性好、临床应用广泛、费用低廉等优点。临床上，它常用于跟踪轻度复杂囊肿，如 Bosniak ⅡF 级病变，以评估分隔生长或复杂性的变化。然而，重要的是要记住超声检测到的复杂或回声性囊肿必须进一步进行 CT 或 MRI 检查。

应进行增强 CT 检查，在静脉造影后评估肾脏肿瘤是否有增强的情况。肾脏肿瘤的强化效应是指增强后 CT 值较平扫增加 15 HU（一种衰减指标）以上。具有强化效应的肿瘤应考虑为肾细胞癌。

磁共振（MRI）对肿瘤血栓和静脉受累具有较高的敏感性，因此，当 CT 显示肿瘤血栓和静脉受累时，MRI 是首选的检查方法。此外，它提供了更清晰的软组织平面，有助于描绘潜在的局部侵润性病变。MRI 是无辐射的，但需要更长的时间，在此期间，患者必须保持静止，以确保图像质量。并不是所有的患者都能进行 MRI 检查，因为他们体内可能有起搏器或神经刺激器等设备。

正电子发射体层成像（PET）这种成像方式包括静脉注射放射性示踪剂，并随后进行成像，以确定分子摄取和活性增加的区域。目前，就肾细胞癌而言，当传统成像无法确定是否存在转移性疾病时，最好将 PET 作为一种辅助手段，用于确诊是否存在转移性疾病。

此外，实验室检查结果的异常，如钙或碱性磷酸酶升高，应怀疑是否有转移性疾病，并可能需进行骨扫描。

胸部 X 线检查是对这些患者进行初步评估时必须进行的检查。如果胸部 X 线检查异常或出现新发咳嗽或咯血等肺部症状，则应及时进行胸部 CT 检查，但并非所有患者都需要进行胸部 CT 检查。

值得注意的是，CT 或 MRI 形式的轴向成像已基本取代静脉肾盂造影（IVP）成为肾肿瘤的影像学检查方式。尽管如此，它仍具有重要的意义。在拍摄一张普通 X 线片后，静脉注射碘造影剂，每隔一定时间拍摄一系列 X 线片，可提供肾脏吸收并最终排出造影剂这一过程的图像。

经皮穿刺活检

由于之前报告的假阴性率较高，以及担心活检道癌播散和出血等其他并发症，在大多数肾肿瘤增大的病例中，历来都避免进行肾肿瘤活检（Abel et al. 2012）。不过，最近经皮活检技术又有了新的发展。大约 20% 的 T1a 肿块（小于 4 cm）实际上是良性的，准确的活检可以使这些患者免于手术治疗的痛苦。据报道，90% 以上的针芯组织活检足以确诊肿瘤（Wang et al. 2009；Millet et al. 2012）。 更重要的是，在有足够组织进行诊断的病例中，一些研究报告的准确率接近或高达 100%（Wang et al. 2009；Menogue et al. 2013），这减轻了以往对假阴性和可能漏诊癌症病例的担忧。该手术的并发症发生率很低，而且随着组织活检切片检查次数的增加，已证实活检穿刺的播散现象极为罕见。目前，美国泌尿外科协会（AUA）普遍建议，肾活检应提供给有可能改变治疗方案的手术候选患者，因为有些患者在面对肾肿瘤时会认为即使诊断的不确定性很低也是不可接受的。

▌ 处 理

疑似恶性肾肿瘤的处理取决于多种因素，如肿瘤大小、分期、共病、预期寿命和活检结果等。关于治疗的讨论需要对肿瘤、淋巴结和转移（TNM）分期有基本的了解（表 20-3）。

表 20-3　美国癌症联合会（AJCC）发表的肾细胞癌 TNM 分期

分期	标准
原发肿瘤（T）	
TX	原发肿瘤无法评估
T0	无原发肿瘤的证据
T1	肿瘤局限于肾脏，最大径≤ 7 cm
T1a	肿瘤局限于肾脏，最大径≤ 4 cm
T1b	肿瘤局限于肾脏，4 cm ＜最大径≤ 7 cm
T2	肿瘤局限于肾脏，最大径＞ 7 cm
T2a	肿瘤局限于肾脏，7 cm ＜最大径≤ 10 cm
T2b	肿瘤局限于肾脏，最大径＞ 10 cm
T3	肿瘤侵及肾段静脉或下腔静脉，或侵及肾周围组织，但未侵犯同侧肾上腺、未超过肾周筋膜
T3a	肿瘤侵及肾段静脉或肾静脉，或侵犯肾盂肾炎，或侵犯盆腔膀胱系统，或侵犯肾周围脂肪和（或）肾窦脂肪，但不超过肾周筋膜
T3b	肿瘤侵及横膈膜下的下腔静脉
T3c	肿瘤侵及横膈膜上的下腔静脉或侵犯下腔静脉壁
T4	肿瘤侵犯到肾周筋膜，包括侵犯同侧肾上腺
区域淋巴结（N）	
NX	区域淋巴结无法评估
N0	无区域淋巴结转移
N1	有区域淋巴结转移
远处转移（M）	
M0	无远处转移
M1	远处转移

▎ 监　测

随着人体影像学检查技术的普及，越来越多不适合手术的老年患者偶然发现了肾脏小肿块，这使人们得以深入了解此类肿块在未接受干预的情况下的自然病程史。研究表明，这些肿瘤的生长速度相对较慢，转移风险较低，在28个月的随访中，小于4 cm的病变仅有1.1%发展为转移性疾病，生长速度每年约0.1 cm（Jewett et al. 2011）。因此，2017年美国泌尿外科（AUA）指南指出，应向预期寿命有限的患者或不适合（不希望）进行干预的患者提供主动监测。

▌手　术

目前已经出现了一些新的治疗方法，我们将对其中的一些进行讨论，但手术切除仍然是治疗局部肾肿瘤的主要方法。

根治性肾切除术

根治性肾切除术（radical nephrectomy，RN）一直是局限性肾细胞癌的金标准手术方法。这包括移除整个肾脏和肾周筋膜内的所有内容物。原来的手术方案中包括切除肾上腺，但最近的研究表明，对于大多数肾脏肿瘤来说，在根治性肾切除术中同侧肾上腺是可以保留的。许多医疗机构通常采用腹腔镜或机器人手术来实施根治性肾切除术，在避免开腹手术损伤的同时，还能缩短住院时间，取得良好的肿瘤治疗效果。

肾部分切除术

最近，人们更加关注慢性肾脏病（CKD）的预后，特别是心血管疾病发病率和随之而来的死亡率的增加（Go et al. 2004）。根治性肾切除术比部分肾切除术导致更多的患者出现慢性肾脏病。肾部分切除术（PN）需要夹住肾血管，切除肿瘤，并切除正常肾实质的边缘。采用开放式手术方法时，会采用肾脏上放置冰块的冷缺血方案，但腹腔镜手术则不太可行，通常不使用冷缺血。鉴于我们对慢性肾脏病及其后遗症的理解，对于T1肿瘤和对侧肾脏正常的患者，近年来一直在推动实施肾部分切除术。这在很大程度上是由外科医生根据自身的技术水平和经验决定的。肾部分切除术可以通过开放、腹腔镜或机器人辅助的方法进行，治疗将根据外科医生的经验和专业知识而有所不同。事实证明，肾部分切除术确实会增加出血和漏尿的发病率，但这是根治性肾切除术后不常见的并发症；不过，肾部分切除术的好处是能更好地保护肾功能。

根治性和肾部分切除术与大多数外科手术的主要术前注意事项相同。所有患者术前均应获得内科医生或心脏病专家的医疗许可，并将酌情进行进一步的术前风险分层和检测。协调各专科护理是术前护理的一个重要原则。

热消融

肾肿瘤的热消融包括在 CT 引导下经皮或腹腔镜下进行的多种微创手术，其中有冷冻疗法、射频消融术等。由于随访时间较短，且缺乏标准化的方法，有关这些方法的文献有限；然而，研究表明与传统的手术治疗相比，癌症特异性生存率大致相当。无复发存活率虽然很高，但与手术治疗的存活率并不匹配。值得注意的是，这些研究的对象大多是老年患者，他们被认为是手术高风险人群，而且肾脏肿块较小，一般小于 3 cm。因此，2017 年美国泌尿外科协会（AUA）指南建议，热消融"应被视为治疗 T1a 且肿块小于 3 cm 的替代方法"。肾肿瘤活检应在热消融术前进行。此外，在向患者提供有关热消融的咨询时，重要的是要告知与手术切除相比，热消融后肿瘤持续存在或局部复发的可能性增加。有关这些替代选择的决策非常复杂，泌尿外科医生应在患者咨询中发挥不可或缺的作用。

■ 随　访

因为有 20%~30% 的患者会复发，所以肾细胞癌手术切除后的持续随访是必要的。根据切除时肿瘤的分期、分级和大小，患者复发风险各不相同，因此没有标准的、可适用于所有患者的随访方案。美国国家综合癌症网络（NCCN）指南因治疗阶段或治疗方式而异。有关随访时间表的更多细节，请参见表20-4。此外，孤立肾患者或有肾功能不全风险因素的患者应每年接受一次 24 h 尿蛋白检测，因为蛋白尿往往是肾病进展的第一个征兆。一旦发现蛋白尿，应及时转诊至肾内科。

肺是最常见的远处复发部位，因此，胸部影像学检查是随访的一个重要组成部分。腹部 CT 扫描的频率将根据原发肿瘤的 T 分期和分级而有所不同。关于 T4 期肿瘤及其后续的随访，实验室检查和影像学检查的频率是根据每个病例具体情况来确定的。

表 20-4　由美国国家综合癌症网络（NCCN）发布的基于 T 期的肾细胞癌随访

随访
肾部分或根治性切除术后的 T1 期
每年进行问诊和体格检查 ± 实验室检查；
第一年内进行腹部 CT 或 MRI 检查，之后至少 3 年内每年进行一次检查；
每年进行一次胸部 X 线或 CT 检查，持续 5 年
热消融后的 T1 期
每年进行问诊和体格检查 ± 实验室检查；
3~6 个月内做腹部 CT 或 MRI，5 年内每年做一次或更长时间；
如果出现复发迹象，应考虑更频繁地进行造影、肾组织活检或进一步治疗；
每年进行一次胸部 X 线或 CT 检查，持续 5 年
T2~3 期
3 年内每 3~6 个月进行问诊和体格检查，之后每年一次，直至 5 年；
2 年内每 6 个月进行一次全面的代谢检查，之后每年一次，直至 5 年；
至少 3 年内每 3~6 个月接受一次腹部（CT 或 MRI）和胸部影像学检查（CT 优先），之后每年一次，直至 5 年

临床总结

· 许多肾肿瘤是在评估其他问题时偶然发现的；肾细胞癌典型的三联征（腹部肿块、血尿、疼痛）现在很少见。

· 肾血管平滑肌脂肪瘤是唯一一种仅通过影像学检查就能可靠诊断为良性的实性肾肿瘤；这是由肉眼可见的脂肪决定的。

· 肾超声检查足以诊断单纯性肾囊肿，只需认真确认即可，但更复杂的肾囊肿需要 CT 或 MRI 来进一步评估。

· 原发性实性肾肿瘤切除术前无需进行组织活检。

· 20%~30% 的患者可能表现出副瘤综合征（红细胞沉降率升高、恶病质、发热、贫血、高血压、血清钙和碱性磷酸酶升高、红细胞增多症）。

参考文献

· Abel EJ et al (2012) Limitations of preoperative biopsy in patients with metastatic renal cell carcinoma: comparison to surgical pathology in 405 cases. BJU Int 110(11):1742 – 1746

· Anis O, Rimon U, Ramon J et al (2020) Selective arterial embolization for large or symptomatic renal angiomyolipoma: 10 years of follow-up. Urology 135:82

· Chiu BC et al (2006) Body mass index, physical activity, and risk of renal cell carcinoma. Int J Obes 30(6):940 – 947

· Go AS et al (2004) Chronic kidney disease and the risks of death, cardiovascular events, and hospitalization. N Engl J Med 351:1296

· Gudbjartsson T, Thoroddsen A, Petursdottir V et al (2005) Effect of incidental detection for survival of patients with renal cell carcinoma: results of population-based study of 701 patients. Urology 66:1186

· Hanash KA (1982) The nonmetastatic hepatic dysfunction syndrome associated with renal cell carcinoma (hypernephroma): Stauffer's syndrome. Prog Clin Biol Res 100:301

· Hock LM et al (2002) Increasing incidence of all stages of kidney cancer in the last 2 decades in the United States: an analysis of surveillance, epidemiology and end results program data. J Urol 16:57

· Israel GM, Bosniak MA (2005) An update of the Bosniak Renal Cyst Classification system. Urology 66:484

· Jewett MA et al (2011) Active surveillance of small renal masses: progression patterns of early stage kidney cancer. Eur Urol 60(1):39 – 44

· Menogue SR et al (2013) Percutaneous core biopsy of small renal mass lesions: a diagnostic tool to better stratify patients for surgical intervention. BJU Int 111(4 Pt B):E146 – E151

· Millet I et al (2012) Can renal biopsy accurately predict histological subtype and Fuhrman grade of renal cell carcinoma? J Urol 188(5):1690 – 1694

· Nguyen MM, Gill IS (2009) Effect of renal cancer size on the prevalence of metastasis at diagnosis and mortality. J Urol 181(3):1020 - 1027

· Pantuck AJ et al (2000) Incidental renal tumors. Urology 56(2):190 - 196

· Romis L et al (2004) Frequency, clinical presentation and evolution of renal oncocytomas: multicentric experience from a European database. Eur Urol 45:53

· SEER Stat Fact Sheet (n.d.) Kidney and renal pelvis. http://seer.cancer.gov/statfacts/html/kidrp.html Siegel RL et al (2019) Cancer statistics, 2019. CA Cancer J Clin 69(1):7 - 34

· Silverman SG, Pedrosa I, Ellis JH et al (2019) Bosniak classification of cystic renal masses, version 2019: an update proposal and needs assessment. Radiology 292(2):475 - 488

· Wang R et al (2009) Accuracy of percutaneous core biopsy in management of small renal masses. Urology 73(3):586 - 590

第二十一章

阴茎和睾丸肿瘤

Sara Drummer, Hillary B. Durstein, Susanne A. Quallich

阴茎肿瘤 493

　流行病学与风险因素 493

　临床诊断和分期 493

　病史与体检 495

　辅助检查 495

　治　疗 496

　围手术期管理 496

　长期随访 496

睾丸肿瘤 497

　流行病学和风险因素 497

　解　剖 497

　临床诊断和分期 498

　病史和体格检查 499

　辅助诊断 500

　治　疗 501

　围手术期管理 501

　长期随访 502

　关于阴茎和睾丸肿瘤的文化思考 502

参考文献 503

目 标

（1）明确阴茎和睾丸肿瘤的定义。

（2）确定从阴茎和睾丸肿瘤筛查中受益的人群。

（3）合理安排影像学检查和相关实验室检查，以诊断阴茎或睾丸肿瘤。

（4）讨论这些恶性肿瘤所特有的监测问题。

阴茎肿瘤

阴茎肿瘤起源于龟头和阴茎轴的鳞状上皮。阴茎癌在美国很少见，尽管也可能出现其他类型的细胞，但最常见的亚型是鳞状细胞癌，这些病变是从包皮中阴茎的黏膜表面发展而来的，包皮过长是这种疾病的主要风险因素。这是一种侵袭性很强的肿瘤，病变通常发生在龟头、包皮和阴茎轴，并通过淋巴扩散浸润。阴茎癌的治疗通常包括手术、放疗和化疗。

流行病学与风险因素

50~70 岁的男性患阴茎癌的风险最大。工业化国家的阴茎癌发病率较低；在非工业化国家中，患病率比美国高出 5~10 倍。这种疾病在儿童和年轻人中并不常见，但在感染人类免疫缺陷病毒和人乳头状瘤病毒（HPV）的人群中却有例外。

还有一些风险因素与阴茎癌相关，包括包茎，未做包皮环切，HPV 感染，社会经济地位较低，慢性炎症条件，如龟头炎、吸烟和总体生殖卫生不良。未做包皮环切的群体患阴茎癌的风险仍然是最高的。婴儿时期的包皮环切术可以防止几乎所有的阴茎癌的发展。未做包皮环切的会导致慢性炎症，如包皮龟头炎和包茎等，45%~85% 的阴茎癌患者患有这些疾病。卫生条件差、吸烟和其他慢性炎症状态加剧了这种情况。HPV 感染也被认为是阴茎癌的致病因素，HPV-16 和 HPV-18 仍然是影响细胞恶性转化的最常见因素。

临床诊断和分期

大多数阴茎癌是浅表性和低级别的。以前对阴茎癌的命名包括原位癌（carcinoma in situ，CIS）、Bowen 病和 Queyrat 增殖性红斑等术语，但最近被称为阴茎上皮内癌。进一步细分是基于形态学和微观特征。当诊断出阴茎癌时，它可以被称为浅表扩散，被描述为垂直生长，可以分为疣状、多点和混合。鳞状细胞癌仍然是最常见的类型，约占总病例的 2/3。转移扩散和存活的最重要预测因素仍然是肿瘤的级别、侵袭深度，以及是否存在神经侵袭。可根据 2010 年美国癌症联合会（AJCC）TMN 阴茎癌分期进行临床分期（表 21-1）。

转移以可预测的方式逐步发生；它从阴茎扩散到前哨淋巴结、腹股沟浅淋巴结、深腹股沟淋巴结、盆腔淋巴结，然后转移到远处的转移部位。这种逐步发展的原因是因为阴茎的淋巴结不能直接引流到盆腔淋巴结。

表 21-1　2010 年 AJCC 阴茎癌 TMN 分期

原发肿瘤（T）	
TX	原发肿瘤无法评估
T0	没有原发性肿瘤的证据
Tis	原位癌
Ta	非侵袭性疣状癌
T1a	侵犯上皮下结缔组织，无侵犯淋巴血管；肿瘤非低分化
T1b	侵犯上皮下结缔组织，伴侵犯淋巴血管，或肿瘤分化较差
T2	侵犯到海绵体
T3	侵犯到尿道
T4	侵犯到其他相邻结构
区域淋巴结（N）临床分期	
cNX	无法评估局部淋巴结
cN0	腹股沟淋巴结未触及或无明显肿大
cN1	可触及移动单侧腹股沟淋巴结
cN2	可触及活动性多发或双侧腹股沟淋巴结
cN3	可触及单侧或双侧固定腹股沟淋巴结肿块或盆腔淋巴结病变
区域淋巴结（N）病理分期	
X	无法评估区域淋巴结
pN0	无区域淋巴结转移
pN1	单个腹股沟淋巴结转移
pN2	多发或双侧腹股沟淋巴结转移
pN3	单侧或双侧淋巴结转移或盆腔淋巴结转移
远处转移（M）	
0	无远处转移
M1	远处转移

病史与体检

重点病史包括包皮环切的年龄（如果相关）、龟头炎或其他慢性炎症病史、既往阴茎创伤史、性传播疾病感染史（尤其是 HPV），以及吸烟史和个人卫生习惯的问题。个人的病史也应考虑既往皮肤病史，如苔藓硬化症或闭塞性干燥性龟头炎（balanitis xerotica obliterans，BXO）。延误就医是常见的，并且患者可能会出现高钙血症等副瘤综合征。

体格检查包括仔细检查阴茎、阴茎体和双侧腹股沟区域。在可能的情况下，应将包皮牵开。评估每个患处时，必须包括直径、活动度、与阴茎和其他解剖结构的相对位置，以及明显的病理特征（角化、溃疡、结节）。腹股沟淋巴结也应进行特征描述，如活动度。腹股沟淋巴结是最常见的转移部位。应注意潜在的感染。在临床诊断中可以进行切除病理组织活检或组织穿刺活检。

男性生殖器也可能出现其他病变。巨大尖锐湿疣是一种巨大的外生肿块，可发生在生殖器、腹股沟或肛门直肠区域。它是良性的，但可能侵润局部，手术切除的范围可能相当大。鲍恩样丘疹病表现为龟头或龟身的红褐色丘疹，其外观与原位癌相似，通常可用局部外用药物或激光消融术治疗。浆细胞性阴茎头炎（Zoon 氏龟头炎）是一种局限性、红色、扁平的病变，并含有较深的红色斑点。它看起来与原位癌相似，可通过活检进行诊断，它也可以通过局部用药或激光消融进行治疗。

苔藓硬化症（LS）是由男性生殖器的慢性感染、创伤或炎症引起的。被诊断患有硬化性苔藓的男性有 2%~9% 进展为阴茎癌。苔藓硬化症表现为龟头和前列腺前扁平的白色斑块，可能会有纤维化的感觉，通常没有症状，但患者可能会反映有灼热、瘙痒和勃起疼痛。

辅助检查

初步评估包括原发性病变的活检。如果患者有保留器官（保留阴茎）治疗的适应证，阴茎超声或 MRI 可帮助确定组织受侵的程度，前哨淋巴结组织活检也可能有帮助。区域淋巴结中存在癌症风险的患者还应接受胸部 X 线、腹部和骨盆 CT 扫描，以及常规血液检测，包括血钙和肝功能检查等血清化学成分检查。如果患者有骨痛、血钙或碱性磷酸酶升高，则应进行骨扫描。

治 疗

患者是否适合接受各种治疗取决于其病变的临床阶段。美国泌尿外科协会（AUA）提供了治疗原发性阴茎肿瘤的指南。Tis 和 Ta 原发肿瘤可以局部药物治疗（5% 咪喹莫特、5- 氟尿嘧啶），同时进行或不进行局部切除。阴茎肿瘤分期较高的患者应进行大范围局部切除术、植皮的阴茎保留手术和（或）激光消融手术。保留阴茎的手术在很大程度上取决于原发肿瘤的级别、分期和位置，但局部复发率较高。手术可以采取阴茎切除术或龟头切除术的形式；当保留的阴茎残端无法超过 2 cm 时，应考虑进行阴茎切除术。此外，还需要进行区域淋巴结清扫，并强调边缘阴性，这一点至关重要。

当原发性肿瘤或腹股沟淋巴结转移无法切除时，需要进行化疗。方案通常包括 5-FU 和顺铂。

围手术期管理

护理阴茎癌患者的所有团队成员都必须认识到，这种治疗可能会对患者的社会心理和性生活产生巨大影响。针对这一问题，患者可从社会心理咨询获得帮助，也可咨询专业的性治疗师。

持续管理包括前 2 年的强化随访，但支持严格随访指导程序的科学文献很少。应教会男性自我检查阴茎和腹股沟淋巴结。在最初的 2 年中，临床医生应每 3~6 个月对患者进行一次检查。如果他们做过淋巴结清扫术，那么需要进行连续的胸部影像学检查（每 6 个月一次）和腹部（骨盆）CT 或 MRI（第一年每 3 个月一次，第二年每 6 个月一次）。预后取决于手术分期；浸润海绵状体的患者似乎有更好的预后。与阴茎相关的癌症相对 5 年存活率为 85%。

确诊有转移性疾病时，可用多模式方法治疗，包括化疗加巩固手术（最好）、放疗或放化疗（但预后较差）。

长期随访

做保留阴茎手术的患者将在前 2 年（每 3 个月）接受密切观察，而那些接受了部分（全切术）的患者将在前 2 年内每 6 个月就诊一次（Clark et al.

2013）。如果有淋巴结肿大，患者将需要在第一年每 3 个月进行一次体检和腹部（盆腔）影像学检查（CT 或 MRI），然后在第二年每 6 个月一次；胸部 X 线检查也是按照同样的计划进行的。如果淋巴结呈阴性，患者需要在前 2 年内每 3~6 个月进行一次体检，然后在 3 年内每 6~12 个月进行体检。影像学检查是针对那些体检有困难的男性（如肥胖）。局部复发的治疗方案尚不完善，但可包括手术切除、放射治疗和（或）全身化疗。

睾丸肿瘤

睾丸肿瘤相对罕见，超过 95% 是生殖细胞瘤，其余类型也属于生殖细胞肿瘤。这些生殖细胞肿瘤也可分为精原细胞瘤或非精原细胞瘤，是 20~40 岁男性中最常见的恶性肿瘤。只有 10%~30% 的男性伴有转移，大多数男性表现为局限性睾丸精原细胞瘤。

流行病学和风险因素

公认的睾丸肿瘤风险因素包括隐睾、睾丸肿瘤家族史或个人史，或管内生殖细胞瘤病史。对于有隐睾病史的男性来说，睾丸位置越高，患睾丸肿瘤的风险就越高，这意味着有腹内睾丸病史的男性患睾丸肿瘤风险最高。其他疾病情况也会增加患睾丸肿瘤的风险，包括艾滋病毒感染、性腺发育不全、不育、Klinefelter 综合征和 30 岁后睾丸女性化。50 岁及 50 岁以上的男性更可能患精原细胞瘤。

解　剖

睾丸肿瘤更常见于右侧，因为隐睾更常见于右侧。腹膜后淋巴结是最常见的转移部位；淋巴管的扩散呈阶梯状。在正常淋巴管内，右侧睾丸肿瘤扩散到主动脉腔间腹膜后结节，而左侧睾丸肿瘤为主动脉旁腹膜后淋巴结。远处转移按最常见到最不常见的顺序包括肺、肝、脑、骨、肾、肾上腺、胃肠道、脾脏。

临床诊断和分期

最常见的表现是睾丸无痛肿块或肿胀，通常是患者或其伴侣偶然发现的。体格检查会发现坚硬、有触痛或无触痛的睾丸肿块。有 5%~10% 的患者可能会出现鞘膜积液，这会对任何潜在肿瘤的检查有影响（Ghoreifi and Djaladat, 2019）。其他表现症状可能包括发生了转移的线索，如腹部肿块、锁骨上肿块、呼吸急促或咳血。背痛可发生在腹膜后大体积转移灶，更常见于非精原细胞瘤。临床分期采用 2010 年美国癌症联合会（AJCC）睾丸肿瘤 TMN 分期（表 21-2）。

表 21-2　2010 年 AJCC 睾丸肿瘤 TMN 分期

原发肿瘤（T）	
pTX	原发肿瘤无法评估
pT0	没有原发肿瘤的证据
pTis	原位癌
pT1	肿瘤局限于睾丸和附睾，无淋巴血管侵犯；可能侵犯睾丸白膜，但不侵犯鞘膜
pT2	肿瘤局限于睾丸和附睾，伴有淋巴血管或鞘膜侵犯的肿瘤
pT3	有或无淋巴管侵犯的精索侵犯
pT4	阴囊侵犯伴或不伴淋巴管侵犯
区域淋巴结（N）临床分期	
Nx	无法评估区域淋巴结转移情况
N0	无区域淋巴结转移
N1	一个或多个淋巴结内转移，单个淋巴结最大径线 < 2 cm
N2	一个或多个淋巴结内转移，单个淋巴结最大径线 > 2 cm 但 < 5 cm
N3	一个或多个淋巴结内转移，单个淋巴结最大径线 > 5 cm

续表

区域淋巴结（N）病理分期	
pNx	无法评估区域淋巴结转移情况
pN0	无区域淋巴结转移
pN1	1~5 个淋巴结内转移；单个淋巴结最大径线 < 2 cm
pN2	淋巴结内转移，单个淋巴结最大径线 > 2 cm，但 < 5 cm，或多于 5 个淋巴结转移，单个淋巴结最大径线 ≤ 5 cm；没有显示结外扩展
pN3	一个或多个淋巴结内转移，单个淋巴结最大径线 > 5 cm
远处转移（M）	
Mx	无法评估远处转移情况
M0	无远处转移
M1	远处转移
M1a	非区域性淋巴结或肺转移
M1b	非区域性淋巴结或肺部以外的远处转移
血清肿瘤标志物（S）	
Sx	未获得或未进行肿瘤标记物检测
S0	正常范围内的肿瘤标志物
S1	LDH < 正常值上限 1.5 倍，且 hCG < 5000 IU/L，且 AFP < 1000 ng/mL
S2	LDH 为正常值上限的 1.5~10 倍，或 hCG 5000~50000 IU/L，或 AFP 1000~10000 ng/mL
S3	LDH > 正常值上限 10 倍，或 hCG > 50000 IU/L，或 AFP > 10000 ng/mL

病史和体格检查

　　睾丸肿瘤病史上的一个关键点是患者个人隐睾史：睾丸位置以及什么年龄行睾丸手术。患者发现结节后，通常会在延迟 3~6 个月之后才寻求治疗，延迟时间长短与转移风险相关。急性睾丸疼痛史可能是睾丸出血或梗死的指征。

体格检查包括仔细检查生殖器、淋巴结、腹部和乳腺组织。检查睾丸时可能很容易发现肿块；如果肿块足够大，检查时还可能因阴囊皮肤胀痛而出现红斑和疼痛。阴囊透射光检查不会发现光线穿过阴囊的迹象。如果患者足够瘦的话，腹部可能会检查到腹膜后病变，也可能出现男性乳房发育。

辅助诊断

当体格检查发现任何睾丸肿块时，必须进行阴囊超声检查。如果阴囊超声证实有肿块，则应进行肿瘤标志物（表 21-3），以及肝功能测试、肌酐和全血细胞数检查。如果患者对治疗前后的生育状况特别感兴趣，可以添加睾酮、卵泡刺激素（FSH）和黄体生成素（LH）等检查。如果阴囊超声没有结论，那么可以进行骨盆（阴囊）的 MRI 检查。睾丸 MRI 在鉴别睾丸肿块良恶性方面相当敏感，但并不是一种经济实惠的选择。不建议定期进行，只建议在阴囊超声不能明确诊断的罕见情况下进行（Thomas et al. 2019；Mathur and Spektor, 2019）。还应安排胸部 X 线检查；如果临床医生高度怀疑睾丸肿瘤，可以要求对腹部和骨盆进行 CT 扫描，并进行对比，预计需要进行定期检查。需要注意的是，腹部 CT 扫描有 30% 的假阴性——一些男性腹膜后淋巴结中有肿瘤。在经腹股沟探查与根治性睾丸切除术并确认肿瘤病理后，还需进行更多的检查。

表 21-3　睾丸肿瘤标志物讨论

标志物	非精原生殖细胞肿瘤	卵黄囊瘤	精原细胞瘤	胚胎瘤	绒毛膜癌
甲胎蛋白（AFP）	升高50%~80%	产生	不产生	不产生	不产生
β-人绒毛膜促性腺激素（β-hCG）	升高20%~60%	从不产生	升高15%以内	产生	高水平
乳酸脱氢酶（LDH）	有提升但非特异性	非特定但产生	非特定但产生	非特定但产生	非特定但产生

治 疗

经腹股沟根治性睾丸切除术是治疗原发性睾丸癌的标准方法。这包括通过腹股沟切口将睾丸和精索完全切除至腹股沟内环水平。根据肿瘤的类型和分期进行治疗和随访（表21-4）、放疗或化疗。铂是对生殖细胞肿瘤最有效的化学治疗药物，但可导致精子生长的长期停滞。

表21-4　Ⅰ期精原细胞瘤随访建议

项目	1 年	2 年	3 年	4 年	5 年
病史和体格检查	每3~6个月	每6~12个月	每6~12个月	每年	每年
β-hCG、AFP和LDH	可选	可选	可选	可选	—
腹部（骨盆）CT	第3、6、12个月	每6~12个月	每6~12个月	每12~24个月	每12~24个月
胸片	结合临床				

有些男性患者可能需要对肿大淋巴结进行腹膜后淋巴结清扫术；这样可以避免可能的复发，而且随访方案也更简单。一些医疗中心可能会通过腹腔镜提供这种治疗。在许多男性中，腹膜后淋巴结清扫术会导致射精功能障碍。

围手术期管理

所有准备接受睾丸肿瘤治疗的男性都应获得精子冷冻保存的机会。许多被诊断出患有睾丸肿瘤的患者在治疗前患有不育，这意味着他们的精子生成已在一定程度上受到了睾丸肿瘤的不利影响。大多数患者接受治疗后精子生成会恢复；但是，如果他们接受了放疗或化疗，影响可能无法预测，可能会持续5年以上。

护理睾丸肿瘤患者的团队成员都必须认识到，这种治疗可能会对男性产生重大的社会心理和性影响，这与他们的年龄和肿瘤分期无关。无论其处于哪个阶段，应重点强调睾丸肿瘤的可治愈性。可以向患者提供有关睾丸假体的信息。

长期随访

具体的长期随访取决于肿瘤的生物学、肿瘤标志物，以及其切除睾丸后的变化。复发的最高风险通常发生在初次治疗后的前 2 年。对于生殖细胞肿瘤，随访包括定期进行肿瘤标记物、影像学检查和体格检查。应该教会患者对剩余睾丸进行自我检查。影像学检查中任何复发的证据都需要手术切除。远期随访还应关注是否有心血管疾病、继发性恶性疾病（如白血病）、不育、肾功能障碍、焦虑或抑郁的风险。

关于阴茎和睾丸肿瘤的文化思考

由于生殖器固有的私密性、生殖功能和性功能，护理时应该对治疗可能带来的文化、宗教和社会影响保持敏感。这些因素可能会影响他们与异性伴侣的相处，并影响个人寻求治疗的选择。睾丸肿瘤患者的生存期至关重要，因为这种疾病几乎在发病的每个阶段都是可以治愈的。

临床总结

· 所有睾丸肿瘤都应视为癌症，除非另有证明。

· 任何疑似睾丸肿瘤都必须进行阴囊超声检查。

· 癌症与人乳头状瘤病毒株（HPV），尤其是人乳头瘤病毒 16 型（HPV-16）密切相关。

· 睾丸肿瘤的临床分期非常重要。

参考文献

· Albers P, Albrecht W, Algaba F, European Association of Urology et al (2011) EAU guidelines on testicular cancer: 2011 update. Eur Urol 60:304－319

· American Joint Committee on Cancer (2010) Penis. In: Edge SB, Byrd DR, Compton CC et al (eds) AJCC cancer staging manual, 7th edn. Springer, New York, NY, pp 447－455

· Clark PE, Spiess PE, Agarwal N, Biogioli MC, Eisenberger M, Greenberg RE, Herr HW, Inman BA, Kuban DA, Kuzel TM, Lele SM, Michalski J, Pagliaro L, Pal SK, Patterson A, Plimack ER, Pohar KS, Porter MP, Richie JP, Sexton WJ, Shipley WU, Small EJ, Trump DL, Wile G, Wilson TG, Dwyer M, Ho M (2013) Penile cancer: clinical practice guidelines in oncology. J Natl Compr Cancer Netw 11(5):594－615

· Ghoreifi A, Djaladat H (2019) Management of primary testicular tumor. Urol Clin N Am 46:333－339

· Mathur M, Spektor M (2019) MR imaging of the testicular and extratesticular tumors; when do we need? Magn Reson Imaging Clin N Am 27:151－171

· Thomas L, Brooks M, Stephenson A (2019) The role of imaging in the diagnosis, staging, response to treatment, and surveillance of patients with germ cell tumors of the testis. Urol Clin N Am 46:315－331

第二十二章

泌尿外科护士的工作常规 [1]

Heather Schultz, Sarah R. Stanley

概　述..509

　　目　标...510

尿道扩张术...510

　　适应证...510

　　准备工作...510

　　术前考虑因素...511

　　术后需复诊的情况...511

　　随　访...511

　　讨　论...511

　　转诊建议...511

膀胱镜检查术...512

　　适应证...512

　　准备工作...513

　　术前注意事项...513

　　讨　论...513

　　术后指导（警示）...514

　　需要转诊的情况...515

Testopel®（睾酮植入剂）...515

　　适应证...515

---

[1] 此章介绍的泌尿外科护士工作内容系美国地区泌尿外科护士工作范畴，在我国该章所介绍的大部分内容都不能由护士单独执行。收录本部分内容旨在为泌尿外科工作的医护人员提供参考。

禁忌证 ……………………………………………………… 515

警告（可能引起的问题）……………………………………… 515

局部反应 ……………………………………………………… 516

患者准备 ……………………………………………………… 516

术后指导（警告）……………………………………………… 517

讨　论 ………………………………………………………… 517

转　诊 ………………………………………………………… 518

Vantas® （醋酸组氨瑞林）……………………………………518

适应证 ………………………………………………………… 518

禁忌证 ………………………………………………………… 518

警告（可能引起的问题）……………………………………… 518

患者准备 ……………………………………………………… 519

术后指导（警示）……………………………………………… 519

讨　论 ………………………………………………………… 520

文化（宗教）考虑 …………………………………………… 520

转　诊 ………………………………………………………… 520

阴茎神经阻滞 ……………………………………………………521

适应证 ………………………………………………………… 521

术前准备 ……………………………………………………… 521

阴茎背神经阻滞术后并发症 ………………………………… 521

随　访 ………………………………………………………… 521

嵌顿包茎复位术 …………………………………………………522

适应证 ………………………………………………………… 522

操作步骤 ……………………………………………………… 522

术前准备 ……………………………………………………… 522

术后指导 ……………………………………………………… 523

随　访 ………………………………………………………… 523

阴茎双相多普勒超声检查………………………………………523

适应证 523

术前准备 523

术后指导 523

随 访 524

Xiaflex®（梭菌胶原酶）注射 524

适应证 524

术前准备 524

术后指导（警示） 524

随 访 525

经直肠超声引导的前列腺穿刺活检 525

手术过程 525

适应证 525

术前准备 525

术后并发症 526

随 访 526

临床要点 527

参考文献 528

目 标

（1）适用于泌尿外科患者的特定门诊手术的适应证。

（2）医务人员和患者的准备工作。

（3）必要的术后监测和随访。

概　述

由于美国医生短缺，开启了高级实践护士和医师助理进入泌尿外科领域的大门。作为一个外科亚专科，泌尿外科为医务人员提供了在手术室和门诊中进行手术的机会。本章介绍在门诊开展的泌尿外科手术，并不是为了说明如何进行手术，旨在讨论适应证、随访等问题。本章将作为泌尿外科护士开始学习泌尿外科手术工作的指导。

本章中列出的手术并非详尽无遗，还有许多其他泌尿外科护士执行的手术未被包括在内。根据 2010 年发送给美国 APRN/PA/ 专职医疗会员的美国泌尿外科协会相关调查，共有 205 位回答者（包括 APNs、PAs、RNs 和其他联合卫生会员），回应率为 30%。发现 APRN/PAs 有执行的项目包括尿流动力学、支架移除、尿道扩张、输精管结扎术、勃起功能异常注射治疗以及膀胱活检（前列腺活检和膀胱镜检未报告）。根据 Quallich 在 2011 年的调查（共有 53 份调查问卷，回应率为 46.7%），APNs 进行了广泛的手术操作，其中一些手术操作达到了非常高级的水平。与这些手术相关的主要文化和宗教考虑涉及异性医务人员执行手术的情况，需要根据具体情况加以解决。

在本章中，重点将放在以下手术上：膀胱镜检查（诊断性和支架移除），前列腺活检，Testopel®、Vantas®（两种美国上市的药物，用于植入），尿道扩张术，阴茎神经阻滞术，嵌顿包茎复位术和 Peyronie's 疾病的注射治疗。

本章不应作为实施手术的唯一参考依据。更确切地说，本章应作为一个补充性的指导内容，帮助补充您从国家性的组织会议获得的实践培训内容，最重要的是，补充您从指导（合作）医生那里获得的培训内容。每个手术实践都有自己的复杂性和操作协议。在美国每个州和机构都有执业护士实施手术的法律（规定）。这需要通过美国当地委员会、资格认证委员会、医院委员会、指导（合作）医生和（或）实践管理者进行研究。

在制定执业护士在泌尿外科中的角色时，可以参考美国泌尿外科协会（AUA）关于执业护士在泌尿外科实践中使用的共识声明。

在考虑学习手术时需要注意的问题

（1）这是我与指导（合作）医生签订的执业协议的一部分吗？

（2）我所工作的州和实践是否允许我实施这些手术？

（3）如果允许，我所在的州或执业机构是否要求进行任何培训（跟踪）进展情况？

（4）我是否在愿意传授技能的支持环境中工作？

（5）我如何将这项技能融入我的实践中，是否有必要？

还有两篇重要的文章／论述值得注意，它们支持执业护士在实践中发挥作用：

（1）Institute of Medicine（2010）。

（2）Fairman et al.（2010）。

目 标

（1）学习者将能够找到开始理论培训的 3 个资源。

（2）学习者将能够确定 3 个术前注意事项。

（3）学习者将能够列举 3 个术后指导事项。

尿道扩张术

对清醒的患者进行尿道狭窄的扩张，目的是排空膀胱并临时治疗狭窄，直到进行更正式的外科手术修复。这些技术可能包括使用尿道丝状探子（探条）、膀胱软镜和导丝。

适应证

导尿的最常见原因是需要排空膀胱。导尿困难的最常见原因包括前列腺肥大、尿道狭窄、膀胱颈挛缩或假性通道。

准备工作

· 确保患者没有活动性尿路感染，如可疑，应进行治疗。

· 根据医院政策进行抗菌药的预防性使用。

术前考虑因素

· 在感染状态下进行尿道扩张可能导致败血症。

· 在抗凝状态下进行尿道扩张可能导致出血。

· 对于清醒的患者而言，尿道扩张术是一项痛苦的手术。

· 某些患者，如前列腺切除术后和盆腔放疗患者，尿道扩张可能导致直肠穿孔。

· 如果患者是男性包皮过长（未割包皮），应将包皮复位到松弛的状态，以防止包皮嵌顿。

· 使用 Heyman 或尿道丝状探子（探条）时可能会损伤尿道。

· 对病情不稳定的患者不进行尿道扩张。

· 盆骨骨折患者不进行尿道扩张。

· 可出现迷走神经反应，表现为眼眶麻木、低血压、心动过速、出汗、晕厥和虚弱的症状。

术后需复诊的情况

· 发热超过 38.3℃（101°F）。

· 尿管堵塞。

· 严重腹痛或直肠疼痛（排便困难）。

随　访

· 可以通过尿流率测试和国际前列腺症状评分来评估尿道狭窄情况。

讨　论

目前对清醒患者进行尿道扩张是一种临时的选择。然而，放置导尿管或进行诊断性膀胱镜检查时，可能会遇到尿道狭窄等情况，此时医生需要决定如何继续治疗。

转诊建议

· 可以考虑在尿道扩张后进行正式手术修复，包括尿道成形术或膀胱颈修复术，由泌尿外科医生实施。

·尿道扩张可能会使正式手术修复更加困难。

·需要进行以下影像学检查。

（1）尿道逆行造影。

（2）排泄性膀胱造影。

膀胱镜检查术

膀胱镜检查是通过直接观察前尿道、后尿道和膀胱，以评估下尿路病理情况的手术。

适应证

·肉眼血尿和镜下血尿。

·反复发作的尿路感染。

·外伤。

·排尿梗阻症状。

·排尿刺激症状。

·尿痛。

·细胞学检查结果异常。

·影像学检查显示膀胱异常。

·经尿道前列腺切除术（TURP）后的梗阻。

·间质性膀胱炎（或慢性盆腔疼痛综合征）。

·已知的膀胱癌病史。

·尿失禁。

·尿道狭窄性疾病。

·血精。

·骨盆肿块。

·膀胱结石。

·异物清除。

·便于导尿管插入。

·耻骨膀胱造瘘、导尿，或清洁间歇导尿管超过 5~10 年。

准备工作

·排除活动性尿路感染。

·告知患者手术适应证（知情同意）。

·进行无菌准备和铺巾。

·膀胱软镜检查时采取仰卧位（女性稍微张开双腿）。

·在手术前将 5~10 mL 润滑麻醉凝胶注入尿道。

术前注意事项

·患者病情稳定。

·活动性出血（可能需要冲洗）。

·是否需要收集尿液进行细胞学检查（如果是诊断性膀胱镜检查）。

·根据患者风险或医疗机构政策考虑是否需使用抗生素。

高风险包括泌尿道解剖异常、营养状况差、吸烟、慢性皮质类固醇使用、免疫功能缺陷、外导尿、远处并发感染和长时间住院（Wolf et al. 2008），否则可以避免使用抗生素。如果患者不属于高风险群体，但需要烧灼、活检或插管，则应使用抗生素（Wolf et al. 2008）。

讨　论

·预防术中不适：大多数研究表明润滑剂并不会产生影响（Patel et al. 2008）。男性患者可能会报告润滑剂有益处，而女性患者可能不会（Patel et al. 2008；Taghizadeh et al. 2006）。通过让患者观看屏幕和交谈，可以缓解他们的焦虑，让患者感觉更能控制局面。这对男性患者最有帮助，特别是在送镜到膜部尿道和前列腺时可以促进他们放松。

（1）水溶性麻醉润滑剂。

（2）男性用尿道夹及 30 mL 润滑剂。

（3）将屏幕置于患者视野内。

（4）实时解释手术过程。

（5）进入膜部尿道时，让患者放松盆底肌肉并扭动脚趾。

·技术要点：对于女性患者，寻找尿道外口时具有一定的挑战性。肥胖、雌激素缺乏、组织和解剖异常可能增加难度。对于男性患者，在整个手术过程中应保持阴茎伸展，以获得舟状窝、尿道海绵体部和球部尿道的最佳可视性（Duffey and Monga）。

（1）肥胖女性可能需要辅助调整和观察尿道外口。

（2）阴茎伸展：与腹壁成 90° 角。

（3）阴茎伸展：中指和环指抓住阴茎龟头，拇指和示指可以自如地活动，并引导镜头进入尿道外口。

（4）当尖端进入尿道外口时打开灌注。

（5）使用软镜时，更前倾的角度有助于穿过男性的膀胱颈。

（6）完成检查后，可以让患者排空膀胱，以保持舒适。

·特殊注意事项。

（1）耻骨上膀胱造瘘管：①可以尝试通过尿道送镜，但无法通过时，可以通过成熟的耻骨上膀胱造瘘管送镜。②在困难病例中，可以通过经耻骨上膀胱造瘘管送入导丝来帮助内镜操作（Duffey and Monga）。

（2）尿路改道：①了解输尿管与肠管吻合的类型和位置；是否存在传入神经；保持排尿功能的机制（Duffey and Monga）。②黏液、碎屑、肠蠕动和黏膜褶皱可能影响可视性。

·支架取出：过程与诊断性膀胱镜检查类似。

术后指导（警示）

·发热超过 38.3℃（101°F）。

·尿道大量出血。

·无法排尿。

·明显的尿道疼痛或腹部疼痛。

需要转诊的情况

· 任何需要全身麻醉的检查结果。

▎ Testopel® （睾酮植入剂）

在诊室内，对清醒的患者使用局部麻醉进行手术，将可溶性睾酮颗粒（每粒 75 mg）植入臀部皮下组织。

适应证

用于成年男性因原发性性腺功能减退症（先天性或后天性）或低促性腺激素性性腺功能减退症（先天性或后天性）导致睾酮过低或缺乏而进行的睾酮替代治疗。

禁忌证

· 已知患有乳腺癌和（或）已知疑似前列腺癌的男性。
· 孕妇（未经批准不得用于女性）。

警告（可能引起的问题）

· 乳房增大。
· 静脉血栓形成（肺栓塞）。
· 水肿。
· 前列腺增生。
· 前列腺癌。
· 长期高剂量使用可能导致紫癜性肝病、肝细胞癌。
· 多毛症。
· 雄性型脱发。
· 肝功能异常。
· 多红细胞症。

- 长时间持续勃起。
- 痤疮。
- 性欲增加或减少。
- 抑郁和（或）焦虑。
- 广泛性感觉异常。
- 乳房不适。
- 精子计数减少。
- 极少数情况下可能引起过敏反应。
- 睾丸变小。
- 减少胰岛素剂量需求。

局部反应

- 插入部位疼痛。
- 瘢痕形成（轮换使用注射部位可降低风险）。
- 感染。
- 出血。
- 小球排出。

患者准备

- 根据需要进行预先完成实验室检查：血细胞比容（血红蛋白）、前列腺特异性抗原（PSA）、总睾酮和游离睾酮、肝功能检查和胆固醇。
- 根据需要进行男性泌尿生殖系统的体检。
- 检查皮肤是否有瘢痕。
- 知情同意。
- 对皮肤进行无菌准备。
- 每颗颗粒都包装在玻璃安瓿中。应仔细检查每个安瓿。在打开时，应注意远离无菌区域，以防玻璃碎片掉落到颗粒托盘上。

术后指导（警告）

· 在接下来的 72 h 内不要浸泡在水中。

· 在接下来的 72 h 内不要进行剧烈运动。

· 淤血是正常的。

· 在最初的几天可能会感到不适。

· 纱布包扎保留 24~48 h。

· 3M　Steri-Strips（外科免缝胶带）将在 4~5 天内脱落。

· 术后 24 h 内不要洗澡。

· 冰敷约 15 min 以帮助减轻肿胀和疼痛。

· 告知患者以下情况应报告，包括持续出血、血肿、颗粒从穿刺点排出、穿刺点有分泌物、穿刺点触痛或持续不适超过 5 天，以及穿刺点红斑持续超过 5 天。

讨　论

皮下睾酮的使用可以有效降低对他人的睾酮暴露风险，而且无需每 2 周注射或每日涂抹。典型的培训是在医疗机构进行，在经验丰富的医护人员的指导下进行。

与其他产品相比，Testopel® 的剂量调整较不灵活；如果需要停止治疗，则可能需要手术取出颗粒。如果患者对睾酮替代疗法不熟悉，应考虑使用较短效的治疗方法，例如局部凝胶，可以在不需要侵入性手术的情况下停止使用。从其他产品开始使用有助于确定 Testopel® 的起始剂量。根据患者对药物的敏感性和吸收速率不同，剂量调整因人而异。关于颗粒的最大治疗数量可能存在争议，在考虑剂量调整时，应与 Testopel® 管理的医护人员保持持续沟通。对于起始剂量或剂量调整，没有正式的指南；这取决于患者与医护人员的共同决策。确定每个患者的治疗剂量可以说是一门"艺术"。在初始开始使用 Testopel® 时，可以告知患者可能会有"试错"期来调整剂量。

颗粒脱出是很罕见的，应用规范的注射技术和正确的无菌技术将药物置入正确的深度可以避免这一并发症（Kelleher et al. 1999）。一般不需要缝线；通常会使用 3M　Steri-Strips 进行闭合，但也可以使用一根缝线。

转 诊

·红细胞增多症需转诊至血液学科。

·如果需要停止治疗，通过手术取出。

·在客观或主观效果不理想的情况下，考虑颗粒的最大使用量。

▌ Vantas® （醋酸组氨瑞林）

在诊室内，使用局部麻醉进行手术，将长效 LHRH 激动剂（Histrelin 醋酸盐）植入非主导臂的上部内侧。每年需要取出和更换一次。

适应证

转移性前列腺癌的治疗，使用 Vantas® 旨在缓解症状，但不能治愈。

禁忌证

·对促性腺激素释放激素过敏者。

·孕妇。

警告（可能引起的问题）

·潮热（夜间盗汗）。

·骨质疏松。

·睾丸变小。

·如果骨骼（脊柱）有疾病，可能会增加疼痛。

·乳房发育异常。

·勃起功能障碍（性欲降低）。

·疲劳。

·排尿困难。

·便秘。

·血糖升高。

· 植入部位反应。

· 抽搐。

· 垂体卒中。

· 药物性肝损伤。

· 认知功能下降。

· 贫血。

· 体态改变。

患者准备

· 根据需要进行相关的实验室检查。

· 根据需要进行男性生殖系统体检。

· 评估皮肤是否有瘢痕。

· 知情同意。

· 对皮肤进行无菌准备。

术后指导（警示）

· 术后 72 h 内不要浸泡在水中。

· 术后 72 h 内避免剧烈运动。

· 可能出现淤血。

· 在最初的几天可能会感到不适。

· 在 24~48 h 保持纱布包扎。

· 3M Steri-Strips（外科免缝胶带）将在 4~5 天脱落。根据使用缝线的类型进行随访。

· 术后 24 h 内不要淋浴。

· 冰敷约 15 min，以帮助减轻肿胀（疼痛）。

· 告知患者以下情况应报告，包括持续出血、血肿、颗粒从穿刺点排出、穿刺点有分泌物、穿刺点触痛或持续不适超过 5 天，以及穿刺点红斑持续超过 5 天。

讨　论

　　应用药效长达一年的 Vantas 可帮助那些不想进行手术去势、提高治疗依从性、减少就诊次数和减少注射次数的患者（Shore et al. 2012）。已经发现，对于 PSA 的有效抑制可达数年（Chertin et al. 2000），但需要考虑经济负担。在一项研究中纳入 97 名连续使用 LHRH 激动剂达 10 年或以上的男性患者，与双侧去势术相比，他们的费用增加了 3.2~10.7 倍（Mariani et al. 2001）。研究发现，去势手术和 LHRH 激动剂在前列腺癌治疗中具有相似的疗效（Mariani et al. 2001）。对于只剩下几个月寿命的前列腺癌患者来说，与双侧去势术相比，使用 LHRH 激动剂更具有成本效益（Mariani et al. 2001）。患者选择化学阉割还是手术阉割的影响因素有很多，睾丸切除术最常见的心理影响可能是睾丸切除的永久性和身体形象问题（Nelson 2013）。

　　在转移性骨折和骨骼疾病（症状明显的患者）的情况下，使用 LHRH 激动剂时应考虑完全雄激素阻断和使用抗雄激素，以减少与疼痛特别是疼痛暴发相关的风险（Weckermann and Harzmann 2004）。因此，在使用 LHRH 激动剂之前，可能需要考虑使用抗雄激素完全阻断雄激素，以降低与复发相关的风险，尤其是疼痛（Labrie et al.1987；Kuhn et al.1989）。

　　在技术方面，根据临床经验，如果在移除以前植入的假体时遇到困难，横向切口与传统的水平切口相比可能会有助于移除假体。对于肥胖患者，可能很难触诊到以前植入的假体，有些医疗机构可以在病房内对手臂进行超声检查，以帮助识别取出假体。缝合时可使用缝线或手术胶带。

文化（宗教）考虑

· 对于医疗用途的异物植入的观点。

转　诊

· 如果无法拆除植入物，可转诊至其他泌尿专科医院。
· 在去势抵抗的情况下，可转诊至肿瘤学科。

▌ 阴茎神经阻滞

许多门诊泌尿外科手术需要局部麻醉。阴茎神经阻滞是在进行其他阴茎手术之前，在阴茎基部注射局部麻醉剂进行局部浸润麻醉（Yachia 2007a, b）。

适应证

- 包皮环切术。
- 嵌顿包茎。
- 包皮背侧切开术。
- 异常勃起（僵直期过长）。
- 阴茎撕裂伤。
- 尿道口成形术。
- 光学尿道切开术。

术前准备

- 在进行手术之前，应向患者或患者的监护人获得知情同意。
- 消毒患者时应采取无菌预防措施。
- 避免使用肾上腺素，避免缺血的风险。

阴茎背神经阻滞术后并发症

- 注射部位疼痛。
- 血肿。
- 水肿。
- 压迫或血管痉挛很少见，但在使用大量麻醉剂时可能发生。

随 访

- 根据神经阻滞的适应证，按医嘱进行随访。

▊▊ 嵌顿包茎复位术

嵌顿包茎是包皮上翻较长时间，致使包皮不能正常复位，造成包皮嵌顿。这是一种泌尿外科的急诊，会导致龟头充血，最终可能导致感染、缺血和坏疽（Wein 2012b；Vunda et al. 2013）。该手术通过将包皮重新放置到正常解剖位置来减轻包皮嵌顿的情况。

适应证

一旦诊断出包皮过长，应立即进行复位（Vunda et al. 2013）。

操作步骤

嵌顿包茎复位术是通过减轻龟头的水肿，最终使包皮能够回到正常的解剖位置（Turner et al. 1999；Dubin and Davis 2011；Pohlman 2012）。嵌顿包茎复位术可能非常疼痛，应在使用镇痛剂的情况下进行（Turner et al. 1999；Pohlman 2012）。首先应尝试无创的手动压迫和复位；这个步骤需要医生用手对阴茎远端施加温和稳定的压力，持续几分钟后用手指拉包皮进行复位。也可以使用 Babcock 或 Adson 镊子进行牵引以帮助复位（Turner et al. 1999；Chambers 2008）。如果没有缺血的迹象，可以采用辅助方法来减轻肿胀，包括冰敷、压缩绷带和渗透剂（Houghton 1973；Dubin and Davis 2011；Cahill and Rane 1999；Pohlman 2012；Kerwat et al. 1998；Anand and Kapoor 2013）。侵入性技术包括穿刺技术、龟头抽吸和背侧切开（Little and white 2005；Reynard and Barua 1999；Barone and Fleisher 1993；Hamdy and Hastie 1990；Raveenthiran 1996；Choe 2000）。

术前准备

· 应仔细检查阴茎，排除其他引起水肿的原因。

· 在操作前应获得患者或患者监护人的知情同意。

· 使用局部麻醉或局麻药来麻醉阴茎区域（Vunda et al. 2013）。某些患者可能还需要口服阿片类药物或抗焦虑药物来缓解疼痛和焦虑。

术后指导

·在手术后的 1 周内不应缩回包皮（Vunda et al. 2013）。

·如果手术过程中出现轻微的撕裂，可以涂抹局部抗菌药物药膏以预防感染。

随 访

·患者应在复位后 1 周进行随访，重新评估阴茎情况。应指导患者日常进行正确的阴茎清洁，并轻柔地牵拉包皮，以避免复发（Vunda et al. 2013）。

·患者有复发嵌顿包茎和瘢痕形成的风险，可能需要行包皮手术。

▋▋ 阴茎双相多普勒超声检查

阴茎双相多普勒超声检查使用高分辨率实时超声和彩色多普勒技术，分析深部阴茎动脉的血液流动。它可以评估动脉阻塞和静脉漏（Wein 2012c）。

适应证

·评估勃起功能障碍（ED）。

·评估阳痿。

·评估阴茎创伤。

·评估 Peyronie's 病。

术前准备

·除非有适应证需要在检查之前进行注射或麻醉，否则无需特殊的准备。

·勃起功能障碍评估通常需要在阴茎海绵体内注射血管扩张剂。应获得知情同意，并讨论勃起过久的风险（Wein 2012d）。

术后指导

·根据具体适应证而定。

· 如果对患者进行阴茎海绵体内注射，患者应在阴茎松弛后方可离开（Wein 2012e）。

随　访

· 根据阴茎双相多普勒超声检查的具体适应证进行随访。

■ Xiaflex® （梭菌胶原酶）注射

多种注射疗法已被用于治疗阴茎纤维性海绵体炎（Peyronie's disease），但梭菌胶原酶（Xiaflex）成为 2013 年首个获得美国食品药品监督管理局（FDA）批准的药物。药物被注射到阴茎斑块中，然后用弹性绷带包扎阴茎几个小时。

适应证

· 阴茎纤维性海绵体炎（Peyronie's disease）。

术前准备

· 应反复提醒患者，并记录在案，从第一次注射后到最后一次注射结束后至少 14 天，禁止进行性行为（包括性交和手淫），具体时间取决于瘀斑和肿胀的程度。

· 应告知患者可能出现的瘀斑是非常深的紫色，可描述为"茄子色"。

· 必须严格按照制造商的说明书储存药物。

· 术前记录必须包括阴茎弯曲程度，以确保患者符合药物的使用标准。

· 如果没有先前的记录，可用 10~20 μg 前列地尔诱导阴茎勃起。在阴茎海绵体内注射前可作局部麻醉。

· 冻干的 Xiaflex® 粉末必须使用随药物提供的无菌稀释剂配制。

术后指导（警示）

· 在进行 2 次注射系列的第 2 次注射后的 2 周内禁止性活动。

·根据医生的指导，注射 6 周后患者应每天在家进行阴茎塑形活动。

·如果发生阴茎折断或过敏反应，需要立即到诊所复诊。

·最常见的反应包括注射部位的瘀血（血肿）。

随　访

·在第一次注射后的 1~3 天，医生在诊所进行阴茎塑形，并进行第二次 Xiaflex® 注射以完成一个周期。每个患者最多可以进行四个周期。

▊ 经直肠超声引导的前列腺穿刺活检

手术过程

经直肠超声（transrectal ultrasound，TRUS）前列腺穿刺活检是诊断前列腺癌的金标准，利用超声技术辅助从前列腺获取组织核心样本进行癌症分析。将超声探头插入直肠，用弹簧驱动的活检枪穿刺前列腺获取组织核心样本（Wein 2012a）。

适应证

·PSA 升高或上升。

·前列腺检查异常。

·既往前列腺穿刺活检采样不足。

术前准备

·预防性抗菌药物：为降低穿刺术后感染的风险，推荐预防性使用抗菌药物。通常使用氟喹诺酮类或头孢菌素类（一代、二代或三代）抗菌药物作为标准处理方法（Kapoor et al. 1998; Aron et al. 2000; Sabbagh et al. 2004; Shigemura et al. 2005）。研究还表明，单剂量抗菌药物与 1 日或 3 日疗程具有相同的效果（Sabbagh et al. 2004; Shigemura et al. 2005）。美国泌尿外科学会（AUA）

在 2014 年 1 月 1 日更新了抗菌药物预防性使用的最佳实践政策，将甲氧苄啶 TMP- 磺胺甲噁唑 SMX 作为替代治疗方案，并且当使用 IM/IV 氨基糖苷或氨曲南时，不再需要克林霉素或甲硝唑。细菌对氟喹诺酮类药物的耐药性导致了前列腺活检术后的感染性并发症。一项研究显示，接受前列腺穿刺术前肛拭子检测的患者中有 22% 的患者携带耐氟喹诺酮类抗菌药物的细菌（Liss et al. 2011）。然而，目前 AUA 的指南并不推荐前列腺穿刺前进行肛拭子检测。

·肠道准备：由于研究有限，尚未建立标准的肠道准备方法。一项研究发现，在穿刺前一晚使用比沙可啶直肠栓剂可减少术后并发感染（Jeon et al. 2003）。然而，两项研究发现使用双膦酸钠灌肠或穿刺前聚维酮碘处理无益处（Otrock et al. 2004; Carey and Korman 2001）。根据文献报道，机械性灌肠结合抗菌预防可以降低细菌血症的风险，但不能降低发热的风险（Zani et al. 2011）。

·抗凝药物：根据 AUA 的最佳实践声明，1%~4% 的患者在前列腺穿刺术后出现明显的出血。然而，相当多的患者在术后出现一定程度的出血，包括血尿、血精和直肠出血（Kariotis et al. 2010; Halliwell et al. 2006; Ihezue et al. 2005; Carmignani et al. 2011）。关于活组织检查期间使用抗凝剂（抗血小板药物）的文献综述不一，但考虑到大量患者会出现一些出血，可能需要停用抗凝药物。

术后并发症

·感染：应告知患者，如果发热应立即就医。

·应告知患者有出血的风险。

·尿潴留：虽然这种情况很罕见，仅发生在 0.2%~1.1% 的男性中，患者也应被告知，如果出现尿潴留，应联系他们的泌尿外科医生或前往急诊室（Berger et al. 2004; Raaijmakers et al. 2002; Zaytoun et al. 2011;Kakehi et al. 2008）。

·血精。

随　访

·活检结果出来或出现术后并发症时应复诊。

临床要点

·务必要确认患者是否有过敏反应。

·扩展为常规的手术可以改善患者的就诊便利性和满意度，减少等待时间，促进护理的连续性，并提高患者对复诊的遵从性。

参考文献

· Altarac S (2011) [Histrelin acetate——the first once yearly LHRH agonist]. Lijec Vjesn 133(9 - 10):320 - 322. Croatian

· American Urological Association (2014) Prostate-specific antigen best practice statement. Revised. Available at: http://www.auanet.org/common/pdf/education/clinical-guidance/Antimicrobial-Prophylaxis.pdf. Accessed 2 Jan 2015

· Anand A, Kapoor S (2013) Mannitol for paraphimosis reduction. Urol Int 90:106

· Aron M, Rajeev TP, Gupta NP (2000) Antimicrobial prophylaxis for transrectal needle biopsy of the prostate: a randomized controlled study. BJU Int 85:682

· Athanassopoulos A, Liatsikos EN, Barbalias GA (2005) The difficult urethral catheterization: use of a hydrophilic guidewire. BJU Int 95:192

· Averch T et al (2014) AUA quality improvement summit 2014: conference proceedings on infectious complications of transrectal prostate needle biopsy.

· AUA white paper. American Urological Association Education and Research, Inc, Linthicum, MD Barone JG, Fleisher MH (1993) Treatment of paraphimosis using the "puncture" technique. Pediatr Emerg Care 9:298

· Beaghler M, Grasso M 3rd, Loisides P (1994) Inability to pass a urethral catheter: the bedside role of the flexible cystoscope. Urology 44:268

· Benway B (2014) Prostate biopsy. Available at: https://www.uptodate.com/contents/prostatebiopsy. Accessed 8 Feb 2015

· Berger AP, Gozzi C, Steiner H et al (2004) Complication rate of transrectal ultrasound guided prostate biopsy: a comparison among 3 protocols with 6, 10 and 15 cores. J Urol 171:1478

· Bhatt S, Kocakoc E, Rubens DJ, Seftel AD, Dogra VS (2005) Sonographic evaluation of penile trauma. J Ultrasound Med 24:993 - 1000

· Blitz BF (1995) A simple method using hydrophilic guide wires for the difficult urethral catheterization. Urology 46:99

· Boczko J, Messing E, Dogra V (2006) Transrectal sonography in prostate evaluation. Radiol Clin N Am 44:679

· Bothner J (2014) Management of zipper injuries. Available at: https://www.uptodate.com/contents/management−of−zipper−injuries. Accessed 31 Jan 2015

· Cahill D, Rane A (1999) Reduction of paraphimosis with granulated sugar. BJU Int 83:362

· Carey JM, Korman HJ (2001) Transrectal ultrasound guided biopsy of the prostate. Do enemas decrease clinically significant complications? J Urol 166:82

· Carmignani L, Picozzi S, Bozzini G et al (2011) Transrectal ultrasound−guided prostate biopsies in patients taking aspirin for cardiovascular disease: a meta−analysis. Transfus Apher 45:275 – 280

· Chambers P (2008) Paraphimosis reduction. In: King C, Henretig FM (eds) Textbook of pediatric emergency procedures, 2nd edn. Lippincott, Williams & Wilkins, Philadelphia, PA, p 904

· Chatterton K (2010) A bladder cancer nurse−led flexible cystoscopy service. Eur Urol Today 22(3). Available at: http://www.uro.web.org/news/?act=showfull&aid=104

· Chelladurai AJ, Srirangam SJ, Blades RA (2008) A novel technique to aid urethral catheterization in patients presenting with acute urinary retention due to urethral stricture disease. Ann R Coll Surg Engl 90:77

· Chertin B, Spitz IM, Lindenberg T, Algur N, Zer T, Kuzma P, Young AJ, Catane R, Farkas A (2000) An implant releasing the gonadotropin hormone−releasing hormone agonist histrelin maintains medical castration for up to 30 months in metastatic prostate cancer. J Urol 163(3):838 – 844

· Chiou RK, Pomeroy BD, Chen WS, Anderson JC, Wobig RK, Taylor RJ (1998) Hemodynamic patterns of pharmacologically induced erection: evaluation by Color Doppler sonography. J Urol 159(1):109 – 112

· Choe JM (2000) Paraphimosis: current treatment options. Am Fam Physician 62:2623

· Coutts AG (1991) Treatment of paraphimosis. Br J Surg 78:252

· Cunningham G (2015) Evaluation of male sexual dysfunction. Available at:

https://www.uptodate. com/contents/evaluation-of-male-sexual-dysfunction. Accessed 31 Jan 2015

· Deveci S (2014) Priapism. Available at: http://www.uptodate.com/contents/priapism?source=search_result&search=Priapism&selectedTitle=1~14. Accessed 31 Jan 2015

· Djavan B, Schlegel P, Salomon G, Eckersberger E, Sadri H, Graefen M (2010) Analysis of testosterone suppression in men receiving histrelin, a novel GnRH agonist for the treatment of prostate cancer. Can J Urol 17(4):5265 - 5271

· Dubin J, Davis JE (2011) Penile emergencies. Emerg Med Clin North Am 29:485

· El-Hakim A, Moussa S (2010) CUA guidelines on prostate biopsy methodology. Can Urol Assoc J 4(2):89 - 94

· Erickson B, Han Y, Meeks W, Gulig S, Fang R, Annam K, Nepple K (2017) Increasing use of advanced practice providers for urological office procedural care in the United States. Urol Pract 4(2):169 - 175

· Fagerberg M, Nostell PO (2005) Follow up of urinary bladder cancer - a task for the urology nurse? Lakartidningen 102:2149 - 2150

· Fairman JA, Rowe JW, Hassmiller S, Shalala DE (2010) Broadening the scope of nursing practice. N Engl J Med 364(3):193 - 196

· Fitzgerald SW, Erickson SJ, Foley WD, Lipchik EO, Lawson TL (1992) Color Doppler sonography in the evaluation of erectile dysfunction. Radiographics 12:3 - 17

· Freid RM, Smith AD (1996) The Glidewire technique for overcoming urethral obstruction. J Urol 156:164

· Ganti SU, Sayegh N, Addonizio JC (1985) Simple method for reduction of paraphimosis. Urology 25:77

· Gelbard MK, James K, Riach P et al (1993) Collagenase versus placebo in the treatment of Peyronie's disease: a double-blind study. J Urol 149:56

· Gelbard M, Goldstein I, Hellstrom WJ et al (2013) Clinical efficacy, safety and tolerability of collagenase clostridium histolyticum for the treatment of peyronie disease in 2 large double-blind, randomized, placebo controlled phase 3 studies. J

Urol 190:199

· Gidlow AB, Laniado ME, Ellis BW (2000) The nurse cystoscopist: a feasible option? Br J Urol Int 85:651 - 654

· Gonzolez CM et al (2012) AUA/SUNA white paper on the incidence, prevention and treatment of complications related to prostate needle biopsy. AUA white paper.

· American Urological Association Education and Research, Inc, Linthicum, MD Halliwell OT, Lane C, Dewbury KC (2006) Transrectal ultrasound-guided biopsy of the prostate: should warfarin be stopped before the procedure? Incidence of bleeding in a further 50 patients. Clin Radiol 61:1068 - 1069

· Halliwell OT, Yadegafar G, Lane C, Dewbury KC (2008) Transrectal ultrasound-guided biopsy of the prostate: aspirin increases the incidence of minor bleeding complications. Clin Radiol 63:557 - 561

· Hamdy FC, Hastie KJ (1990) Treatment for paraphimosis: the 'puncture' technique. Br J Surg 77:1186

· Herr HW (2014) Should antibiotics be given prior to outpatient cystoscopy? A plea to urologists to practice antibiotic stewardship. Eur Urol 65(4):839 - 842

· Hess MJ, Zhan EH, Foo DK, Yalla SV (2003) Bladder cancer in patients with spinal cord injury. J Spin Cord Med 26:335 - 338

· Ho KJ, Thompson TJ, O'Brien A et al (2003) Lignocaine gel: does it cause urethral pain rather than prevent it? Eur Urol 43:194 - 196

· Houghton GR (1973) The "iced-glove" method of treatment of paraphimosis. Br J Surg 60:876

· Ihezue CU, Smart J, Dewbury KC, Mehta R, Burgess L (2005) Biopsy of the prostate guided by transrectal ultrasound: relation between warfarin use and incidence of bleeding complications. Clin Radiol 60:459 - 463. Discussion 7 - 8

· Institute of Medicine (2010) The future of nursing: leading change, advancing health. National Academies Press, Washington, DC. Available at: http://www.iom.edu.libproxy.lib.unc.edu/Reports/2010/The-Future-of-Nursing-Leading-Change-Advancing-Health.aspx Jeon SS, Woo SH, Hyun JH, Choi HY, Chai

SE (2003) Bisacodyl rectal preparation can decrease infectious complications of transrectal ultrasound−guided prostate biopsy. Urology 62(3):461 – 466

· Jiménez−Pacheco A, Lardelli Claret P, López Luque A, Lahoz−García C, Arrabal Polo MA, Nogueras Oca a M (2012) Arch randomized clinic trial on antimicrobial prophylaxis for flexible urethrocystoscopy. Esp Urol 65(5):542 – 549

· Jordan GH (2008) The use of intralesional clostridial collagenase injection therapy for Peyronie's disease: a prospective, single−center, non−placebo−controlled study. J Sex Med 5:180

· Kakehi Y, Naito S, Japanese Urological Association (2008) Complication rates of ultrasound−guided prostate biopsy: a nation−wide survey in Japan. Int J Urol 15:319

· Kapoor DA, Klimberg IW, Malek GH, Wegenke JD, Cox CE, Patterson AL et al (1998) Singledose ciprofloxacin versus placebo for prophylaxis during transrectal prostate biopsy. Urology 52:552

· Kariotis I, Philippou P, Volanis D, Serafetinides E, Delakas D (2010) Safety of ultrasound−guided transrectal extended prostate biopsy in patients receiving low−dose aspirin. Int Braz J Urol 36:308 – 316

· Kelleher S, Turner L, Howe C, Conway AJ, Handelsman DJ (1999) Extrusion of testosterone pellets: a randomized controlled clinical study. Clin Endocrinol 51(4):469 – 471

· Kelleher S, Howe C, Conway AJ, Handelsman DJ (2004) Testosterone release rate and duration of action of testosterone pellet implants. Clin Endocrinol 60(4):420 – 428

· Kerwat R, Shandall A, Stephenson B (1998) Reduction of paraphimosis with granulated sugar. Br J Urol 82:755

· Kirya C, Werthmann M (1978) Neonatal circumcision and penile dorsal nerve block: a painless procedure. J Pediatr 92:998 – 1000

· Kleier JA (2009) Procedure competencies and job functions of the urologic advanced practice nurse. Urol Nurs 29(2):112 – 117. Available at: https://auth. lib.unc.edu/ezproxy_auth.php?url=https://search.proquest.com/docview/220%20 160997?accountid=14244

· Kovac JR, Rajanahally S, Smith RP, Coward RM, Lamb DJ, Lipshultz LI (2014) Patient satisfaction with testosterone replacement therapies: the reasons behind the choices. J Sex Med 11(2):553－562. https://doi.org/10.1111/jsm.12369

· Krikler SJ (1989) Flexible urethroscopy: use in difficult male catheterization. Ann R Coll Surg Engl 71:3

· Kuhn JM, Billebaud T, Navratil H, Moulonguet A, Fiet J, Grise P, Louis JF, Costa P, Husson JM, Dahan R et al (1989) Prevention of the transient adverse effects of a gonadotropin－releasing hormone analogue (buserelin) in metastatic prostatic carcinoma by administration of an antiandrogen (nilutamide). Engl J Med 321(7):413－418

· Kumar V, Javle P (2001) Modified puncture technique for reduction of paraphimosis. Ann R Coll Surg Engl 83:126

· Labrie F, Dupont A, Belanger A, Lachance R (1987) Flutamide eliminates the risk of disease flare in prostatic cancer patients treated with a luteinizing hormone－releasing hormone agonist. J Urol 138(4):804－806

· Langston JP, Orcutt VL, Smith AB, Schultz H, Hornberger B, Deal AB, Doran TJ, McKibben MJ, Kirby EW, Nielsen ME et al (2017a) Advanced practice providers in U.S. urology: a national survey of demographics and clinical roles. Urol Pract 4(5):418－424. https://doi.org/10.1016/j. urpr.2016.09.012. ISSN 2352－0779

· Langston JP, Duszak R, Orcutt VL, Schultz H, Hornberger B, Jenkins LC, Hemingway J, Hughes DR, Pruthi RS, Nielsen ME (2017b) The expanding role of advanced practice providers in urologic procedural care. Urology 106:70－75. https://doi.org/10.1016/j.urology.2017.03.047. ISSN 0090－4295

· Latthe PM, Foon R, Toozs－Hobson P (2008) Review－infections antibiotic prophylaxis in urologic procedures: a systematic review. Eur Urol 54:1270－1286

· Lewis LS, Stephan M (1997) Local and regional anesthesia. In: Henretig FM, King C (eds) Textbook of pediatric emergency procedures. Williams & Wilkins, Baltimore, MD Liss MA, Chang A, Santos R et al (2011) Prevalence and significance of fluoroquinolone resistant Escherichia coli in patients undergoing transrectal ultrasound guided prostate needle biopsy. J Urol 185:1283

· Little B, White M (2005) Treatment options for paraphimosis. Int J Clin Pract 59:591

· Mariani AJ, Glover M, Arita S (2001) Medical versus surgical androgen suppression therapy for prostate cancer: a 10-year longitudinal cost study. J Urol 165(1):104 - 107

· Martino P, Galosi AB, Bitelli M, Imaging Working Group-Societa Italiana Urologia (SIU); Società Italiana Ecografia Urologica Andrologica Nefrologica (SIEUN) et al (2014) Practical recommendations for performing ultrasound scanning in the urological and andrological fields. Arch Ital Urol Androl 86(1):56 - 78

· Matlaga BR, Eskew AL, McCullough DL (2003) Prostate biopsy: indications and technique. J Urol 169(1):12 - 19

· McCullough A (2014) A review of testosterone pellets in the treatment of hypogonadism. Curr Sex Health Rep 6(4):265

· McCullough AR, Khera M, Goldstein I, Hellstrom WJ, Morgentaler A, Levine LA (2012) A multi-institutional observational study of testosterone levels after testosterone pellet (Testopel) insertion. J Sex Med 9(2):594 - 601. https://doi.org/10.1111/j.1743-6109.2011.02570.x

· Mechlin CW, Frankel J, McCullough A (2014) Coadministration of anastrozole sustains therapeutic testosterone levels in hypogonadal men undergoing testosterone pellet insertion. J Sex Med 11(1):254 - 261

· Mendez-Probst CE, Razvi H, Denstedt JD (2012) Management of the difficult-to-catheterize patient. In: Wein AL, Kavoussi LR, Partin AW, Peters CA (eds) Campbell-Walsh urology, 11th edn. Elsevier, Philadelphia, PA, pp 177 - 191.e4

· Messing EM, Manola J, Sarosdy M et al (1999) Immediate hormonal therapy compared with observation after radical prostatectomy and pelvic lymphadenectomy in men with nodepositive prostate cancer. N Engl J Med 341:1781 - 1788

· Mihmanil I, Faith K (2007) Erectile dysfunction. Seminars in ultrasound, CT and MRI. Semin Ultrasound CT MR 28(4):274 - 286

· Nelson JB (2013) Chapter 109: Hormone therapy for prostate cancer. In: Wein AL, Kavoussi LR, Partin AW, Peters CA (eds) Campbell-Walsh urology, 11th edn. Elsevier, Philadelphia, PA, pp 2934 - 2953

· O' Brant W (2013) Peyronie's disease: diagnosis and medical management. Available at: https://www.uptodate.com/contents/search?search=peyronies-disease-diagnosis-andmedical%2D%2Dmanagement&sp=0&searchType=PLAIN_TEXT&source=USER_INPUT&searchControl=TOP_PULLDOWN&searchOffset=1&autoComplete=false&language=&max=0&index=&autoCompleteTerm=. Accessed 6 Feb 2015

· O' Brant W (2014) Surgical management of peyronie's disease. Available at: https://www.uptodate.com/contents/surgical-management-of-peyronies-disease. Accessed 31 Jan 2015

· Otrock ZK, Oghlakian GO, Salamoun MM, Haddad M, Bizri AR (2004) Incidence of urinary tract infection following transrectal ultrasound guided prostate biopsy at a tertiary-care medical center in Lebanon. Infect Control Hosp Epidemiol 25:873

· Pastuszak AW, Mittakanti H, Liu JS, Gomez L, Lipshultz LI, Khera M (2012) Pharmacokinetic evaluation and dosing of subcutaneous testosterone pellets. J Androl 33(5):927 - 937

· Patel AR, Jones JS, Babineau D (2008) Lidocaine 2% gel versus plain lubricating gel for pain reduction during flexible cystoscopy: a meta-analysis of prospective, randomized, controlled trials. J Urol 179:86

· Pohlman GD, Phillips JM, Wilcox DT (2013) Simple method of paraphimosis reduction revisited: point of technique and review of the literature. J Pediatr Urol 9:104

· Prostate Cancer Trialists' Collaborative Group (2000) Maximum androgen blockade in advanced prostate cancer: an overview of randomized trials. Lancet 255:1491 - 1498

· Quallick S, Lajiness S, Koviark J, Doran T, Shultz H, Langston JP (2020)

Standardized Office Cystoscopy for Advanced Practice Providers in Urology. Urology Practice (7):228 – 233

· Quallich SA (2011) A survey evaluating the current role of the nurse practitioner in urology. Urol Nurs 31(6):326 – 328. Available at: https://auth.lib.unc.edu/ezproxy_auth.php?url=https://search.proquest.com/docview/91143460%205?accountid=14244

· Raaijmakers R, Kirkels WJ, Roobol MJ, Wildhagen MF, Schrder FH (2002) Complication rates and risk factors of 5802 transrectal ultrasound−guided sextant biopsies of the prostate within a population−based screening program. Urology 60:826

· Radhakrishnan S, Dorkin TJ, Johnson P, Menezes P, Greene D (2006) Nurse−led flexible cystoscopy: experience from one UK center. Br J Urol Int 98(2):256 – 258

· Raheem O, Casey RG, Lynch TH (2011) Does anticoagulant or antiplatelet therapy need to be discontinued for transrectal ultrasound−guided prostate biopsies? A systematic literature review. Curr Urol 5:121 – 124

· Raveenthiran V (1996) Reduction of paraphimosis: a technique based on pathophysiology. Br J Surg 83:1247

· Reynard JM, Barua JM (1999) Reduction of paraphimosis the simple way – the Dundee technique. BJU Int 83:859

· Ricker JM, Foody WF, Shumway NM, Shaw JC (2010) Drug−induced liver injury caused by the histrelin (Vantas) subcutaneous implant. South Med J 103(1):84 – 86

· Roberts MJ, Williamson DA, Hadway P, Doi SA, Gardiner RA, Paterson DL (2014) Baseline prevalence of antimicrobial resistance and subsequent infection following prostate biopsy using empiric or altered prophylaxis: a bias−adjusted meta−analysis. Int J Antimicrob Agents 43(4):301 – 309

· Sabbagh R, McCormack M, Péloquin F, Faucher R, Perreault JP, Perrotte P et al (2004) A prospective randomized trial of 1−day versus 3−day antimicrobial prophylaxis for transrectal ultrasound guided prostate biopsy. Can J Urol 11:2216

· Sadeghi−Nejad H, Dogra V, Seftel AD, Mohamed MA (2004) Priapism. Radiol Clin N Am 42:427 – 443

· Samir ST et al (2015) Optimal techniques of prostate biopsy and specimen handling. AUA White paper. Available at: www.AUAnet.org Schlegel P (2009) A review of the pharmacokinetic and pharmacological properties of a once−yearly administered histrelin acetate implant in the treatment of prostate cancer. BJU Int 103(Suppl 2):7 – 13

· Schlegel PN, Histrelin Study Group (2006) Efficacy and safety of histrelin subdermal implant in patients with advanced prostate cancer. J Urol 175(4):1353 – 1358

· Schultz H (2011) Practical and legal implications of nurse practitioners and physician assistants in cystoscopy. Urol Nurs 31(6):355 – 358. Available at: https://auth.lib.unc.edu/ezproxy_auth. php?url=https://search.proquest.com/docvie%20w/911434610?accountid=14244

· Serour F, Reuben S, Ezra S (1995) Circumcision in children with penile block alone. J Urol 153(2):474 – 476

·Shigemura K, Tanaka K, Yasuda M, Ishihar S, Muratani T, Deguchi T et al (2005) Efficacy of 1−day prophylaxis medication with fluoroquinolone for prostate biopsy. World J Urol 23:356

· Shore N, Cookson MS, Gittelman MC (2012) Long−term efficacy and tolerability of once−yearly histrelin acetate subcutaneous implant in patients with advanced prostate cancer. BJU Int 109(2):226 – 232. https://doi.org/10.1111/j.1464−410X.2011.10370.x

· Smith RP, Khanna A, Coward RM, Rajanahally S, Kovac JR, Gonzales MA, Lipshultz LI (2013) Factors influencing patient decisions to initiate and discontinue subcutaneous testosterone pellets (Testopel) for treatment of hypogonadism. J Sex Med 10(9):2326 – 2333

· Snellman L, Stang H (1995) Prospective evaluation of complications of dorsal penile nerve block for neonatal circumcision. Pediatrics 95:705 – 708

· Stav A, Gur L, Gorelik U, Ovadia L, Isaakovich B, Sternberg A (1995) Modification of the penile block. World J Urol 13:251 – 253

· Subramonian K, Cartwright RA, Harnden P, Harrison SC (2004) Bladder cancer in patients with spinal cord injuries. BJU Int 93:739 – 743

· Sung JC, Springhart WP, Marguet CG et al (2005) Location and etiology of flexible and semirigid ureteroscope damage. Urology 66:958 – 963

· Taghizadeh AK, El Madani A, Gard PR et al (2006) When does it hurt? Pain during flexible cystoscopy in men. Urol Int 76:301 – 303

· Tews M (2013) Paraphimosis reduction. Available at: https://www.uptodate. com/contents/search?search=paraphimosis—reduction&sp=0&searchType=PLAIN_ TEXT&source=USER_INPUT&searchControl=TOP_PULLDOWN&searchOf fset=1&autoComplete=false&language=&max=0&index=&autoCompleteTerm=. Accessed 3 Jan 2015

· Turner CD, Kim HL, Cromie WJ (1999) Dorsal band traction for reduction of paraphimosis. Urology 54:917

· Tzortzis V, Gravas S, Melekos MM, de la Rosette JJ (2009) Intraurethral lubricants: a critical literature review and recommendations. J Endourol 23:821 – 826

· Villanueva C, Hemstreet G (2010) Experience with a difficult urethral catheterization algorithm at a university hospital. Curr Urol 4:152

· Villanueva C, Hemstreet GP 3rd (2008) Difficult male urethral catheterization: a review of different approaches. Int Braz J Urol 34:401

· Vunda A, Lacroix LE, Schneider F et al (2013) Videos in clinical medicine. Reduction of paraphimosis in boys. N Engl J Med 368:e16

· Weckermann D, Harzmann R (2004) Hormone therapy in prostate cancer: LHRH antagonists versus LHRH analogues. Eur Urol 46(3):279 – 283

· Weider A (2010) Prostate cancer, 4th edn. Griffith Publishing, Caldwell, ID, pp 113 – 117

· Wein A (2012a) Ultrasound and biopsy of the prostate, vol 3, 10th edn. Saunders, an imprint of Elsevier, Philadelphia, PA

· Wein A (2012b) Surgery of the penis and urethra. In: Campbell—Walsh urology, vol 3, 10th edn. Saunders, an imprint of Elsevier, Philadelphia, PA

· Wein A (2012c) Evaluation and management of erectile dysfunction. In: Campbell—Walsh urology, vol 3, 10th edn. Saunders, an imprint of Elsevier, Philadelphia, PA

· Wein A (2012d) Priapism. In: Campbell—Walsh urology, vol 3, 10th edn. Saunders, an imprint of Elsevier, Philadelphia, PA

· Wein A (2012e) Peyronie's disease. In: Campbell—Walsh urology, vol 3, 10th edn. Saunders, an imprint of Elsevier, Philadelphia, PA

· Wilkins CJ, Sriprasad S, Sihus PS (2003) Colour Doppler ultrasound of the penis. Clin Radiol 58(7):14 – 23

· Wilson LR, Thelning C, Masters J, Tuckey J (2005) Is antibiotic prophylaxis required for flexible cystoscopy? A truncated randomized double—blind controlled trial. J Endourol 19(8):1006 – 1008

· Wolf JS, Bennett CJ, Dmochowski RR et al (2008) Best practice policy statement on urologic surgery antimicrobial prophylaxis. J Urol 179:1379 – 1390

· Yachia D (2007a) Chapter 2: Anesthesia for penile surgery. In: Text atlas of penile surgery. CRC Press, Boca Raton, FL, pp 9 – 11

· Yachia D (2007b) Chapter 4: Paraphimosis. In: Text atlas of penile surgery. Informa Healthcare, London, pp 17 – 19

· Zani EL, Clark OA, Rodrigues NN Jr (2011) Antibiotic prophylaxis for transrectal prostate biopsy. Cochrane Database Syst Rev 5:CD006576

· Zaytoun OM, Anil T, Moussa AS, Jianbo L, Fareed K, Jones JS (2011) Morbidity of prostate biopsy after simplified versus complex preparation protocols: assessment of risk factors. Urology 77(4):910 – 914

第二十三章

泌尿外科患者的疼痛管理

Susanne A. Quallich

概　述..543

发病率..543

病理生理和疼痛的类型..544

疼痛评估..546

体格检查..548

　　实验室和影像学检查..548

影响急性和慢性疼痛的并发症......................................548

术后疼痛管理..549

慢性术后疼痛..553

　　预测外科手术后的慢性疼痛..................................555

参考文献..556

█ 目　标

（1）定义疼痛的类型。

（2）讨论疼痛评估的基础知识。

（3）比较泌尿外科患者疼痛管理的有效方案。

（4）审查手术后疼痛管理的问题。

概　述

"疼痛是经历者所说的，只要经历者说它存在，它就存在。"（McCaffery 1968）——这凸显了解决任何患者群体中的疼痛问题的挑战性。慢性疼痛是一种非常昂贵的公共卫生问题，每年影响着数百万人。1994 年，国际疼痛研究协会（IASP）制定了疼痛的分类法。"疼痛是由实际或潜在的组织损伤引起的不愉快的感觉或情感体验"（Mersky and Bogduk 1994）。IASP 支持疼痛总是主观的；个人对疼痛的理解很大程度上受到他们先前的疼痛经历、疼痛管理经验，以及他们的社会和心理背景。不幸的是，当患者缺乏词汇或经验来描述他们现在的感觉时，"疼痛"也可以成为他们的概括词。"如果他们把自己的感受视为疼痛，如果他们以与组织损伤引起的疼痛相同的方式报告，它应该被视为疼痛"（IASP 1994，para. 5）。IASP 定义了疼痛内在的多因素性质，这个定义意味着任何慢性疼痛的管理都发生在个人、更大的社会和医疗环境中，医护人员必须承认疼痛对生活质量的影响，并努力解决造成和维持疼痛的社会心理因素（Rosenquist et al. 2010）。因此，疼痛成为一个多维的感知，包括感觉的成分、情感或解释的成分，以及任何可识别的组织和器官的生理变化。

在泌尿外科领域，对慢性疼痛患者的护理是特别具有挑战性的。医护人员每天都面临多维的疼痛管理的挑战，包括对患者的功能、整体生活质量、人际关系和社会角色、他们的情绪状态（Duenas et al. 2016），以及他们的总体健康状况是否符合治疗预期。

发病率

慢性疼痛患者存在泌尿外科问题，泌尿外科患者可能存在慢性疼痛问题。确定普通人群所经历的疼痛程度是一项艰巨的任务。美国 2012 年全国健康访谈调查报告了，2530 万成年人（11.2%）报告患有日常（慢性）疼痛，2340 万成年人（10.3%）报告患有"大量的"疼痛（Nahin 2015; Stanos et al. 2016）。这些作者还指出，数据库中的女性有较高的第 3 类和第 4 类疼痛的发生率（0~10 级）。

泌尿外科护理指南

病理生理和疼痛的类型

疼痛有两种方式描述：正常疼痛或伤害性疼痛（如切口疼痛），病理生理学的疼痛（慢性疼痛情况，如间质性膀胱炎或慢性盆腔疼痛）。疼痛既包括传入通路（接收信息或刺激的神经），也包括传出通路（将感觉传给肌肉和刺激反应的神经）。传入部分包括疼痛感受器（痛觉感受器）、传入神经纤维和脊髓网络（图 23-1）。

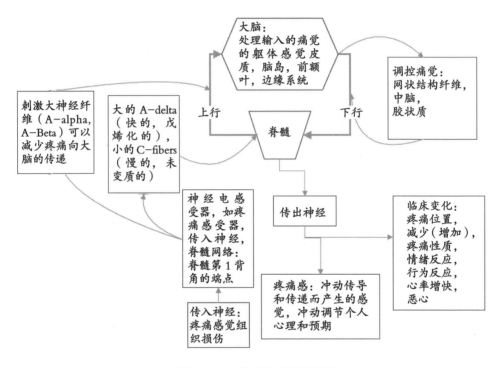

图 23-1　疼痛传导示意图

疼痛被分为急性（如切口疼痛）和慢性（如慢性膀胱疼痛、盆腔疼痛）疼痛。急性疼痛很容易识别，因为它是突然发生的，而且通常容易识别疼痛原因；它的持续时间也很短（＜1 个月）。可以观察到患者哭泣、呻吟、保护和保持受累区域或肢体。可能患者并不记得出现慢性疼痛的原因，有时他们意识到自己的疼痛没有得到解决时，或者患者和医护人员认识到手术后疼痛持续的时间时已超过了手术后平均愈合的时间（Price et al. 2014）。表 23-1 提供了对各种疼痛类别的讨论。

目前还没有在大脑中发现一个类似于视觉处理中心那样明显或精确的"疼痛中心"（Jensen 2010；Jensen and Turk 2014）。与疼痛相关的输入和输出是在大脑的多个区域进行处理和评估的。

表 23-1　关于疼痛类型的讨论[*]

疼痛类型	说明	描述和范例
慢性	在预期的愈合时间后无法缓解的疼痛；可能是由于治疗不当或识别不当导致疼痛逐渐变得更复杂，持续超过 3~6 个月；可看到更显著的社会心理因素	将取决于疼痛的位置、疑似来源（深部的对比表浅的）
皮肤	由于真皮下有大量的皮肤痛觉感受器的神经末梢，局部疼痛的定位明确	也被称为浅表性躯体疼痛
炎症性	当皮肤、肌肉或骨骼受伤并开始出现炎症反应时就开始了，一般是适应性疼痛；神经系统和炎症介质的相互作用导致外周敏化，组织愈合则疼痛缓解	取决于损伤的性质，如晒伤时出现的烧灼感和敏感。通常的三联征包括自发性疼痛；痛觉超敏：正常不应引发疼痛的刺激即产生疼痛（如触摸衣服产生疼痛）；感觉过敏：对痛觉敏感性增强（如慢性烧灼型疼痛，对触摸的敏感性增加）
神经性	在没有明显损伤的情况下发生的疼痛，报告（解释）神经系统受到了损害。由神经产生的；由于躯体感觉神经系统的病变或疾病。外伤或感染后可导致的。中枢神经性疼痛：由中央体感神经系统的病变或疾病引起。中枢神经系统发生重塑，维持并在许多情况下放大了疼痛	烧灼感、射击痛、刺痛感、麻木感、放射痛、刺穿样痛、电击样痛。感觉过敏：通常疼痛刺激增加会引起疼痛。中枢敏感指标：在没有病理变化区域的敏感性，刺激结束时的疼痛，维持疼痛的低强度刺激通常不会引起疼痛

泌尿外科护理指南

疼痛类型	说明	描述和范例
牵涉痛	在疼痛刺激部位以外的其他地方感觉到的疼痛	取决于位置，如心肌梗死、阑尾炎、三叉神经引起的"大脑冻结"模式的牵涉痛
躯体(深部)	起源于皮肤、肌腱、深层组织和内脏中的神经，起源于内部器官或内脏。 痛觉感受器更少，导致弥漫性疼痛感觉持续时间更长	挤压、痉挛、压迫、腹胀、深度疼痛（不适）、钝痛，疼痛部位难以确定
浅表	源于皮肤和黏膜的问题	沉闷、疼痛、刺痛、酸痛
内脏	起源于器官或内脏腔体。 较少的痛觉感受器，导致弥漫性疼痛感觉的持续时间较长。 弥漫性、局部性差。 由于外周或中枢的内脏超敏性的反应所致	如肾结石疼痛、胃蠕动障碍疼痛、胰腺炎、器官缺血、癌症引起的疼痛

* 对这些情况的全面讨论超出了本章的范围；这个总结只是为了介绍相关的疼痛概念。表格改编自 "Part Ⅲ：Pain Terms, A Current List with Definitions and Notes on usage"（PP. 209–214）Classification of Chronic Pain, Second Edition, IASP Task Force on Taxonomy, edited by H. Merskey and N. Bogduk, IASP Press, Seattle, 1994.

　　这种情况（图 23-1）导致对疼痛的评估是不同大脑区域的并行处理的结果，这些区域还涉及感官、情绪、动机和认知功能（Tracey and Johns 2010）。这为 Melzack（1999）最先描述的"疼痛矩阵"提供了证据，同时也解释了个人对疼痛的多维感知。

▮▮ 疼痛评估

　　至关重要的是，医务人员要对疼痛进行准确和细致的评估（Stanos et al. 2016），包括患者目前是否正在经历疼痛。在手术计划的背景下，这有助于帮助术后评价，特别是如果手术的原因是疼痛时。例如，因疼痛而接受附睾切除术的患者会告知局灶性疼痛的缓解，术后只有切口疼痛，而接受膀胱水扩张的患者通常会报告术后膀胱疼痛的缓解。在成瘾或心理问题的背景下，对任何与疼痛有关的痛苦进行仔细的验证，将提高患者对治疗的依从性。

要了解患者疼痛史，问一些具体的问题，以引出对患者疼痛主诉的充分理解。请记住，患者对疼痛管理的关注点可能与你作为医护人员的评估角度不同。让患者详细说明疼痛的位置、性状和强度，疼痛特点，以及任何加重或减轻疼痛的因素。如果疼痛是慢性的，探讨疼痛是如何影响患者的生活方式、人际关系、工作功能和生活质量的，以及他们对治疗的期望是什么（表 23-2）。

表 23-2　疼痛评估指南

维度	注意事项
性质	灼烧感、酸痛、刺痛、恶心等（表 23-1）
影响因素	他们多久需要一次非处方药（处方药）； 维持工作、家庭、社会角色的能力； 睡眠质量； 焦虑、抑郁
疼痛部位（放射部位）	有助于确定潜在的机制（表 23-1）
严重程度	疼痛量表 0~10
时间特点	疼痛是否有波动，是白天还是有活动时更严重； 是上午还是下午更严重；是否持续性疼痛
加重、减轻的因素	位置、活动、排尿（排便）、药物的使用、位置的变化
过去对治疗的反应	成功或因药物副作用而导致的不耐受
体格检查	是否如患者主诉所表述的那样
诊断学	影像学检查的指征，触发点注射，精索阻滞，膀胱镜检查，实验室检查
既往在泌尿外科以外的疾病诊断	疼痛诊所，物理治疗学和康复，物理治疗，职业治疗，心理学，瑜伽，脊椎按摩师，针灸
治疗的期望值与目标	允许医疗机构深入了解转诊的需要； 促进患者参与自我护理

■■ 体格检查

体格检查应以系统为导向，可包括一般的生理检查。在泌尿系统相关疼痛的情况下，检查的重点是与泌尿系统相关的结构，以此来确定泌尿系统病变的可能方式。应注意患者的一般外貌情况，包括明显的焦虑和情绪水平。鉴于性器官和泌尿系统的邻近关系，评估应包括性功能。

实验室和影像学检查

额外的检查将受到检查结果和疑似疼痛原因的影响。

■■ 影响急性和慢性疼痛的并发症

与慢性疼痛相比，急性疼痛受并发症或并发疾病的影响要小得多。我们需要关注急性疼痛，目的是保护安全和防止进一步的损伤。慢性疼痛与并发症有关，直接影响患者的疼痛体验，同时也会增加其他健康问题的风险。这些相关的情况导致了心理上的压力，还常有经济上的压力（IOM 2011）。对这种疾病负担的全面描述是很复杂的，也超出了本章的范围。然而，临床医生应该意识到，以下领域会受到慢性疼痛的影响（Duenas et al. 2016）

· 生活质量。

· 功能能力（有限的活动）。

· 疲劳。

· 睡眠障碍（睡眠剥夺、睡眠状况差）。

· 情绪（抑郁、焦虑、愤怒）。

· 认知障碍（记忆力、注意力）。

· 应对机制。

· 针对性别的问题。

疼痛行为（如控制、调整步态或姿势）可以促成和维持疼痛，进而造成残疾，而这实际上不是疼痛本身的功能问题，如缺乏运动导致的肌肉无力（Jensen and Turk 2014）。

焦虑、抑郁和愤怒（沮丧）会造成功能限制，并影响个人对疼痛控制的判断。例如，焦虑被认为是适应不良的疼痛行为，因为焦虑代表对未来的不确定性和对疼痛意义的不确定性（Gatchel et al. 2007；Serbic et al. 2016），这相应地导致患者避开促进康复的活动。另一个例子是，我们对焦虑作为预测术后慢性疼痛的风险因素的作用进行了前瞻性评估。术前焦虑是慢性术后疼痛的主要预测因素（Jackson et al. 2016；Powell et al. 2012）。这表明，焦虑水平基线较高的患者可能更容易发展为慢性疼痛。焦虑也可以转变为警惕性过高或灾难感过强，这两种情况都预示着治疗成功率低（Karoly and Ruehlman 2007；Sullivan et al. 2001）。

▌ 术后疼痛管理

美国每年的外科手术支出超过 5000 亿美元，约占国家医疗保健支出的 40%（Muñoz et al. 2010）。许多患者在术后才第一次接触阿片类药物，即使是小手术，各专业之间对手术后给药的剂量和总量的处方指南并不一致。这就造成了手术后阿片类药物处方在地域、机构和个人方面的巨大差异。

最近，各专业对术后疼痛的管理越来越重视。尽管有一些作者提供了参考意见，但关于疼痛管理策略仍然缺乏共识。Overton 等（2018）的研究旨在为手术后的阿片类药物数量制定处方指南，他们通过使用德尔菲法，将包括患者在内的多学科利益相关者纳入其中。

在这一过程中只包括了一个泌尿外科手术——机器人前列腺切除术。作者总结了他们的研究，认为时间压力是对处方实践的重要影响因素，护理的连续性也是如此。

2017 年的一项系统综述报告称，在所有研究中，未使用的阿片类药物的比例都很高，在住院和门诊手术中，有超过 2/3 的受访患者报告未使用阿片类药物。作者列出了未使用阿片类药物的原因，包括患者认为他们的疼痛控制已足够（71%~83%）和担心阿片类药物的不良反应（16%~29%）（Bicket et al. 2017）。作者还报告称，综述显示，当患者回家时，很少储存阿片类药物。

另一个值得关注的部分是术后持续使用阿片类药物。Brummett 等（2017）

研究了 2013~2014 年全国范围内的保险索赔数据，包括 13 种常见手术，对象是 18~64 岁的成年人。本综述中唯一纳入的泌尿外科手术是经尿道前列腺切除术（TURP），但该综述确实包括了 31177 例患者，平均年龄为 44.6 岁。作者报告说，在未使用阿片类药物的患者中，新的、持续地使用阿片类药物的主要风险因素包括使用烟草、酒精和既往有记录的药物滥用。既往的焦虑、抑郁和其他疼痛疾病的诊断也增加了持续使用阿片类药物的潜在风险。此外，这些作者报告说，对于在手术前 30 天内接受阿片类药物处方的患者，术后继续使用这些药物的风险增加了 2 倍。虽然这项研究没有具体评估正在接受结石病治疗的患者，但发现在手术前 30 天内应用处方药导致的风险增加还是值得注意的。

美国泌尿外科协会（AUA）已经制定了一份关于术后阿片类药物管理的声明（2019），声明如下：

泌尿外科医生在管理患者的疼痛时，既要考虑到患者个体的需求，又要考虑到使用阿片类药物对更多人群和社会的影响。当需要使用阿片类药物时，在手术和其他情况下的疼痛能得到充分控制时，应选择最低剂量和最低效力的药物，并尽快停用。通过谨慎的阿片类药物处方、加强患者健康教育和增强风险意识，泌尿外科医生可以为患者提供高质量的照护，并对这类严重的公共健康流行病产生积极影响。

美国泌尿外科协会（AUA）的立场声明还支持使用处方药监测计划（PDMP），同时承认在这些系统中可能需要进行进一步改进。

此外，美国泌尿外科协会（AUA）同意美国食品药品监督管理局（FDA）及其立场，即必须告知患者阿片类药物的安全使用和正确处置。

Acebedo 等（2020）专门调查了泌尿外科患者中的阿片类药物处方，基于文献中详述的泌尿外科患者中过度处方的情况。这些作者制定了使用原则（图 23-2），以手术的侵入性为依据，计算吗啡毫克当量（MME），然后根据住院时间分成每日剂量。以这种每日剂量指导患者出院后的阿片类药物的治疗方案。作者还将非阿片类药物纳入出院治疗方案，并注意在肌酐升高的患者中使用非甾体类药物的情况。

1. 在出院时开阿片类镇痛药之前，请咨询受控物质使用审查和评估系统［the Controlled Substance Utilization Review and Evaluation System（CURES）］[1]（State of California Department of Justice, n.d.）。

2. 住院医生应考虑为老年患者和接受微创泌尿外科手术的患者制定非阿片类药物的出院后疼痛治疗方案（Large et al. 2018）。

3. 住院医师应与门诊使用阿片类处方药的患者在入院前就针对其出院后的阿片类镇痛计划进行沟通。

4. 住院医生应遵守门诊阿片类处方患者已有的疼痛治疗方案。

5. 对于术后疼痛反应超过常规的患者，住院医生应咨询急性疼痛管理服务（Chen et al. 2016）。

6. 对于术后疼痛反应超过常规的患者，住院医生应考虑出院后转诊给疼痛专家，或建议患者保持门诊阿片类药物处方的随访，以调整阿片类药物的剂量和重新配药。

7. 除非有禁忌证，住院医生应在患者出院时开对乙酰氨基酚和布洛芬（Wick et al. 2017）。

8. 除非有禁忌证，在膀胱尿道镜检查后进行输尿管镜检查术的患者应开以下处方：

（1）布洛芬 400 mg，在最初的 48 h 内每 8 h 口服 1 次，之后根据疼痛情况可间隔 8 h 口服 1 次。

（2）坦索罗辛，每天睡前口服 1 次，至少持续 30 d。

（3）奥昔布宁 5 mg，在膀胱痉挛时根据需要口服，每 8 h 口服 1 次，直到预定的门诊时间。

9. 遵循以下推荐的基于泌尿外科手术类型的出院阿片类药物治疗原则。该治疗原则旨在作为治疗点的临床决策辅助，并不能取代医生谨慎的临床判断。

---

［1］此为美国阿片类药物管理要求，此处列出仅供读者参考、了解。

手术类型	推荐出院阿片类药物剂量
膀胱尿道镜检查 a）简单膀胱镜检查 b）输尿管镜检查 c）放置输尿管支架	任选一种： · 10 片氢可酮 5 mg 与对乙酰氨基酚 325 mg · 7 片羟考酮 5 mg
腹腔镜手术 a）腹腔镜肾切除术 b）腹腔镜去势术 c）腹腔镜肾盂成形术	任选一种： · 40 片氢可酮 5 mg 与对乙酰氨基酚 325 mg · 25 片羟考酮 5 mg
男性植入物 a）充气／可塑性阴茎假体 b）人工泌尿系统括约肌 c）吊索	任选一种： · 30 片氢可酮 5 mg 与对乙酰氨基酚 325 mg · 20 片羟考酮 5 mg
男性重建术 a）尿道成形术 b）阴囊整形术 c）阴茎整形术	任选一种： · 15 片氢可酮 5 mg 与对乙酰氨基酚 325 mg · 10 片羟考酮 5 mg
经皮入路手术	任选一种： · 15 氢可酮片 5 mg 与对乙酰氨基酚 325 mg · 10 片羟考酮 5 mg
前列腺手术 a）钬激光前列腺剜除术（HoLEP） b）经尿道前列腺切除术（TURP）	任选一种： · 5 片氢可酮 5 mg 与对乙酰氨基酚 325 mg · 4 片羟考酮 5 mg · 5 片曲马多 50 mg

图 23-2　基于泌尿外科手术类型的出院阿片类药物治疗原则（经许可转载）
（Large et al. 2018； Chen et al. 2016；Wick et al. 2017）

作者在报告里说，在实施这些指南后，90% 的被调查患者（n=158）报告说疼痛控制是"足够的"或"优秀的"。

在为术后患者治疗的过程中，医务人员应记住，即使有指南，患者在使用阿片类药物效果方面也可能存在差异。各医疗机构也会有自己的指导方针，以确保出院时有适当的阿片类药物处方。在那些有 PDMPs 的州，在开具新处方前应确保检查过病人以前的处方和使用情况。医务人员还需要了解患者所在州关于阿片类药物处方的可能特有的要求和限制。

▍慢性术后疼痛

描述和定义慢性术后疼痛（chronic postsurgical pain，CPSP）存在各种障碍。在文献中，有各种各样的术语被使用：持续性术后疼痛（persistent postoperative pain，PPOP），急性或持续性术后神经性疼痛（persistent postsurgical neuropathic pain，PPSNP），或慢性术后神经性疼痛（chronic postsurgical neuropathic pain，CPSNP）。这显然造成了跨研究领域的测量和比较的问题。此外，这些研究对持续的手术后疼痛的定义也不一致。一般的定义是术后疼痛持续超过 3 个月，一些研究将其定义为术后超过 6 个月，而另一些研究定义为术后疼痛持续超过 2 个月。一般定义是术后持续 3 个月以上的疼痛，同时也有些研究将其定义为术后 6 个月以上的疼痛，而另一些研究将其定义为术后持续 2 个月以上的疼痛。

缺乏一个标准化的定义导致难以确定慢性术后疼痛的真实发生率。有文献报道，慢性术后疼痛的发生率为 10%~50%，取决于手术类型，而且术后疼痛转变为慢性疼痛与个人受教育情况、社会经济地位等无关（Niraj and Rowbotham 2011）。

在全球范围内关于慢性术后疼痛的研究有限，特别是涉及泌尿外科手术相关的就更为有限。Althaus 等（2012）报道了泌尿系统相关手术患者报告的慢性疼痛较少（$n=150$）。Alper 和 Yuksel（2016）比较了开腹与腹腔镜肾切除术，并报告两组患者的疼痛评分非常相似，发生慢性术后疼痛的风险也相似。

表 23-3 讨论了已被确认为会导致慢性术后疼痛的风险因素（Chapman and Vierck 2017；Schnabel 2018），并承认手术时间和手术入路并不总是能调整的。

此外，有一些明显的、与性别无关的风险因素使患者发生慢性术后疼痛的风险更高。这些因素包括与计划手术中相同部位的慢性疼痛、一般的慢性疼痛、腹痛综合征和内脏痛觉敏感综合征。

表 23-3　导致慢性术后疼痛的风险因素

术前的风险因素	术中的风险因素	术后的风险因素
术前疼痛 >1 个月； 在现场或远程的计划手术； 痛觉过敏：对疼痛刺激的反应过高； 重复手术； 焦虑； 灾难性思维； 年龄：更年轻的就有更高风险； 遗传因素； 社会支持不足（工伤保险）； 与女性相关的（盆腔手术） （Butrick 2016） － 性交痛（外阴痛） － 创伤后应激障碍（PTSD） － 下尿路症状（LUTS） － 复发性尿路感染 － 排便问题 － 泌尿系统慢性盆腔疼痛综合征（UCPPS） 低控制感； 对疾病的认知； 应对机制不佳； 共病症状 － 睡眠情况不佳 － 使用安眠药 － 疲劳 － 侵入性（恐惧性）思想	在大神经、神经干区域的手术； 有压迫神经风险的手术； 牵拉 / 切割筋膜、关节、肌肉、内脏； 感觉神经； 手术时间 >3 h 风险增加； 开放性手术	疼痛；术后疼痛的严重程度 － 符合神经性疼痛的主诉 疼痛控制不佳； 辅助治疗； 区域的放射治疗； 手术后的神经毒性化疗； 抑郁； 心理脆弱； 焦虑症； 神经质； 过度的应激反应

Butrick, C. W.（2016）. Persistent postoperative pain: pathophysiology, risk factors, and prevention. *Femak pelvic medicine & reconstructive surgery*, 22（5）: 390–396

预测外科手术后的慢性疼痛

医护人员可以察觉到某些警告信号，并帮助个体化地预测术后发生慢性疼痛的风险。这包括采取措施防止新的中枢敏感化，以防促进慢性疼痛的发展（Chapman and Vierck 2017）。

目标

· 旨在解决或处理与计划的手术在同一区域的任何慢性疼痛。

· 在可能的情况下，对任何现有的慢性疼痛综合征进行针对性的密切管理。

· 考虑将组织创伤尽可能降至最低的手术方法。

· 争取最短的术中时间。

· 考虑区域麻醉和（或）阿片类药物的合理使用，以减少在全身镇痛治疗中的使用。

· 术后监测患者对疼痛的被动反应（受害者心理）。

· 监测患者是否延迟恢复到正常活动水平。

· 请记住，患者术前的焦虑程度是预测康复情况的重要因素（Schnabel 2018）。

通过术前和术后帮助患者调整期望值，通过个性化的治疗计划和术前健康教育，这里的许多问题可以得到解决。这意味着让患者参与到他们的疼痛管理，通过控制药物治疗等手段鼓励患者。让伴侣和家庭成员参与到患者术后的护理和管理中也同样至关重要的。

临床经验

· 疼痛总是主观的。

· 浅表疼痛是由皮肤或其他浅层组织中的痛觉感受器的激活引起的，多为锐痛、局限性、定位明确。

· 长期使用阿片类药物可导致内分泌异常。

参考文献

· Alper I, Yuksel E (2016) Comparison of acute and chronic pain after open nephrectomy versus laparoscopic nephrectomy: a prospective clinical trial. Medicine 95(16)

· Althaus A, Hinrichs-Rocker A, Chapman R, Becker OA, Lefering R, Simanski C, Weber F, Moser KH, Joppich R, Trojan S, Gutzeit N, Neugebauer E (2012) Development of a risk index for the prediction of chronic post-surgical pain. Eur J Pain 16(6):901–910

· American Urological Association (AUA) (2018–2019) Position statement: opioid use. www.auanet. org/guidelines/opioid-use Bicket MC, Long JJ, Pronovost PJ, Alexander GC, Wu CL (2017) Prescription opioid analgesics commonly unused after surgery: a systematic review. JAMA Surg 152(11):1066–1071

· Brummett CM, Waljee JF, Goesling J, Moser S, Lin P, Englesbe MJ, ASB B, Kheterpal S, Nallamothu BK (2017) New persistent opioid use after minor and major surgical procedures in US adults. JAMA Surg 152(6):e170504

· Chapman CR, Vierck CJ (2017) The transition of acute postoperative pain to chronic pain: an integrative overview of research on mechanisms. J Pain 18(4):359

· Chen JH, Hom J, Richman I, Asch SM, Podchiyska T, Johansen NA (2016) Effect of opioid prescribing guidelines in primary care. Medicine 95(35):e4760. https://doi.org/10.1097/MD.0000000000004760

· Christie C, Baker C, Cooper R, Kennedy PJ, Madras B, Bondi P (2017) Final report of the president's commission on combating drug addiction and the opioid crisis. Available from https://www.whitehouse.gov/sites/whitehouse.gov/files/images/Meeting%20Draft%20of%20 Final%20Report%20-%20November%20 1%2C%202017.pdf

· Duenas M, Ojeda B, Salazar A, Mico JA, Failde I (2016) A review of chronic pain impact on patients, their social environment and the health care system. J Pain Res 9:457–467. https://doi. org/10.2147//JPR.S105892

· Gatchel RJ, Peng YB, Peters ML, Fuchs PN, Turk DC (2007) The biopsychosocial approach to chronic pain: scientific advances and future directions. Psychol Bull 133(4):581 - 624. https://doi.org/10.1037/0033-2909.133.4.581

· Gereau RW, Sluka KA, Maixner W, Savage SR, Price TJ, Murinson BB, Sullivan MD, Fillingim RB (2014) A pain research agenda for the 21st century. J Pain 15(12):1203 - 1214

· Institute of Medicine (2011) Relieving pain in America: a blueprint for transforming prevention, care, education and research. The National Academies Press, Washington, DC

· International Association for the Study of Pain (1994) Part Ⅲ : Pain terms, a current list with definitions and notes on usage. In: IASP Task Force on Taxonomy, Merskey H, Bogduk N (eds) Classification of chronic pain, 2nd edn. IASP Press, Seattle, WA. Available from http://www. iasp-pain.org/AM/ Template.cfm?Section=Pain_Definitions&Template=/CM/HTMLDisplay. cfm&ContentID=1728#Pain

· Jackson T, Tian P, Wang Y, Iezzi T, Xie W (2016) Toward identifying moderators of associations between presurgery emotional distress and postoperative pain outcomes: a meta-analysis of longitudinal studies. J Pain 17(8):874 - 888. https://doi.org/10.1016/j.jpain.2016.04.003

· Jensen MP (2010) A neuropsychological model of pain: research and clinical implications. J Pain 11(1):2 - 12

· Jensen MP, Turk DC (2014) Contributions of psychology to the understanding and treatment of people with chronic pain: why it matters to ALL psychologists. Am Psychol 69(2):105

· Jones CM, Logan J, Gladden RM, Bohm MK (2015) Vital signs: demographic and substance use trends among heroin users—United States, 2002 - 2013. MMWR Morb Mortal Wkly Rep 64(26):719

· Karoly P, Ruehlman LS (2007) Psychosocial aspects of pain-related life task interference: an exploratory analysis in a general population sample. Pain Med 8(7):563 - 572

· Large T, Heiman J, Ross A, Anderson B, Krambeck A (2018) Initial experience with narcotic-free ureteroscopy: a feasibility analysis. J Endourol 32:907. https://doi.org/10.1089/end.2018.0459

· McCaffery M (1968) Nursing practice theories related t cognition, bodily pain, and man-environment interactions. UCLA Students' Store, Los Angeles, CA

· Melzack R (1999) From the gate to the neuromatrix. Pain 82:S121 – S126

· Mersky H, Bogduk N (1994) Classification of chronic pain: descriptions of chronic pain syndromes and definitions of pain terms, 2nd edn. International Association for the Study of Pain (IASP) Press, Seattle, WA Mu oz E, Mu oz W Ⅲ, Wise L (2010) National and surgical health care expenditures, 2005 – 2025. Ann Surg 251(2):195 – 200

· Murphy KR, Han JL, Yang S, Hussaini SMQ, Elsamadicy AA, Parente B, Xie J, Pagadala P, Lad SP (2017) Prevalence of specific types of pain diagnoses in a sample of United States adults. Pain Phys J 20:E257. Available from www.painphysicianjournal.com

· Nahin R (2015) Estimates of pain prevalence and severity in adults: United States, 2012. J Pain 16(8):769 – 780. https://doi.org/10.1016/j.pain.2015.05.002

· Niraj G, Rowbotham DJ (2011) Persistent postoperative pain: where are we now? Br J Anaesth 107(1):25 – 29

· Overton HN, Hanna MN, Bruhn WE, Hutfless S, Bicket MC, Makary MA et al (2018) Opioid-prescribing guidelines for common surgical procedures: an expert panel consensus. J Am Coll Surg 227(4):411 – 418

· Powell R, Johnston M, Smith WC, King PM, Chambers WA, Krukowski Z, McKee L, Bruce J (2012) Psychological risk factors for chronic post-surgical pain after inguinal hernia repair surgery: a prospective cohort study. Eur J Pain 16(4):600 – 610

· Price C, Lee J, Taylor AM, Baranowski AP (2014) Initial assessment and management of pain: a pathway for care developed by the British pain society. Br J Anaesth 112(5):816 – 823. https://doi.org/10.1093/bja/aet589

· Rosenquist RW et al (2010) Practice guidelines for pain management. Anesthesiology 112:810 – 833

· Schnabel A (2018) Acute neuropathic pain and the transition to chronic postsurgical pain. Pain Manag 8(5):317 – 319

· Serbic D, Pincus T, Fife-Schaw C, Dawson H (2016) Diagnostic uncertainty, guilt, mood, and disability in back pain. Health Psychol 35(1):50 – 59. https://doi.org/10.1037/hea0000272

· Stanos S, Brodsky M, Argoff C, Clauw DJ, D'Arcy Y, Donevan S (2016) Rethinking chronic pain in a primary care setting. J Postgrad Med 128(5):502 – 515. https://doi.org/10.1080/00325481.2016.1188319

· Sullivan MJ, Thorn B, Haythornthwaite J, Keefe F, Martin M, Bradley L, Lefebvre J (2001) Theoretical perspectives on the relation between catastrophizing and pain. Clin J Pain 17(1):52 – 64

· Tracey I, Johns E (2010) The pain matrix: reloaded or reborn as we image tonic pain using arterial spin labelling. Pain 148:359 – 360

· Wick EC, Grant MC, Wu CL (2017) Postoperative multimodal analgesia pain management with nonopioid analgesics and techniques: a review. JAMA Surg 152(7):691 – 697

第二十四章

泌尿外科高级医疗人员专题

Roberto Navarrete, Miriam Hadj-Moussa, Susanne

A. Quallich, Michelle J. Lajiness, Kenneth A. Mitchell,

Katherine Marchese

性别重置手术的泌尿系统并发症..563
　　概　述...563
　　男变女性别重置手术后并发症的评估和处理...........................564
　　泌尿系统并发症..564
　　新阴道狭窄..565
　　直肠阴道瘘..565
　　男性生殖器重建术后并发症的评估和处理...........................565
　　尿道皮肤瘘..566
　　尿道狭窄..567
　　残余阴道腔..567
成人泌尿外科执业护士的胜任力..568
　　概　述...568
　　泌尿外科护士的角色和工作范围 568
　　胜任力概述和局限性...569
不　育...572
　　护理障碍..573
　　何时转诊..573
　　病史和体格检查..574
　　治　疗...575
　　行为和保守治疗..576

　　药物治疗 576

　　手术治疗 577

　　长期随访 577

什么是男性健康 578

　　性别与男性健康行为 579

　　医护人员对男性健康的态度 579

　　男性健康报告 580

　　改变对男性健康的态度和看法 581

　　男性健康的范围与挑战 581

　　男性健康的未来 582

输精管结扎术和男性节育 583

　　概　述 583

　　咨询和评估 584

　　随　访 584

　　男性节育 584

阴茎炎症和泌尿外科急症 586

参考文献 593

目　标

（1）认识性别重置手术可能出现的早期和远期并发症。

（2）总结"护理泌尿外科成人患者的执业护士能力"。

（3）讨论不育评估的基础知识。

（4）为泌尿外科医护人员确定男性健康方面的固有问题。

（5）描述输精管结扎术的过程和非手术男性避孕的可能性。

（6）回顾阴茎炎和泌尿外科急症。

性别重置手术的泌尿系统并发症

Roberto Navarrete, Miriam Hadj-Moussa

概　述

　　性别焦虑（Gender dysphoria）是指由于性别认同与生理性别不一致引起的心理障碍。针对性别焦虑的多学科治疗旨在明确患者的性别指向，并根据每个患者的性别表达目标进行个性化治疗。干预措施可能包括社会性别转换、心理治疗、变性激素治疗、永久性脱毛、发声指导和（或）性别确认手术（GCS）。性别确认手术可包括改变面部、胸部、生殖器等部位的各种手术，由整形外科医生、泌尿外科医生和妇科医生联合实施。

　　对于经过适当选择的患者而言，性别确认手术是治疗性别焦虑有效且必需的医疗方法，因为它可以增强与患者认同的性别的相关身体特征（WPATH 2012）。尽管在变性患者的护理方面总体上缺乏高质量的研究，但性别确认手术治疗性别焦虑的益处已得到充分证实（WPATH 2012）。事实证明，手术能增强心理治疗、社会性别转换和激素治疗对缓解性别焦虑的益处（Hadj-Moussa et al. 2018a, b）。

　　美国近年来，寻求各种形式的性别确认手术的患者人数急剧增加（Ridgeway et al. 2018）。虽然估计只有 10% 的变性患者接受了性别确认手术，但这一人群中生殖器手术率已从 72.0% 上升至 83.9%（Canner et al. 2018）。

　　鉴于生殖器性别确认手术的不可逆、复杂性和高并发症风险，术前患者的知情同意至关重要。对可能患有生殖器性别确认手术并发症的变性患者进行评估和治疗时，首先要全面回顾患者的病史，特别是手术史，以及性别确认手术外科医生的手术记录或门诊记录。使用患者临床病历中记录的首选姓名和代词称呼患者。有必要修改病史表格和访谈问题，以建立融洽关系并避免误解（Puechl et al. 2019；Hadj-Moussa et al. 2018a, b）。在大多数情况下，患者的性别确认手术外科医生会在术后出现出血或伤口开裂等并发症时为他们提供支持。远期并发症更有可能在泌尿外科诊室遇到。

男变女性别重置手术后并发症的评估和处理

可包括单纯的双侧睾丸切除术，目的是消除内源性睾酮，降低对抗雄激素药物的需求；或通过阴道整形术进行全生殖器重建，以形成美观、功能良好的新阴道。在阴道成形术中，切除阴茎和睾丸，并在直肠前方、膀胱和前列腺后方为新阴道留出空间，而前列腺则留在原位。新阴道是通过倒置的阴茎皮管（阴茎内翻阴道成形术）或一段肠子（肠转位阴道成形术）形成的（Hadj-Moussa et al. 2018a, b）。阴茎内翻阴道成形术（PIV）不需要腹腔内手术或肠道切除，因此更受欢迎（Pan and Honig 2018）。

阴道成形术的副作用多种多样，但罕见全身重大不良事件（Hadj-Moussa et al. 2018a, b）。最常见的并发症是伤口愈合延迟和局部感染。这些并发症在文献中报道较少，最常见的处理方法是局部伤口护理和（或）使用抗生素。

对潜在并发症的评估应包括全面的病史和体格检查。询问患者具体的泌尿系统症状，包括尿流喷射或分叉、排尿障碍症状、尿失禁和复发性尿路感染。使用经过验证的问卷（美国泌尿协会症状评分和尿失禁症状指数）会有所帮助。充分的体格检查需要用窥阴器对新阴道进行检查。若考虑尿潴留，需进行残余尿测定。尿分析和尿培养用于评估尿路感染。可能还需要进行膀胱镜检查、排泄性膀胱尿道造影、横断面成像等其他检查。

泌尿系统并发症

阴道整形术后出现泌尿系统症状很常见。多达 33% 的患者会出现喷射状尿流，还有一小部分患者会出现尿急、尿频、尿失禁（压力性、急迫性或混合性）、尿路感染和（或）尿流减弱（WPATH 2012；Hadj-Moussa et al. 2018a, b）。阴道成形术后尿失禁的病因尚不十分清楚，因为在手术过程中内外括约肌都没有受到直接接触，但有一种理论认为，尿道外括约肌复合体可能在解剖新阴道间隙时受到损伤。缩短尿道导致的逼尿肌过度活动以及尿道周围纤维化的发展也可能是阴道成形术后尿失禁发生的原因之一（Hadj-Moussa et al. 2018a, b）。服用抗雄激素药物的变性女性很少出现与良性前列腺增生（BPH）相关的排尿障碍症状，晚年开始服用抗雄激素药物的患者例外。对于令人烦恼的排尿不适，可考虑盆底物理治疗（PFPT），因为这些症状可能会在治疗后得到改善或缓解（Ridgeway et al. 2018）。下尿路症状可能需要使用抗胆碱能药或 α - 受体阻滞剂进行药物干预。药物治疗无效的症状应转诊至泌尿外科进行手术治疗。

喷射状和（或）微弱的尿流可能是由于尿道口狭窄造成的，这种情况影响了不到 10% 的患者，并可能与排尿后残余物（PVR）升高有关。更近端的尿道狭窄非常罕见（Hadj-Moussa et al. 2018a, b）。尿道口狭窄导致尿潴留的患者应使用尿管或耻骨上导管对膀胱进行减压。在极少数情况下，尿道口扩张是有效的治疗方法，通常需要通过尿道口成形术进行手术干预。

新阴道狭窄

如果术后不进行定期扩张或插入式性交以保持新阴道的宽度和深度，患者可能会出现新阴道狭窄（< 10%）或阴道成形术后阴道内口狭窄（< 15%）（WPATH 2012）。患者可能表示感觉阴道深度丧失或深度不足，从而无法进行插入式性交或难以进行新阴道扩张。通过窥阴器检查显示新阴道腔较短。在某些情况下，连续扩张可以恢复新阴道的长度和宽度（Oliffe et al. 2019）。严重者应转回患者的泌尿外科医生或整形外科医生处进行手术重建。

直肠阴道瘘

直肠阴道瘘的发病率很高，但仅影响约 1% 的阴道成形术患者（Levy et al. 2019；Ferrando 2018）。新阴道间隙剥离过程中的直肠损伤、阴道翻修成形术、术后血肿或脓肿都会增加直肠阴道瘘的风险（Van Der Sluis）。在极少数情况下，瘘管的存在可能预示着恶性肿瘤（Van Der Sluis）。主要症状包括从新阴道排气或恶臭分泌物。小瘘管可通过少渣饮食进行保守治疗。通常需要使用皮瓣对瘘管进行正式修复，并可在普通外科医生或直结肠外科医生的协助下进行肠转移（Vogel et al. 2016）。

男性生殖器重建术后并发症的评估和处理

新阴茎的手术可以通过阴蒂成形术或皮瓣阴茎成形术进行。在阴蒂成形术中，激素肥大的阴蒂固定化形成一个小的新阴茎（其胚胎学等同物），当使用管状大阴唇瓣和颊部移植物延长尿道时，新阴茎能够站立排尿、有性感觉和勃起，但太短无法进行插入式性交（Vogel et al. 2016）。皮瓣阴茎成形术使用非生殖组织，最常见的是前臂桡侧组织（RFP），来构建符合解剖学大小的新阴茎，该阴茎可用于站立排尿，但没有固有的性感觉，也无法在不放置阴茎假体的情况下勃起（Morrison et al. 2017）。据报道，美国阴蒂成形术和皮瓣阴茎成形术的并发症风险分别为10%~37%和高达50%（Hadj-Moussa et al. 2019）。并发症发生率很可能被低估了，因为患者通常需要长途跋涉进行手术，分期手术非常普遍，而且这些手术在技术上仍然极具挑战性（Hadj-Moussa et al. 2019）。男性生殖器重建术后最常见的并发症是泌尿系统并发症，这是因为在使用非尿道组织进行手术的同时，很难创建足够长的尿道让患者站立排尿。这些手术后的泌尿系统并发症可能随时出现。

在全面了解病史和体格检查的同时，回顾之前的整形手术也很重要。应询问有关具体的泌尿系统的问题，包括排尿后滴尿、漏尿、尿流细弱、尿频、排尿困难、局部伤口愈合不良，因为这些症状可能预示着存在尿道狭窄、阴道持续存在、尿路感染、尿道皮肤瘘形成（Santucci 2018）。使用经过验证的问卷（美国泌尿协会症状评分和尿失禁症状指数）可以帮助确定患者的困扰程度。当担心出现尿潴留时，应进行残留尿检查。应进行尿分析和尿培养，以排除尿路感染。体格检查可能会发现尿道口狭窄或尿道皮肤瘘。可能还需要进行膀胱镜检查、逆行尿道造影、排尿膀胱造影、横断面成像或其他影像学检查。

尿道皮肤瘘

尿道皮肤瘘患者会反映尿液从新膀胱以外的部位漏出。瘘管部位的局部组织变化如硬结、红斑，也可能看到黏膜，瘘管部位通常可视化（Dy et al. 2019）。阴蒂成形术后的瘘管通常发生在原生尿道与大阴唇皮瓣的吻合处，发生率为5%~23%。大约一半的瘘管会在保守治疗和长期导管引流后消失（Djordjevic and Bizic 2013；Frey et al. 2016）。阴茎成形术后发生尿道皮肤瘘的风险更高，据报道有22%~75%的病例会并发尿道皮肤瘘（Nikolavsky et al. 2018）。瘘管通常发生在大阴唇皮瓣（固定部）与非生殖器组织皮瓣（下垂部）之间的吻合处，或原尿道与大阴唇皮瓣（固定部）之间。有些瘘管是在阴茎整形术后的头几个月形成的，通过导管引流即可解决，但大多数瘘管需要手术治疗，尤其是在数月或数年后形成的瘘管。

尿道狭窄

尿道狭窄会导致尿流微弱或喷射、反复尿路感染和（或）尿潴留。当怀疑尿道狭窄时，测量排尿后残余尿量非常重要。对于因尿道狭窄导致严重尿潴留的患者，有必要使用导尿管或耻骨上导尿管进行膀胱减压。2%~9% 的阴蒂成形术会并发尿道狭窄，发生在原尿道和大阴唇皮瓣的吻合处（Hadj-Moussa et al. 2019）。高达 60% 的阴茎成形手术会并发尿道狭窄，尿道狭窄最常见于大阴唇瓣（固定部）和非生殖组织皮瓣（下垂部）的吻合处，但也可能发生在重建尿道的任何部位。尿道狭窄通常需要手术治疗。内镜尿道扩张术或切开术等侵入性较小的治疗方法可能适用于较短的尿道狭窄。不幸的是，尿道狭窄很可能会复发，这就需要根据患者的情况进行切除和重新吻合、分期尿道重建或会阴尿道造口术（Jun and Santucci 2019）。

残余阴道腔

大多数女性变男性患者在接受阴囊成形术或阴茎成形术的同时还会进行子宫切除术和卵巢切除术，以消除今后进行妇科检查的需要，并接受阴道切除术以切除阴道管。阴茎成形术后出现狭窄的患者可能会出现尿道阴道瘘，因为狭窄造成的排尿压力会迫使尿液进入阻塞的阴道空间，尤其是在阴道切除术时阴道黏膜未完全切除的情况下（Nikolavsky et al. 2018）。这些患者可能会出现尿路梗阻症状、尿路感染、盆腔充盈。CT 或 MRI 横断成像可用于诊断残余阴道腔。治疗方法包括手术切除整个残余阴道腔。

临床经验

· 在泌尿外科诊室中会遇到这些手术的远期并发症。

· 手术完成后的时间是评估并发症的关键。

· 经过验证过的问卷有助于评估症状。

成人泌尿外科执业护士的胜任力

Susanne A. Quallich, Shelley Lajiness

概　述

本文重点列出了泌尿外科专科护理知识的需求和空白，并致力于提供一个平台，给希望能记录和评估自己在成人泌尿外科护理技能的医护人员。本文介绍了一种培训和评估泌尿外科护理人员的方法，该方法以理论为基础，采用循序渐进的方式，并借鉴了美国现有的衡量标准。

对泌尿外科护理的需求正迅速超过现有泌尿外科医护人员的数量。在这种情况下，我们看到越来越多的执业护士开始从事泌尿外科患者的护理工作。2014年美国泌尿外科医师协会（AUA）发布了一份共识声明，认可护士执业者和医师助理在泌尿外科患者护理中的作用。然而护士能参加的泌尿外科相关的专科培训机会非常少，这导致了在泌尿外科工作的护士基础知识缺乏标准化。

泌尿外科护士的角色和工作范围[1]

专科化使执业护士能致力于专科知识的学习和专科护理质量的提高。本次介绍的岗位胜任力是确定专科护士在泌尿外科领域所能提供和实现的目标的第一步。

本文介绍的泌尿外科护士胜任力的24个维度是综合了2010年美国成人老年病学执业护士核心能力、2013年美国家庭执业护士核心能力，以及2013年美国泌尿外科护士协会（SUNA 2013）《泌尿外科护理：实践范围和标准》（第二版）而创建的。这个泌尿外科岗位胜任力受到了美国泌尿外科协会（AUA）《高级实践提供者共识声明》（2014）和《泌尿外科认证项目》的影响

---

[1]本文所介绍的胜任力参考了美国相关的学科标准，仅供国内专科护士拓展阅读。

（Accreditation Council for Graduate Medical Education [ACGME]/AUA 2012）。这 24 个胜任力维度是以 Benner（1982）的著作及其关于从新手到专家的论述为基础的。

胜任力概述和局限性

胜任力（表 24-1）一般涵盖三个内容模块：患者护理、专业问题和泌尿外科护士在卫生系统中的角色。

表 24-1　部分岗位胜任力实例

岗位胜任力（*NONPE Competency*）	3 级刚毕业和（或）泌尿外科新手	2 级有临床工作经验但刚到泌尿外科护士	1 级泌尿外科护理专家
患者护理活动			
1. 获取相关病史，重点是泌尿生殖系统主诉，尽可能全面地评估当前问题（科学基础，独立实践）	能结合儿童及成人泌尿外科问题对患者进行护理。根据患者泌尿生殖系统有关的主诉评估其体征和症状，并制订护理计划。培养患者泌尿生殖系统自我检查的技能	根据患者泌尿生殖系统有关的主诉，优先询问泌尿生殖系统相关病史和体格检查结果。能识别相关病史，并优先评估主诉。具有识别男性和女性泌尿生殖系统特征的技能。能针对患者的泌尿生殖系统主诉和病情进行适当检查。具有识别细微的泌尿生殖系统体检结果的技能	能将作为其他健康问题症状的泌尿生殖系统主诉与代表特定泌尿生殖系统健康问题的泌尿生殖系统主诉区分开来。能够在泌尿生殖系统主诉下常规识别细微或异常的身体检查结果。能高效率地收集必要的相关信息，以制订具体的泌尿生殖系统护理计划

岗位胜任力（NONPE Competency）	3级 刚毕业和（或）泌尿外科新手	2级 有临床工作经验但刚到泌尿外科护士	1级 泌尿外科护理专家
2. 在团队成员相互尊重和协作的基础上，努力提供以患者为中心的护理（卫生保健系统、领导能力）	能根据评估结果对患者需求做出响应并持续跟进。 能与适当的团队成员沟通并协调护理计划	能对患者护理问题迅速做出反应。 能按时完成任务和病历记录，并根据需要与患者和家属以及其他团队成员沟通	坚持履行护理患者的义务。 总是乐于接受反馈意见。 以认真、彻底的方式完成护理计划，并将其传达给患者和家属
3. 在泌尿生殖护理中融入同情心、诚信和对精神与文化信仰的尊重（伦理、独立实践）	能帮助不同患者获得泌尿生殖系统护理。 尽可能满足患者寻求同性医护人员诊治的要求。 对泌尿生殖系统条件下的心理因素敏感。 在泌尿生殖系统患者护理中出现问题时，确定是否需要背景信息（如社会经济地位、性取向等）	在提供泌尿生殖系统护理的过程中，面对患者或家属的情绪时，具有表现出对文化、种族和精神背景的敏感性	愿意表达对不符合文化和精神敏感性护理的团队行为的担忧

续表

岗位胜任力（NONPE Competency）	3 级 刚毕业和（或）泌尿外科新手	2 级 有临床工作经验但刚到泌尿外科护士	1 级 泌尿外科护理专家
4. 在考虑风险效益问题的同时，以具有成本意识的方式提供泌尿生殖系统护理（独立实践、卫生保健系统）	认可以影响患者为中心的泌尿生殖系统护理的社会经济障碍。 遵守既定准则，尽量减少不必要的护理	了解并遵循既定的泌尿生殖系统管理指南。 通过评估常见泌尿生殖系统手术的经济影响，注重以患者为中心的护理。 能够预见泌尿生殖系统护理的长期目标，并为患者及其支持系统制订计划	领导和探索成本控制机制，如泌尿外科用品的使用。 在泌尿生殖系统环境内以符合成本效益的方式开展业务，包括尽量减少医疗资源的不当使用
5. 在临床环境中展现领导力（领导力、实践探究）	参与泌尿外科临床环境的自我定位发展。 为自己的行为和举止负责，并能承认错误。 寻求具有互补技能的泌尿生殖系统提供者的指导	征求对临床角色和新兴专业知识的反馈意见。 认识到利益冲突。 与患者沟通后及时完成记录	愿意在临床环境中监督护理团队的工作。 领导质量改进活动
6. 不断努力开展循证实践（实践探究、质量、科学基础）	能够识别和利用促进循证实践的资源。 识别并酌情转诊患者	展示检索文献以获取循证信息的能力。 合作开展泌尿生殖系统研究。 了解适当的临床试验或研究，酌情招募患者	通过有效和高效地进行相关文献综述来综合信息。 结合循证信息，帮助患者做出有关泌尿生殖系统护理的明智决定促进转化研究，使泌尿生殖系统患者受益

泌尿外科专科岗位胜任力建立在执业护士全科认证的技能和知识基础之上。岗位胜任力还以新兴的跨学科护理模式为基础。此外，岗位胜任力还提供了一个明确的进展框架，并为执业护士在泌尿外科临床工作中掌握知识和技能提供了一个衡量标准。

岗位胜任力相关的文件有助于规范泌尿外科教育，提高对泌尿外科执业护士的评价。此外，它还可以为进入泌尿外科的护士提供一个路线图，以便他们在从一个级别提升到下一个级别的过程中衡量自己的知识和技能。

不 育

Susanne A. Quallich

世界卫生组织认为，不孕是一种生殖系统疾病，其定义是指在无保护性交 12 个月或更长时间后仍无法临床怀孕（Zegers-Hochschild et al. 2009）。不孕是一种生殖系统疾病，在美国约 610 万人患有不孕，约占全球育龄人口的 15%（Agarwal et al. 2015）。这种疾病对男性和女性都有影响，大多数病例可通过药物或手术等常规疗法进行治疗。截至 2015 年，通过体外受精出生的婴儿占美国出生婴儿的 1.5%。

在寻求生育治疗的夫妇中，男性因素导致的不育占总病例的 35%~60%，多达 2% 的男性精液参数不佳（Kumar and Singh 2015），但大多数不育都是特发性的。不育被认为是一种心理疾病，许多学科都对不孕不育的非医学方面的研究做出了贡献。所谓的男性标准（如控制、委曲求全或坚强）影响着那些不符合生殖或性文化理想的男性的情绪健康。人们很少关注男性在不同的社会、文化和政治背景下的不育经历。不孕不育挑战了人们对生活的期望，不孕不育的夫妇在报告说，他们的个人生活、情感、性关系都受到了干扰。

在过去的 25 年中，社会科学研究对女性的生育生活进行了广泛的探讨，大量已发表的文献关注不孕对性和婚姻的影响。然而，针对男性不育经历的研究却很少；现有的研究由于样本量小、研究设计不受控制，以及缺乏有效的工具而变得更加复杂。这些有限的社会研究将男性的经历边缘化，使医护人员对诊断出男性不育所造成的情感影响知之甚少。为数不多的研究证实，不育是对男性气概的一种威胁。

护理障碍

在美国，不育仍然是整个生育保健中的一个隐性问题。生育治疗的结果仅在受孕或活产时进行跟踪，因此并不清楚男性生育的流行病学情况。由于不育不是一种应报告的疾病，几乎都在门诊治疗，这进一步阻碍了对不育问题的研究。对于体外受精病例，美国疾病控制中心只跟踪是否存在男性生育因素。这种情况导致男性低生育能力和不育的公共卫生负担不明确；证据表明，在过去几十年中，这种情况一直在增加（Winters and Walsh 2014）。有学者认为，患有不育的男性可能还存在其他健康问题，从而导致寿命缩短（Jensen et al. 2009）。

许多泌尿外科诊所可能没有专门从事不育内科和（或）外科治疗的医生，患者可能需要转诊。美国有许多地区患者无法方便地获得不育的治疗。此外，医护人员和患者对评估的结果或效果存在明显的认知差距（Mehta et al. 2016）。这些政策、社会经济、流行病学和经济方面的障碍导致人们难以获得医疗服务，对男性因素所引起不育的真正问题也了解有限。

何时转诊

理想情况下，夫妻双方应同时接受评估，以便共同治疗。虽然体外受精可以解决许多夫妇的问题，但也有可能以创伤更小、成本效益更高的方式解决男性因素问题。考虑将以下情况转诊至男性生育专科：

· 患者或伴侣要求转诊。

· 精液分析异常。

· 无精子症（精液中没有精子）。

· 脊髓损伤或其他神经系统问题（包括之前的手术）导致射精功能受损的患者。

· 评估任何恶性肿瘤化疗和（或）治疗前后的男性生育能力。

· 体外受精周期失败的夫妻。

· 女性伴侣年龄在 40 岁或以上的夫妻。

· 已做输精管结扎手术的患者。

· 定时同房的夫妻，在超过 12 个月的时间里，妊娠试验未呈阳性。

病史和体格检查

如果有至少 12 个月的无保护措施性交史，且妊娠试验呈阴性，或性交时间与排卵时间一致，则应考虑进行不育的评估。如果女性伴侣的年龄在 35 岁或以上，或者夫妻双方只是担心自己的生育状况，那么这个时间可以缩短。还有其他一些原因需要考虑进行评估，如不孕或不育风险因素史，如隐睾或癌症治疗史。

男性潜在生育问题的目标病史包括一般生育史，如以前的父系史、任何可能影响男性生殖器结构或功能的既往病史或手术史、职业暴露于极端温度和环境毒素的情况。相关手术史包括任何可能改变男性生殖器结构或功能的手术，包括腹膜后手术或疝修补术。性生活史和女性生育评估史也是必要的组成部分。

体格检查包括一般评估，重点是生殖器，如输精管的存在和连贯性。男性应检查单侧或双侧精索静脉曲张（让患者在站立时进行 Valsalva 运动（瓦尔萨尔瓦动作），使血流逆向流入蔓状静脉丛，以引起可触及的血管扩张（表 24-2），以及包括毛发分布在内的男性化证据。多达 40% 的原发性不孕和多达 80% 的继发性不孕（头胎妊娠出现轻微困难后，再次妊娠出现困难）都与精索静脉曲张有关。

肥胖本身可能是导致生育能力低下和（或）不育的风险因素。这部分是由于肥胖与体型有关，体型会使睾丸处于较高的温度下，造成睾丸闭锁、潜在的激素失调（如游离睾酮减少和雌二醇增加），以及勃起功能障碍等相关疾病。

实验室评估主要针对所涉及的激素和精液分析的实际质量（表 24-2）。评估应针对至少间隔 3 周进行的 3 次精液分析，采集样本前应不进行排精 3 天，以确认精子生成模式；在泌尿学实验室进行分析的无精子症（精液中无精子）除外。

表 24-2　不育的评估

测试	讨论
精液分析 世界卫生组织（WHO）参数 （Cooper et al. 2010） 容积：1.5 mL 精子浓度：1500 万 /mL 精子总数：3900 万 / 次 形态：4% 正常形态进行性运动：32% 总计（进行性 ＋ 非进行性运动）：40%	要求男性不进行排精 2~5 天后提供精液样本。 在怀疑逆行性射精的情况下，要提供尿液样本。 评估值包括射精量、精子活力、精子总数和精子形态（形状）
激素研究	总睾酮、黄体生成素（LH）、促卵泡激素（FSH）、催乳素水平。 如果患者的体重指数（BMI）较高，则可将雌二醇包括在内
基因检测	如果精子数量极少或为 0，可进行核型分析和 Y 染色体微缺失检测。 如果体格检查未发现输精管，也可进行囊性纤维化筛查
其他	可根据个人的表现和病史进行其他检查，如阴囊超声
检查：估计睾丸大小和体积	辅助核查睾丸功能
检查：Valsalva 动作（瓦尔萨尔瓦动作）评估精索静脉曲张	在患者站立的情况下进行，最好在温暖的房间内进行；Valsalva 动作使血流逆向流入蔓状静脉丛，导致可触及的血管扩张
检查：有（无）输精管和精索	双侧或单侧无囊性纤维化或其变体

治　疗

　　男性生育能力评估的目的是找出任何可逆、可治疗的可能原因（表 24-3）。其目的还在于提供一种治疗方法，将精液的总体质量提高到可以采用不太复杂的辅助生殖技术的范围。建议转诊至不育专科医生，但也可提前进行一些检查：精液分析、晨睾酮水平、促性腺激素（LH）、促卵泡激素（FSH）和催乳素。

表 24-3　导致不育的部分因素

睾丸前	睾丸	睾丸后
合成类固醇的使用； 糖尿病合并不射精症； 特发性促性腺功能减退症； 卡尔曼综合征（Kallmann syndrome）； 肥胖； 垂体或下丘脑功能障碍； 脊髓损伤； 药物（降压药、心理治疗药、激素药、抗生素、西咪替丁、环孢素、秋水仙碱、别嘌呤醇、磺胺嘧啶）	隐睾腮腺炎性睾丸炎； 克兰费尔特综合征； 既往化疗或放疗； 精索静脉曲张	抗精子抗体； 先天性双侧输精管缺失（囊性纤维化及其变种）； 勃起功能障碍； 输精管结扎术逆转失败； 腹股沟疝修补术； 逆行射精； 输精管切除术； 小儿疝气修补术

行为和保守治疗

由于肥胖与不育有关，因此减肥和锻炼是针对超重和肥胖男性的主要建议之一。肥胖影响男性生育能力的部分原因是其血清睾酮水平下降，但影响男性生育能力的确切机制尚不清楚。

还应指导男性减少接触已知的影响精液质量的环境毒素，如杀虫剂、辐射、重金属、生物持久性化学物质、烟草，以及滥用药物。尤其是吸烟，吸烟者的精子浓度较低，DNA 损伤增加，烟雾中的有毒代谢物会阻碍精子生成。此外，吸烟本身也会抑制促卵泡激素（FSH）的分泌，从而导致男性生育能力低下或不育。

药物治疗

如果能找出导致男性不育的具体因素，药物治疗就能取得成功（表 24-3）。包括清除环境毒素，如建议戒烟和戒酒。药物治疗可以解决内分泌异常问题，使患者的激素水平恢复正常。药物治疗包括选择性雌激素受体调节剂（如枸橼酸氯米芬）、芳香化酶抑制剂、抗生素、促卵泡激素（FSH）、人绒毛膜促性腺激素（hCG）、伪麻黄碱（Dabaja and Schlegel 2014）。

氧化应激会损害精子，导致精子活力下降、DNA 损伤增加、与卵母细胞融合减少。有隐睾史、睾丸扭转和修复史、泌尿生殖系统感染和接触环境毒素的男性可能更容易患病；衰老本身可能也是一种风险。氧化应激也会损害精子形态和活力。摄入抗氧化剂食品可改善精子 DNA 的完整性和整体精液质量。此外，还建议服用抗氧化剂补充剂，因为这些补充剂具有对抗精子功能障碍或 DNA 损伤的可能性（Dabaja and Schlegel 2014），这现象在一些不育患者身上可以看到。Cochrane 综述（2019）报告称，30%~80% 的男性生育能力低下被怀疑是由于活性氧对精子的影响所致；虽然只有来自 4 项研究的低质量证据，但服用抗氧化剂的男性似乎有更高的生育率（Smits et al. 2019）。不过，目前还没有任何非处方补充剂能证明可以提高男性生育能力。

手术治疗

手术治疗方案包括精索静脉曲张修复术、睾丸或附睾活检术、显微外科睾丸取精术（microTESE）、输精管结扎逆转术、用于体外受精的附睾或睾丸抽吸术、射精管堵塞时的经尿道切除术（TUR）。

长期随访

由于精子的生长和成熟需要大约 90 天的时间，因此对不育患者的随访通常每 3 个月进行一次。此时，可能需要采集患者的精液样本进行分析，并再次接受体格检查。应鼓励治疗其他并发症，如肥胖、勃起功能障碍、射精功能障碍，以及任何可能影响生育治疗的抑郁或焦虑问题。

临床经验

·一些男性不育（低生育能力）是可以通过药物治疗解决的。

·不育是整个生育护理中的一个隐性问题，如果男性或夫妻担心自己的生育状况，可以进行评估。

·针对不育患者的大多数医疗方法都是经验之谈。

泌尿外科护理指南

· 消除已知的环境毒素可以保护男性生育能力。

· 不育可能与罹患某些恶性肿瘤的风险较高、寿命缩短有关。

什么是男性健康

Kenneth A. Mitchell

"什么是男性健康？"这个问题有多种答案。它的定义与提问者直接相关。近一个世纪以来，临床医生、学者和公众一直在定义和重新定义男性健康。

20世纪40年代，世界卫生组织（WHO）将男性健康定义为男性在生理、心理和社会方面的完全健康状态，而不仅仅是没有疾病或虚弱。这些通常与男性生殖器等结构有关，或与男性特有或最明显的激素引起的状况有关（WHO 1948）。当时的卫生专家承认了这一定义，并试图教育男性养成健康的生活习惯，以保持一生的健康。然而，自那时起，医护人员在降低发病率和死亡率方面所做的努力一直收效甚微。人们提出了各种原因来解释男性与女性在寿命上的差异，包括男性对医疗保健的态度、临床医生为男性提供护理的态度，以及健康的社会决定因素。

有趣的是，男性与女性在寿命上的差距确实是一个全球性问题，这一点可以从卫生计量与评估研究所2010年进行的一项研究中看出。这项题为"全球疾病负担"（Global Burden of Disease）的研究表明，在1970~2010年，女性的预期寿命比男性长。此外，据观察，在这40年间，女性出生时的预期寿命从61.2岁增加到73.3岁，而男性的预期寿命则从56.4岁增加到67.5岁。这一数据表明，在这40年间，男女出生时预期寿命的差距拉大，男性处于劣势（Wang et al. 2012）。

在过去的几十年里，医护人员对男性健康的关注与日俱增，这主要与广告和美国食品药品监督管理局（FDA）批准的非处方保健品的供应有关，这些保健品旨在改善或提高性能力或恢复年轻的体貌。传统媒体和网络媒体广告的持续轰炸进一步加剧了公众对男性健康的兴趣，重新定义了公众对男性健康的认知。包括医学专家在内的批评者质疑这种重新定义的男性健康观念是不道德的，它宣传了一场毫无根据的抗衰老运动，导致了一些没有临床益处和（或）

可能有害的医学治疗（Guardian 2008）。这种对健康男性的新定义助长了这样一种社会观念，即男性在任何年龄段的健康状况都是以能否获得不切实际的，甚至是神话般的性能力和外表来衡量的，而忽视了影响全球男性发病率和死亡率的其他健康问题。因此，"时光倒流"和"增强男子气概"的承诺使男性对医疗保健缺乏参与的情况长期存在，甚至更加恶化。

性别与男性健康行为

由于认识到"硬着头皮上""男子汉大丈夫"，以及"做个男子汉"等归因于男性态度及其健康的常见短句，专家们开始进行研究，男性气概对健康行为产生的深远影响。虽然很多因素会影响男性的健康行为，但男性理想中的男子气概在很大程度上导致了男性对医疗保健的参与缺乏。可以说，美国的医疗保健系统的设计是导致美国男性不参与医疗保健的原因之一。美国儿童从出生起就参与到医疗系统中，这是保育、教育（如免疫接种和运动体检）所要求的。然而，到了初潮年龄时，女孩则希望继续参与医疗保健，且通常会一直参与到成年，这主要是出于生育的原因，男性与女性发生了差异。

与此相反，一旦保育、教育工作不再强制要求参与医疗保健，男性通常就会脱离医疗系统。因此他们只会在出现问题时才就医，而不是努力预防疾病或受伤。男性的社会化、社会联系，以及工作与生活的平衡也会对整体健康产生重大影响。他们对男子气概的认知早在男孩时期就开始了，并在整个心理和生理发育阶段持续存在。这已被确认为导致男性从事冒险和自残行为的关键因素。

再加上社会对男性情绪反应的期望、自我否定情绪释放的治疗效果，进一步促使男性在面临疾病时会较女性更晚接受医疗保健服务。这可能导致发现疾病时已到晚期或病情恶化。医护人员必须考虑并理解男性身份和行为在其一生中的变化，以及文化和种族背景、性别认同、社会经济和地理位置等因素。

医护人员对男性健康的态度

1998 年 3 月 27 日，万艾可™（西地那非）成为第一个获得美国食品药品监督管理局（FDA）批准的治疗勃起功能障碍的口服药。这种药物的上市标志着一场有关男性性功能障碍的文化和媒体革命的开始，也是制药业历史上获得美国食品药品监督管理局（FDA）批准的最成功的上市药物之一（IMS Health 1998）。2002 年，外用睾酮凝胶获得了美国食品药品监督管理局（FDA）的批准，其销售轨迹与西地那非相似。第一年的销售额就增长了 87%，从 2002~2008 年，销售额逐年增长，增幅从 8%~32% 不等（Jensen et al. 2009）。

在美国，医护人员（如泌尿外科、内分泌科）在评估和治疗勃起功能障碍和睾酮缺乏症方面面临着越来越多的需求，同时对医护人员也提出了越来越多的要求。此外，行政工作量的增加、医生队伍的萎缩、媒体的压力，以及由此产生的患者需求，都在很大程度上导致许多医护人员对睾酮缺乏症和男性特有的医疗保健问题产生负面的临床偏见。医护人员的课程中缺乏男性课程内容，使问题变得更加复杂。一般来说，除了性传播感染及其治疗之外，很少有医护人员接受过关于如何有效地帮助男性了解自身健康或男性特有的健康问题的专门培训。Carroll 等人报告说，许多医护人员认为男性"难以接触"，并且不清楚哪些类型的服务可能会吸引男性或使男性参与其中（Carroll et al. 2014）。

男性健康报告

2016 年，由赛诺菲消费者保健集团与全球男性健康行动（GAMH）、男性健康网络（MHN）、英国男性健康论坛（MHF）、澳大利亚男性健康论坛（AMHF）和男性健康教育委员会（MHEC）合作，委托开展了《男性健康：全球男性健康认知》（*Men's Health: Perceptions from Around the Globe*）调查。该调查在 8 个国家（澳大利亚、法国、德国、意大利、波兰、瑞典、英国和美国）2000 名具有人口代表性的成年人中进行，调查他们对男性健康的态度。调查由 Opinium Research（欧洲和澳大利亚）和 Harris（美国）于 2016 年 8 月 31 日至 9 月 10 日进行。研究结果显示，大多数男性希望更好地掌控自己的健康。此外，参与者表示他们与女性一样有信心做到这一点。

这一调查结果对男性寻求医疗保健行为的几种既定规范提出了挑战。调查报告显示，87% 的男性希望对自己的健康负责，83% 的男性对管理自己的健康有信心，并认为自己知道在遇到健康问题时该怎么做。有趣的是，55% 的男性认为网上有大量的信息可以帮助他们选择正确的药物，而几乎一半的男性认为看医生是他们遇到健康问题时的第一反应，80% 的男性认为药剂师可以处理非严重和非慢性的健康问题。这些发现清楚地表明，男性的保健态度和方法发生了重大变化。此外，这些发现还为世界各地的政策制定者提供了重要的机会，他们正在寻找各种方法来改善男性的健康，并将其作为更高效、更有效的医疗保健服务的一部分。

改变对男性健康的态度和看法

医护人员和公众越来越意识到男女之间存在的健康差距。学术和私人执业团体提供的男性健康服务比以往任何时候都多。2017 年，克利夫兰诊所（Cleveland Clinic）开展了一项调查，作为促进男性健康倡议的一部分。报告结果表明，年轻一代的父亲们更有可能拥有一位在曾经 / 现在会与他们谈论健康问题的父亲（父亲形象）（千禧一代：84%，婴儿潮一代：48%）（Millennials: 84% vs. Baby Boomers: 48%）。然而，32% 的父亲目前不与家人谈论自己的健康问题和担忧，因为他们不想让别人担心。在与儿子谈论健康问题的父亲中，有 85% 是在儿子不满 16 岁时开始谈论健康问题的。

调查还显示，500 多名 18 岁以上的美国男性中，目前是父亲或父亲形象的男孩，以及在成长过程中有父亲和（或）父亲形象的男孩中，约 62% 的人希望自己的父亲（父亲形象）能与他们多谈谈健康话题。47% 的参与者表示，他们直到成年后开始看医生时才知道自己的家庭健康状况（Cleveland Clinic 2017）。这些回答表明，男性开始理解保持自身健康的重要性，并在更小的年龄就向儿子传达同样的信息。

男性健康的范围与挑战

男性保健仍然是一个备受争议的医学领域。最初对性健康的强调模糊了男性健康的最初定义，并导致这一医学领域的差距日益扩大。美国疾病预防控制中心（CDC）报告称，导致男性死亡的前 3 位主要原因一直保持不变（心脏病、癌症和意外事故）。尽管医护人员努力解决男性健康问题，但在降低男性与女性的发病率和死亡率方面进展甚微。Heidelbaugh（2018）报告说，男性健康检查应遵守美国预防服务工作组（USPSTF）和美国家庭实践学会（AAFP）

推荐的筛查指南，以最有效地应对主要的疾病风险和原因。

然而，对性功能障碍、睾酮缺乏症和抗衰老解决方案的无情营销，扭曲了公众和医护人员对男性健康和保健真正威胁的认识。围绕勃起功能障碍和睾酮缺乏症治疗效果的争议和误导进一步加剧了公众对男性健康的误解。男性对治疗性功能障碍的强烈渴望催生了男性健康中心产业，这些中心遍布美国各大城市，提供勃起功能障碍和"低睾酮"治疗，并保证疗效。这些中心承诺可以缓解勃起功能障碍和性功能障碍带来的尴尬和烦恼，并将提高的性能力等同于健康和活力，从而吸引男性前来就诊。通常情况下，这些中心的工作人员都是没有受过保健培训的人，或者是没有受过充分培训的保健服务提供者，然后由他们负责对患有这些疾病的男性进行评估和治疗。

通常情况下，这种与患者接触的方式验证了男性委曲求全和默默无闻的特质，并进一步延续了男性对医疗保健系统缺乏参与的状况。合格的医护人员继续感受到日益增长的治疗需求，患者期望恢复年轻的外表和性能力，而不是解决威胁男性健康和幸福的根本问题。因此，若不解决与性功能障碍相关的潜在问题，则会导致疾病的进展。

男性健康的未来

21世纪的医护人员在男性护理方面有了更多的考虑。越来越多的老年男性需要从常规检查到专业服务的各种服务，这给医疗保健系统带来了巨大的需求。如前所述，男性与女性之间持续存在的健康差异和预期寿命的巨大差距，仍然没有得到男性和医护人员的充分重视。众所周知，患者和医学界普遍认为男性性功能障碍最好由泌尿外科来解决。然而，与勃起功能障碍和睾酮缺乏症相关的许多共性问题需要初级医疗保健机构和其他医疗专科的合作，以妥善解决男性健康问题。

男性健康所面临的挑战要求医疗界继续积极参与，提高公众对男性健康问题的认识，医护人员必须致力于抓住机会，向公众宣传让男性及其重要的人了解男性健康所面临的真正威胁，并认识到有必要提高男性对医疗保健系统的参与度。

在爱尔兰，"参与"（ENGAGE）培训计划是根据为男性提供医疗服务的卫生和专职医护人员的需求量身定制的。参与者自我报告了在确定优先事项、吸引男性参与，以及影响自身组织以外的实践方面的知识、技能和能力水平。该计划的参与者（93.4%）表示，他们在为男性提供医疗服务方面的进步在培训结束后的 5 个月内得以持续。研究人员得出结论，ENGAGE 成功提高了服务提供者与男性接触和合作的能力，从而提高了在提供健康和健康相关服务方面的性别胜任能力（Osborne et al. 2018）。这项研究支持将男性健康重点教育纳入医护人员的培训课程中，作为满足男性医疗需求的重要组成部分。

继续调查和确定影响男性健康差异的具体变量的人口健康研究，对于制定确保男性健康服务的医疗保健政策至关重要。最后，公众意识的提高与医疗保健专业人员培训的改善相结合，将使全球范围内对男性健康有更准确的认识，从而使男性在一生中更早并持续地接受医疗保健服务，从而改善男性的健康状况。

临床经验

·在男性健康领域，没有任何一个专业是"独占鳌头"的。

·男性健康受到社会健康决定因素的影响，其他因素也可以得到纠正和积极影响。

·医护人员对男性的态度会使他们处于更加不利的地位，并从根本上导致男性脱离医疗系统。

输精管结扎术和男性节育

Susanne A. Quallich, Kathy Marchese

概　述

输精管结扎术是美国泌尿外科医生最常见的非诊断性手术（AUA 2012）。尽管其他医护人员也会实施这一手术，但大约 75% 的手术是由训练有素的泌尿外科医生完成的。输精管结扎术是一种门诊手术，其费用和死亡率远远低于输卵管结扎术（最类似的女性绝育手术）。手术通常在局部麻醉下进行，也可以选择使用镇静剂。男性或夫妻必须明白，虽然输精管结扎术非常有效，但它在避孕方面并非百分之百可靠。对于输精管结扎术后无精子症的男性来说，输精管结扎术后怀孕的风险约为 1/2000（AUA 2012）。

咨询和评估

与任何侵入性手术一样，要行该手术的患者本人或夫妻双方都应进行正式咨询。输精管结扎术的最低年龄是手术所在地的法定同意年龄。应强调该手术的永久性，讨论有助于确保患者理解对术前、手术和术后后果的适当期望。通过这种咨询，医护人员可以评估患者是否存在焦虑，从而建议在手术和检查时进行镇静，确保手术可以在门诊环境下安全有效地进行。

输精管结扎术不会增加罹患前列腺癌、冠心病、脑卒中、高血压、痴呆、性腺功能减退症或睾丸癌的风险。精索静脉曲张等体格检查结果并不妨碍输精管结扎术成为门诊手术。

应回顾术后说明（表 24-4），并告知患者输精管结扎术后有可能出现慢性疼痛。短期不适也可能与精子肉芽肿的形成有关。术后通常无需使用抗生素。

随　访

输精管结扎术后精液分析（PVSA）是确定手术成功与否的关键。虽然关于精液分析的时间还存在一些争议，但最新的指南建议在手术后 8~16 周进行首次样本检查（AUA 2012）。具体时间由医护人员安排，如果为患者提供了特定的预约时间，其首次采样的依从率可能会更高。

男性节育

在美国，将近 45% 的怀孕是计划外的；女性避孕的选择多种多样，而且多年来一直都有。其中包括避孕药、激素注射剂、铜制和激素宫内节育器（IUD）、避孕隔膜、子宫帽、杀精剂和输卵管结扎。从历史上看，女性避孕一直是优先发展的方向；男性避孕则可选择安全套、体外射精和输精管结扎。避孕套的失败率为 3%~14%；体外射精作为一种节育方式，其失败率为 19%；输精管结扎的失败率约为 1%（AUA 2012）。

美国约 15% 的夫妻表示，他们的主要节育方式是使用避孕套。这种方法的有效性取决于他们对正确和坚持使用避孕套的了解。在美国，避孕套的年销售额在 60 亿~90 亿美元。在一项关于男性节育选择的调查中，大多数男性和女性都表示对其他男性避孕选择感兴趣。科学和研究正在迎头赶上，目前美国国内正在试验男性避孕的新选择。

表 24-4　输精管结扎术后注意事项

1. 手术后回家必须有人陪同。

2. 术后至少 7~10 天，避免剧烈运动或活动，包括任何重体力劳动和剧烈运动。只要不需要剧烈运动，可在第 2 天返回工作岗位。

3. 24 h 后可以淋浴。5 天内不要泡澡。

4. 您可以根据需要在阴囊上敷冰块或冷敷袋，每小时 10 min（一袋冷冻豌豆可以在该部位成形）。这可能有助于减轻疼痛或肿胀。穿有支撑作用的内裤（如三角裤）也可能会有帮助。

5. 预计会有轻微疼痛、阴囊轻微肿胀，穿刺部位可能会有轻微液体渗出。如果穿刺部位有液体渗出，可以用纱布垫在阴囊上。渗液可能会持续几天，这是正常的。

6. 如有疼痛或不适，可根据需要服用对乙酰氨基酚或布洛芬；剂量请遵照包装上的说明。可提供处方前药效更强的止痛药，但大多数男性认为没有必要。

7. 继续正常饮食。

8. 手术后至少 7 天避免性生活。一周后，如果感觉舒适，可以恢复性生活。

9. 在被告知无法生育之前，必须使用另一种避孕方法。没有一种方法是 100% 成功的，输精管结扎术后怀孕的情况也有，但很少见。在 2 次精子计数为 0 后，您可以停止使用其他避孕方法。如果在前 2 次计数中发现精子，则有必要进行其他检查。

10. 如果出现止痛药无法缓解的异常或剧烈疼痛、大量出血或渗液、过度肿胀或发红、恶臭或发热超过 38.3 ℃（101 ℉），请联系医院。

通常会在标本送达后 7~10 天接到电话，向患者解释结果。请确保患者提供了最新的电话号码。

美国国家儿童健康与人类发展研究所（National Institute of Child Health and Human Development）目前正在对十一酸二甲睾酮（DMAU；7a,11bmethyl-19-nortestosterone undecanoate）作为一种口服男性避孕药进行临床试验。这项试验

的Ⅰb期、双盲、随机、安慰剂对照研究对每日服用DMAU的安全性和耐受性参数进行了评估，未发现明显的不良反应，同时还对药物PK曲线和PD影响（血清FSH、LH和性激素）进行了评估。82名受试者完成了试验。这显然是男性避孕药开发的早期阶段。正在进行的试验预计将很快开始，并有望在未来开发出男性口服避孕药（Thirumalai et al. 2019）。

另一种正在研究试验中的药物是一种男性避孕凝胶，它将睾酮与一种名为Nestorone的孕激素化合物结合在一起。这种凝胶每天涂抹在肩部和背部，持续4~12周。如果治疗效果良好，他们可以继续使用长达16周。停用凝胶后，男性将继续接受24周的观察。这种凝胶会通过阻断自然产生的睾酮来减少精子生成，但仍会通过添加外源性睾酮来维持睾酮的其他功能。这项研究Ⅱb期开放标签、单臂、多中心试验将在9个地点进行，将有450名男性参加，持续时间长达24个月。该试验的终点将通过避孕统计数据进行评估。

有一种非激素类男性避孕装置已在印度完成了第三期临床试验，但目前尚未在美国上市，这种装置是将一种聚合物凝胶注入输精管，阻止精子通过。这种聚合物凝胶允许液体通过，但不允许精子等大分子通过。这种被称为RISUG（引导下精子的可逆抑制）的产品在市场上被称为Vasalgel。当男性决定要组建家庭时，会使用另一种液体来溶解和冲洗Vasalgel。

尽管目前正在研究开发男性避孕的新途径，但采用传统方案仍是主流。

临床经验

· 输精管结扎咨询指南不要求女性伴侣在场。

· 输精管结扎不会增加罹患前列腺癌或痴呆等其他疾病的风险。

· 与女性避孕形式类似的男性避孕形式仍未出现。

▌▎阴茎炎症和泌尿外科急症

Susanne A. Quallich

见表24-5。

表 24-5　阴茎炎症

疾病	病史	症状和体征	评估	治疗性干预措施
包茎	仅见于未割包皮的男性； 包皮上翻显露阴茎头逐渐出现困难； 个人卫生不良和（或）近期出现路股沟皮肤感染； 造成慢性炎症和阴茎鳞状细胞癌的风险	包皮可能出现慢性刺激征：红斑、裂开； 包皮口狭窄； 排尿时可能出现尿路梗阻或"气球"现象（排尿时包皮被尿液充盈）； 疼痛； 阴茎头炎或阴茎头包皮炎	病史和临床表现足以确诊	考虑进行包皮环切术或背侧切开术； 如果泌尿系统功能受损，可能需要导尿
阴茎头炎	最大风险：未控制和控制不佳的糖尿病； 见于未割包皮的男性和阴茎埋藏在体内的肥胖男性； 龟头炎症； 常见的致病菌是白念珠菌	症状包括龟头水肿、红斑和疼痛； 排尿困难； 尿道口有分泌物； 皮肤鳞屑； 包皮和龟头之间可有分泌物； 包茎； 尿道口狭窄； 生殖器出现红疹	考虑进行糖尿病筛查，尤其是体重指数（BMI）较高者； 做传染性疾病、其他病毒性和真菌相关的培养； KOH 试验和 Tzanck 试验； 如果出现溃疡，应进行疱疹和梅毒筛查； 难治性病例需要进行组织活检（治疗 6 周后无反应）	不进行培养的经验性治疗很常见； 非留体抗炎药（NSAIDs）可以提高舒适度； 如果患者有糖尿病，则必须控制血糖，以帮助消除感染并防止复发； 每日用温盐生理盐水和低过敏性肥皂清洗包皮； 根据病情严重程度，可采用口服抗真菌药±局部抗真菌药治疗； 单用或联合外用抗真菌药和低浓度类固醇药； 局部使用抗菌药物对疑似厌氧菌感染有一定作用； 对于难治性病例，考虑进行包皮环切术或背侧切开术

续表

疾病	病史	症状和体征	评估	治疗性干预措施
阴茎头包皮炎	最大风险：未控制的糖尿病，和控制不佳的糖尿病；见于未割包皮的患者和阴茎埋藏在体内的肥胖患者；龟头和包皮发炎	类似干阴茎头炎；可包括包皮水肿和疼痛，并且无法复位	与阴茎头炎相同	与阴茎头炎相同
干燥闭塞性阴茎头炎(BXO)或硬化性苔藓	在中年男性中很常见；由慢性感染、炎症或创伤造成的结果；未割包皮和患糖尿病的男性风险更大；有长期BXO病史的阴茎鳞状细胞患癌的风险更高；女性的外生殖器也可能出现这种现象	伴有白色扁平斑块的疼痛症状，皮肤变薄（马赛克图案）；阴茎局部不适；勃起疼痛；尿路梗阻；尿道口可能会水肿、硬化；可能出现糜烂、裂口；常导致尿道口狭窄和尿道狭窄；包皮可能与龟头粘连	只有通过组织活检才能确诊	如果无症状，则不进行治疗；治疗相关症状；低浓度类固醇可提高舒适度；由于存在恶化的风险，需要每年进行一次随访

续表

疾病	病史	症状和体征	评估	治疗性干预措施
阴茎异常勃起	38%~42%的镰状细胞贫血成年患者报告至少发生过一次；总发病率为每年每10万人中发生1.5例（美国）；在性生活停止后持续>4 h的勃起；男性通常会延迟数小时才寻求评估和治疗；阴茎直接外伤可能导致勃起功能障碍（骑自行车）；最近使用非法药物（可卡因、大麻）	持续性、勃起疼痛（低流量或静脉闭塞性阴茎勃起）；存在数小时或数天，勃起但无压痛的阴茎（高流量或非缺血性阴茎勃起）	阴茎多普勒；阴茎血气分析；动脉造影；如果怀疑是恶性肿瘤，则需进行全血细胞数检查	根据需要提供镇痛和镇静剂；处理任何潜在的疾病；可以阴茎注射肾上腺素、去氧肾上腺素、伪麻黄碱或特布他林，以帮助减轻充血；也可以用生理盐水冲洗阴茎；泌尿外科急诊：①患者可能需要用针抽吸淤积的血液；②如果仍不能改善病情，可尝试分流术；③如果这种方法不成功，患者可能会被送进手术室，接受更积极的分流手术

续表

疾病	病史	症状和体征	评估	治疗性干预措施
急性尿潴留	近期泌尿生殖系统相关器械检查； 使用非处方类感冒或药（男性因感冒症状过敏症状服用受体阻滞剂）； 近期背部受伤，可能导致腰骶部脊柱受损； 在男性患者中，其症状与急性前列腺炎表现一致； 在老年患者中，近期有进行过全身麻醉	下腹不适（腹胀）； 膀胱膨胀（在耻骨联合上方可触及）	膀胱超声检查； 导尿术； 最终根据需要进行脊柱成像	插入留置导尿管，立即缓解症状； 尽快引流以避免膀胱受到伸损伤； 调查病因并针对性进行治疗； 咨询泌尿外科医生，进一步检查膀胱功能状况； 确定发生这种情况的原因

续表

疾病	病史	症状和体征	评估	治疗性干预措施
特发性阴囊坏疽	外生殖器或会阴部进行性坏死性感染; 每10万人中发生1.6例(美国); 患病峰值出现在50~79岁的男性(3.3/100000); 总体病例死亡率7.5%(美国); 女性也会发病,但发病率要低得多; 肥胖; 48 h内可能有过皮肤破损; 近期血糖控制不佳,近期血糖水平高(难以控制血糖水平)	疼痛性肿胀、红斑,以及生殖器的硬结; 蜂窝组织炎、异味、组织坏死; 发热(发冷)和其他全身不适,如焦虑; 疼痛感似乎超过了皮肤的变化; 必须认识到,内部坏死的程度远远大于外部迹象所显示的程度; (反复)足够的手术清创是挽救患者生命的必要条件	典型的1型坏死性筋膜炎由多种微生物引起,包括金黄色葡萄球菌、肺炎链球菌、肺炎克雷伯氏菌、大肠埃希氏菌和厌氧菌; 平片或计算机断层扫描可显示皮下组织中有气体; 白细胞升高; 静脉血糖或指尖血糖	广谱抗生素——抗生素治疗应涵盖所有致病微生物,并能穿透炎症组织; 提供镇痛和镇静; 住院; 大范围清创计划; 外科会诊:泌尿外科、普外科、整形外科

泌尿外科护理指南

续表

疾病	病史	症状和体征	评估	治疗性干预措施
嵌顿包茎	包茎伴随包皮上翻越来越困难；包茎病情近期加重；有频繁导尿、卫生条件差和（或）慢性阴茎头包皮炎导致包茎的病史	龟头肿胀、疼痛；检查时发现龟头后面有一圈明显的皮肤紧绷环；龟头上可能可见变色、坏死的区域	真正的泌尿外科急诊情况：动脉闭塞可能导致龟头坏死	提供非甾体抗炎药治疗疼痛；根据需要开始抗生素治疗；可以尝试手工复位，用拇指按压包皮，减轻水肿，并使包皮前移；如果手工复位不成功，可以进行局部麻醉，切开一个小切口，以解除束缚；建议患者考虑包皮环切术或背侧切开术，以防再次发作

参考文献

· American Psychiatric Association (2013) Gender dysphoria. Available from APA_ DSM-5-Gender-Dysphoria.pdf

· American Urological Association (2019) Pediatric decision making and differences of sex development: a societies for pediatric urology and American Urological Association joint position statement. Available from https://www.auanet.org/ guidelines/joint-statement-on-dsd

· Berli JU, Knudson G, Fraser L, Tangpricha V, Ettner R, Ettner FM, Safer JD, Graham J, Monstrey S, Schechter LJ (2017) What surgeons need to know about gender confirmation surgery when providing care for transgender individuals: a review. JAMA Surgery 152(4):394 - 400. https://doi.org/10.1001/ jamasurg.2016.5549

· Brown University (2015) What is the best way to clean sex toys? BWell Health Promotion. Available from https://www.brown.edu/campus-life/health/services/ promotion/content/whats-best-way-clean-sex-toys

· Bryson C, Honig SC (2019) Genitourinary complications of gender-affirming surgery. Current Urology Reports 20(6):31. https://doi.org/10.1007/s11934-019-0894-4

· Centers for Disease Control and Prevention [CDC] (2015) Gay, bisexual and other men who have sex with men (MSM). Available from https://www.cdc.gov/ std/life-stages-populations/msm.htm

· Centers for Disease Control and Prevention [CDC] (2016) Syphilis statistics. Available from https://www.cdc.gov/std/syphilis/stats.htm

· Centers for Disease Control and Prevention [CDC] (2019a) HIV and gay and bisexual men. Available from https://www.cdc.gov/hiv/group/msm/index.html

· Centers for Disease Control and Prevention [CDC] (2019b) HIV and transgender people. Available from https://www.cdc.gov/hiv/group/gender/transgender/index. html

· Centers for Disease Control and Prevention [CDC] (2019c) Risks among sexual minority youth. Available from https://www.cdc.gov/healthyyouth/disparities/ health-considerations-lgbtqouth. htm?CDC_AA_refVal=https%3A%2F%2Fwww. cdc.gov%2Fhealthyyouth%2Fdisparitie s%2Fsmy.htm

· Chang E, Simon M, Dong X (2012) Integrating cultural humility into healthcare professional education and training. Advances in Health Sciences Education 17(2):269 - 278. https://doi. org/10.1007/s10459-010-9264-1

· Coleman E, Bockting W, Botzer M, Cohen-Kettenis P, DeCuypere G, Feldman J, Fraser L, Green J, Knudson G, Meyer WJ, Monstrey S, Adler RK, Brown GR, Devor AH, Ehrbar R, Ettner R, Eyler E, Garofalo R, Karasic DH, Monstrey S (2012) [WPATH] Standards of care for the health of transsexual, transgender, and gender-nonconforming people, version 7. International Journal of Transgenderism 13(4):165 - 232. https://doi.org/10.1080/15532739.2011.700873

· Coutin A, Wright S, Li C, Fung R (2018) Missed opportunities: are residents prepared to care for transgender patients? A study of family medicine, psychiatry, endocrinology, and urology residents. Canadian Medical Education Journal 9(3):e41 - e55

· Deutsch MB (2016) Binding, packing, and tucking. Available from https:// transcare.ucsf.edu/guidelines/binding-packing-and-tucking

· Dreher PC, Edwards D, Hager S, Dennis M, Belkoff A, Mora J, Tarry S, Rumer KL (2018) Complications of the neovagina in male-to-female transgender surgery: a systematic review and meta-analysis with discussion of management. Clinical Anatomy 31(2):191 - 199

· Durso LE, Meyer IH (2013) Patterns and predictors of disclosure of sexual orientation to healthcare providers among lesbians, gay men, and bisexuals. Sexuality Research and Social Policy 10(1):35 - 42. https://doi.org/10.1007/s13178-012-0105-2

· Dy GW, Osbun NC, Morrison SD, Grant DW, Merguerian PA (2016) Exposure to and attitudes regarding transgender education among urology residents. The Journal of Sexual Medicine 2016(13):1466 - 1472

· Dy GW, Granieri MA, Fu BC, Vanni AJ, Voelzke B, Rourke KF, Elliott SP, Nikolavsky D, Zhao LC (2019) Presenting complications to a reconstructive urologist after masculinizing genital reconstructive surgery. Urology 132:202－206. https://doi.org/10.1016/j.urology.2019.04.051

· Eyler AE, Pang SC, Clark A (2014) LGBT assisted reproduction: current practice and future possibilities. LGBT health 1(3):151－156

· Fallin−Bennett K, Henderson SL, Nguyen GT, Hyderi A (2016) Primary care, prevention, and coordination of care. In: Eckstrand KL, Ehrenfeld JM (eds) Lesbian, gay, bisexual, and transgender healthcare: a clinical guide to preventive, primary, and specialist care. Springer International Publishing, New York, NY. https://doi.org/10.1007/978−3−319−19752−4

· Feldman J, Spencer K (2015) Medical and surgical management of the transgender patient: what the primary clinician needs to know. In: Makadon H, Mayer K, Potter J, Goldhammer H (eds) The Fenway guide to lesbian, gay, bisexual, and transgender health. American College of Physicians, Philadelphia, PA. Available from https://store.acponline.org

· Felitti VJ, Anda RF, Nordenberg D, Williamson DF, Spitz AM, Edwards V, Koss MP, Marks JS (1998) Relationship of childhood abuse and household dysfunction to many of the leading causes of death in adults － the adverse childhood experiences (ACE) study. American Journal of Preventive Medicine 14:245－258

· Flores JZ (2015) A reference guide to the gay bear culture. Available from http://www.jacobzflores. com/2011/09/18/a−reference−guide−to−the−gay−bear−culture/

· Flynn KE, Lin L, Watkins Bruner D, Cyranowski JM, Hahn EA, Jeffrey DD, Barsky Reese J, Reeve BB, Shelby RA, Weinfurt KP (2016) Sexual satisfaction and the importance of sexual health to quality of life throughout the life course of U.S. adults. The Journal of Sexual Medicine 13(11):1642－1650

· Hadj−Moussa M, Agarwal S, Ohl DA, Kuzon WM Jr (2019) Masculinizing genital gender confirmation surgery. Sexual medicine reviews 7(1):141－155. https://doi.org/10.1016/j. sxmr.2018.06.004

· Hannah S, Carpenter-Song E (2013) Patrolling your blind spots: introspection and public catharsis in a medical school faculty development course to reduce unconscious bias in medicine. Culture, Medicine, and Psychiatry 37(2):314 – 339. https://doi.org/10.1007/s11013-013-9320-4

· Hart TL, Coon DW, Kowalkowski MA, Zhang K, Hersom JI, Goltz HH, Wittmann DA, Latini DM (2014) Changes in roles and quality of life for gay men after prostate cancer: challenges for sexual health providers. Journal of Sexual Medicine 2014(11):2308 – 2317. https://doi. org/10.1111/jsm.12598

· Herman JL (2013) Gendered restrooms and minority stress: the public regulation of gender and its impact on transgender people's lives. Journal of Public Management & Social Policy 19(1):65

· Hickerson K, Hawkins LA, Hoyt-Brennan AM (2018) Sexual orientation/gender identity cultural competence: a simulation pilot study. Nursing 16:2 – 5. https://doi. org/10.1016/j. ecns.2017.10.011

· Hohman M (2013) Cultural humility: a lifelong practice. "IN SITU" – the Blog of the SDSU School of Social Work. Available from https://socialwork.sdsu. edu/insitu/diversity/cultural-humility-a-lifelong-practice/

· Hollenbach A, Eckstrand K, Dreger A (2014) Implementing curricular and institutional climate changes to improve healthcare for individuals who are LGBTQ, gender nonconforming, or born with DSD: a resource for medical educator. Available from https://members.org/eweb/upload/Executive%20LGBT%20FINAL. pdf

· Institute of Medicine (IOM) (2011) The health of lesbian, gay, bisexual, and transgender people: building a foundation for better understanding. Available from http://www.nationalacademies. org/hmd/Reports/2011/The-Health-of-Lesbian-Gay-Bisexual-and-Transgender-People.aspx

· James SE, Herman JL, Rankin S, Keisling M, Mottet L, Anafi M (2016) The report of the 2015 U.S. transgender survey. National Center for Transgender Equality, Washington, DC. Available from https://www.transequality.org/sites/

default/files/docs/USTS-Full-Report-FINAL.PDF

· Johnson EK, Finlayson C (2016) Preservation of fertility potential for gender and sex diverse individuals. Transgender Health 1.1(2016):41–44

· Keatly JG, Deutsch MB, Sevelius JM, Gutierrez-Mock L (2015) Creating a foundation for improving trans health: understanding trans identities and health care needs. In: Makadon H, Mayer K, Potter J, Goldhammer H (eds) The Fenway guide to lesbian, gay, bisexual, and transgender health. American College of Physicians, Philadelphia, PA. Available from https://store. acponline.org

· Klein DA, Berry-Bibee EN, Baker KK, Malcolm NM, Rollison JM, Frederiksen BN (2018) Providing quality family planning services to LGBTQIA individuals: a systematic review. Contraception 97(5):378–391. https://doi.org/10.1016/j.contraception.2017.12.016

· Kuzma EK, Pardee M, Darling-Fisher CS (2019) LGBT health: creating safe spaces and caring for patients with cultural humility. Journal of the American Association of Nurse Practitioners 31(3):167–174. https://doi.org/10.1097/JXX.0000000000000131

· Law M, Mathai A, Veinot P, Webster F, Mylopoulos M (2015) Exploring lesbian, gay, bisexual, and queer (LGBQ) people's experiences with disclosure of sexual identity to primary care physicians: a qualitative study. BMC Family Practice 16(175):1–8. https://doi.org/10.1186/s12875-015-0389-4

· Li Y, Cannon LM, Coolidge EM, Darling-Fisher CS, Pardee M, Kuzma EK (2019) Current state of trauma-informed education in the health sciences: lessons for nursing. Journal of Nursing Education 58(2):93–101. https://doi.org/10.3928/01484834-20190122-06

· Lim FA, Brown DV, Jones H (2013) Lesbian, gay, bisexual, and transgender health: fundamentals for nursing education. Journal of Nursing Education 52(4):198. https://doi. org/10.3928/01484834-20130311-02

· Makadon H, Goldhammer H, Davis JA (2015) Providing optimal health care for LGBT people: changing the clinical environment and educating professionals. In:

Makadon H, Mayer K, Potter J, Goldhammer H (eds) The Fenway guide to lesbian, gay, bisexual, and transgender health. American College of Physicians, Philadelphia, PA. Available from https://store.acponline.org

· McCabe MP, Sharlip ID, Lewis R, Atalla E, Balon R, Fisher AD, Laumann E, Lee SW, Segraves RT (2016) Incidence and prevalence of sexual dysfunction in women and men: a consensus statement from the fourth international consultation on sexual medicine 2015. The Journal of Sexual Medicine 13(2):144 - 152. https://doi.org/10.1016/j.jsxm.2015.12.034

· Merriam—Webster (n.d.) Heteronormative. Available from https://www.merriam-webster.com/dictionary/heteronormative. Accessed 20 Jan 2020

· Meyer IH (2003) Prejudice, social stress, and mental health in lesbian, gay, and bisexual populations: conceptual issues and research evidence. Psychological Bulletin 129:674 - 697. https://doi.org/10.1037/0033—2909.129.5.674

· Mobley D, Baum N (2015a) Smoking: its impact on urologic health. Reviews in Urology 17(4):220 - 225. Available from https://www.ncbi.nlm.nih.gov/pmc/articles/PMC4735668/

· Mobley D, Baum N (2015b) The obesity epidemic its impact on urologic care. Reviews in Urology 17(3):165 - 170

· Mogul—Adlin H (2015) Unanticipated: healthcare experiences of gender nonbinary patients and suggestions for inclusive care. Available from ProQuest Dissertations & Theses: Open. http://pqdtopen.proquest.com/doc/1680223938.html?FMT=AI

· Moncho C (2013) Cultural humility, part I — what is 'cultural humility'? The Social Work Practitioner. Available from https://thesocialworkpractitioner.com/2013/08/19/cultural—humility—part—i—what—is—cultural—humility/

· National LGBT Health Center (2016) Providing inclusive services and care for LGBTQ people: a guide for healthcare staff. National LGBT Health Center: A Program of the Fenway Health Institute, Boston, MA. Available from http://www.lgbthealtheducation.org/wp—content/uploads/Providing—Inclusive—Services—and—

Care-for-LGBT-People.pdf

· Porst H, Burri A (2019) Novel treatment for premature ejaculation in the light of currently used therapies: A review. Sexual Medicine Reviews 7(1):129‐140. https://doi.org/10.1016/j. sxmr.2018.05.001. Epub 2018 Jul 26

· Rossman K, Salamanca P, Macapagal K (2017) A qualitative study examining young adults' experiences of disclosure and nondisclosure of LBGTQ identity to health care providers. Journal of Homosexuality 64(10):1390‐1410. https://doi.org/10.1080/00918369.2017.1321379

· Staats C, Capastosto K, Tenney L, Mamo S (2017) Implicit Bias Review. Available from http://kirwaninstitute.osu.edu/wp-content/uploads/2017/11/2017-SOTS-final-draft-02.pdf

· TheGayUK (2019) What does cisnormative mean? Available from https://www.thegayuk.com/what-does-cisnormative-mean/

· Truesdale MD, Breyer BN, Shindel AW (2015) Urologic issues in LGBT health. In: Eckstrand KL, Ehrenfeld JM (eds) Lesbian, gay, bisexual, and transgender healthcare: a clinical guide to preventive, primary, and specialist care. Springer International Publishing, New York, NY. https://doi.org/10.1007/978-3-319-19752-4

· U. S. Preventive Services Task Force [USPSTF] (2019) Final recommendation statement: prostate cancer screening. Available from https://www.uspreventiveservicestaskforce.org/Page/Document/RecommendationStatementFinal/prostate-cancer-screening1

· Underwood T (2016) A guide to packers for transmen. Available from https://ftm-guide.com/guide-to-packers-for-transmen/

· Ward BW, Dahlhamer JM, Galinsky AM, Joestl SS (2014) Sexual orientation and health among U.S. adults: National health interview survey, 2013. National Health Statistic Report 15(77):1‐10. PMID: 25025690

· Wesp L (2016) Prostate and testicular cancer considerations in transgender women. Available from https://transcare.ucsf.edu/guidelines/prostate-testicular-cancer

· Wheldon CW, Schabath MB, Hudson J, Bowman Curci M, Kanetsky PA, Vadaparampil ST, Simmons VN, Sanchez JA, Sutton SK, Quinn GP (2018) Culturally competent care for sexual and gender minority patients at national cancer institute-designated comprehensive cancer centers. LGBT Health 5(3):203 - 211. https://doi.org/10.1089/lgbt.2017.0217

· Zestcott CA, Blair IV, Stone J (2016) Examining the presence, consequences, and reduction of implicit bias in health care: a narrative review. Group Processes & Intergroup Relations 19(4):528 - 542. https://doi.org/10.1177/1368430216642029

· Zevin B (2016) Testicular and scrotal pain and related complaints. Available from https://transcare. ucsf.edu/guidelines/testicular-pain